처음 배우는 약리학

Third Edition

Roger McFadden | 추상희 역 | 오광조 감수

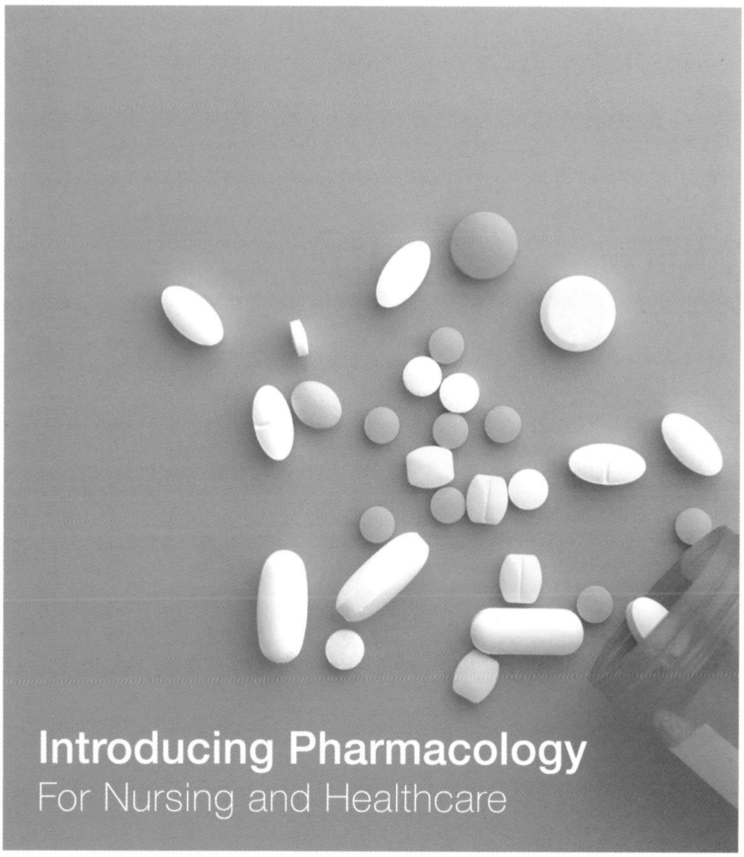

메디컬에듀케이션

Introducing Pharmacology for Nursing and Healthcare, Third edition

by Roger McFadden

THIRD EDITION

처음 배우는 약리학

INTRODUCING PHARMACOLOGY
FOR NURSING AND HEALTHCARE

2022년 8월 19일 인쇄
2022년 8월 26일 발행

저 자	Roger McFadden
역 자	추상희
감 수 자	오광조
발 행 인	이문수
발 행 처	메디컬에듀케이션(Medical Education)
등 록	제 2021-000122 호
주 소	경기도 용인시 수지구 신수로 767, B동 732호(동천동, 분당수지 U-TOWER)
전 화	Tel. 02-6482-3461 Fax. 02-6499-3463
이 메 일	medu@medupub.com
홈페이지	www.medupub.com

I S B N	979-11-6900-000-0
정 가	30,000원

처음 배우는 약리학

Introducing Pharmacology
For Nursing and Healthcare

역자 약력

추상희

연세대학교 간호대학 교수

연세대학교 이학박사
이화여자대학교 의학석사
연세대학교 간호학사

감수자 약력

오광조

마취통증의학과 전문의
전주비전대학교 간호학과 겸임교수

전북대 대학원 의학박사 수료
전북의대졸업

Medical Education
메디컬에듀케이션

목차 CONTENTS

3판을 발간하며

4년 전에 Introduction Pharmacology 2판이 출판된 이후로 약리학 분야에서 여러 가지 눈에 띄는 발전이 있었습니다. 특히 암 치료 영역에서 특정 암을 표적으로 하는 인공 항체(engineered antibody) 같은 혁신적인 약물이 개발되어 환자는 완치할 수 있다는 희망이 생겼습니다. 천식과 골다공증에 인공 항체를 사용한 신약과 SGLT2 억제제를 사용한 당뇨병약이 출시되었습니다. 그동안 사용 중지된 약물도 있었으며 개정판에 신약과 함께 반영했습니다.

3판에서 가장 중요한 변경 사항은 더 깊이 있게 선택한 약리학 주제에 초점을 맞춘 '기초 뛰어넘기'라는 새로운 단락이 추가되었다는 것입니다. 수년 동안 이 과목을 가르치면서 간호사와 관련 의료 종사자를 대상으로 하는 기본 약리 서적과 의대생이 공부하는 고급 약리학 사이의 차이를 인식했습니다. 영국의 간호사 교육은 학사 과정이므로 등록 후 과정(post-registration courses)을 이수하기 위해 학사편입한 학생은 석사 수준으로 공부하고 있습니다. 이 책 3판은 이전 두 판의 사용자 친화적인 스타일을 잃지 않으면서 몇 가지 고급 지식을 더하여 학사와 석사 수준 사이의 격차를 해소하는 데 도움이 됩니다.

Introduction Pharmacology 3판을 집필하면서 처음 두 판의 부족한 점을 메스꺼움(nausea) 및 미로 장애에 대한 약물과 확장된 약동학 섹션(모든 학생이 좋아하는 주제는 아니지만 신체가 약물을 흡수, 분배, 대사 및 제거하는 방법을 이해하는 데 필수적입니다)을 포함한 새로운 내용으로 채울 수 있었습니다.

Roger MaFadden

2019년 1월

머리말

독자 여러분, 매력적인 약리학의 세계에 오신 걸 환영합니다.

이 교재를 읽고 계신 여러분은 아마도 간호사(RN)나 조산사(RM)와 같은 공식적인 임상면허증을 취득하기 위한 수업을 듣고 계실 것입니다. 혹은 이미 임상에서 실무자로 일하고 있지만 전문간호사와 같은 면허증을 추가로 취득하기 위해 다시 공부하고 있을 것입니다. 어떤 이유로 약리학을 공부하든지 간에 여러분은 임상현장에서 약리학에 대한 이해가 얼마나 중요한지 알게 될 것입니다. 치료약물은 대부분의 임상분야에서 환자에게 널리 처방되고 있으며, 어떤 임상실무자도 환자가 아무런 약물을 처방받지 않는 영역에서 일하게 되지 않을 것입니다.

만약 여러분이 약물을 처방받은 환자들을 돌보고 있다면, 여러분은 그 약물들이 작용하는 기전에 대해 이해하고 있어야 합니다. 환자들은 진통제가 통증을 완화시킨다거나 항불안제가 불안을 경감시킨다는 사실만 알고 있어도 충분하지만, 여러분은 임상실무자로서 훨씬 더 심도 있는 수준까지 약물의 작용에 대해 이해해야 합니다. 여러분은 환자에게 약물을 투여해야 하는 책임을 갖고 있거나 어쩌면 동료가 약물을 투여한 환자들을 돌봐야 할 수도 있습니다. 경우에 따라 여러분은 약물에 대한 환자의 반응을 모니터링 해야 하는 책임이 있을 수 있고, 약물이 효과가 있는지 뿐만 아니라 (동일하게 중요한) 약물이 원하지 않은 부작용을 유발하는지를 반드시 확인해야 할 수도 있습니다. 여러분이 이런 모든 역할을 효과적으로 수행하려면, 약물이 치료적 효과를 나타내는 방법과 같은 약물의 작용기전에 대해 이해하는 것은 필수적입니다. 점점 더 많은 의사가 아닌 임상실무자, 간호사, 조산사 등은 독립적으로 약물을 처방하는 훈련을 받고 면허증을 취득하고 있기 때문에, 약리학에 대한 충분한 이해는 절대 필수적입니다.

〈처음 배우는 약리학(Introducing Pharmacology)〉은 생리학, 병리학, 약리학에 대한 배경지식이 없는 독자들을 위해 특별히 쓰인 교재입니다. 이 교재는 총 12장을 통해서 대부분의 흔히 처방되는 약물을 다루고 그들의 작용을 관련된 신체계통의 생리학과 병리학과 연관 지어 설명합니다. 자연스럽게 여러분은 공부를 하면서 실력이 향상될 것이고, 점점 더 상급수준의 교재와 학술지가 필요하게 될 것이지만 먼저 이 교재에 나온 약리학의 기초부터 반드시 충분히 숙지해야 합니다.

〈처음 배우는 약리학〉은 크게 두 부분으로 나누어집니다.

제1부(Part 1)에서 우리는 약리학의 기본적인 내용에 대해 살펴볼 것입니다. 세포 중에서도 (주로) 약물의 표적이 되는 단백질 구조에 대해 살펴볼 것입니다. 또한 우리는 신체가 투여된 약물을 처리하고 제거하는 방법을 배울 것입니다. 이것은 여러분이 어떤 약물은 정제 형태로 투여되어야 하는 반면에 다른 약물은 주사제로 투여되어야 하는 이유에 대해 알 수 있도록 할 것입니다. 여러분은 대부분의 약물들은 부작용을 유발할 잠재적 가능성을 가지고 있다는 점과 다른 약물들과 상호작용할 수 있다는 점에 대해 의심할 여지없이 알고 있을 것입니다. 제1부에서는 이런 약물의 부작용과 상호작용이 일어나는 기전에 대해서도 학습할 것입니다.

제2부(Part 2)에서는, 여러분이 제1부를 읽고 약리학의 기본적인 내용에 충분히 이해했다면, 우리는 이제 한 걸음 더 나아가 각각의 약물들이 신체에 치료적 효과(와 때때로 부작용)를 나타내는 방법에 대해 배울 수 있습니다. 우리는 제2부를 구체적인 기관계별(순환기계, 호흡기계, 소화기계)로 사용되는 주요 약물군에 해당하는 여러 장으로 나누었습니다. 각 장들은 공통적인 형식에 따라 진행될 것입니다. 먼저 기관계의 기초 해부학과 생리학에 대해 학습하고, 두 번째로 각 기관계에 영향을 주는 주요 병리(예를 들어, 호흡기계의 천식과 순환기계의 고혈압)에 대해 살펴볼 것입니다. 마지막으로 여러분이 생리학과 병리학에 대해 충분히 이해했다는 확신이 들 때, 우리는 각 질병들을 치료하는 주요 약물군에 대해 학습할 것입니다.

〈처음 배우는 약리학〉은 입문교재이기 때문에, 주로 여러분이 일반적인 임상현장에서 정규적으로 접하게 될 약물에 대해 다룰 것입니다. 어떤 약물들은 수술실, 암병동과 같은 특수한 영역 외에는 거의 볼 수 없을 것이고, 입문교재의 수준을 맞추기 위해 이런 더 전문적이고 특수한 약물들은 생략하였습니다. 하지만 모든 약물은 작용방식에 유사성이 있기 때문에 이 교재를 읽고 약리학의 기본 원리에 대해 이해한다면, 여러분은 전문적인 약물을 다루는 상급교재에 접근하는 데 필요한 지식들을 갖게 될 것입니다.

각 장을 읽을 때마다 몇 가지 공통된 특징을 발견할 수 있을 것입니다. 이런 교재의 구성은 여러분이 학습과정에 더 깊게 집중하고, 읽은 내용을 이해했는지 확인해 볼 수 있게 도와줄 것입니다.

[시작하기에 앞서]

여기서는 각 장을 시작하기 전에 여러분의 배경지식을 점검해 보는 몇 가지 간단한 질문들을 제시합니다.

ONE SMALL QUESTION

자주 불쑥 튀어나와서 긴장을 늦추지 않도록 하는 서투른 질문을 할 것입니다.

[알고 있나요?]

본문과 관련된 흥미로운 정보를 알려주며, 여러분의 특정 주제에 대한 이해를 넓혀줄 것입니다.

[임상에서]

여러분이 약리학적 지식을 임상현장에 적용할 수 있도록 도와줍니다.

[중요한 사실]

중요한 개념이나 내용을 강조합니다.

[다르게 바라보기]

가끔 난해한 약리학적 개념이 나오지만 일상 경험을 바탕으로 유추하면 쉽게 이해할 수가 있습니다.

[사례연구]

제2부에서는 간단한 사례연구가 나옵니다. 각 장에서 배운 약물, 질병과 관련있는 사례연구를 통해 배운 지식을 복습하고 임상에 어떻게 적용할지 생각해 볼 수 있습니다.

[기초 뛰어넘기]

여기에서는 약물이 약리학적 효과를 발휘하는 기전과 주제에 대해 더 깊게 나갑니다. 기본 설명이 충분하다고 생각되면 이 부분을 건너뛰어도 되지만 고급 수준을 공부하거나 '기초 이상'에 나오는 특정 약물이 여러분의 임상 영역과 관련이 있는 경우 매우 유용합니다.

[요약]

앞서 여러분이 읽은 내용 중 중요한 개념과 내용을 강조합니다.

[학습문제]

장을 모두 읽은 뒤 간단한 퀴즈를 통해 학습을 얼마나 잘했는지 얼마나 기억하는지 점검해 볼 수 있습니다. 정답은 교재의 끝부분에 수록되어 있습니다.

생의학 용어

임상현장에서 전문가들과 소통하려면 생리학, 병리학, 약리학에서 사용하는 용어에 익숙해야 하며 이런 용어의 이해는 필수입니다. 〈처음 배우는 약리학〉은 새로운 용어가 나올 때마다 본문에 그에 대한 설명을 하였습니다.

〈처음 배우는 약리학〉은 단순히 나열식인 본문 내용에서 벗어나 쉽게 익힐 수 있는 사례연구, 임상노트, 자가진단 문제가 풍부합니다. 이 책을 끝마치면 약리학에 대한 기초지식과 약리학에서 사용되는 중요한 전문용어를 충분히 알고 학습한 내용을 임상 현장에 적용할 수 있는 다음 단계로 넘어갈 준비가 되어 있을 것입니다.

이제 노트와 필기구를 챙겨 흥미진진한(때로는 모험적인) 약리학의 세계로 떠날 준비를 하세요!

이 교재에서 사용된 약물명에 대한 간단한 정보

이 책에 나오는 약물명은 British Approved Names (BAN)을 대체하는 유럽 약전(European Pharmacopoeia)의 Recommended International Nonproprietary Names (rINN)을 사용합니다. 이 중 일부는 현재 임상 현장과 약간 다를 수 있습니다. 예를 들어, **페노바르비톤**(phenobarbitone)은 **페노바비탈**(phenobarbital)로 **프루세마이드**(frusemide)는 **푸로세마이드**(furosemide)로 **리그노카인**(lignocaine)은 **리도카인**(lidocaine)으로 표기합니다. rINN의 약물명은 British National Formulary (BNF)에서 나오고 영국의 임상현장에서 점점 용인되고 있습니다.

대부분의 약리학 교재들이 그렇듯 〈처음 배우는 약리학〉도 약물의 상표명이나 상품명이 아닌 일반명(rINN)을 사용합니다. 일반명은 특정한 약물의 표준화된 제제인 반면에, 제약회사의 상표명이나 상품명은 특정한 제약회사에 의해 공급되는 약물의 제제를 의미합니다. 예를 들어, **플루오세틴**(fluoxetine)은 일반명이고 Prozac®은 제약회사 Eli Lilly & Co Ltd에 의해 지어진 **플루오세틴**의 상품명입니다. **살부타몰**(salbutamol)은 GlaxoSmithKline UK Ltd 제약회사에 의해 생산된 Ventolin®의 일반명입니다.

어떤 상표명은 일반명보다 더 잘 알려져 있기도 하지만, 〈처음 배우는 약리학〉은 저작권의 문제도 있기 때문에 일반적으로 일반명을 사용했습니다. 또한 다양한 제약회사에서 지은 많은 상표명이 있기 때문에 상표명을 모두 포함시키는 것도 불가능하지만, 그 중에서 가장 잘 알려진 이름을 결정하는 것도 불가능합니다. 그래서 〈처음 배우는 약리학〉에서는 일반명을 사용하였고 이를 굵은 글씨체로 강조했습니다.

약리학 입문과 임상현장

여러분은 약리학 공부가 여러분의 임상현장에 매우 유용하고 관련이 깊다는 것을 알게 될 것이지만, 〈처음 배우는 약리학〉은 엄밀히 말하면 임상현장과 딱 맞는 임상적 조언을 전해줄 수는 없을 것입니다. 제2부에 포함된 사례연구만이 오로지 약리학과 임상현장 간의 관련성을 보여줍니다. 어떤 약물을, 어떤 환자에게, 얼마만큼의 용량으로, 언제, 어떤 경로를 통해서 투여해야 하는지에 대한 임상적 결정은 임상현장에서 오랜 훈련과 경험을 통한 전문적 지식을 필요로 합니다.

Roger McFadden

감사의 글

저자로부터

무엇보다도, 저자는 '처음 배우는 약리학'의 3판을 준비하는 동안 인내와 도움으로 지지해준 Nicola Peterson에게 감사를 표하고 싶습니다. 또한, 임상 및 학술적인 조언을 해준 동료들(Tracey Cutier, Simon Dobbs, Christine Hirsch, Caroline Rodrick, Meryl Swann)에게 감사를 표하고 싶습니다.

역자로부터

이 책이 나오기까지 수고하여주신 메디컬에듀케이션 출판사 모든 분들과 제자 예신과 의대생 창준에게 깊은 감사의 마음을 전합니다.

Part 1

약리학의 원리

Principles of pharmacology

1장

기초부터 시작하기: 세포와 그 역할

Let's start at basics: cells and how they work

이 장에서는 약물의 주요 표적인 세포의 구조와 기능, 그리고 약물이 표적에 작용하는 데 필요한 기초적인 생화학을 다룬다.

CONTENTS

개요

Introduction

약리학을 처음 접하는 학생은 다소 겁을 먹고 어려워할 수도 있다. 왜냐하면 대부분의 약리학적 작용은 세포 또는 분자 수준에서 생화학적 반응을 통해 발생하는데, 학생들은 이러한 주제로 공부하는 것을 상대적으로 생소해 하고 어려워하기 때문이다. 하지만 세포와 분자의 수준에서 약리학을 공부하는 것은 약리학을 제대로 이해하고 이와 관련된 문헌들을 이해하기 위해서 반드시 필요하다. 약리학 교재뿐만 아니라 임상에서 환자에게 적절한 약이 처방되었는지, 올바른 용량으로 처방되었는지, 약이 다른 약들과 상호작용할 위험이 있는지 확인하기 위해 전문의약품에 관한 자료를 읽다보면, 이러한 정보에 접근하고 이용하기 위해서는 약리학에 관한 이해가 필요하다는 것을 절실히 느끼게 될 것이다. 약물의 다양한 분류 중 몇 가지만 간단히 예를 들면 다음과 같다.

- 칼슘 통로 차단제
- 선택적 β_2 작용제
- 안지오텐신 전환 효소 억제제
- α-아드레날린 차단제
- 비스테로이드성 항염증제
- H_2 수용체 길항제
- 선택적 세로토닌 재흡수 억제제
- 시클로옥시게나아제-2 억제제

이미 이런 용어들에 친숙하다면 좀 더 어려운 약리학 교재라도 빠르게 진도를 나갈 수도 있을 것이다. 하지만 위의 용어들을 들어는 봤지만 이해하고 있지 못하다면 배워야 할 필요가 있다. 특히 환자에게 처방을 내리거나 약물을 투여할 것이라면 더욱더 그러하다. 환자에게 약물을 투여하는 간호사는 약물을 안전하게 투여할 책임이 있다. 이는 곧 간호사들이 이러한 약물에 익숙해져야 하며, 약물이 체내에서 어떻게 작용하는지, 어떻게 부작용을 유발할 수 있는지, 다른 약들과 상호작용하지는 않는지에 대해서 숙지해야 한다는 것을 뜻한다. 위에서 언급한 약물의 분류는 실제로 항고혈압제, 소염진통제, 기관지 확장제, 항우울제, 제산제 등에 해당하며, 가장 흔하게 사용되는 약물군이기도 하다.

이 책의 주요 목표 중 하나는 약리학 용어, 약물명, 그리고 약 봉투나 약물의 임상적 사용을 다루는 문헌에 나오는 용어들에 익숙해지는 것이다. 약리학을 공부하고 이해하기 위해서 뿐만 아니라 환자와 동료 의료진들과 약물 및 그 효과에 대해 논의하기 위해서도 이러한 용어들이 필요하다.

1.1 생명의 구성: 세포부터 기관계까지

Levels of organisation: from cells to systems

약물은 질병을 치료하거나 예방하기 위해서 체내로 들어가는 화학물질이다. 약물은 통증, 부종 같은 증상들을 완화시키거나 소화불량, 불안과 같은 문제들을 해결하고, 심장질환 같은 질병을 조절할 수 있다. 수백 개의 질병을 치료하기 위해 만들어진 수백 가지의 다양한 약물이 존재하며, 각각의 약물은 독특한 작용을 한다. 몇몇 약물의 작용은 상대적으로 단순한 반면에, 일부는 다소 복잡하게 작용하기도 한다. 하지만 근본적으로 이런 약물이 어떻게 작용하는지 이해하기 위해서는 대부분의 약물이 작용하는 단계인 '세포'부터 알아야 한다.

대부분 약물의 기초 작용은 세포 수준에서 일어나지만, 그 약물의 효과는 결과적으로 세포 수준보다 상위인 특정 기관 또는 기관계에서 관찰할 수 있다. 즉, 약물의 작용에 대해 정확히 이해하기 위해서는 약물이 세포 수준에서 일으키는 작용과 그로 인해 기관 또는 기관계에 미치는 효과를 연결시킬 줄 알아야 한다. 여러분이 한 번쯤은 들어봤을 흔한 약물군을 예로 들어 보자[표 1-1]. 이 약물 모두 신체 내 특정한 세포에 작용하지만 그 효과는 세포 수준을 넘어서서 나타난다.

표적세포와 약물이 나타내는 치료효과의 관계는 표에서 화살표를 통해 강조하였다. 특정 세포에 작용하는 약물이 어떻게 인체에 치료효과를 나타내는지 이해하기 위해서는 인체가 여러 계층의 구성단계를 가지고 있다는 것을 알아야 한다.

책 한 권을 펼쳐보면 여러 개의 절과 장으로 나뉘어 있는 것을 볼 수 있다. 책 전체가 하나로 되어 있다면 관리하기도 어렵고 그 책의 구조를 잘 이해할 수 없을 것이다. 인체 구조도 마찬가지로 여러 단계로 나눌 수 있다. [그림 1-1]은 순환계를 예로 들어, 세포부터 시작해서 몸 전체까지 올라가는 신체 계층을 간단히 보여준다. 계층 구조의 예로 순환계를 사용했지만, 이 단순화된 도표가 심장이 한 가지 유형의 조직으로만 구성되어 있지 않다는 것을 의미한다는 점을 명심해야 한다. 심장은 하나뿐이지만 여러 다른 유형의 조직으로 구성되며, 이러한 조직은 고유한 특수세포유형으로 구성된다.

대부분의 약물은 이러한 계층의 첫 단계인 세포소기관과 이를 구성하는 화학물질 수준에서 처음 상호작용을 한다. 하지만 약물의 효과는 일반적으로 전신 혹은 기관계 수준에서 관찰된다. 예를 들어, 항협심증약인 **니트로글리세린**(glyceryl trinitrate, GTN)은 심장세포 및 다양한 혈관세포를 표적으

표 1-1 약물, 표적세포, 치료효과의 예

약물	표적세포	기전	치료효과
베타 차단제(Beta blocker)	심장세포	→	심박동수 증가 예방
국소마취제(Local anaesthetic)	신경세포	→	국소 수술의 통증 예방
진통제(Analgesic)	면역세포	→	염증으로 인한 통증 감소
항우울제(Antidepressant)	신경세포	→	우울 완화
스타틴제(Statin)	간세포	→	혈중 콜레스테롤 수치 감소

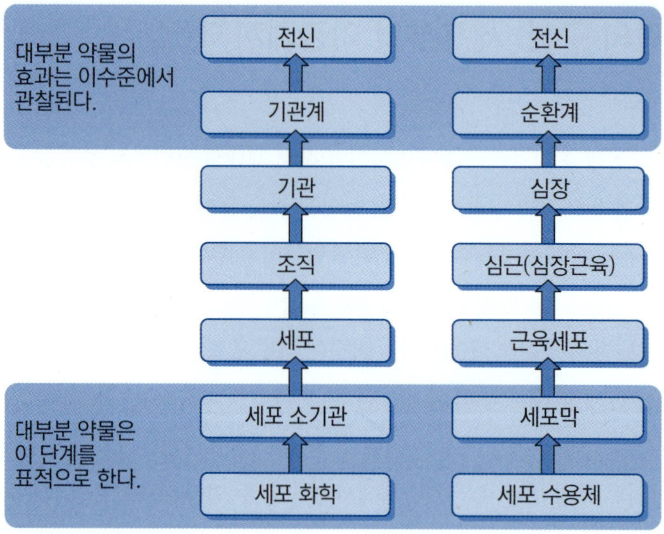

그림 1-1 인체의 구성 단계 신체 계층에 대해 심장과 순환계를 예로 들었다.

로 삼지만, 그 효과는 환자의 흉통이 감소되는 것으로 나타난다. 또 다른 예로 항고혈압제인 **니페디핀**(nifedipine)은 평활근세포의 세포막을 표적으로 하여 혈압 감소 효과를 나타낸다.

이 책의 제2부에서는 주요 약물들을 배우게 되는데, 세포와의 상호작용 수준에서 시작하여 기관계에서의 치료효과까지 다룰 것이다. 한 단계씩 넘을 때마다 약리학이 실제로는 매우 간단하며, 처음에 느낀 것처럼 겁먹을 필요가 없음을 알게 될 것이다. 하지만 우선적으로 세포와 그 세포에서 일어나는 기초적인 생화학에 익숙해지는 것이 중요하다.

1.2 세포란?

A brief introduction to cells

대부분의 약물은 단백질에 결합하며, 이러한 단백질의 대부분은 세포 내부 및 세포에서 발견된다. 약물의 표적이 되는 단백질은 제2장에서 더 자세히 살펴보겠지만, 그동안 세포와 세포가 생산하는 단백질에 대해 조금 더 알아볼 필요가 있다.

세포와 세포 구성요소 Cells and cell components

세포는 조직을 이루는 구성요소이며 우리 몸은 수많은 세포로 이루어져 있다. 대부분의 세포는 특정한 임무에 특화되어 있다. 예를 들어 근육세포는 수축하고, 신경세포는 신경흥분을 전도하며, 선세포(샘세포)는 호르몬을 분비한다. 약물은 이러한 특화된 세포와 상호작용하며, 이 상호작용의 효과는

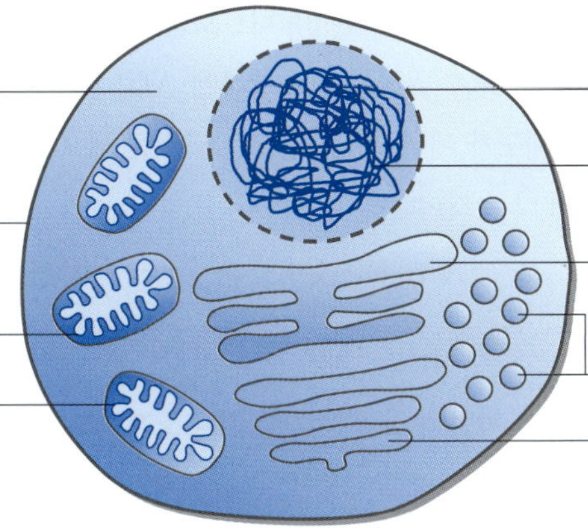

그림 1-2 주요 세포소기관을 보여주는 전형적인 인체 세포

이 책의 제2부에서 주요 약물군을 설명할 때 자세하게 다룰 것이다. 이러한 세포들이 외부에서는 아주 달라 보이고, 각각 특별한 기능을 가지고 있더라도 내부는 상당히 비슷하다. 근육세포 같은 몇몇 세포들만이 수축을 위한 특정 단백질을 가지고 있다는 점을 제외하면, 세포들은 공통적인 내부 특성을 많이 가지고 있다. 약물이 세포에 작용하는 원리에 대해 이해하려면 세포와 세포의 구조, 그리고 내부에서 일어나는 일에 대한 기본적인 이해가 필요하다. [그림 1-2]는 전형적인 세포 구조이다.

세포의 구성요소 The components of cells

세포는 실제로 생화학 활동이 일어나는 작지만 믿을 수 없을 정도로 복잡하고 멋진 곳이기 때문에 세포를 단순한 조직의 구성요소로 생각하지 않는 것이 중요하다. 세포를 유지하고 조직과 기관을 구성하는 세포공동체의 일부로 임무를 수행하기 위해 모든 세포에서는 초당 수천 번의 생화학 반응이 일어난다.

세포소기관 Cell organelles

고배율 현미경으로 세포를 보면 그 안의 많은 작은 구조를 볼 수 있다. 이것은 세포소기관(말 그대로 작은 기관)이며, 모든 세포에 공통으로 존재한다. 각 세포소기관은 특정한 기능을 한다.

핵(nucleus), 소포체(세포질그물, endoplasmic reticulum), 골지체(골지기관, Golgi apparatus), 리보솜(리보소체, ribosome) 등 여러 세포소기관이 단백질 생산에 관여한다. 수만 개의 다양한 단백질들은 세포에 의해 만들어지며, 앞서 말했듯이 단백질은 약물의 중요한 표적이다.

미토콘드리아(사립체, mitochondria)는 작은 콩 모양의 소기관으로 세포 에너지의 대부분을 생산한다. 이들은 당, 지질과 같은 연료로부터 에너지를 얻어 ATP(adenosine triphosphate, 아데노신 3인산)를 만드는데, ATP는 세포에서 일어나는 대부분의 생화학 과정을 작동시키는 작은 에너지 덩어리이다. 일부 약물은 ATP를 사용하는 구조와 기전이 표적이므로 ATP에 대한 이해가 필요하다.

협심증 같은 질병은 에너지 생산에 영향을 미치며 **니트로글리세린**(glyceryl trinitrate) 같은 약물은 ATP를 만드는 신체 능력을 유지할 수 있도록 돕기 때문에, ATP 생산 과정이 복잡하더라도 이에 대해 기초적인 지식이 필요하다. 세포가 에너지를 생산하는 과정을 세포호흡(cellular respiration)이라고 하며, 이 장에서 더 자세히 다룰 것이다.

세포질 Cytoplasm

세포질은 세포의 구성물질을 한꺼번에 일컫는 말로, 세포소기관과 세포질액(세포액, cytosol)을 포함한다. 세포질액은 세포소기관과 각 세포에서 발생하는 무수히 많은 과정에 필요한 효소와 영양소, 전해질이 있는 반투명용액이다.

세포막 Cell membrane

세포막은 세포 구성요소를 에워싸며 세포 외부에 있는 세포외액으로부터 세포 내부를 분리시키는 얇은 막이다. 세포막은 세포 안팎으로의 이동을 통제하는 중요한 구조이다. 세포막은 주로 콜레스테롤이 배열된 인지질 이중층으로 구성되며, 두께가 약 7 nm (1 nm는 1 mm의 1/1,000,000)로 아주 얇다. 이중층의 구성요소는 [그림 1-3]처럼 배열되어 있다.

인 머리는 친수성(hydrophilic, 물에 끌리는 성질)이 있어서 세포 밖의 세포외액(extracellular fluid)과 세포 안의 세포내액(intracellular fluid)처럼 수분이 많은 쪽으로 위치한다. 지질 꼬리는 소수성(hydrophobic, 물에 밀리는 성질)으로 물이 없는 환경인 인 머리 안과 밖 사이에 안정적인 층을 구성한다. 콜레스테롤 분자는 부가적으로 구조에 안정성을 높인다. 세포막에 박힌 단백질은 다양한 역할을 한다. 이러한 단백질에는 수용체(receptor), 이온 통로(ion channel), 효소(enzyme) 및 운반단백질(carrier protein)이 있다. 앞서도 말했듯이 단백질은 약물의 주요 표적이고, 네 가지 단백질이 핵심표적이다.

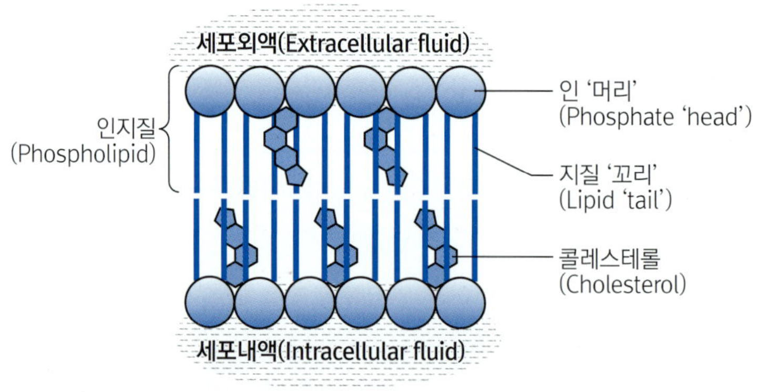

그림 1-3 인지질 이중층은 세포막을 구성한다. 이중층 안의 콜레스테롤 분자는 막의 안정성을 높여준다.

[중요한 사실]

세포막은 주로 지질성분이며 대부분 약물은 지질 세포막을 통과하지 못하므로 수용체 및 이온 채널 같은 막 결합 세포외 단백질 구조에 결합하여 효과를 발휘한다.

'세포 내(intracellular)'는 세포 안쪽을, '세포 외(extracellular)'는 세포 바깥쪽을 의미한다.

[그림 1-4]는 세포막의 단면을 나타낸 그림이다.

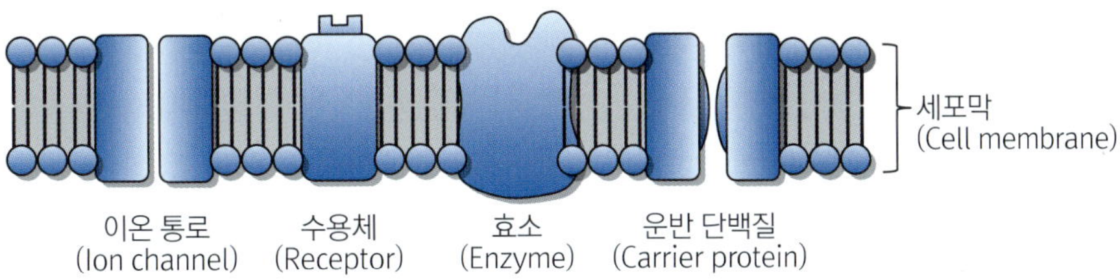

그림 1-4 다양한 막 단백질을 보여주는 세포막 단면

막전위 The Membrane potential

세포는 막 주위에 '막전위'를 갖는다. 세포 안팎의 전압차로 인해 신경 자극이 전달되고, 근육이 수축하고, 심장이 박동하며 다른 신체 기능도 일어난다. 국소마취제인 **리도카인**(lidocaine), **아미오다론**(amiodarone)과 같은 항부정맥제와 많은 정신건강 약물이 치료효과를 나타내기 위해서 막전위를 사용하기 때문에 약리학적으로 막전위는 중요하다. 안정막전위는 약 -80 mV로 음의 값을 나타내는데, 이는 세포막 안쪽이 바깥쪽보다 상대적으로 음성을 띠기 때문이다. [그림 1-5]는 전압계를 통해 세포 막전위를 측정하는 것을 보여주고 있다.

제2장에서 막전위, 이온, 이온 통로에 대해 좀 더 자세하게 살펴본다.

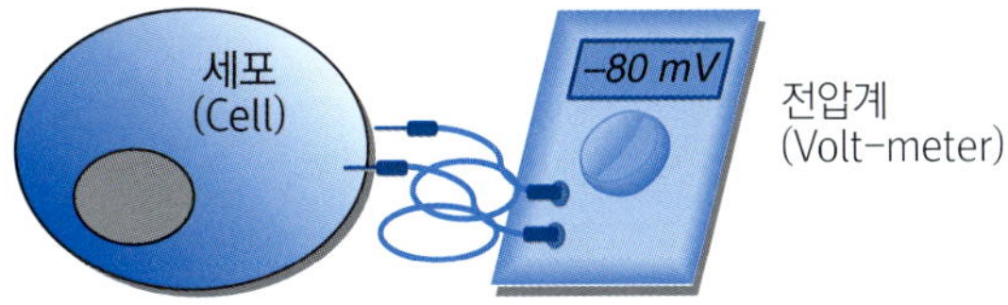

그림 1-5 안정막전위(resting potential)는 세포막 안팎에 위치한 전압계 더듬자를 통해 측정되며, 약 -80 mV 정도이다.

[요약] 세포란?

- 세포는 조직을 구성하고, 조직은 기관을 구성하며, 기관은 기관계를 구성한다.
- 세포는 그 속의 세포소기관들이 에너지를 생산하고 단백질을 합성하는 등 다양한 기능을 하는 복잡한 구조이다.
- 단백질 합성에 관여하는 세포소기관에는 핵, 소포체, 골지체, 리보솜이 있다.
- 미토콘드리아는 ATP 형태로 세포의 에너지 대부분을 생산한다.
- 세포막은 세포 내로 들어오고 나가는 것을 통제한다.
- 세포는 막을 가로질러 작은 전압을 유지한다.

1.3 생화학이란?

A brief introduction to (basic) biochemistry?

생화학은 생물과 화학이 결합한 것으로 기본적으로 생물학적 과정이 포함된 화학이다. 대부분의 사람이 화학에 대해 생각할 때, 흰색 가운을 입은 과학자가 이상한 냄새와 부글거리는 시험관이 가득한 실험실에서 실험하는 모습을 떠올린다. 시험관 속의 물질이 효소, 지질 같은 생물학적 물질인 것을 제외하면 생화학 실험실도 매우 비슷하다. 생화학을 깊게 이해하는 것은 꽤 어려울 수 있지만, 기본적인 임상약리학을 이해하는 데 필요한 핵심적인 내용을 배우게 될 것이다(화학 공식도 거의 보지 않을 것이다). 많은 종류의 약물이 세포 안과 그 주위에서 일어나는 생화학적인 반응을 표적으로 작용하고 있기 때문에 기초적인 생화학을 이해하는 것은 중요하다. 예를 들어, 대부분의 약물은 단백질을 표적으로 하기 때문에 단백질이 무엇인가에 대해 알아야 한다. 일부 항생제는 단백질 합성을 표적으로 하므로 이 과정을 이해할 필요가 있다. 콜레스테롤을 낮추는 스타틴제제의 기전을 이해하기 위해서는 지질에 대해 알아야 한다.

단백질과 단백질 합성 Protein and protein synthesis

약물은 단백질을 표적으로 하지만, 세포가 단백질을 만드는 방법을 알아보기 전에 스스로 '단백질이 무엇인가?'라는 질문을 해 보는 것은 유용하다. 단백질은 중요하며 생물학적 분자 중에서 아마도 가장 가변적인 종류일 것이다. 체내에는 수만 개의 다양한 단백질이 존재하며 다음과 같이 각양각색의 기능을 수행한다.

구조(Structure) - 단백질은 건과 인대를 구성한다.

움직임(Movement) - 근육에 존재하는 단백질은 근육을 수축시킨다.

전달(Communication) - 많은 호르몬은 단백질이다.

방어(Defence) - 박테리아를 공격하고 파괴하는 항체는 단백질이다.

산소운반(Oxygen transport) - 적혈구에 있는 헤모글로빈은 단백질이다.

목록을 보면 알 수 있듯이, 신체는 단백질 없이 기능을 할 수 없다. 목록에서 언급하지는 않았지만 대부분의 약물이 이온 통로, 효소, 수용체, 운반단백질, 이 네 가지 단백질을 표적으로 한다. 이 단백질들은 매우 특화된 단백질로 주로 세포 안이나 표면에서 볼 수 있다. 제2장에서 이에 관해 한 층 더 깊이 있게 다룰 것이다.

단백질은 아미노산(amino acids, 질소를 포함하는 작은 분자) 사슬로 구성되어 있다. 인체의 단백질은 20가지 아미노산으로 구성되며, 이 아미노산은 식품에서 얻을 수 있다. 고기, 생선, 달걀, 견과류, 콩류는 단백질이 풍부해 아미노산이 많이 함유되어 있는 음식이다. 소화기계는 이러한 식품 속 단백질을 아미노산 구성요소로 분해하고, 체내로 흡수한다. 흡수된 아미노산은 세포에서 단백질로 재조립된다.

단백질의 특성은 사슬의 길이와 아미노산의 순서에 의해 결정된다. 각 단백질의 특징을 만들어내는 또 다른 요인은 아미노산 사슬이 최종적으로 3차원적 모양으로 접히는 방식이다[그림 1-6]. 어떤 단백질은 건(힘줄)에서 발견되는 구조단백질인 콜라겐(collagen)처럼 가늘고 길며, 이를 섬유단백질(filamentous protein)이라고 한다. 다른 형태의 단백질은 산소 운반단백질인 헤모글로빈(haemoglobin)처럼 더 둥근 구형의 모양이다. 이를 구형 단백질(globular protein)이라고 한다.

[다르게 바라보기]

아미노산을 알파벳의 글자와 비슷하게 생각해 볼 수 있다. 알파벳으로 조합할 수 있는 단어의 수는 무수히 많으며, 각 단어의 독특한 특징은 알파벳의 길이와 글자의 배열에 의해 결정된다. 이와 비슷하게, 무수히 많은 단백질 역시 아미노산 사슬의 길이와 배열에 의해 결정된다.

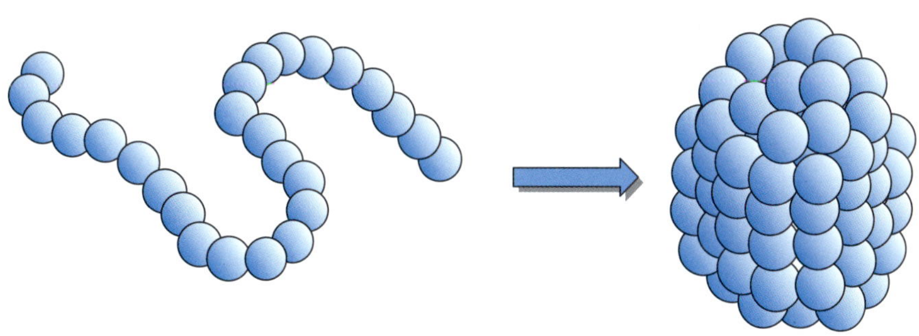

그림 1-6 단백질은 3차원 구조로 접히는 아미노산 사슬이다. 아미노산의 배열, 그 사슬의 길이, 그리고 어떻게 사슬이 접히는가는 단백질의 속성을 결정하는 주된 요인이다.

[기초 뛰어넘기] 아미노산

단백질은 아미노산 사슬로 구성된다. **[그림 1-7]**에서 볼 수 있듯이, 아미노산은 질소를 포함하고 있는 아민 그룹(NH_3^+)으로 이루어진 꽤 작은 분자이다. 인체 단백질을 구성하는 아미노산은 20가지가 있고 각 아미노산은 서로 조금씩 다르다. 몇몇은 산성이고 어떤 것은 염기성이다. 또 어떤 것은 양전하를 띠고, 나머지는 음전하를 띤다. 이러한 작은 차이점들이 단백질 기능을 최종 결정한다. 하나의 아미노산에 있는 아민 그룹은 옆에 있는 아미노산의 카르복실기(COO^-)와 펩티드 결합하여 폴리펩티드라고 불리는 긴 사슬의 아미노산을 형성한다. 어떤 단백질은 하나의 폴리펩티드로 되어 있는 반면, 다른 단백질은 여러 개의 폴리펩티드로 구성되어 있다.

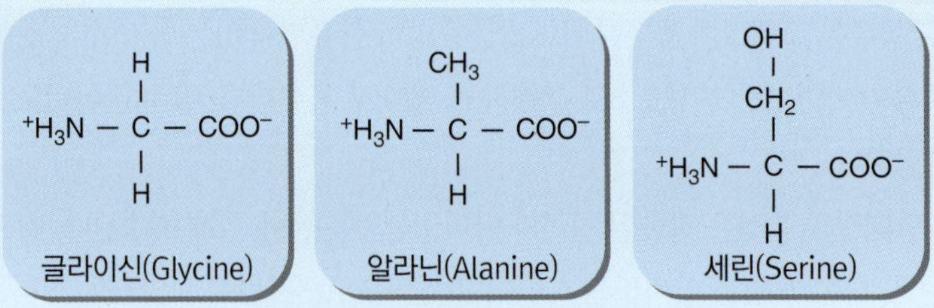

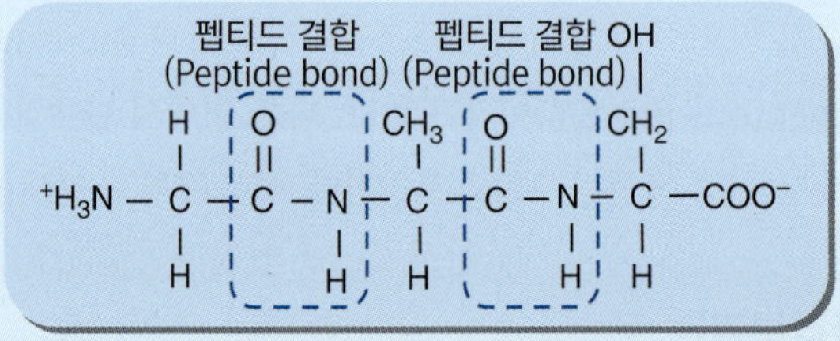

그림 1-7 아미노산인 글라이신, 알라닌, 세린과 펩티드 결합(아래)

모든 인체 세포가 20,000개가 넘는 다양한 종류의 단백질을 만들 수 있는 능력을 가지고 있으며, 각 단백질의 차이는 아미노산 사슬의 길이와 배열에 따라 결정된다. 이는 각 세포가 특정한 단백질을 만들 때, 각 세포 내부에서 아미노산이 올바르게 배열되고 아미노산 사슬이 정확한 길이로 구성되는지 확실히 하기 위한 암호나 명령이 필요함을 의미한다. 단백질을 만드는 이 암호는 DNA(deoxyribose nucleic acid, 데옥시리보핵산)에 들어 있는데, DNA란 아주 가느다란 리본 같은 분자로 각 세포의 핵에 존재한다. 모든 사람 세포(각각 23개를 가지는 정자와 난자를 제외하고)에는 46개의 DNA 가닥이 있는데, 이 각각의 DNA의 가닥을 염색체(chromosome)라고 한다. 모든 세포가 모든 종류의 단백질을 만들 필요는 없더라도 각 세포에는 20,000개가량의 단백질에 대한 암호가 있다. 언제, 어떤 단백질을 만들지 세포가 어떻게 아는지는 아직 완전히 밝혀지지 않았다.

아미노산이나 단백질의 사슬 한 개를 암호화하는 DNA의 조각을 유전자(gene)라고 부른다**[그림 1-8]**. 30,000개가 넘는 유전자에 세포가 만드는 20,000개 이상의 단백질의 암호화가 들어 있다. 헤모글로빈 같은 단백질은 1개 이상의 아미노산 사슬로 구성되며, 하나의 완전한 단백질을 암호화하기 위해서는 여러 유전자가 필요하기 때문에 단백질보다 많은 유전자가 존재한다.

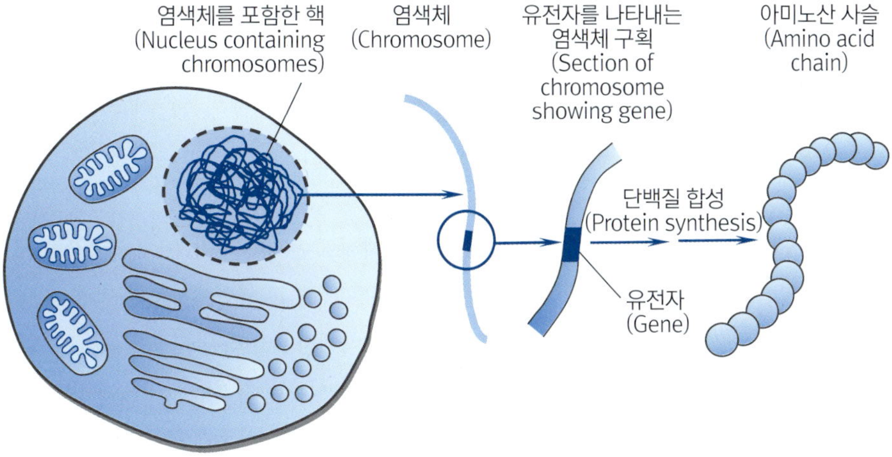

그림 1-8 단백질은 염색체에 있는 정보로부터 생산된다. 각 유전자에서 암호화된 정보는 단백질 합성 과정에 의해 아미노산의 배열로 변환된다.

어떤 단백질은 세포 내에서 사용되며, 어떤 단백질은 다른 부위에 사용되기 위해 세포에서 방출된다. 수용체, 이온 통로, 효소, 운반단백질을 포함한 많은 단백질이 세포막에 박혀 있다. 이런 단백질들은 제2장에서 다룰 약물의 주요 표적이다. 효소는 몸속에 가장 많이 있는 단백질 형태이다. 대부분의 체내 생화학 반응에 참여하는 복잡한 구조이며, 또한 약물의 주요 표적이기도 하다.

[알고 있나요?]

모든 세포에는 약 2m 길이의 DNA가 들어 있다는 사실을 알고 있는가? 인체에는 1조 개가 넘는 세포가 존재하며 따라서 DNA의 총 길이는 최소 20억 km가 될 것이다. 이는 지구에서 태양까지 최소 10번은 넘게 도달하기에 충분한 길이다.

세포가 단백질을 만드는 방법 How cells make proteins

세포가 단백질을 만들 때는 적합한 유전자를 찾고, 유전자에 있는 명령을 해석하여 적합한 길이와 올바른 배열의 아미노산 사슬로 만든 후 단백질이 적절한 모양으로 접히기까지 복잡한 과정이 일어난다. 이 과정은 세포 내 여러 세포소기관 사이의 협력을 필요로 한다: 핵에는 유전자의 암호를 운반하는 염색체가 있고, 리보솜은 아미노산을 사슬로 조립하여 단백질을 만들고 소포체와 골지체는 단백질을 최종 모양으로 접는다.

지질 Lipids

지질은 중요한 분자군이다. 좋은 에너지원이 되며 추위로부터 보호해 줄 뿐만 아니라, 일부 호르몬의 구성요소이며, 세포막의 중요한 부위를 형성한다. 대부분의 약물은 세포막 내의 단백질을 표적으로 하기 때문에, 세포막의 특징 및 궁극적으로 약물의 작용을 이해하기 위해서 지질에 관한 기초 지식이 필요하다.

지질에는 다양한 종류가 있지만 실온에서 액체로 존재하는 기름(oil)과 실온에서 고체로 존재하는 지방(fat)으로 분류할 수 있다. 기름은 일반적으로 식물과 생선에서 얻는 반면, 지방은 대부분 소와 돼지 같은 고기에서 얻는다. 우리가 먹는 천연 음식에서도 이러한 지방을 얻을 수 있지만, 섭취하는 지질 중 조리용 기름, 마가린, 버터, 치즈와 같은 가공식품이 차지하는 비율이 상당하다.

중성지방(triglyceride)은 트리아실글리세롤이라고도 하는데 중요한 지질 그룹으로 음식으로 섭취하여 체내에 저장하는 대부분의 지질이 중성지방이다. 구조는 비교적 단순하여 세 개의 긴 지방산 사슬이 글리세롤 분자에 결합되어 있다. [그림 1-9]는 중성지방의 기본 구조이다. 지방산 사슬은 거의 탄소 30개까지 늘어날 수 있어 상당히 긴 구조식을 만들 수 있으므로 공식$(CH_2)_n$으로 표기한다. 이는 지방산의 종류에 따라 두 개의 수소원자에 각각 달라붙는 탄소원자의 수가 다르다는 것을 의미한다.

지방산(fatty acid)은 다양한 형태가 있으며, 가공식품 라벨에서 종종 그 이름을 볼 수 있다. 이러한 이름 대부분은 지방산 사슬을 구성하는 탄소와 수소원자의 비율과 배열을 나타낸다. 지금은 지방산에 대해 간단히 언급만 하고 생화학적으로 깊이 다루지는 않는다.

- **포화지방산**(saturated fatty acid) - 주로 동물 지방과 가공식품에 함유되어 있다.
- **단일불포화지방산**(mono-unsaturated fatty acid) - 본래는 올리브유 같은 식물에서만 얻을 수 있다.
- **다가불포화지방산**(polyunsaturated fatty acid) - 본래는 해바라기씨유처럼 채소에서만 얻을 수 있다.

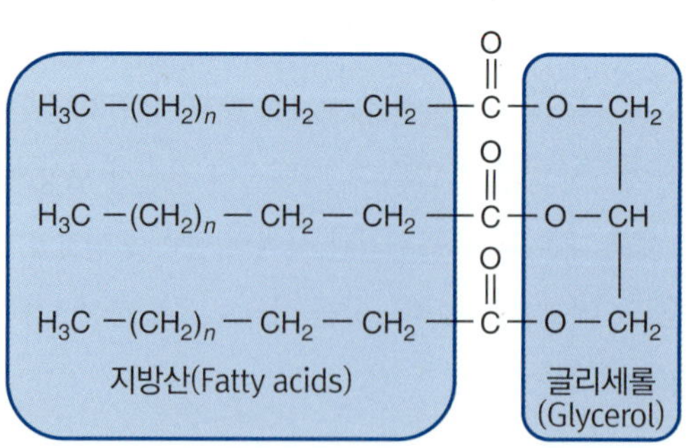

그림 1-9 중성지방(triglyceride)은 하나의 글리세롤 분자에 부착된 세 개의 지방산 사슬로 구성된다. 지방산 사슬에서, $(CH_2)_n$은 다양한 수의 탄소 원자(n)를 뜻하며, 지방산의 종류에 따라 각각의 탄소원자는 두 개의 수소원자에 결합한다.

식단을 통해 섭취하는 지질의 종류와 균형은 건강, 특히 심장 건강에 중요한 의미가 있다. 현재는 포화지방산을 적게 섭취하고 우선적으로 올리브유와 같은 단일불포화지방산의 섭취를 늘리도록 권고하고 있다.

콜레스테롤(cholesterol)은 스테롤 지질로 대개 간에서 만들어지지만, 달걀과 같은 동물성 식품을 통해서도 얻을 수 있다. 콜레스테롤은 세포막의 안정성을 높이며, 담즙(bile, 간에서 만들져 담관(bile duct)을 통해 소화관으로 분비되는 소화액)을 구성하는 중요한 물질이다. 콜레스테롤은 또한 에스트로겐(estrogen), 테스토스테론(testosterone), 비타민 D (vitamin D) 같은 스테로이드 호르몬의 원료이다. 콜레스테롤의 균형이 맞지 않으면 심혈관질환이 유발될 수 있으므로 콜레스테롤 조절은 중요하다. 스타틴(statin) 같은 다양한 약물이 콜레스테롤 농도를 낮추기 위해 처방된다.

[알고 있나요?]

비타민 D가 실제로 비타민이라기보다는 스테로이드 호르몬이라는 것을 알고 있는가? 비타민 D는 햇빛에 노출되었을 때 피부에서 만들어지지만, 정어리나 청어 같은 지방질 생선과 비타민 D가 강화된 시리얼 같은 음식에도 많이 들어 있다. 비타민 D가 부족하면 어린이들은 구루병에 걸릴 수 있으며, 성인에서는 골연화증을 유발할 수 있다.

탄수화물과 당 Carbohydrates and sugars

차가 계속 움직이기 위해서 연료가 필요한 것처럼, 우리 몸도 매 순간 계속해서 발생하는 수천 가지의 생화학 반응에 에너지를 제공하는 연료가 필요하다. 이 반응 중 일부는 아주 적은 에너지만을 필요로 하지만, 근육 수축처럼 매우 높은 에너지가 필요한 과정도 있다. 일차적으로 녹말(starch)과 당(sugar)의 형태인 탄수화물(carbohydrate)에서 에너지를 얻지만 지질 또한 에너지 요구에 중요한 기여를 한다. 당이나 녹말을 주요 표적으로 삼는 약물은 없지만 이 물질들은 몸에서 중요한 역할을 한다. **인슐린**(insulin) 같은 약물은 포도당 대사에 직접적인 영향을 미치기 때문에, 이 중요한 분자군에 대해서 기본적으로 친숙해져야 한다.

탄수화물은 단당류(monosaccharides), 이당류(disaccharide), 다당류(polysaccharide), 이렇게 세 가지 군으로 나뉜다. '당(saccharide)'은 설탕을 의미하고, 이 세 군은 각각 하나의 당, 두 개의 당, 여러 개의 당을 의미한다.

단당류 Monosaccharides

단당류는 한 개의 당을 의미하며, 포도당(glucose), 과당(fructose)과 갈락토오스(galactose)가 있다. 포도당은 단당류의 가장 흔한 형태로, 녹말(starch), 글리코겐(glycogen), 셀룰로오스(cellulose)와 같은 다당류의 구성 성분이 된다. 포도당은 인체 신진대사의 주 연료로, 이는 우리가

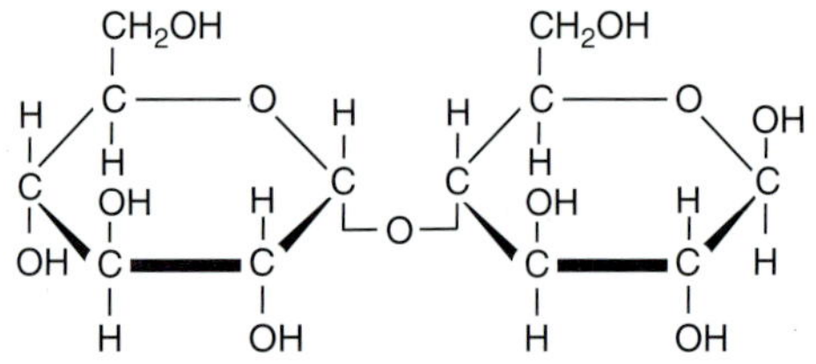

그림 1-10 두 개의 단당류 분자가 결합하면 이당류인 엿당을 형성한다.

일상의 에너지 요구를 충족시키기 위해 탄수화물을 충분히 먹어야 하는 이유이다. 천연 포도당은 거의 없으며 대부분 녹말 같은 다당류의 형태로 발견된다. 인체 소화기계에는 에너지가 풍부한 다당류를 단당류인 포도당 분자로 분해하는 효소가 있다. 이 포도당 분자는 혈액을 통해 체내 세포로 운반되고, 세포에서 분해되면서 생화학 과정을 작동시킬 에너지를 방출한다. 포도당은 6개의 탄소원자가 고리 모양으로 배열되어 있는 육탄당이다. 포도당은 옆에 있는 당과 배당체(glycosidic) 결합을 통해서 이당류와 다당류를 형성한다[그림 1-10].

이당류 Disaccharides

이당류는 두 개의 단당류가 결합한 것이다. 대표적으로 엿당(maltose), 자당(sucrose), 젖당(lactose)이 있다. 차나 커피에 넣는 설탕은 포도당과 과당으로 구성된 이당류이다.

다당류 Polysaccharides

다당류는 단당류가 결합한 긴 사슬이다. 포도당을 기본으로 한 다당류로는 녹말, 글리코겐, 셀룰로오스가 있다.

녹말(starch)은 포도당 분자의 중합체(polymer, 사슬)로 식물에서 생산된다. 녹말은 인간의 주요 에너지원으로 감자, 밀, 쌀에는 많은 양의 녹말이 함유되어 있다. 녹말은 소화기계 효소에 의해 단당류인 포도당 분자로 분해된다.

글리코겐(glycogen)은 동물 세포에서 발견되는 포도당 중합체로, 특히 간과 골격근(뼈대근육)에 저장되어 있다. 세포가 에너지를 필요로 할 때, 효소가 글리코겐을 포도당 분자로 분해한다. 간세포에서 방출된 포도당은 혈중농도가 낮을 때 혈액 내 포도당 농도를 높이는 데 사용된다.

셀룰로오스(cellulose)는 녹말과 구조가 비슷하지만 작은 생화학적 차이로 사람이 소화할 수 없다. 셀룰로오스는 식물의 주요 구조적 성분으로 지구에서 가장 풍부한 포도당 형태이기 때문에 이 차이점은 유감이다. 하지만 소화가 되지 않는 셀룰로오스의 특징 때문에 음식의 부피가 증가하고, 건강한 소화에 필요한 섬유질을 제공받는 이점이 생기기도 한다. 풀에서 에너지를 얻는 소와 같은 초식동물들은 소화기계 내 박테리아에 의존하여 셀룰로오스를 포도당으로 분해한다.

[요약] 단백질, 지질, 당

- 몸에는 다양한 수천 개의 단백질이 있다.
- 단백질은 약물의 주요 표적이다.
- 세포핵 내에 있는 DNA는 단백질을 암호화한다.
- 한 개의 단백질을 암호화하는 DNA의 구획을 유전자라고 한다.
- 지질은 중요한 에너지원이며 세포막을 구성한다.
- 녹말은 주요 에너지원이지만, 세포에서 이용되려면 포도당으로 분해되어야 한다.

세포호흡과 ATP 생산 Cellular respiration and the production of ATP

세포는 여러 기능을 수행하기 위해서 에너지가 필요하며, 에너지가 많이 필요한 세포의 한 예로 근육세포를 들 수 있다. 심근세포로 이루어진 심장은 일생동안 매순간마다 뛰고 있으며, 특히 운동할 때 그 활동이 증가된다. 골격근세포는 근육 전체를 수축시키기 위해 그룹을 이루어 동작하여, 달리기, 테니스, 자전거와 같은 스포츠 활동을 가능하게 한다. 이런 스포츠를 할 때는 많은 에너지를 쏟게 되는데, 에너지는 우리 몸 모든 세포에서 생산되는 ATP로부터 나온다. 물리학의 기본적인 법칙을 간단히 인용하면, 에너지는 전환될 수 있으나 창조될 수는 없다. 따라서 세포의 경우 ATP를 생산하게 하는 에너지원이 필요하다. 이런 에너지는 주로 우리가 먹는 고에너지 음식에 들어 있는 포도당에서 얻으며, 특히 탄수화물이 많은 밥, 감자, 밀과 같은 음식에서 얻는다. 동물과 식물에 함유되어 있는 지질인 중성지방 역시 우리 몸의 에너지 요구에 중요한 역할을 한다.

[알고 있나요?]

일부 지구력이 필요한 스포츠에서 운동 선수는 보통 사람의 하루 소모량보다 더 많은 칼로리를 한 경기에서 태운다. 42.195 km를 달리는 마라톤 선수는 약 2,500칼로리를 소모하며 이는 바나나 25개에 해당하는 에너지다. Tour de France™의 일부 구간에서는 9,000칼로리 이상을 소모한다.

에너지를 공급하는 근원은 음식으로부터 얻어지는 포도당이나 지질이다. 하지만 포도당이나 지질은 거대분자의 형태로, 에너지가 풍부하게 포함되어 있지만 대부분의 생화학 반응에 사용 가능한 형태가 아니다. 세포는 작은 에너지 덩어리를 필요로 하기 때문에, 포도당과 지질을 점진적 과정을 통해 구성 성분으로 분해한다. 이 과정 동안 에너지는 방출되어 ATP로 전환된다.

[중요한 사실]

모든 세포는 ATP 형태의 에너지가 필요하다. 세포는 당과 지질에서 얻은 에너지를 사용하여 ATP를 만든다.

ATP는 ADP(adenosine diphosphate, 아데노신 2인산)가 포함된 분자군의 일부이다. ATP를 재충전 가능한 작은 배터리로 생각한다면, ADP는 충전되지 않은 형태이고 ATP는 가득 충전된 형태이다[그림 1-11]. ADP를 ATP로 충전하는 세포 내 생화학 과정을 세포호흡(cellular respiration)이라고 한다.

ATP가 효소를 활성화하거나 막을 가로질러 이온을 이동시키는 것과 같은 역할을 수행할 때, ATP는 많은 에너지를 잃는다. 이렇게 낮은 에너지의 ADP가 되면, 다시 ATP로 재충전되기 위해 미토콘드리아로 돌아가야 한다[그림 1-12].

ADP가 ATP로 재충전되는 과정이 세포호흡이며, 세포호흡은 모든 동물과 식물에서 꼭 필요한 과정으로 대사의 핵심이다. 세포호흡은 우리가 왜 숨을 쉬고, 온혈동물이고, 에너지가 풍부한 음식을 즐겨 섭취하는지에 대한 이유를 설명해 준다. 이 과정은 인체의 모든 세포에서 일어나며 다음과 같은 간단한 공식으로 나타낼 수 있다.

탄수화물/지질 + 산소 + ADP → 이산화탄소 + 물 + 열 + ATP

기본적으로 산소(oxygen)가 있어야 신체가 탄수화물과 지질 같은 고열량 음식을 사용하여 ADP를 ATP로 에너지화할 수 있다. 이 과정에서 이산화탄소(carbon dioxide), 물, 열과 같은 노폐물이 생산된다.

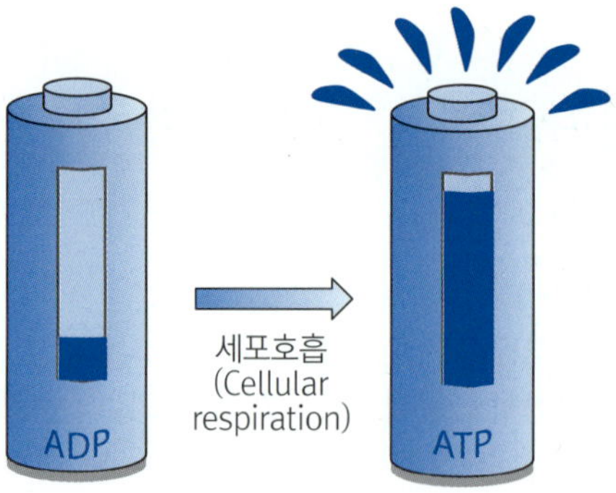

그림 1-11 세포의 에너지 분자를 재충전이 가능한 배터리에 비유한다면, 세포호흡은 ADP를 에너지가 완전히 채워진 형태인 ATP로 충전시키는 과정이다.

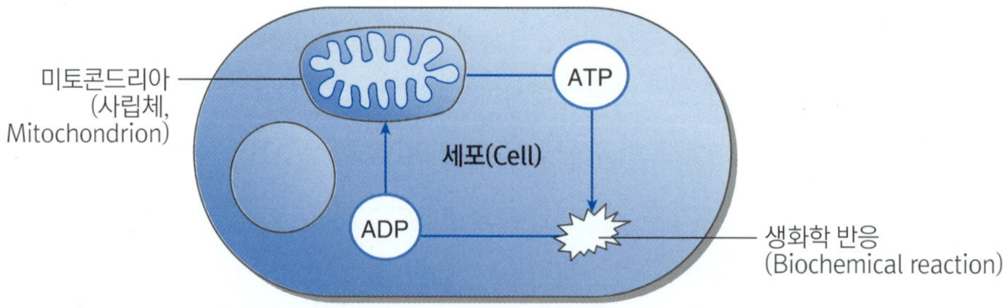

그림 1-12 미토콘드리아에서 ADP는 세포에서 생화학적 반응을 작동시킬 수 있는 ATP로 재충전된다. ATP가 에너지를 넘겨주고 나면, 다시 ATP로 재충전되기 위해 미토콘드리아로 돌아가는 ADP로 전환되어 다시 ATP로 재충전되기 위해 미토콘드리아로 돌아간다.

이 과정에 필수적인 산소는 우리가 숨 쉬는 공기에서 얻으며, 폐에서 혈액을 통해 세포로 운반된다. 세포호흡에서 생산된 노폐물 가스인 이산화탄소는 반대로 세포에서 폐로 운반되어 공기 중으로 배출된다.

[기초 뛰어넘기] 세포호흡

세포호흡에서 포도당의 대사과정은 ADP를 ATP로 전환할 수 있는 에너지를 제공한다. 하나의 포도당 분자로부터 32개 정도의 ADP 분자들이 ATP로 전환될 수 있다. 중성지방은 포도당보다 세 배의 에너지를 가지고 있어서 우리가 대부분의 에너지를 지방으로 저장하게 해 주는 이유가 된다.

[그림 1-13]은 포도당의 에너지를 ATP의 에너지로 변환하는 세포호흡과 관련된 단계를 요약해서 보여준다. 특정한 효소를 포함한 작은 생화학적인 반응이 일어나는 여러 단계로 이루어진 복잡한 과정이다.

세포호흡에는 3개의 단계가 있다.

1. **해당작용(glycolysis)**(말 그대로 포도당을 분해하는 것). 이 과정에서 포도당은 피루빈산이 되어 소량의 ATP를 생산한다.
2. **크렙스회로(Krebs cycle).** 피루빈산이 더 작은 분자로 분해되면서 다시 순환 과정으로 돌아가게 되는 일련의 효소 반응이다. 피루빈산 대사에서 방출된 탄소와 산소원자는 결합하여 이산화탄소를 형성하고 이산화탄소는 세포에서 혈류로 확산되어 폐를 통해 공기로 배출된다.
3. **산화적 인산화(oxidative phosphorylation).** 결국에는, 오로지 수소원자만이 포도당에서 남게 되고, 수소 에너지는 ADP가 ATP로 '인산화'되는 데 사용된다. 이 수소원자는 폐에서 운반된 산소와 결합하여 물을 형성한다. 세포는 산화적 인산화를 통해 ATP의 95퍼센트를 생성한다.

$$\text{탄수화물/지질} + \text{산소} + \text{ADP} \rightarrow \text{이산화탄소} + \text{물} + \text{열} + \text{ATP}$$

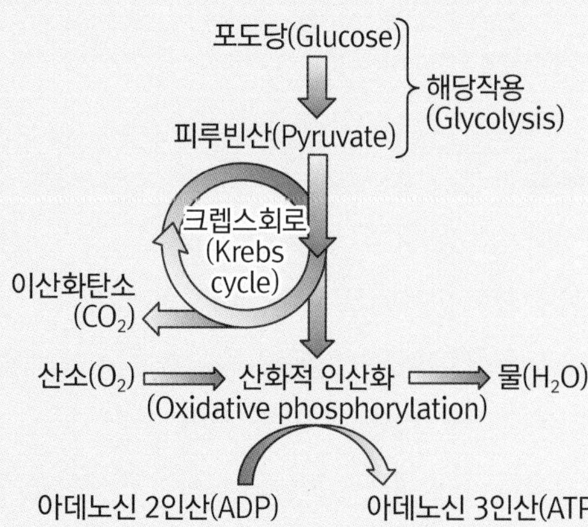

그림 1-13 세포호흡의 과정을 정리한 것으로, 이 과정에서 ATP를 생산하기 위해서 포도당의 에너지를 이용한다.

세포호흡 과정에서 생기는 다른 노폐물에 대해 말하자면, 물은 단순히 조직으로 확산되고 체내의 나머지 물과 섞이게 된다(몸의 대략 65%가 수분으로 구성된다는 것을 기억하자). 세포호흡에서 생산된 열은 몸의 심부 온도를 약 37℃로 계속 일정하게 유지하도록 도와준다.

세포호흡이 임상적으로 연관성이 있다는 것은 자명하다. 체내에서의 모든 과정—심박동, 신경전달, 근육수축, 소화, 신장기능 등등—에는 ATP 형태의 에너지가 필요하다. ATP를 만들기 위해서 지속적인 산소공급이 필요하기 때문에 적절히 기능하는 폐가 필수적이고, 산소화된 혈액을 폐에서 조직의 세포로 전달하기 위해 적절하게 기능하는 순환계가 필요함을 말해 준다. 천식이나 폐렴, 폐기종, 기관지염과 같이 폐에 영향을 주는 질병은 산소 공급과 이산화탄소 제거 과정 모두를 방해하고, 심각한 경우에는 환자의 생명을 위협하기도 한다.

[임상에서]

기관지염이나 폐기종과 같은 만성폐쇄폐질환(chronic obstructive pulmonary diseases, COPD)은 가스교환에 문제를 초래할 수 있고, 이는 저산소증 혹은 이산화탄소의 증가를 일으킨다. COPD가 있는 환자들은 저산소증이 세포의 ATP생산에 영향을 미치기에 에너지가 종종 부족하다. 증상으로는 숨가쁨, 쌕쌕거림(wheezing), 기침이 나타난다. 산소 부족은 입술과 손가락이 푸른빛을 띠는 청색증을 유발할 수 있다.

[알고 있나요?]

크렙스회로는 생화학자 Sir Hans Krebs(1900~1981)의 이름을 땄다. 크렙스경은 독일에서 태어나 반유대주의 숙청의 희생양이 되어 Freiburg University에서 퇴출되어, 영국으로 이주하여 1939년에 영국 시민권을 얻었다. Sheffield, Oxford와 Cambridge에서 교수를 역임하였고, 1953년에 노벨상을 수상했으며, 1958년에 기사 작위를 수여받았다.

[요약] 세포호흡

- 세포들은 생화학 반응을 위해 에너지가 필요하다.
- ATP는 이러한 생화학 반응에 필요한 에너지원이다.
- ATP를 생산하기 위한 에너지는 열량이 풍부한 음식에서 얻는다.
- ATP를 생산하는 과정을 세포호흡이라고 한다.
- 세포호흡은 폐에서 체내 세포로 전달되는 산소가 필요하다.
- 세포호흡은 체내 세포에서 폐로 운반되는 이산화탄소를 생산한다.

학습문제

여러분은 이 장을 끝냈다. 이제 얼마나 학습하고 이해했는지 알아볼 차례이다. 이전에 이 내용을 공부해 본 적이 없다면 모든 질문에 답하지 못하더라도 걱정하지 말고, 다시 읽어보고 모든 내용이 이해되는지 확인해 보도록 하자.

1. 다음 세포소기관들의 기능은 무엇인가?
   (a) 핵
   (b) 리보솜
   (c) 미토콘드리아
   (d) 세포막
2. 세포막은 대부분 단백질, 지질, 탄수화물로 구성되는가?
3. 약물의 표적이 되는 네 가지 주요 단백질의 이름을 열거하시오.
4. 한 개의 단백질을 암호화하는 DNA 부분을 무엇이라고 하는가?
5. 단백질의 기본 구성요소는 무엇인가?
6. 기름(oil)과 지방(fat)의 화학적인 차이는 무엇인가?
7. 어떤 지방이 스테로이드 호르몬의 원재료인가?
8. 어떤 종류의 다당류가 인체의 주요 음식 에너지원인가?
9. 인체에서 효율적인 ATP 생산에 필요한 두 가지 물질은 무엇인가?
10. 세포호흡의 과정에서 생산된 이산화탄소에는 어떤 일이 발생하는가?

2장

단백질: 약물의 표적

Proteins as targets for drugs

이 장에서는 단백질이 약물의 좋은 표적이 되는 이유, 약물의 표적이 되는 주요 단백질의 구조와 약물이 주요 단백질 표적과 결합할 때 일어나는 일을 다룬다.

CONTENTS

개요

Introduction

제1장에서 흥미롭지만 쉽지 않은 약리학 세계로의 여정을 시작했다. 세포가 대부분 약물의 주요 표적이 되며, 약물은 주로 세포의 생화학적 과정을 표적으로 한다는 것을 배웠다. 따라서 약리학을 이해하기 위해서는 기초 세포생물학(cell biology)과 생화학에 대한 기초 지식이 필요하다. 이 장에서는 기초 세포생물학, 생화학을 약리학에 적용하려 한다. 약리학의 기본 원리 중 약물의 네 가지 주요 단백질 표적인 수용체, 이온 통로, 효소, 운반단백질을 중점적으로 다루고, 단백질 표적과 상호작용하는 약물을 예로 제시한다. 여러분은 대부분의 약물이 작용하는 세포, 생화학적 세계와 관련된 용어에 더욱 익숙해지고, 약리학의 기초적인 지식을 갖추기를 기대한다. 이 장은 반드시 주의 깊게 학습해야 한다. 단백질 표적에 대한 이해는 약리학의 기초가 되며, 여기서 사용하는 용어는 이 교재와 대부분의 임상영역에서 접하게 될 문헌에서도 계속 나오기 때문이다.

2.1 단백질은 왜 약물의 좋은 표적이 되는가?

Why do proteins make good targets for drugs?

제1장에서 보았듯이 대부분의 약물은 주로 세포막 위나 세포막 안에 있는 단백질을 표적으로 하고 결합한다. 이런 단백질 표적은 네 종류로 나눌 수 있다.

- 수용체
- 효소
- 이온 통로
- 운반단백질

[중요한 사실]

대부분의 약물은 단백질, 구체적으로 이온 통로, 효소, 수용체, 운반단백질에 결합한다.

제1장에서는 단백질의 정의, 기능, 단백질이 만들어지는 과정에 대해 배웠다. 이 장에서는 약물의 표적인 네 종류의 단백질에 대해 공부하고, 각 단백질을 표적으로 하는 약물의 예를 살펴볼 것이다.

약물은 단백질을 표적으로 하고 단백질에 결합하며, 복잡하고 연속적인 작용들을 통해 염증 감소, 통증 완화, 콜레스테롤 수치 저하 등의 치료효과를 나타낸다. 약물이 어떻게 치료효과를 내는지는 약물군에 대해서 더욱 자세히 다룰 제2부에서 설명할 것이다. 여기서는 먼저 단백질이 약물의 좋은 표적이 될 수 있는 이유에 대해 알아본다.

단백질이 약물의 좋은 표적인 이유 세 가지는 다음과 같다.

1. 단백질의 종류는 수천 가지나 된다

인체에는 대략 20,000종류의 다양한 단백질이 있고, 각각 특별한 기능을 한다. 이는 약물의 표적이 잠재적으로 약 20,000개가 있음을 의미한다. 물론 실제로는 단백질 중 일부만이 적합한 표적이 된다. 대부분의 단백질은 질병과 관련된 기능을 하지 않기 때문에 약물의 표적으로 삼는 것이 무의미하고, 또 어떤 단백질들은 정상 세포 기능에 매우 중요해서 약물의 표적으로 삼는 것이 위험할 수 있다. 그럼에도 불구하고, 20,000종류의 단백질 중 1%를 표적으로 삼을 수 있다면 200여 종류의 다양한 약물들을 만들 수 있다는 것을 의미한다. 물론 약국 선반에는 더 많은 약물이 있다. 여러 제약회사에서 종종 자체 버전의 약을 만들기 때문이다. 특히 특정 약물이 잘 팔리는 경우에 더욱 그렇다.

2. 단백질은 생리적 과정에서 중요한 역할을 한다

단백질은 모든 생리적 과정에서 중요한 역할을 하기 때문에 좋은 표적이다. 순환계, 호흡기계, 신경계 활동, 소화, 비뇨기계 기능, 면역계 모두 단백질에 의존한다. 약물이 단백질을 표적으로 삼아 개입하면 결과적으로 생리적 과정을 간섭한다. 하지만 이것은 잠재적으로 생리적 과정에 역효과를 낼 가능성이 있다. 그래서 제약회사는 그들이 개발하고 있는 약물이 특정 단백질만을 표적으로 삼고 치료적 효과만을 내는지를 보장해야 한다. 드물게 약물이 단백질에 예측하지 못한 작용을 나타내는 경우가 있는데, 이런 경우 제약회사는 약물을 모두 회수해야 한다.

3. 각 기관과 조직에는 그 기관과 조직에 특이적인 단백질이 있다

만약 특정 기관이나 조직에만 존재하는 단백질을 발견할 수 있다면, 특정한 단백질을 표적으로 한 약물을 고안하여 특정한 기관이나 조직에만 효과를 나타낼 수 있을 것이다. 이는 매우 중요한데, 약물은 치료가 필요한 조직과 기관에만 작용하여 그 효과를 예상할 수 있어야 하기 때문이다. 환자에게 심장 문제가 있다면, 심장만을 표적으로 하는 약이 필요하다. 심장 조직은 심장에서만 발견되는 단백질이 있기 때문에, 그러한 단백질과 특정 기관을 표적으로 삼을 수 있다. 마찬가지로, 만약 환자가 박테리아에 감염되었다면, 박테리아 세포만 죽이고 다른 체세포에는 영향을 미치지 않는 약이 필요하다. 박테리아 일부 단백질은 인체 단백질과 다르기 때문에, 인체 내 다른 단백질은 간섭하지 않으면서 박테리아 단백질을 표적으로 삼을 수 있다.

공교롭게도 약물의 적합한 표적이 되는 어떤 단백질 중에는 예방하거나 치료하려는 질병에 관련되지 않는 다른 조직과 기관에서 발견되어 문제를 유발할 수 있다. 약물이 그러한 조직에서 단백질과 결합하게 되면 원하지 않는 부작용을 초래하기 때문이다. 이에 대한 내용은 제3장에서 더 자세하게 다룬다.

Q

[요약] 단백질이 약물의 좋은 표적이 되는 이유

- 다양한 조직에는 약물의 표적이 될 수 있는 수많은 단백질이 존재한다.
- 단백질이 생리적 과정에서 중요한 역할을 하기 때문에, 약물은 단백질을 표적으로 하여 생리적 과정에 영향을 미칠 수 있다.
- 조직마다 독특한 단백질이 있다. 약물은 그 단백질을 표적 삼아 해당 조직에 특정 효과를 나타낼 수 있다.
- 어떤 조직은 약물 표적이 되는 단백질과 유사한 단백질을 발현하여 그 자체가 표적이 되어 부작용을 초래할 수 있다.

2.2 단백질 표적 1: 수용체

Protein targets 1: receptors

일반 원칙 General principles

신체가 기능을 적절히 수행하려면 신체 내 신호전달이 매우 중요하다. 무수히 많은 생화학적 반응이 일어나는 생리적 과정은 정확한 시간과 장소에서 발생하도록 조정이 필요하다. 뇌의 한 부분은 뇌의 다른 부분 및 뇌의 조절 하에 있는 조직, 기관과도 상호작용해야 한다. 항상성(homeostasis)은 신체 내부의 환경을 안정적으로 유지하기 위한 과정으로 뇌하수체, 췌장(이자, pancreas)과 같은 선들이 세포 및 조직들과 상호작용해야 한다. 조직이 적절하게 기능하기 위해서는 인접한 세포들 간에도 상호작용이 필요하다. 이러한 모든 필수적인 상호작용은 신경, 선, 다른 세포 집단에서 분비되는 화학전령(chemical messenger)에 의해 일어난다. 이 화학전령은 체내 다른 세포의 수용체와 결합하여 그 표적세포에 영향을 준다[그림 2-1].

> 항상성이란 혈압, 체온, 혈액 가스 수치와 같은 생리적 기능이 안정된 상태를 유지하는 내부 조절 기전을 의미한다.

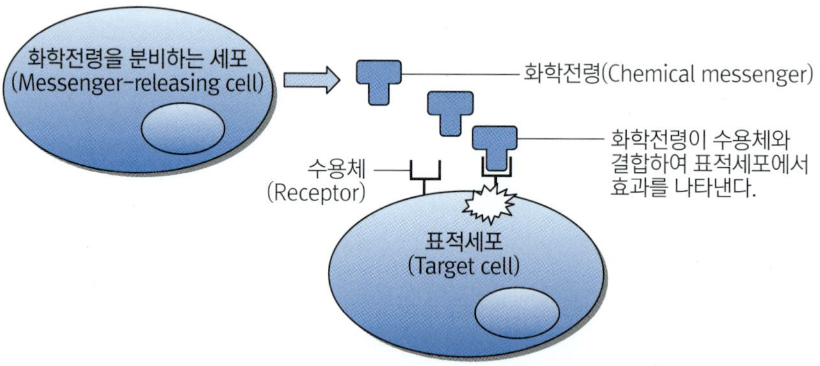

그림 2-1 세포에서 분비되는 화학전령은 인접한 세포에 있는 수용체와 결합하여 그 세포에 효과를 나타낸다.

제1장에서 세포막의 근본적인 구조는 지질이기 때문에 지질을 제외한 대부분의 물질은 세포막을 통과하는 것이 어렵다고 설명했다. 따라서 많은 화학전령은 세포막에 박힌 수용체의 세포 바깥 부분과 결합한다. 세포 안에 존재하는 수용체도 있는데, 일반적으로 세포막을 통과할 수 있는 스테로이드 호르몬, 지질을 기본으로 한 매개체, 그리고 중성 전하를 띤 분자들이 이러한 세포 내 수용체를 표적으로 한다. 수용체는 약물의 가장 일반적인 표적이므로 이 장에서 처음 다룰 내용은 약물이 수용체와 상호작용하는 방법이다.

수용체와 상호작용하는 약물의 예:

- **살부타몰**(salbutamol, **베타-2 아드레날린 수용체**) - 천식에 사용되는 기관지 확장제
- **아테놀올**(atenolol, **베타-1 아드레날린 수용체**) - 심장박동을 느리게 하고 협심통을 경감
- **모르핀**(morphine, **아편 수용체**) - 통증 경로를 억제하여 심각한 통증을 완화
- **칸데사르탄**(candesartan, **안지오텐신 수용체**) - 혈압을 감소시키는 혈관 확장제

수용체에 대해 더 자세히 공부하기 전에 먼저 중요한 화학전령 세 집단인 호르몬, 신경전달물질, 매개체에 대해 간단히 알아볼 것이다. 많은 약물이 화학전령을 흉내 내기 때문에 약물의 작용을 이해하기 위해서는 화학전령의 기능을 아는 것이 중요하다.

호르몬(hormone)은 선 조직에서 혈류 속으로 분비되는 화학물질이다. 이 화학물질은 혈류를 따라 순환하다가 조직 속으로 들어가서 세포 수용체에 결합하고 그 세포에서 효과를 나타낸다. 효과는 수용체의 종류와 세포의 종류에 따라 달라진다. 예를 들어, 췌장에서 분비되는 인슐린(insulin)과 같은 호르몬은 세포에 있는 인슐린 수용체에 결합하여 그 세포가 혈액에서 흡수하는 포도당의 양을 증가시킨다. 스트레스 호르몬인 아드레날린(adrenaline)은 다양한 조직에 있는 아드레날린 수용체에 결합하여 기관지 확장이나 심박동수 증가 같은 다양한 효과를 나타낸다. 에스트로겐 같은 스테로이드 호르몬은 콜레스테롤에서 유래된 지질인데, 세포막을 통과하여 세포 안의 수용체에 결합한다. 이를 제외한 대부분의 호르몬은 세포막을 통과할 수 없기 때문에 세포 외 수용체에 결합한다.

신경전달물질(neurotransmitter)은 뉴런(신경세포)의 말단에서 분비되는 화학물질이다. 이런 화학물질은 다른 세포나 뉴런에 있는 수용체와 결합하여 다양한 효과를 낸다. 예를 들어, 운동 뉴런에서 분비되는 아세틸콜린(acetylcholine)은 근육세포에 있는 아세틸콜린 수용체와 결합하여 근육세포를 수축시킨다. 노르아드레날린(noradrenaline)은 교감신경(sympathetic) 뉴런에서 분비되어, 소동맥(세동맥, arteriole; 작은 동맥)에 있는 노르아드레날린 수용체에 결합하고 소동맥의 근육세포(와 소동맥 그 자체)를 수축시킨다.

매개체(mediator)는 근처의 인접한 세포에 있는 수용체와 결합하여 효과를 내며, 대개 국소적으로 작용하는 화학물질이다. 히스타민(histamine)은 매개체의 한 예로, 위 내벽 세포에 있는 히스타민 수용체와 결합하여 위벽세포가 염산을 분비하도록 자극해서 소화 과정에서 음식물 입자를 잘게 부수게 한다.

이러한 자연적 화학전령들은 흔히 라틴어 ligare (결합하다)에서 유래된 리간드(ligand)라는 이름

으로 불린다. 또한 내인적 리간드(endogenous ligand)라고도 부르는데, 이는 체내에서 생산되어 수용체에 결합하는 화학전령을 의미한다. 수용체에 결합한다는 것을 의미한다. 수용체에 결합하는 약물들은 외인적(exogenous, '체외'라는 뜻) 리간드라고 말할 수 있다.

교감신경 뉴런(sympathetic neuron)은 교감신경계의 신경세포들이다. 자율신경계(autonomic nervous system)를 이루는 교감신경계와 부교감신경계는 서로 상반되는 역할을 하며 균형을 잡아 주어 항상성을 조절한다. 일반적으로 교감신경계는 활동과 스트레스 상황 동안 더 우세한 반면에 부교감신경계는 휴식 시 우세해진다.

[중요한 사실]

인체 세포는 호르몬, 신경전달물질, 매개체와 같은 화학전령을 위한 수용체를 가지고 있다. 약리학에서는 이러한 전령들을 내인적 리간드라고 부른다.

화학전령은 왜 수용체에 결합하는가?

Why do chemical messengers bind to receptors?

화학전령은 수용체와 결합한다. 현관문 자물쇠가 현관문 열쇠와 꼭 맞는 모양인 것처럼, 수용체도 화학전령과 결합하기에 적합한 모양이기 때문이다. 신체에서 생성되는 화학전령은 수용체 표적에 정확히 알맞은 모양이다[그림 2-2]. 이렇게 모양이 딱 들어맞는 것을 특이성(specificity)이라고 부른다. 이 용어는 이 장의 뒷부분에서 약물과 수용체 사이의 상호작용을 배울 때 다시 접하게 될 것이다. 수용체에 대한 화학전령의 특이성은 열쇠가 그 자물쇠에 꼭 들어맞듯이, 전적으로 그 모양 때문이다. 화학전령과 수용체 사이의 결합력은 적은 양의 전기적 힘에 의해 강화된다. 이 극미한 힘에는 수소 결합, 이온결합, 반 데르 발스 힘(van der Waals forces)이 포함된다. 하지만 이 책은 입문서이므로 수용체와 화학전령 사이의 결합을 단순하게 모양의 관점으로만 다룰 것이다.

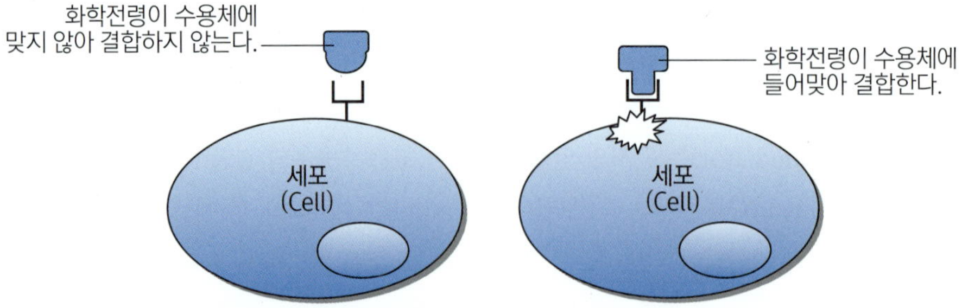

그림 2-2 수용체와 상호보완적 모양을 가진 화학전령만이 그 수용체에 효과적으로 결합한다.

약물은 왜 수용체에 결합하는가? Why do drugs bind to receptors?

약물은 수용체와 결합한다. 왜냐하면 약물의 분자 구조는 수용체를 표적으로 하기 위해 체내에서 생성되는 자연 화학전령의 모양과 유사하기 때문이다. 예를 들어, 아드레날린은 폐의 기관지에 있는 아드레날린 수용체와 결합하여 기관지를 확장시킨다(기도 확장). **살부타몰(salbutamol)**은 아드레날린과 모양이 유사하기 때문에 아드레날린 수용체에 결합하고 아드레날린과 동일한 효과(예: 기관지 확장)를 낸다. [그림 2-4]는 아드레날린 호르몬과 살부타몰의 분자 구조를 보여준다. 두 분자 구조의 유사성은 화학에 대해 잘 알지 못해도 충분히 한눈에 알 수 있다.

우리는 왜 약물로서 자연 화학전령을 사용하지 않는가?

좋은 질문이다. 때로는 자연 화학전령을 약물로 사용한다. 예로 아드레날린은 혈압이 급강하해 쇼크에 빠지게 되는 급성 아낙필라시스(acute anaphylaxis) 상황에 약물로 사용한다. 하지만 자연 화학전령은 대부분 상대적으로 좋은 약물이 되지 못한다. 우리는 안정적으로 보관할 수 있고 쉽게 투여할 수 있으며 수시간에서 수일 이상 치료 효과를 낼 수 있는 약물이 필요하다. 대부분의 자연 화학전령은 이런 기준을 만족시키지 못한다.

[기초 뛰어넘기] 수소결합

수소결합(hydrogen bond)은 분자 사이에 전하 불균형이 있을 때 형성된다. 물을 예로 들면, 산소원자 주위에는 음전하가 많이 있고 수소원자 주위에는 음전하가 적어 물의 산소 부분이 수소 부분보다 상대적으로 더 음성을 띤다. 자석과 마찬가지로 반대의 전하는 서로 끌어당기므로, 한 물분자의 산소원자(상대적으로 음전하)와 인접한 물분자의 수소원자(상대적으로 양성)는 수소결합을 형성한다[그림 2-3]. 이러한 분자 전체의 전하 불균형은 인접한 분자와 정전기적 흡인력을 초래하여 화학적인 구조를 유지하는 수소결합을 생성한다. DNA를 예로 들면, DNA의 이중나선 가닥이 수소결합으로 연결되어 있다.

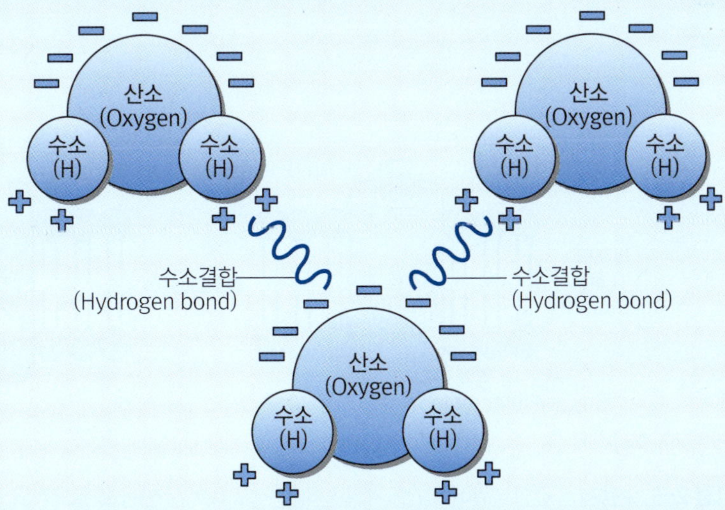

그림 2-3 물 분자들 사이에 형성된 수소결합

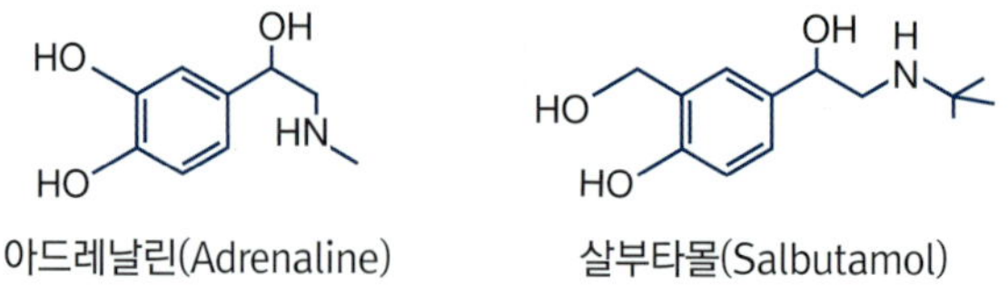

그림 2-4 아드레날린과 살부타몰은 분자 구조가 유사하기 때문에 같은 수용체와 결합한다.

화학전령이 수용체에 결합할 때 무슨 일이 일어나는가?
What happens when a chemical messenger binds to a receptor?

이 질문에 대한 답은 화학전령의 종류, 수용체의 종류, 세포의 종류에 따라 달라진다. 이미 언급한 몇 가지 예로, 세포가 포도당을 흡수하도록 하는 인슐린, 근육세포를 수축하게 하는 아세틸콜린이 있다. 화학전령과 수용체의 결합이 이런 효과를 내는 방법은 복잡하다. 처음에는 리간드가 수용체의 결합부위에 결합하여 작은 구조적 변화를 일으키고, 이러한 변화가 세포 내 반응을 일으킨다. 리간드, 수용체의 종류와 세포의 종류에 따라 세포의 활동성을 증가시키거나 감소시키는 반응을 일으킨다. 일반적으로 세포 외 수용체에 리간드가 결합하면 세포 내부에서 2차 전령이 방출되어 효소가 매개하는 일련의 화학적 반응을 일으킨다. '기초 뛰어넘기' 예를 보면, 노르아드레날린이 평활근의 알파-1 아드레날린 수용체에 결합하면 2차 전령인 이노시톨 트리포스페이트를 방출하여 최종적으로 세포가 수축된다. 리간드는 수용체를 활성화시키면 결합부위를 벗어나 수용체를 떠난다[그림 2-5].

약리학적 관점에서 중요한 목표는 약물이 세포나 조직에 미치는 전반적인 효과를 이해하는 것이다. 예를 들어, 1차 전령(호르몬과 신경전달자)과 수용체가 결합할 때 세포나 조직이 수축하는지 이완하는지, 활동이 증가하는지 감소하는지 등과 관련된 내용을 아는 것이다.

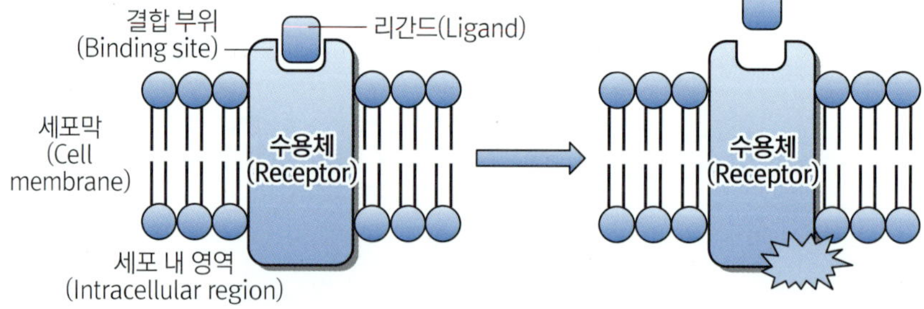

그림 2-5 수용체의 결합부위에 리간드가 결합하여 세포 내에서 반응을 일으키고 리간드는 떠난다.

약물이 수용체에 결합할 때 무슨 일이 일어나는가?

What happens when a drug binds to a receptor?

자연 화학전령과 모양이 유사한 약물은 수용체의 결합 부위를 놓고 화학전령과 경쟁하면서 그 전령과 동일한 수용체와 결합할 것이다. 얼마나 성공적으로 경쟁하는지 여부는 약물의 분자 모양이 수용체와 얼마나 적합한가, 즉 특이성에 따라 달라진다.

약물이 수용체와 결합하면, 자연 화학전령을 흉내 내서 화학전령과 동일한 효과를 내거나, 수용체를 차단하여 아무런 효과도 나타내지 않거나, 둘 중 하나의 작용을 한다. 어떤 약물이 자연 화학전령과 모양이 상당히 유사하기 때문에 수용체와 결합하여 본래 화학전령과 동일한 효과를 나타내면, 이를 작용제(효현제, agonist)라고 한다. 반면 원래 자연 화학전령과 모양이 유사하고 수용체와 결합하지만, 수용체를 차단하면서 반응이 일어나지 않도록 하는 약물을 길항제(대항제, antagonist)라고 한다. 베타-차단제(beta-blocker)와 같이 차단제(blocker)라고 부르기도 한다. 효과를 내지 않는 수용체를 표적으로 하는 약물을 사용하는 것이 이상할 수도 있지만, 때로 수용체를 자연 리간드로부터 차단하여 수용체를 비활성화하는 것이 유용할 수 있다. 예를 들어, 베타-차단제는 아드레날린의 자극 효과로부터 심장에 있는 베타-1 아드레날린 수용체를 차단한다. 이는 심장의 부담을 줄여 협심증과 심부전에 도움이 된다.

[기초 뛰어넘기] G-단백 연결수용체

G-단백 연결수용체(G-protein coupled receptors, GPCR)는 아드레날린, 노르아드레날린, 히스타민, 아세틸콜린과 같은 내인적 리간드가 결합하는 수용체로 다양한 인체 조직에서 발견된다. GPCR은 세포막에 존재하는 수용체로 리간드가 결합하는 세포 외 부분과 G-단백질과 연결된 세포 내 부분으로 구성된다. 리간드가 수용체에 결합하면 세포 내에서는 G-단백질이 연결된 부분이 신호전달 과정의 첫 단계를 시작한다. 예를 들어, 노르아드레날린이 알파-1 아드레날린 수용체에 결합하여 이노시톨 트리포스페이트(inositol triphosphate) 경로를 시작하는 것을 살펴보자.

노르아드레날린이 소동맥의 평활근에 있는 알파-1 수용체에 결합하면, 세포는 수축하여 소동맥 혈관수축을 일으킨다. 노르아드레날린이 수용체에 결합하면 수용체 단백질에서 G-단백질 복합체가 분리되어 인지질분해효소(phospholipase) C를 활성화시킨다. 이 효소는 포스파티딜이노시톨 비스포스페이트(phosphatidylinositol bisphosphate, PIP_2)를 2차 전령인 이노시톨 트리포스페이트(inositol triphosphate, IP_3)와 디아실글리세롤(diacylglycerol, DAG)로 쪼갠다. IP_3는 근육세포질그물(sarcoplasmic reticulum, Ca^{2+} 저장 소기관)에 있는 IP_3 수용체에 결합하여 칼슘 통로를 연다. 이 과정은 근육세포 내에서 Ca^{2+} 수치를 높여 수축력을 증가시킨다**[그림 2-6]**.

위 설명을 통해서 독사조신(doxazosin), 프라조신(prazosin) 같은 알파-차단제 항고혈압제 작용 기전을 더 깊이 이해하게 된다. 이런 약물은 소동맥 평활근세포에 있는 알파-1 아드레날린 수용체를 차단하여 노르아드레닐린의 반대 작용인 혈관확장을 일으킨다.

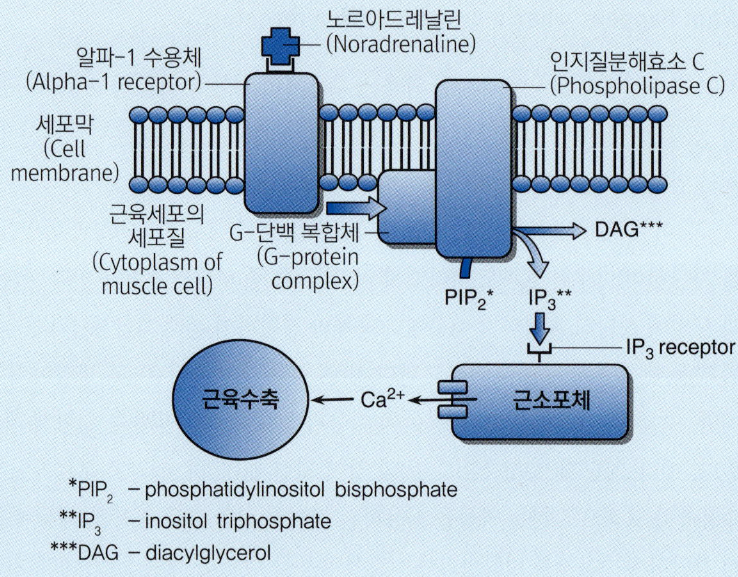

그림 2-6 노르아드레날린이 알파-1 아드레날린 수용체에 결합하여 평활근세포가 수축하는 과정(예: 소동맥)

[중요한 사실]

작용제 약물(agonist drug)은 수용체에 결합하여 자연 화학전령의 효과를 모방한다. 길항제 약물(antagonist drug)은 수용체에 결합하여 자연 화학전령의 효과가 나타나지 않도록 수용체를 차단한다.

[그림 2-7]은 동일한 수용체가 있는 막의 단면이다. 맨 왼쪽이 수용체에 결합하여 세포에 효과를 내는 자연 화학전령이다. 그 옆은 자연 화학전령과 모양이 비슷해 수용체에 결합하고 같은 효과를 내는 작용제다. 맨 오른쪽 길항제 약물은 자연 화학전령과 모양이 비슷하여 수용체에 결합하지만 차단하여 세포에 반응을 유발하지는 못한다.

약물의 표적인 수용체의 종류와 아형

Classes and sub-classes of receptor as drug targets

예리한 독자들은 앞서 설명한 기관지 확장제 살부타몰과 베타-차단제 아테놀올이 모두 아드레날린 수용체에 결합하지만 각 약물이 다른 효과를 생성하는 다른 조직에 결합한다는 사실을 알아차렸을 것이다. 심장과 세기관지에는 다른 종류의 아드레날린 수용체가 있다. 심장은 아테놀올의 표적이 되

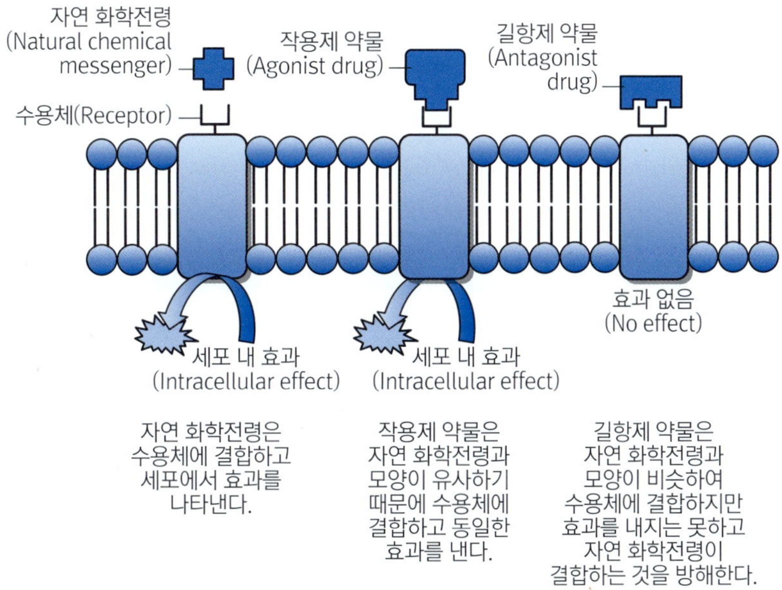

그림 2-7 작용제 약물은 자연 화학전령을 모방한다. 이들은 수용체에 결합하고 자연 화학전령과 동일한 효과를 낸다. 길항제 약물은 수용체에 결합해서 자연 화학전령이 수용체와 결합하지 못하도록 수용체를 차단한다.

는 베타-1 아드레날린 수용체(beta-1 adrenaline receptor), 폐에는 살부타몰의 표적이 되는 베타-2 아드레날린 수용체(beta-2 adrenaline receptor)가 있다.

[중요한 사실]

약물은 특정 조직에 존재하는 수용체의 특정 아형을 표적으로 한다.

아드레날린 수용체 Adrenaline receptors

아드레날린(호르몬)이나 그와 유사한 노르아드레날린(신경전달물질)에 반응하는 수용체를 아드레날린성(adrenergic) 수용체라고 하며 줄여서 아드레노셉터(adrenoceptor)로 부른다. 아드레날린성 수용체는 크게 알파(α), 베타(β) 두 종류가 있고, 이 두 종류는 아형으로 더 나뉜다. 알파 수용체는 알파-1 (α_1), 알파-2 (α_2)로, 베타 수용체는 베타-1 (β_1), 베타-2 (β_2)로 나뉜다. 아드레날린성 수용체에 또 다른 아형들이 있지만 현재 약리학에서의 주요 관심사는 이 네 가지다. 조직마다 다른 아드레날린성 수용체 아형이 있다. 소동맥에는 알파-1 수용체, 심장에는 베타-1 수용체, 폐에는 베타-2 수용체가 있다. [그림 2-8]은 아드레날린 수용체군의 간단한 '가계도'다.

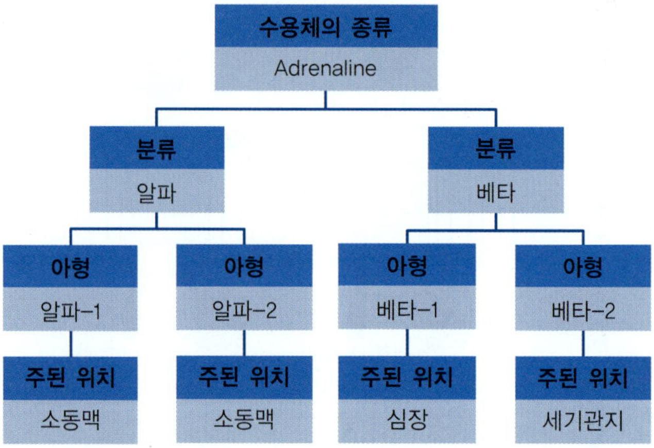

그림 2-8 아드레날린 수용체군의 가계도

[기초 뛰어넘기] 알파-1 아드레날린 수용체 아형

[그림 2-8]은 매우 단순화한 "가계도"다. 수용체 하위 분류는 다시 하위 유형으로 나뉜다. 알파-1 아드레날린 수용체는 알파-1_A와 알파-1_B라는 하위 유형이 있다. **탐스로신(tamsulosin)** 같은 약물은 요도(방광에서 소변을 운반하는 관)에 있는 알파-1_A 수용체에 특이적이라는 점에서 중요하다. 남성 요도를 전립선이 둘러싸고 있는데 양성 전립선 비대증(benign prostatic hyperplasia)으로 비대해진 전립선은 요도를 수축시켜 소변정체를 일으킨다. 아드레날린 자극으로부터 요도에 분포한 알파-1_A 수용체를 차단하면 요도가 이완되어 배뇨(urine flow)가 촉진된다.

표 2-1 일반적인 자연 화학전령 및 그들의 수용체 아형, 그 수용체를 표적으로 하는 작용제와 길항제 약물의 예

자연 화학전령	수용체의 분류	수용체의 아형	주요한 위치	작용제 약물의 예	길항제 약물의 예
아드레날린/노르아드레날린	Adrenergic	Alpha-1	소동맥	페닐에프린	독사조신
		Beta-1	심장	도부타민	아테놀올
		Beta-2	세기관지	살부타몰	없음
아세틸콜린	Cholinergic	Muscarinic	세기관지	없음	이프라트로퓸
		Nicotinic	근육	석사메토늄	판큐로늄
히스타민	Histamine	H-1	내이	없음	시클리진
		H-2	위	없음	시메티딘
아편 유사 펩티드	Opioid	Mu	중추신경계	모르핀	나록손
		Kappa		날부핀	없음
		Delta		펜타조신	없음

대부분의 자연 전령은 수용체에 따라 분류되고 그 수용체는 아형으로 더 나뉜다. 이를 [표 2-1]에 나타내었다.

우리 몸에는 구조적으로 유사한 수용체의 부류와 아형이 함께 존재하기 때문에 불리한 면이 있다. 특정 조직에 있는 수용체의 특정 아형을 표적으로 하여 치료 효과를 나타내는 약물은 유용하지만 대부분 불가피하게 그 약물은 해당 분류의 다른 수용체에 결합하여 원하지 않는 영향(부작용)을 나타낼 수 있다. 이는 일부 약물에서 매우 중요한 문제가 될 수 있으며 부작용에 관한 내용은 제3장에서 더욱 자세히 살펴볼 것이다. 일반적으로 두 수용체가 서로 더 밀접하게 연관되어 있을수록 하나의 약이 두 가지 수용체를 표적으로 삼을 수 있는 확률은 더 커진다. 예를 들어, 베타-1 아드레날린 수용체가 표적인 약은 알파-1 수용체보다는 베타-2 수용체와 상호작용할 확률이 더 크다.

문제를 더 복잡하게 만드는 것은 수용체 간의 관련성은 생각하는 만큼 명백하지 않다는 점이다. 약리학적으로 관련이 있는 대부분의 GPCR은 공통적인 조상으로부터 파생되지만 진화 과정 중에 수용체의 일부 계통은 갈라지고 일부는 수렴되었다. 이는 베타 아드레날린성 수용체가 그들의 명백한 친척이지만 실제로 히스타민-2 수용체와 더 밀접하게 관련된 알파 수용체보다 일부 도파민 수용체와 더 밀접하게 연관되어 있음을 의미한다. 이는 부작용을 예측하는 것을 상당히 어렵게 만든다.

[중요한 사실]

약물은 수용체의 특정 아형을 표적으로 삼을 수 있지만, 뜻하지 않게 해당 계열의 다른 수용체에 결합해서 원하지 않는 부작용을 나타낼 수 있다.

아드레날린 또는 아세틸콜린 수용체와 결합하여 작용제나 길항제 작용을 하는 약물은 특정한 이름이 있는데, 작용제인 교감신경 흥분제(sympathomimetic)와 콜린성 약물(cholinergic)과 길항제인 항콜린성 약물(anticholinergic)이다.

살부타몰(salbutamol) 같은 교감신경 흥분제는 교감신경 활동 동안 분비되는 아드레날린이나 노르아드레날린의 작용을 모방한다. 기관지 확장제인 **이프라트로피움 브롬화염**(ipratropium bromide)은 폐의 세기관지에 있는 아세틸콜린 수용체의 길항제로 항콜린성 약물이다. 임상적으로 사용되는 아세틸콜린의 직접적인 작용제는 **네오스티그민**(neostigmine)뿐이다. 수술 후 근육 이완을 역전시키는 데 사용하는 네오스티그민은 효과적인 콜린성 작용제이다.

[요약] 수용체

- 수용체는 세포막 표면과 세포 안에서 발견되는 단백질이다.
- 수용체는 호르몬, 신경전달물질, 매개체 같은 화학전령의 표적이다.
- 화학전령이 수용체에 결합하면 세포에서 효과가 나타난다.
- 약물은 자연 화학전령과 유사한 모양이기 때문에 그와 동일한 수용체에 결합한다.

- 작용제 약물은 수용체에 결합하고 자연 화학전령과 동일한 효과를 나타낸다.
- 길항제 약물은 수용체에 결합하고 자연 화학전령의 효과를 차단한다.
- 수용체에는 특정한 조직에만 발현되는 아형이 있어, 약물이 그러한 조직들을 표적으로 삼을 수 있게 한다.

2.3 단백질 표적 2: 이온 통로

Protein targets 2: ion channels

인체의 생리적 과정은 세포막을 가로질러 이동하는 이온(이온 통로를 따라 수동적으로 통과하거나, 운반단백질을 통해 능동적으로 통과함)에 달려 있다. 심장의 율동적인 박동은 세포막을 통과하는 이온에 의해 좌우된다. 신경계에서 뉴런을 따라 신경자극을 빠르게 전달하고, 소화기계가 영양소를 흡수하고, 신장이 노폐물을 여과하는 일도 마찬가지이다. 그러므로 이온이 세포막을 통과하도록 촉진시켜주는 단백질은 현재 임상에서 사용되는 많은 약물의 표적이 된다.

이온이란 무엇인가? What are ions?

그렇다면 이온이란 무엇이며, 이온이 세포막을 통과하여 이동하는 일이 신체의 효율적인 기능에 그토록 중요한 이유는 무엇인가? 이온은 적은 양의 전하를 띠는 원자이다(어떤 이온은 작은 분자일 수도 있다). 체내의 대표적인 이온을 정리한 [표 2-2]에서 볼 수 있듯이, 어떤 이온은 양전하를 띠는데 이를 양이온(cation)이라고 부르며, 어떤 이온은 음전하를 띠고 이를 음이온(anion)이라고 부른다. 나트륨(sodium), 칼슘(calcium), 염소(chlorine) 같은 원소들은 비이온 형태로 존재할 수 있지만, 불안정하고 매우 민감해서 생물체에서는 발견할 수 없다. 체내에서 발견되는 이온은 안정적이며 전하를 띠고 있는데, 대부분 하나의 양전하나 하나의 음전하를 지닌다—칼슘(calcium), 마그네슘(magnesium), 인(phosphate) 같은 이온은 두 개 또는 심지어 세 개의 전하를 가지고 있기도 하다(이런 이유로 화학 기호 바로 뒤에 어깨글자로 $^{2+}$ 또는 $^{3-}$이 붙는다).

[중요한 사실]

이온(ion)은 전하를 띠며 안정적이다.

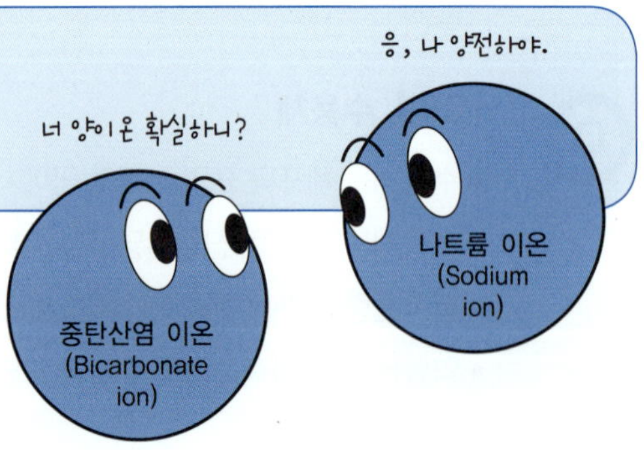

표 2-2 **체내에서 일반적으로 볼 수 있는 이온**

이온의 이름	화학 기호	양이온 또는 음이온	이온의 이름	화학 기호	양이온 또는 음이온
나트륨(Sodium)	Na^+	양이온	수소(Hydrogen)	H^+	양이온
칼륨(Potassium)	K^+	양이온	마그네슘(Magnesium)	Mg^{2+}	양이온
칼슘(Calcium)	Ca^{2+}	양이온	인(Phosphate)	PO_4^{3-}	음이온
염소(Chloride)	Cl^-	음이온	중탄산염(Bicarbonate)	HCO_3^-	음이온

인체에는 많은 종류의 이온이 있지만, [표 2-2]에 정리된 이온은 약리학과 관련된 생리적 과정에서 가장 흔히 접할 수 있는 것들이다.

이온 통로와 상호작용하는 흔한 약물의 예:

- **리도카인**(lidocaine) - 국소마취제
- **디아제팜**(diazepam) - 항불안제(anxiolytic, 불안을 경감시킴)
- **디곡신**(digoxin) - 심장의 수축력 유지
- **베라파밀**(verapamil) - 혈압 강하제

생리적 과정에서 이온의 역할은 제2부에서 다양한 신체계통을 표적으로 하는 약물에 대해 살펴볼 때 더 자세히 알아볼 것이다. 여기서는 약물이 이온 통로와 어떻게 상호작용하는지에 대한 기초적인 원리에 대해 알아볼 것이다.

[임상에서]

여러분은 임상에서 U & Es라는 용어를 종종 들어봤을 것이다. U & Es는 요소(urea)와 전해질(electrolyte)의 약자이며, 병원에서 가장 흔히 하는 혈액검사 중 하나이다. 가장 주요한 전해질은 나트륨(Na^+)과 칼륨(K^+)인데, 이 두 전해질의 수치가 정상범위에서 벗어나면 탈수 같은 다양한 문제 상태라는 것을 의미한다. 요소는 소변을 통해 배출되는 일종의 노폐물로, 혈액 중 수치가 높으면 신장이 정상적으로 기능하고 있지 않다는 뜻이다.

[기초 뛰어넘기] 이온에 대해서

나트륨이나 염소 같은 물질은 원소 상태에서 전자의 구성이 불안정하여 반응성이 매우 높다–나트륨은 전자 11개, 염소는 17개가 있다. 지구 역사 초기에 이 두 물질은 다른 분자와 반응하여 나트륨은 전자 한 개를 잃었는데 전자는 음전하를 띈 입자라 양이온되어 나트륨 이온은 Na^+로 표시한다. 염소는 전자 하나를 얻고 음이온이 되어 Cl^-로 적는다. 칼슘도 두 개의 전자를 잃고 Ca^{2+}로 표시한다. 생체 내에서 나트륨, 염소, 그리고 대부분의 다

른 이온은 오로지 이온 상태로만 존재한다.

전하를 띤 이온은 생리 시스템에서 특별한 역할을 한다. ATP분해 이온 펌프(ATPase ion pump)는 이온을 막을 가로질러 이동시켜 전기화학적 기울기를 만든다. 이는 신경충동, 심장박동조율세포(heart's pacemaker cell)와 다른 많은 필수적인 과정의 원동력이 된다.이온은 또한 분자 사이에 결합을 형성한다. 바로 리간드-수용체 상호작용에서 많이 발견되는 이온 결합(ionic bond)이다. 염화나트륨은 나트륨과 염소가 이온결합된 간단한 예이다.

$$Na^+ + Cl^- \rightarrow NaCl$$

이온 통로 Ion channels

각 조직에는 다른 기능을 하는 다양한 이온 통로가 있는데, 모두 세포막을 통과하는 이온의 이동을 조절하는 역할을 한다. 어떤 이온 통로는 세포막 전하 주위의 전기적 활동 변화에 따라 열리고 닫히는데, 이런 이온 통로를 전압-작동 이온 통로(voltage-controlled ion channel)라고 한다. 뉴런이나 심장의 전도조직 같은 신경자극(nervous impulse)을 전달하는 세포에서 발견된다[그림 2-9].

어떤 이온 통로는 수용체와 복합체를 이루고 있다. 다양한 장소에 존재하지만, 특히 뉴런 사이의 접합부에 많다. 한 뉴런에 의해 분비된 신경전달물질이 다른 뉴런에 있는 수용체와 결합하면 이와 관련된 이온 통로가 열린다[그림 2-10].

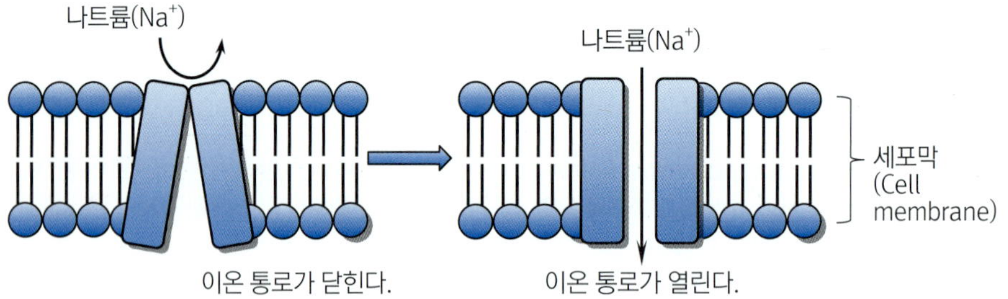

그림 2-9 막을 둘러싼 전기적 활동의 변화에 반응하여 이온 통로가 열린다. 나트륨 통로를 예로 들었다.

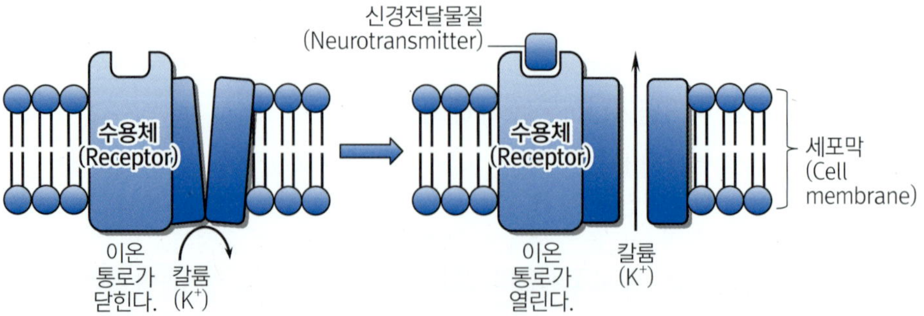

그림 2-10 이온 통로와 관련된 수용체 단백질에 신경전달물질이 결합하고, 이에 반응하여 이온 통로가 열린다. 칼륨 통로를 예로 들었다.

[기초 뛰어넘기] 이온 통로

이온 통로는 특정 이온에만 반응한다. 나트륨 통로는 나트륨 이온만 통과하고 칼륨 통로는 칼륨이온만 통과한다. 전압의존성 나트륨 채널은 다양한 상태로 존재한다—열린 상태, 닫힌 상태, 불응 상태(닫혀 있고 일시적으로 무반응). 일부 약물은 통로의 상태에 따라 우선적으로 결합한다. 예를 들면, 항부정맥제인 프로카인아마이드(procainamide)는 심근세포에 있는 열린 나트륨 통로에 더 잘 결합하고, 리도카인(lidocaine)은 불응기 나트륨 통로에 더 잘 결합한다. 이론상 이를 통해 약물의 표적을 더 명확하게 할 수 있다.

이온 통로와 막전위 Ion channels and the membrane potential

제1장에서는 세포가 막을 가로질러 유지하는 전압인 막전위에 대해서 설명했다. 많은 약물이 치료 효과를 내기 위해 막전위를 이용하므로 막전위는 약리학적으로 중요하다. 따라서 더욱 깊게 알아야 한다.

[기초 뛰어넘기] 막전위

막전위는 세포막을 가로지르며 능동적으로 이동하는 이온에 의해서 생성되고 유지된다. 이 과정에서 Na^+/K^+ ATPase라는 ATP에 의해 작동되는 이온펌프를 사용한다. 이 펌프는 지속적으로 Na^+을 세포 밖으로 내보내는 한편, 동시에 세포 내로는 K^+를 들여보낸다. 이와 같이 Na^+와 K^+의 이동에 의해 형성된 평형을 안정막전위(resting potential)라고 한다. 대부분 세포의 안정막 전위는 –80~90 mV 정도다. 원래, 막전위는 막의 안쪽에서 측정하므로 막 바깥쪽보다 상대적으로 음전하를 띠게 되어 막전위 값은 음의 값을 띤다. Na^+을 내보내고 K^+를 안으로 들여오는 것은 이온의 불균형을 낳게 된다. 세포 내에서는 K^+ 이온의 수치가 높고, 세포 밖에서는 Na^+ 이온의 수치가 높아 막을 가로질러 생기는 이 두 이온의 경사도에 따라 전압의존성 이온 통로의 개폐가 조절되어 세포가 전기적 흥분성을 만들어낸다**[그림 2-11]**.

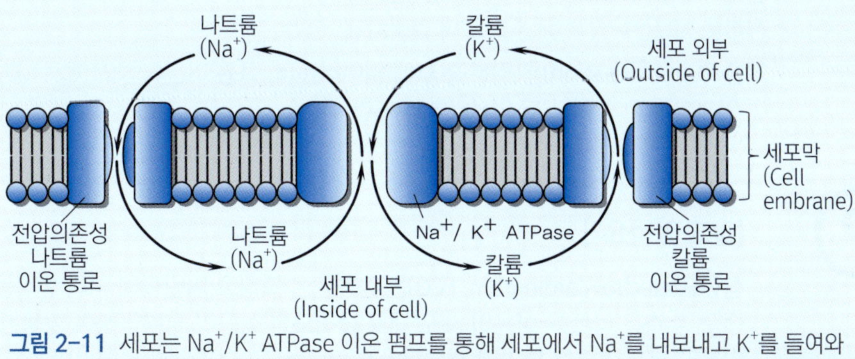

그림 2-11 세포는 Na^+/K^+ ATPase 이온 펌프를 통해 세포에서 Na^+를 내보내고 K^+를 들여와 안정막전위를 유지한다. 전압의존성 이온 통로(Voltage gated ion channels)는 나트륨 이온이 다시 들어오고 칼륨 이온이 다시 나갈 수 있게 열린다.

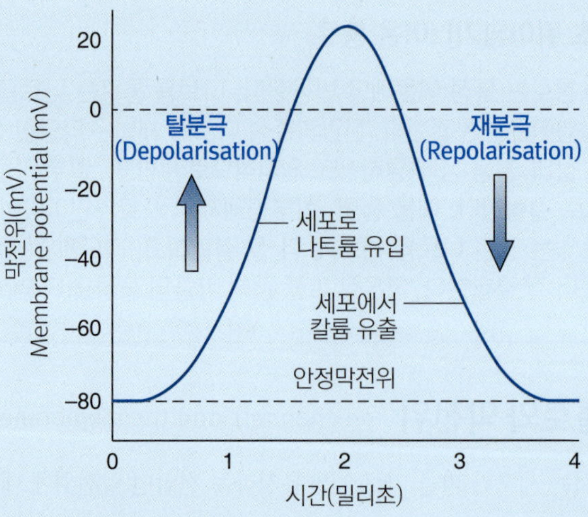

그림 2-12 활동 전위 상태에서 막전위의 변화

이온 통로를 통한 이온의 이동은 막전위의 극적인 변화를 일으킨다. 나트륨 이온이 나트륨 통로를 통해서 유입되면, 보통 음전하를 띠던 세포막 내부가 양전하를 띠게 된다(세포가 탈분극된다). 그러고 나서 칼륨 이온이 칼륨 통로를 통해서 나가게 되면, 세포막 내부가 다시 음전하의 상태로 돌아가게 된다(세포가 재분극된다). 탈분극과 재분극에 사용되는 일반적인 용어는 활동 전위(action potential)이다. **[그림 2-12]**는 활동 전위 중에 변화하는 막전위를 보여준다.

음에서 양으로 다시 음으로 막전위의 전환은 신경세포에서 신경자극전달, 시냅스를 가로지르는 정보 전달, 심장박동조율세포에서 심장박동 생성, 심근 수축의 기초가 된다. 다양한 원인이 활동전위를 일으킬 수 있다. 심장 및 평활근 세포에서는 인접한 근육세포의 수축이 활동전위를 일으키고 신경세포에서는 신경세포의 자극은 축구장에서 파도타기처럼 신경세포를 따라 일련의 활동전위를 전파한다.

탈분극(depolarisation)은 나트륨 이온이 세포 내로 들어와 상대적으로 덜 음전하를 띠고 양전하를 더 띨 수 있게 해 줌으로써 일어나게 된다.

재분극(repolarisation)은 탈분극 후에 일어나는데, 칼륨 이온이 세포에서 나가서 세포 내부가 덜 양전하를 띠게 한다(더 음전하를 띠게 한다).

[알고 있나요?]

심전도(electro-cardiogram, ECG)는 심장이 수축하고 이완함에 따라 변하는 극성을 그려낸다. 수축은 나트륨 이온이 세포 내로 들어오면 심근이 탈분극하여 발생한다. 이후 칼륨 이온이 세포 밖으로 나가면 재분극이 일어나 심근이 이완한다. 매 박동 시 발생하는 심근세포의 전기적 변화가 ECG에 기록된다.

그렇다면 약물은 이온 통로와 어떻게 상호작용할까? 어떤 약물은 직접 통로 속으로 들어가서, 단순하게 이온이 막의 한쪽에서 다른 쪽으로 이동하는 것을 방해하여 이온 통로를 차단한다. 이런 약물의 예로는 국소마취제인 **리도카인**(lidocaine)이 있다.

리도카인과 다른 국소마취제는 통증 뉴런에서 나트륨 통로를 차단한다. 나트륨 이온 통로에 결합하고 차단하여, 나트륨 이온이 뉴런으로 들어가지 못하도록 막아 통증 뉴런을 따라 신경자극이 전달되지 못하게 한다. 통증을 지각하는 것은 뇌가 통증 뉴런으로부터 통증자극을 전달받기 때문인데, 국소마취제는 손상 부위와 뇌 사이의 전달체계를 효과적으로 끊는다. **리도카인**은 통증 뉴런에 우선적으로 작용하지만, 근육을 조절하는 운동 뉴런에도 영향을 미쳐 제대로 기능하지 못하도록 한다. 치과 치료 후 정상적으로 말하려고 노력해봤던 사람이라면 알 수 있을 것이다. 국소마취제는 제6장에서 더 자세히 다룬다.

이온 통로에 다른 방식으로 영향을 미치는 약물을 조절제(modulator)라고 부른다. 이런 약물로는 항불안제인 **디아제팜**(diazepam)과 항고혈압제인 **베라파밀**(verapamil)이 있다. 조절인자는 이온 통로가 작동되는 방식을 변경시켜 그들의 작용을 강화하거나 억제한다. **디아제팜**은 중추신경계 뉴런에서 염소 통로와 상호작용하여 염소 통로가 열리도록 강화하고, 염소 이온이 뉴런 밖으로 이동하도록 자극한다. **베라파밀**은 심장에서 칼슘 이온 통로가 열리는 것을 억제하여, 심장세포 속으로 들어가는 칼슘 이온의 양을 감소시킨다. 이는 심장이 느리게 뛰도록 하는 효과를 나타낸다. **베라파밀**이나 이와 같은 종류의 약들은 그들이 조절인자라는 사실에도 불구하고, 거의 항상 칼슘 통로 차단제(calcium channel blockers, CCBs)라고 한다.

2.4 단백질 표적 3: 효소

Protein targets 3: enzymes

각 세포 안에서는 매 순간 수천 가지의 생화학 반응이 일어난다. 보통 생화학 반응에는 이를 촉진하는 크고 복잡한 단백질인 효소가 관여한다. 이런 반응은 단순한 용어만으로는 설명하기 어려우므로 생화학에 대해 더욱 깊이 탐구해야 하지만, 기본적으로 알아야 할 것은 효소는 한 물질을 다른 물질로 변하게 한다. 예를 들어, 효소는 인산염을 (추가하거나) 제거하여 두 개의 탄소원자와 기타 원소 사이의 결합을 (만들거나) 끊는다. 각 효소는 특정 생화학 반응을 촉진하는 역할을 하는데, 효소는 생화학 반응 후 변하지 않은 채로 남아 있기 때문에 이러한 반응을 수차례 반복할 수 있다. 효소가 다른 물질로 전환시키는 물질을 그 효소의 기질(substrate)이라고 한다.

세포의 안과 밖에서는 수천 가지 효소가 활성되어, 생명에 필요한 무수히 많은 생화학 반응을 촉매작용한다. 이름을 기억할 만한 효소는 많지 않다. 사실 효소는 대체로 이름이 너무 길어 외우기가 거의 불가능하다. [표 2-3]은 약물의 표적이 되는 주요 효소 중 일부를 제시하였다.

표 2-3 효소 및 그 효소를 표적으로 하는 약물들

표적 효소	약물 그룹	효용
안지오텐신 전환 효소	ACE 억제제	혈압강하제
사이클로옥시게나아제 Ⅱ	NSAIDs*	진통제
HMG CoA 환원효소**	스타틴(지질 저하제)	콜레스테롤 감소
아세틸콜린에스테라아제	콜린에스테라아제 억제제	근 이완의 역전

*비스테로이드성 항염증제(Non-steroidal anti-inflammatory drugs)
**3-hydroxy-3-methylglutaryl coenxyme A reductase

[알고 있나요?]

효소가 없다면 우리 삶이 얼마나 달라질까? 이 유능한 작은 일꾼은 빵, 치즈, 맥주, 피클을 만드는 생화학 반응을 책임진다. 효소가 없다면 많은 식품 메뉴도 없을 것이다.

[기초 뛰어넘기] 효소-기질 상호작용

리간드가 수용체 단백질에 결합하는 것과 비슷하게 기질도 효소의 활성 부위에 결합한다. 우선적으로, 기질은 자물쇠에 맞는 열쇠처럼 적절한 모양을 갖춰야 한다. 효소는 아미노산 사슬로 구성된 단백질이다. 활성 부위 내에서, 활성 부위를 구성하는 아미노산이 기질과 수소 결합, 이온 결합, 그리고 반 데르 발스 힘(van der Waals force) 같은 전기화학적인 결합을 이룬다. 기질이 효소의 활성 부위에 결합하면 활성 부위의 모양이 바뀌는데 이러한 구조적인 변화는 그 기질과 상호작용하는 또 다른 아미노산을 노출시킨다. 이러한 상호작용은 생화학 반응을 일으켜 기질을 산물로 변화시키고, 그 산물이 효소의 활성 부위로부터 방출되게 한다. 활성 부위는 이후 정상적인 모양으로 다시 돌아가 다음 기질 분자와 같은 과정을 반복하기 위한 준비를 한다. 이 과정은 **[그림 2-13]**에 요약되어 있다.

약물은 기질과 결합하는 동일한 분자 간 힘으로 효소의 활성 부위에 결합하여, 활성 부위에 기질이 결합하는 것을 차단하여 반응산물의 생성을 방지한다.

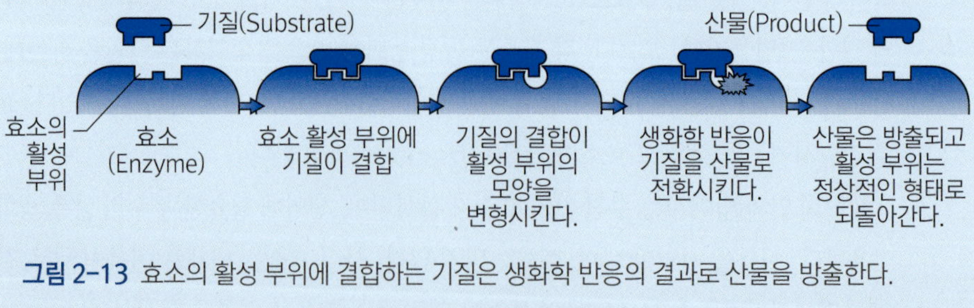

그림 2-13 효소의 활성 부위에 결합하는 기질은 생화학 반응의 결과로 산물을 방출한다.

Johannes van der Waals (1837~1923).
네덜란드 목수의 아들로 태어났다. 고대 언어인 라틴어와 그리스어 교육을 받지 못했다고 Leiden 대학교 입학을 거절당했다. 그러나 그는 유럽에서 가장 뛰어난 이론 물리학자가 되어 국제적인 명성을 얻고 1910년에 노벨물리학상을 수상하고 Cambridge 대학교에서 명예 박사 학위를 받았다.

어떻게 약물이 효소와 상호작용하는가? How do drugs interact with enzymes?

일반적으로 약물은 효소를 억제하고, 효소가 정상적인 생리적 기능을 하는 것을 막는다. 효소와 그 기질이 상호작용하는 활성 부위(active site)에 결합함으로써 약물은 효소의 작용을 억제한다. 효소를 억제하는 약물은 분자모형이 기질과 유사하기 때문에 활성 부위에 결합하여 효소 작용을 억제한다[그림 2-14].

많은 효소-차단 약물은 생화학적 경로(biochemical pathway)에서 효소를 표적으로 하므로 이 용어의 의미를 아는 것은 중요하다. 세포에서 물질은 하나의 복잡한 작용이 아니라 작은 단계의 연속적인 과정에 의해 합성되며, 각 단계에서는 각각 다른 효소에 의해 변화가 일어난다[그림 2-15].

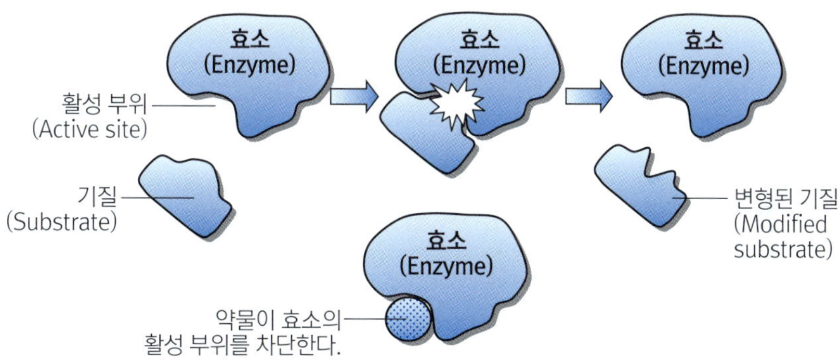

그림 2-14 효소의 활성 부위는 기질을 변형시킨다. 기질과 유사한 모양의 약물은 활성 부위를 선점하고, 효소가 그 기질과 결합하는 것을 방해한다.

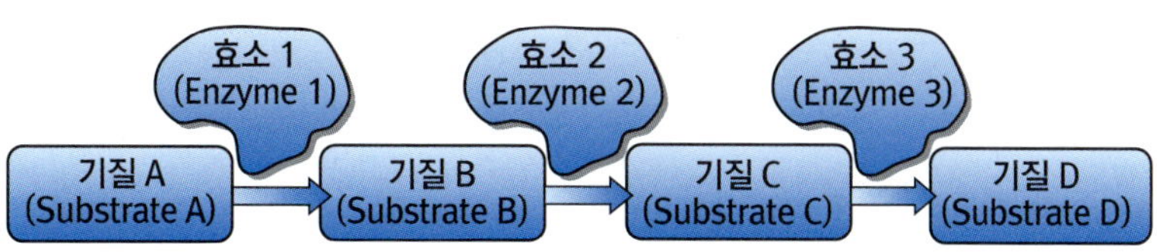

그림 2-15 기질 A가 기질 D로 전환되는 생화학적 경로는 각각의 효소에 의해 촉진되는 중간 단계의 연속적 과정이다.

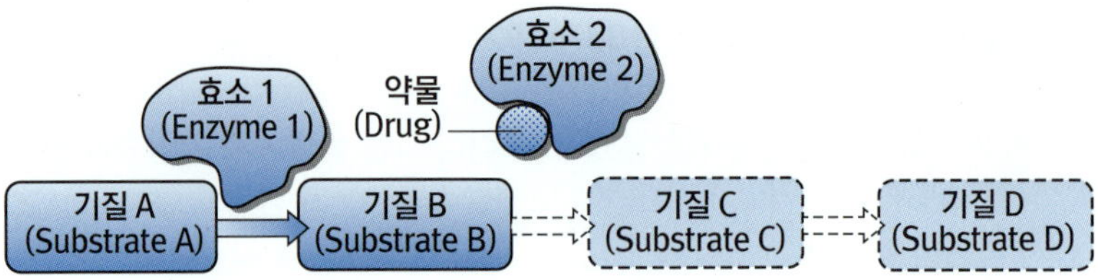

그림 2-16 효소 2의 활성 부위에 결합한 약물은 기질 B가 기질 C로 전환되는 것을 막음으로써 경로를 차단한다.

[다르게 바라보기]

자동차 공장의 조립 라인처럼, 조립 라인 끝에 완성된 자동차가 생산될 때까지 각 노동자(효소)는 엔진, 배기관, 바퀴, 창문과 같은 부품을 추가하는 자신만의 작은 업무를 수행한다.

[그림 2-16]에서 약물은 효소 2의 작용을 차단한다. 그 결과 경로는 차단되고, 기질 C와 D는 모두 생성되지 않는다. 우리가 생성을 막으려고 하는 것은 언제나 생화학 경로의 최종 물질(산물)이다. 예를 들어, 지질 저하제인 **프라바스타틴**(pravastatin)과 **아토르바스타틴**(atorvastatin)은 간에서 콜레스테롤을 생성하는 경로에서 효소를 차단한다. 높은 혈중 콜레스테롤 수치는 관상동맥질환의 원인이 되기 때문에, 지질 저하제로 콜레스테롤 합성을 감소시키면 심장마비를 예방하는 데 도움이 된다. 지질 저하제의 작용은 제4장에서 더욱 자세히 알아볼 것이다.

2.5 단백질 표적 4: 운반단백질

Protein targets 4: carrier proteins

운반단백질은 모든 단백질 표적들 중에 가장 일관성 없는 그룹이다. ATP를 동력으로 사용하여 능동적으로 물질을 세포막 사이로 통과시키는 막 단백질은 모두 운반단백질이다. 운반단백질을 두 개의 광범위한 범주로 단순화할 수 있다.

운반단백질 1 – 이온 운반체 Carrier proteins 1 – ion transporters

운반단백질의 첫 번째 군은 막을 가로질러 이온을 운반하는 단백질이다. 이미 단순한 확산에 의존하는 전압-조절 이온 통로를 학습했지만, 어떤 이온들은 능동적으로 운반되기도 하고, ATP를 사용한 운반단백질의 펌프 작용을 통해서 막을 통과하기도 한다. 이에 대한 예시는 앞서 설명한 나트륨과 칼륨을 세포막 전위를 유지시키기 위해 이동하는 Na^+/K^+ ATPase이다. [그림 2-17]은 ATP-사용 운반

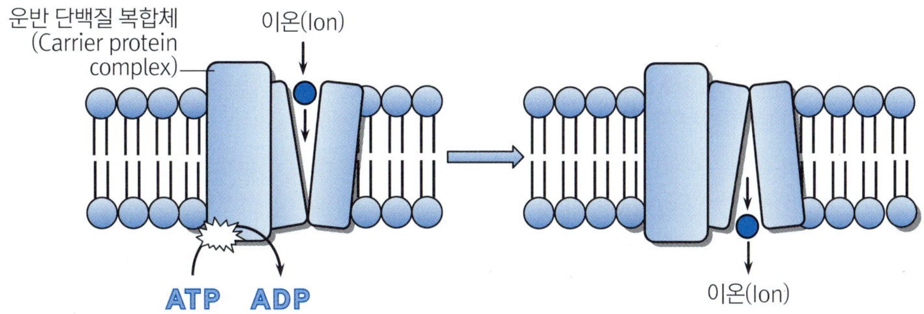

그림 2-17 ATP-사용 운반단백질은 이온을 막을 가로질러 이동시킨다.

단백질을 보여준다.

이온펌프는 체내의 곳곳에 있는 세포막에서 발견된다. 그중 약물의 가장 흔한 표적이 되는 이온펌프는 신장과 위벽에서 발견된다. 고리작용 이뇨제(loop diuretic)인 **푸로세미드(furosemide)**는 신장 네프론(nephron)의 일부인 헨레고리(loop of Henle)에서 이온 운반체를 억제하여, 신장의 나트륨 균형을 깨트려서 소변의 생성을 증가시킨다. 심부전(heart failure) 환자에게 이뇨제를 사용하면 체내에 있는 체액을 제거하여 심장의 부하를 감소시킨다.

란소프라졸(lansoprazole), 즉 양성자 펌프 억제제(proton pump inhibitor, PPI)는 위 점막에 있는 수소 이온펌프(hydrogen ion [proton] pump)를 억제한다. 수소 이온펌프의 작용은 위장 내 염산(hydrochloric acid)의 농도를 증가시켜, 일부 환자에게 하부 식도(esophagus)가 자극되는 위-식도 역류(gastro-esophageal reflux)[가슴앓이 heartburn]를 일으킨다. PPI로 양성자 펌프를 차단하면 위산의 양이 감소되어 가슴앓이 증상이 완화된다.

운반단백질 2 – 신경전달물질 운반체

Carrier proteins 2 – neurotransmitter transporters

약물이 표적으로 하는 운반단백질의 두 번째 군은 뇌의 복잡한 신경회로 속 뉴런 사이의 접합부에서 발견된다. 이 약물들은 우울증을 완화시키기 위한 정신건강 치료에 사용되며, 제11장에서 더 자세히 다루도록 하겠다. **플루옥세틴(fluoxetine)**과 **파록세틴(paroxetine)**은 뇌의 감정중추 뉴런에서 신경전달물질인 세로토닌(serotonin, 5-hydroxytryptamine) 운반단백질을 차단하는 약물이다. 이 작용이 어떻게 기분의 긍정적인 변화를 일으키는지는 복잡하고, 아직 완전히 알려지지 않았다.

[요약] 이온 통로, 효소, 운반단백질

- 세포막의 이온 통로는 이온이 세포 안팎으로 드나들도록 한다.
- 대부분의 생리적 과정은 세포막을 통과하는 이온의 이동을 수반한다. 특히 신경전도와 심장활동에서 더 뚜렷하게 나타난다.
- 어떤 약물들은 단순히 이온 통로를 차단하고, 또 어떤 약물들은 세포막을 통과하는 이온의 이동을 강화하거나 억제하면서 이온 통로를 조절한다.
- 세포는 막전위를 유지하기 위해서 이온 통로를 사용한다.
- 효소는 생화학 반응의 촉매로서 작용하는, 크고 복잡한 단백질이다.
- 효소-차단 약물은 효소의 작용을 억제하고, 효소가 기질과 결합하는 것을 막는다. 이는 생화학적 회로를 억제하곤 한다.
- 운반단백질은 ATP를 에너지원으로 사용하여, 세포막을 통과하는 이온과 다양한 분자들을 이동시킨다.
- 운반단백질에 작용하는 약물은 일반적으로 운반체를 차단하지만, 효과는 운반체의 종류와 위치에 따라서 달라진다.

학습문제

여러분은 이 장을 끝냈다. 이제 얼마나 배우고 기억하는지 확인하기 위해 다음의 질문에 답해 보자.

1. 인체에는 대략 몇 개의 다른 단백질이 있는가?
2. 단백질이 약물의 좋은 표적이 되는 이유를 세 가지로 요약하시오.
3. 수용체를 표적으로 하는 자연 화학전령의 세 종류를 나열하시오.
4. 자연 화학전령이 수용체를 표적으로 삼는 방법을 서술하시오.
5. 살부타몰(salbutamol)이 아드레날린 수용체와 결합하는 이유를 설명하시오.
6. 작용제(agoinst)와 길항제(antagonist) 용어의 정의를 설명하시오.
7. 교감신경 흥분제(sympathomimetic) 용어의 정의를 설명하시오.
8. 니코틴(nicotinic) 수용체와 무스카린(muscarinic) 수용체에 결합하는 자연 화학전령의 종류를 서술하시오.
9. 양이온은 [음성/양성] 전하를 띤 이온이다. (둘 중 옳은 것을 고르시오)
10. 세포막을 통과하는 전기적 활동의 변화에 반응하여 열리는 이온 통로는 무엇인가?
11. 통증 뉴런의 나트륨(Na^+) 통로를 차단하는 리도카인(lidocaine)의 효과를 설명하시오.
12. 효소-차단(enzyme-blocking) 약물은 효소의 어떤 부분을 차단하는가?
13. 스타틴(statin; 지질 저하제)이 억제하는 생화학 경로는 무엇인가?
14. 이온 통로와 운반단백질의 가장 중요한 차이점은 무엇인가?

3장

인체에서 약물의 여정

A drug's journey through the body

이 책은 주로 약물이 인체에 미치는 영향을 설명하는 데 많은 부분을 할애한다. 즉, 약력학적 작용에 대한 내용이다. 이 장은 인체가 약물에 미치는 영향을 설명하고, 인체에서 약물의 여정이 어떤지—약물이 어떻게 흡수되고, 분포되고, 대사되고, 마지막으로 배설되는지—알아본다. 이러한 요소는 인체 내에서의 약물 농도에 영향을 미치기에 중요하다. 또한 이런 요소가 약물 효과를 결정하고 약물 이상반응의 잠재성을 최소화시키는 데 중요하다. 이 장을 통해 질병이나 나이와 같은 요소가 대사나 배설과정에 어떻게 영향을 미치는지 이해하고 약이 부작용을 일으키는 여러 방식에 대해서, 약이 다른 약이나 음식과 어떻게 상호작용을 하는지 학습한다. 약물 용량을 결정하는 요소에 대해서 다루고, 마지막 부분에서는 나이, 임신 여부, 인종 등이 약물 대사에 미치는 영향에 대해서도 다룬다.

CONTENTS

개요

Introduction

이 장에서는 약물이 신체에 미치는 영향인 약력학을 다루기보다 먼저 관심을 돌려 신체가 약물에 미치는 영향을 알아본다. 신체가 약물에 대해 어떤 작용을 하는지, 약물이 신체에 어떻게 흡수되고, 신체 조직에 분포되고, 대사되고(보통 간에서) 마지막에 배설되는지 다룬다. 이는 중요한 주제다. 왜 어떤 약물은 반드시 혈관주사를 하고 다른 약물은 정제 또는 액상 제제로 경구투여를 하는지, 왜 어떤 약물은 하루에 한 번 투여하는 반면, 다른 약물은 더 자주 투여해야 하는 이유를 설명한다. 질병과 나이는 약물 대사에 중대한 영향을 미칠 수 있는데 이 부분에 대해서도 간단히 다룰 것이다.

제3장에서 살펴볼 부분은 중요하면서도 골치 아픈 주제인 부작용이다. 아직 겨우 두 장밖에 배우지 않았고, 심지어 약물의 치료적 작용에 대한 이야기를 시작하기도 전에, 약물이 부작용을 유발하는 방법을 공부하려고 하는 것은 다소 이상해 보일 수도 있다. 만약 약물이 항상 질병을 치료하기만하고 원하지 않는 효과는 일으키지 않는다면 정말로 이상적일 것이다. 하지만 현실에서 우리는 매우 복잡한 기계인 인체를 다루고 있다. 외부 화학물질을 그 복잡한 기계 속으로 집어넣는다면 그 정상적이고 효율적인 운영을 방해하는 것은 불가피한 사실이다. 만약 여러분이 가까이에 약전을 가지고 있다면 아무 페이지나 펼쳐서 아무 약물이나 선택한 뒤, 그 약물 부작용을 확인해 보라. 여러분은 약전에 있는 모든 약물에는 몇 개에서 수십 개의 '부작용'이 있다는 사실을 발견하고 놀랄 것이다. 물론 특정 약을 처방받은 모든 사람이 이런 부작용을 겪지는 않는다. 하지만 약물을 투여하는 임상전문가로서 약물이 부작용을 유발할 가능성과 더불어, 그러한 부작용을 나타낼 수 있는 기전에 대해서도 알고 있어야 한다. 이러한 지식은 잠재적인 문제를 예상하며, 문제들을 확인하고, 또 문제가 더 심각해지기 전에 빠르게 대처할 수 있게 해 줄 것이다.

제3장은 계속해서 또 다른 중요한 주제인 '상호작용'에 대해서 탐구한다. 대다수의 환자가 여러 가지 질병을 가지고 있어서 하나 이상의 (아마도 많은) 약물을 처방받게 된다. 이런 경우 하나의 약물이 다른 약물의 활동을 변화시키는 상호작용이 일어날 가능성이 있다. 상호작용은 독성이 생기는 지점까지 다른 약물의 작용을 증가시키거나 치료효과가 중단되는 지점까지 약물의 작용을 감소시킬 수도 있다. 놀랍게도, 건강식품점에서 구입할 수 있는 생약제제를 비롯하여 자몽과 양배추와 같은 흔한 음식도 약물작용을 변화시킬 수 있다. 상호작용의 문제점은 노인 환자에게서 더 복합적으로 나타난다. 노인 중 대다수가 복합적인 건강 문제가 있기 때문에 여러 약물을 혼합 복용하게 되고, 이는 상호작용의 가능성을 크게 증가시킨다.

다음으로는 환자에게 투여할 약물 용량을 결정하는 요인을 알아볼 것이다. 만약 불충분한 용량이 투여된다면, 약물은 원하는 치료적 효과를 나타내지 못할 것이다. 반대로 너무 많은 용량이 투여되면, 위험한 수준의 부작용이 나타나거나 심지어 환자에게 해가 될 수 있다. 정확한 용량을 투여해야 체내 약물 농도를 적절히 유지하고 잠재적인 부작용을 예방할 수 있다.

마지막으로 제3장에서는 특수한 집단에서의 약물 사용에 대해 고려해 볼 것이다. 우리는 종종 나이, 성, 심지어는 인종까지도 신체가 약물에 반응하는 방법에 차이를 줄 수 있다는 사실을 잊어버리고, 일반적인 관점에서 약물 사용을 논하기 쉽다. 또한, 만약 약물이 의도치 않게 임신 중인 여성의 태아에게 흡수된다면 무슨 일이 일어나겠는가?

3.1 인체에서 약물의 여정

A drug's journey through the body

어떤 약물은 알약의 형태로 구강을 통해 투여하는 반면, 다른 약물들은 주사로만 투여할 수 있는 이유가 궁금했던 적이 있는가? 왜 어떤 약물은 하루에 한 번 투여하고, 다른 약물들은 하루에 세 번 투여하는 반면, 또 다른 약물들은 지속적으로 투여해야 하는가? 이 질문에 대한 답은 우리 몸이 투여된 약물을 흡수하여, 대사하고, 배설하는 방식에 있다.

대사(metabolise)는 간단하게 생화학 반응에 의해 변화시키는 것을 의미한다. 약물과 관련된 대사활동의 대부분은 간에서 일어난다.

인체는 약물과 같은 외부 물질을 구별하지 못한다. 따라서 인체는 약물과 같이 이로운 화학물질이 질병을 치료하고 예방하기 위해 투여된다는 사실을 모른다. 인체에게 약물은 외부 물질이며, 다른 모든 외부 물질과 같이 인체는 약물의 출입을 막는 장벽을 만들고 장벽을 통과한 약물은 중화시켜 가능한 한 빨리 없애버리려 한다. 제약회사는 신약을 개발할 때 이러한 반응을 고려해야 한다. 질병을 치료하기 위해 처방된 약물의 효과를 확실히 확인하는 것도 아주 중요하지만, 약물이 신체 장벽을 통과하고, 해독작용을 피해 살아남아야 한다. 또한 치료 약물로 작용하기에 충분할 정도로 혈중에 오래 남아 있어야 하지만, 효과가 끝난 후에는 인체에 남아 있으면 안 된다. 약동학은 약물마다 전달경로와 투약횟수가 다른 이유, 나이와 질병과 같은 요소가 약물이 체내에서 작용하는 방법에 영향을 미칠 수 있는 이유를 이해하는 데 중요하다.

인체가 약물을 다루는 경로는 네 단계로 나눌 수 있다.

- 인체 속으로 약물 흡수
- 조직으로 약물 분포
- 약물 대사
- 인체로부터 약물 배설

인체 내로 약물 흡수 The absorption of drugs into the body

약물이 효과적으로 작용하기 위해서는 질병 부위로 이동해야 한다. 투약경로는 크게 세 가지 주요 범주로 나뉜다:

1. **국소적 투여**(topical) - 약물이 작용할 질병 부위에 직접적으로 적용한다. 대개(하지만 항상은 아니다) 피부가 투여 부위이다.
2. **장관 투여**(enteral) - 구강으로 투여되어 소화관에서 혈액으로 흡수된다(소화관질환 치료를 목적으로 하는 약물은 소화관에 남아 있어야 한다).
3. **비경구 투여**(parenteral) - 근육 내(intramuscular) 혹은 정맥 내(intravenously)로 몸 안에 직접 투여된다.

다양한 투약경로가 [그림 3-1]에 요약되어 있다.

국소적 투여 Topical administration

때때로 신체표면에 질병이 국한될 때 약물을 피부에 직접 바를 수 있다. 습진 치료에 쓰이는 국소적 코르티코스테로이드인 **히드로코르티손**(hydrocortisone)은 직접 피부에 바르는 약물 중 하나이다. **이부프로펜**(ibuprofen) 젤은 피부 통증을 완화시킨다. **살부타몰**(salbutamol)과 **이프라트로피움 브로마이드**(ipratropium bromide) 같은 흡입성 기관지확장제는 폐 조직으로 직접 투여되어 작용하기 때문에 국소적 투여의 가장 적합한 예이다.

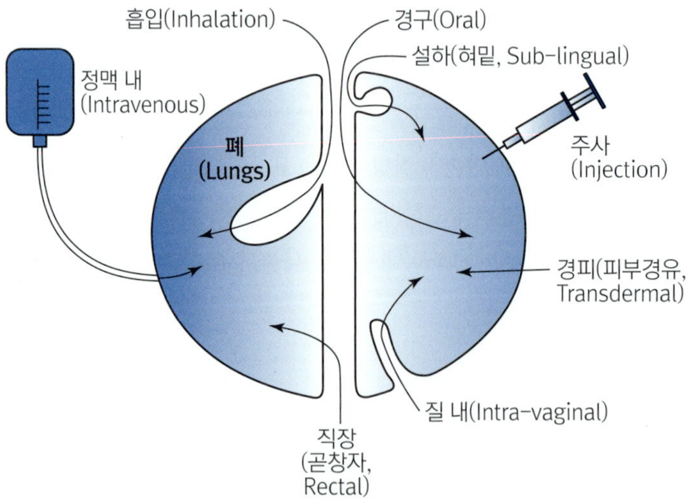

그림 3-1 약물을 체내에 도입하는 경로는 여러 가지다. 약물의 특성, 질병, 환자의 상태 및 필요한 반응 시간을 포함한 다양한 요인에 따라 경로를 선택한다.

장관 투여 Enteral administration

대부분의 사람은 주사 바늘에 찔리기보다는 두어 개의 알약을 먹는 쪽을 더욱 선호하므로, 의식이 있고 협조적인 환자에게는 약물을 경구 투여하는 것이 가장 적합하다. 경구로 복용하는 약물은 위산과 소화효소 같은 장애물이 있는 소화기계에서 견딜 만큼 충분히 견고해야 한다. 약물이 위와 십이지장을 지나 소장의 흡수 부위까지 살아남는다면, 순환계로 흡수되기 시작한다. 여기서 먼저 외부 물질로부터 우리 몸을 방어하는 기관인 간을 만난다. 간은 약물 대사에서 중요한 역할을 하므로, 간에 대해서 더 자세히 알아볼 것이다.

비경구 투여 Parenteral administration

비경구 투여는 구강으로 투여되지 않는 모든 투여방법을 의미한다. 보통 주사와 정맥 내(intravenous, IV)관에 적용되는 용어이지만 다른 경로도 포함한다. 주사는 피하(피부 아래, subcutaneous)로 약을 빠르게 주입하는 가장 효과적인 방법이다. 치과 마취제로 쓰는 **리도카인**(lidocaine)은 주사 부위에 머무르기도 한다. **인슐린**(insulin) 같은 약물은 주사 부위에서 혈액으로 분산되어 몸에 골고루 퍼진다. **인슐린**은 단백질의 일종이므로 소화효소에 의해 빠르게 변성되어 혈류에 도달할 수 없다. 소화기계를 거치면 살아남을 수 없는 약 중 하나이다. 정맥으로 직접 투여된 약물은 경구 투여 약물처럼 장에서 혈액으로 이동하는 과정을 생략하므로 거의 즉각적인 효과를 나타낸다. 이런 종류의 투약은 혈중 약물의 양을 주의해서 조절해야 하는 경우에 아주 적합하다. 예를 들어, 심한 통증을 조절하기 위해 사용하는 **모르핀**(morphine)은 환자가 스스로 조절하는 기구를 통해 IV로 투여된다. 통증이 심해지면 환자는 **모르핀** 투여 속도를 증가시켜 즉시 통증을 완화할 수 있다. 이를 자가통증조절(patient-controlled analgesia)이라고 하며, 짧게는 PCA라고 한다.

일부 약물은 이 세 범주에서 벗어난다. 이런 약물은 구강 및 주사와 IV로 투여하지 않아도 인체의 다양한 막을 통과하여 혈류 속으로 흡수되어 전신에 작용한다. 설하(혀밑) 경로는 항협심증제인 **니트로글리세린**(glyceryl trinitrate)처럼 장을 통해 혈액으로 갈 경우 살아남지 못하는 약물에 유용하다. 좌약(suppository)으로 투여하는 직장 경로는, 수술 후 환자에게 진통제를 구강으로 투여할 수 없는 경우에 유용하다. 피부를 통해 경피(transdermally)적으로 약물이 흡수되면 일반적으로 효과가 썩 좋지는 않지만 코르티코스테로이드(corticosteroid)와 에스트로겐(estrogen)처럼 지용성인 약물은 이 경로로 효과적으로 투여할 수 있다. **세보프란**(sevoflurane)과 **산화질소**(nitrous oxide) 같은 흡입성 전신마취제는 폐에서 혈류로, 그리고 뇌로 빠르게 이동한다.

[임상에서]

투여경로에 따라 약물 용량이 다를 수 있기 때문에 올바른 경로로 약물을 투여하는 것은 매우 중요하다. 일반적으로 정맥주사 용량은 소화관과 순환계 사이에 있는 간에서 약물 대사(일차 통과효과)가 일어나지 않기 때문에 경구 투여보다 용량이 훨씬 더 적다. 약이 잘못된 경로로 투여되어 사망한 사례가 여러 번 있었다.

[기초 뛰어넘기] 세포막: 약물에 대한 장벽

세포막은 기본적으로 인지질과 콜레스테롤 같은 지질로 구성된다. 이는 세포막을 즉시 통과하는 지질 성분을 제외한 대부분의 분자에 대해 장벽 역할을 한다[그림 3-2]. 이미 알고 있듯이, 식초와 같은 액체는 올리브오일과 같은 지질 성분과 잘 섞이지 않는다—섞어서 샐러드 드레싱을 만들 수는 있을지 몰라도 몇 분이 지나면 분리된다. 기름은 전기화학적인 전하를 띠지 않는 비극성이고 물은 극성을 띠기 때문에 섞이지 않는다. 물 분자가 극성을 띠는 이유는 산소 분자 주변에 음전하를 띤 전자를 더 가지고 있기 때문에 분자의 한 부분이 다른 부분에 비해 더 음전하를 띠게 된다. 이러한 특징으로 물은 (제2장에서 이야기한) 수소 결합을 형성한다. 한 가지 더 알아야 할 사실은 물 분자는 전체적으로 전기적 중성을 띠고 있기 때문에 분자는 "전하"를 가지고 있지 않다는 사실이다. 극성을 띰에도 불구하고 물은 막을 가로질러서 천천히 확산된다. 그러나, 신장처럼 대량의 물을 이동시킬 때는 수분 통로(aquaporin)라고 하는 막에 존재하는 물 운반체를 사용한다.

일부 원자가 서로 다른 개수의 양성자와 전자를 가지기 때문에 이온과 이온화된 분자는 전하를 띤다. 조금 더 복잡한 것은, 약한 산성이나 염기성인 약물이 pH에 따라 이온화 정도가 변한다는 사실이다. 예를 들어, 약산인 **아스피린(aspirin)**은 염기성 환경에서는 더 이온화된다.

극성 또는 이온화된 약물은 대개 세포의 지질막을 통과하여 소화관이나 다른 장벽인 태반이나 혈액뇌장벽(BBB)에서 흡수되기 힘들다. 많은 약물이 수용체, 이온 통로, 효소와 같은 세포막에 있는 단백질의 세포 외 부분에 상호작용하는 이유이기도 하다.

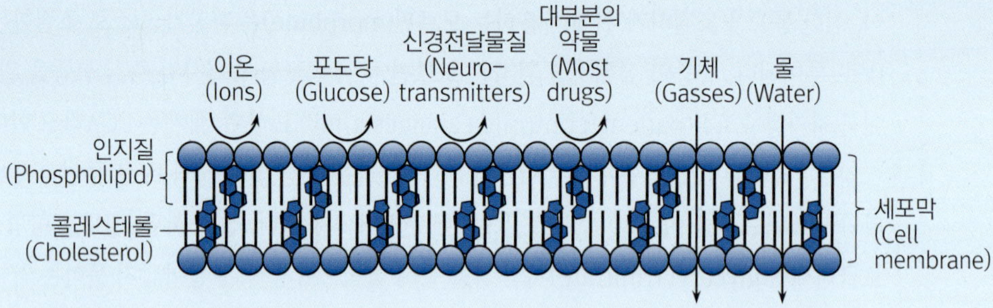

그림 3-2 세포막은 약물을 포함한 대부분의 분자 유입에 강력한 장벽을 형성한다.

인체 조직으로 약물 분포 The distribution of drugs to the tissues of the body

약물은 혈액을 통해 몸 전체로 퍼지지만, 적은 수의 약물은 혈액 그 자체에 약리학적 작용을 미치기도 한다. 혈액 속 응고 단백질이나 혈소판과 상호작용하는 항응고제와 항혈소판제가 좋은 예이다. 다른 대부분의 약물은 세포에 있는 표적 단백질과 상호작용하기 위해 혈액에서 간질액(사이질액)으로 이동해야만 한다. 약리학에서 혈액과 조직을 종종 '칸'으로 나누어 설명한다. '두 칸 모델'은 인체를 혈액과 혈관외 조직 두 군데로 나누는 가장 단순한 모델이다[그림 3-3]. 약물이 어떻게 쉽고 빠르게 혈액에서 조직으로 분포되는지는 다양한 요인에 따라 달라진다.

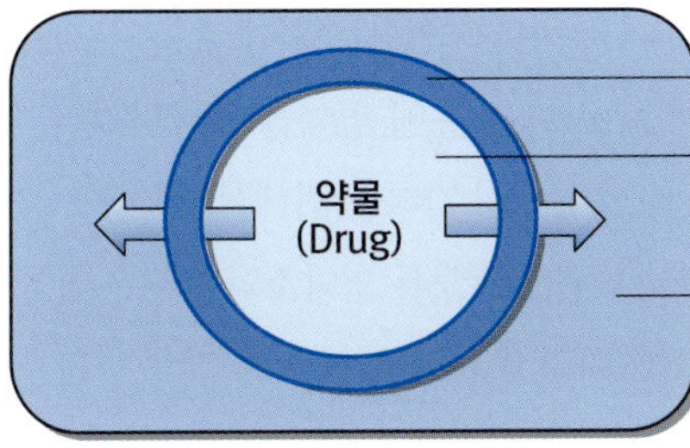

그림 3-3 간단하게 표현한 '두 칸 모델(two compartment model)'이 혈류에서 조직으로의 약물 분포과정을 보여준다.

- 혈장 단백질과 약물의 친화도
- 약의 크기, 용해성, 극성
- 용액 상태에서 약물의 산성도
- 조직으로의 혈류 공급

많은 약물은 혈액에 녹아 자유롭게 돌아다니지 못하고 혈장단백질, 특히 알부민에 결합하게 된다. 약물은 혈장단백질에 붙기도 하고 떨어지기도 하지만, 치료적 효과를 낼 수 있는 것은 오직 자유롭게 분리된 약물뿐이다. 혈장단백질 수치가 감소하는 화상 및 영양실조 같은 상태에서는 약물이 결합할 부위가 줄어들어 혈액 중에 더 많은 자유약물(free drug)이 존재한다. 이는 약물에 따라서 더 현저한 부작용을 일으킨다.

와파린(wafarin)은 혈장 단백질에 아주 잘 결합하여 혈액에서 표적인 간세포로 이동하는 속도가 느린 약물의 예이다. **헤파린**(heparin)은 분자량이 커서 혈관 밖으로 나오기 힘든 약물의 예이다. **헤파린**이 혈액 응고인자와 상호작용하므로 큰 분자량은 유용한 특징이 된다. 수용성 약물은 지용성 약물에 비해서 막을 통과하기 어렵다.

일부 약물은 중추신경계(central nervous system, CNS)로 이동해서 효과를 내야 하는데 혈액뇌장벽(blood-brain barrier)이 상당한 방해물 역할을 한다. 이는 CNS로 들어갈 경우 신경학적 부작용을 일으키는 말초 작용 약물도 있기 때문에 상당히 유용하다. 반대로 이러한 불투과성은 세균성 뇌수막염을 치료하기 위해 항생제가 혈액뇌장벽을 통과해야 하는 경우에는 문제가 된다. 이는 뇌와 척수를 둘러싼 뇌척수액에 약물을 직접 주사하는 이유다.

인체에 의한 약물 대사 The metabolism of drugs by the body

약물이 위를 지나 십이지장과 소장으로 가는 과정을 거쳐 남아 있으면 순환계로 흡수되기 시작한다. 이제 외부 물질로부터 몸을 첫 번째로 방어하는 간에 대해서 살펴보자.

우선, 순환계, 소화기계와 관련된 해부학을 배울 필요가 있다. 대부분의 조직과 기관에는 산소가 풍부한 혈액을 공급하는 동맥과 산소가 부족한 혈액을 순환계로 돌려보내는 정맥이 있다. 하지만 소화기계는 장간막 동맥(mesenteric artery)을 통해 혈액을 공급받지만, 정맥을 통해 다시 체순환계로 돌아가는 것이 아니라 간으로 직접 혈액이 간다는 점에서 약간 차이가 있다. 이 정맥이 간문맥(hepatic portal vein)이며, 소화관에서 흡수한 모든 영양소와 물질은 간을 통과한다[그림 3-4].

소화기계에서 흡수된 모든 영양소와 여러 종류의 물질은 왜 간을 먼저 통과하는 것인가? 자, 참을 수 없었던 토피 푸딩과 커스타드 디저트가 혈당치에 미치는 영향을 상상해 보자. 다행히 당은 간문맥을 통해 체순환으로 들어가므로 간에서 대부분의 설탕이 글리코겐으로 저장된다. 췌장에서 분비된 인슐린은 여분의 설탕을 근육세포나 지방 조직으로 들여보낸다.

간은 소화기계로부터 흡수되는 영양소의 완충(buffer) 역할을 할 뿐만 아니라 필요 없는 물질과 잠재적인 독성물질의 장벽 역할을 한다. 이러한 물질은 음식에 자연적으로 존재하며 수많은 식물성 화학물질도 포함된다. 대부분은 특별히 유독하지 않더라도 혈액으로 가기 전에 처리과정이 필요하다. 간은 또한 몸의 주요 '해독' 기관으로 작용하여 세포와 조직의 대사반응을 통해 생산된 물질을 대사하고 중화시킨다. 이 물질에는 사용 후 체내에서 제거되어야 하는 호르몬과 여러 물질이 포함된다.

> 완충제(buffer)는 변화에 저항하거나 변화를 예방하도록 돕는 구조, 물질 또는 과정이다.
> 간은 식사 후 혈액 영양소의 큰 변화를 막는 역할을 한다.

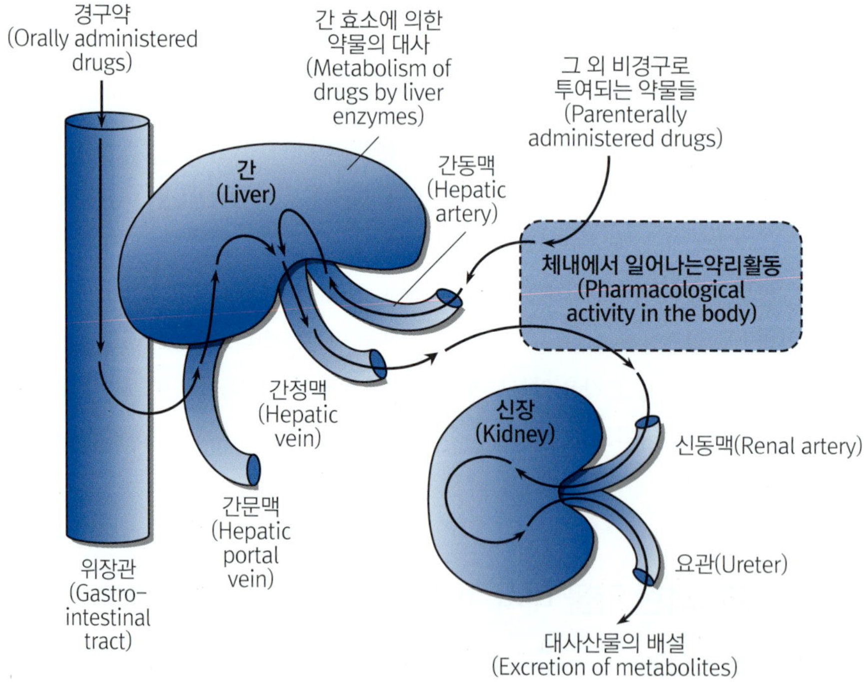

그림 3-4 체내 약물 대사 및 제거 요약. 경구투여한 약물은 소화기계에서 체순환계로 들어가기 전에 먼저 간을 통과한다.

간에서 이런 중요한 역할을 수행하려면 불필요한 물질을 신장이 소변으로 더 쉽게 배설할 수 있는 형태로 대사하는 사이토크롬(cytochrome) P450이라는 효소가 필요하다. P450을 분류하는 자체만으로 책 한 권을 쓸 수 있을 만큼 각각의 군은 많은 수의 구성원을 가지고 있고, 각각은 특정한 기질 그룹의 대사에 특화되어 있다. 약물의 생체변환에 관련된 세 가지 주요한 군이 있는데—CYP1, CYP2, CYP3, 이들은 수많은 하위그룹으로 나뉜다. 예를 들어, CYP2C19, CYP3A4—이 두 가지 CYP는 후반부에 언급된다. 이 간 효소는 식단 중 상당한 부분을 차지하는 엽채류, 견과류, 근채류, 과일에 자연적으로 포함된 많은 불필요한 물질에 반응한다. 이러한 식물성 물질은 소수성(물을 싫어하는, hydrophobic) 알칼로이드를 많이 포함하고 있는데, 간의 P450 효소는 이러한 소수성 알칼로이드를 친수성 물질로 바꾸어 혈액에 쉽게 녹여 신장에서 소변으로 제거한다. P450 반응은 2단계로 크게 나눌 수 있다.

- **1단계 반응**은 주로 산화를 통해 친지방성 물질들을 친수성 대사산물로 변화시킨다.
- **2단계 반응**은 '중합' 반응이라고도 불리며, 설탕과 같은 분자를 불필요한 물질에 결합시켜 물에 잘 녹게 하고, 신장이 배설하기 쉽도록 한다. 이러한 과정을 글루크론화(glucuronidation) 과정이라고 한다.

비록 본래는 식물에서 유래된 불필요한 물질을 다루는 효소이지만, P450 효소는 약물 또한 대사한다. 이는 약물 투여 및 이 장의 뒷부분에서 다룰 약물 상호작용에서 중요한 의미가 있다.

사이토크롬 P450 효소: 각 효소가 철 성분을 함유한 철 이온(Fe^{2+})을 기질을 산화시키는 데 핵심적인 역할을 하는 활성 부위 중심에 가지고 있기 때문에 사이토크롬 P450 효소라 불린다. P450은 효소의 분광광도계에서 흡수파장이 450 nm임을 의미한다.

[기초 뛰어넘기] 1, 2 단계 반응

간세포는 1단계 산화 작용을 통해 약물에 산소원자를 삽입하여 구조를 변경한다. 이는 약물이 물에 더 잘 용해되도록 하여 신장에서 더욱 쉽게 제거될 수 있도록 한다. 기질(약)에 P450을 통해 산소원자가 첨가되면 대사가 진행된다. 예를 들어, 수산기(OH) 같은 그룹은 기질이 물에 더 잘 용해되도록 한다. 산화된 약물은 2단계로 넘어가 중합반응을 한다. 중합은 포도당 파생물이 약물에 결합하는 것으로 이 과정에서도 용해도가 증가한다. 결합반응은 이인산우리딘글루쿠론산(uridine diphosphate transferase, UGT)이라는 효소에 의해 영향을 받는다. 산화와 중합반응은 **[그림 3-5]**에 제시되었다.

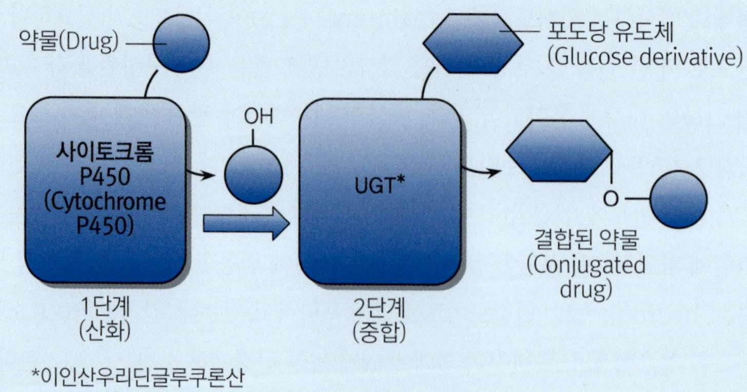

그림 3-5 1, 2단계 반응 요약, 약물의 용해성을 높여 인체로부터의 제거를 촉진시키는 산화과정과 중합과정을 보여준다.

소화기관에서 흡수된 약물은 모두 간을 통과하여, 순환계로 들어가기 전에 P450 효소에 의해 크고 작은 수준으로 대사된다. 이를 약물의 일차-통과 효과(first-pass metabolism)라고 한다. 여기서 대사되는 양은 치료효과를 내기 위해 순환계로 들어가는 약물 용량인 생체이용률(bioavailability)을 결정한다. 어떤 약은 간에 의해 거의 완전히 대사되어 약물이 치료효과를 내지 못할 만큼 생체이용률이 낮다. 항협심증제인 **니트로글리세린**(glyceryl trinitrate, GTN)은 약물 일차-통과 대사가 거의 완전히 이루어지는 약물 중 하나로, 보통 설하로 투여한다. GTN은 혀밑에서 혈액으로 직접 흡수되며 간에 의해 비활성화되기 전에 치료효과를 나타낸다.

[중요한 사실]

간에서 P450 효소는 소화관에서 흡수되는 약물과 이미 체내에 있는 약물 모두를 대사하는 중요한 역할을 한다.

[그림 3-3]으로 돌아가면 IV관 등을 통해 순환계로 직접 들어가서 결국 P450 대사효소가 있는 간을 통과한다는 것을 볼 수 있다. 혈액이 몸을 순환하기 때문에 혈액 속에 있는 약물은 간을 통과할 때마다 간 대사의 목표가 된다. 약물이 얼마나 빨리 P450 효소에 의해 대사되는가를 포함하여, 다양한 요소에 의해 약물이 순환계에 얼마나 오래 남아 있는지가 결정된다. 하지만 혈액에서 조직으로 분산되어 치료효과를 내기 위해서는, 순환계에 충분한 정도의 약물이 유지되어야 한다. 모든 약물이 간에 의해 비활성화되는 것은 아니며, 어떤 약물은 활성화되려면 대사과정이 필요하다. 이러한 약물을 전구약물(pro-drug)이라고 하며, **에날라프릴**(enalapril, 항고혈압 ACE 억제제)과 항응고제인 **아스피린**(aspirin)과 **클로피도그렐**(clopidogrel), 항염증제인 **프레드니솔론**(prednisolone)이 있다.

생체이용률(bioavailability)은 일반적으로 흔히 쓰이기는 하지만 조금은 애매한 용어이다. 일차-통과 대사 후 체순환 내에 도달하는 경구 투여 약물의 양을 의미한다.

대사 활동에 의한 제거 외에도 많은 약물과 대사산물이 ATP에 의해 작동되는 유출 펌프에 의해서 세포에서 제거된다. 이러한 P-당단백(P-gp) 펌프는 대부분의 조직에서 발견되지만 특히 간과 위장벽에 더 많이 존재한다. 거기서 세포가 약물을 포함하여 원하지 않는 외부 물질을 제거하는 기전을 통한 방어 효과를 제공한다. 이러한 유출 펌프는 제거되는 물질을 변형시키지는 않지만 인체로부터 약물을 제거하는 과정에서 1, 2단계의 반응을 보완하므로 3단계 반응이라고 부르기도 한다.

체순환 이전 대사 Pre-systemic metabolism

간은 의심할 여지없이 약물 대사에 관련된 주된 장기이다. 간문맥으로 들어오는 약물은 앞서 언급한 1, 2단계 반응을 통해 일차-통과대사(first-pass metabolism) 과정을 거친다. 하지만 약물이 간에 도달하기 이전에, 장관벽에 있는 P450 중에서도 특히 CYP3A가 면밀히 확인하여 대사과정을 시작하고, 문맥계로 흡수되는 약물의 양을 조절하여 간으로 보낸다.

심바스타틴(simvastatin)과 **미다졸람**(midazolam) 같은 약물은 대사되는 양이 중요하다. 임상적 관련성은 일부 약물과 자몽 주스 같은 음식이 장관의 CYP3A의 효소를 억제하여 문맥계로 흡수되는 다른 약의 양을 극적으로 증가시킬 수 있다는 점이다. 체순환 이전 대사에는 장관벽의 P-당단백 유출 펌프(P-glycoprotein efflux pump)가 포함된다. 이 과정은 약을 포함하여 흡수된 외부 화학물질을 장관의 내강으로 다시 보내 흡수하지 않고 대변을 통해 제거한다[그림 3-6].

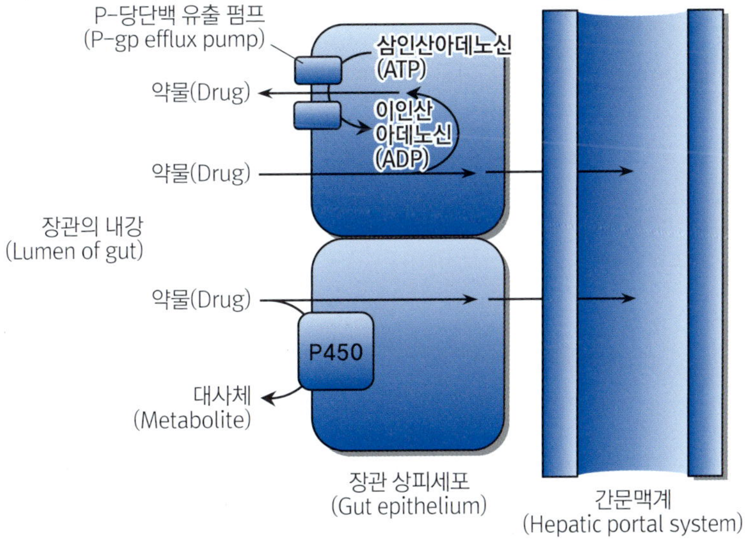

그림 3-6 체순환 이전 대사. P-당단백 유출 펌프와 P450 효소가 장관에서 간문맥계로 약물의 유입을 막는다.

인체로부터 약물 배설 The elimination of drugs from the body

지금까지 이야기한 것처럼 대부분의 약물은 간에 의해 대사산물로 대사된다. 이는 주로 산화반응이나 중합반응과 관련이 있으며, 혈액에서 좀 더 잘 용해되어 신장이 약물을 몸에서 더 쉽게 제거할 수 있도록 약물에 당 분자를 첨가하기도 한다. 신장은 신체의 주요 배설기관으로 포도당, 염분, 아미노산과 같이 유용한 물질은 보존하는 반면, 필요 없는 물질은 혈액에서 내보내는 복잡한 여과장치이다. 이러한 방식으로 약물과 그 대사산물은 신장에서 여과되어 소변으로 배설된다. **빈크리스틴**(vincristine), **리팜피신**(rifampicin), **독소루비신**(doxorubicin), **베쿠로늄**(vecuronium), **아미오다론**(amiodarone) 같이 분자량이 큰 약물은 간에서 담즙(쓸개즙, bile)으로 배설된다. 담즙은 콜레스테롤과 산, 색소의 혼합물이며, 지방 소화에 중요한 역할을 한다. 담즙으로 배설된 약물은 담관을 통해 소화관으로 운반되어, 대변으로 배출된다. 담즙염은 장간순환(enterohepatic recirculation)을 통해 재활용된다. 아편제나 디곡신(digoxin), 스테로이드제와 같은 약물은 담즙과 함께 재순환되어, 반감기가 더 길어지는 결과를 낳는다.

[알고 있나요?]

스포츠 경기에서 소변검사를 통해 운동선수가 운동능력을 향상시키는 불법 약물을 사용한 증거를 확인한다는 사실을 알고 있는가? 운동선수 중 일부는 테스토스테론(testosterone)과 에리스로포이에틴(erythropoietin)처럼 몸에서 자연적으로 생산되는 물질을 사용함으로써 적발을 피하려고 한다. 어떤 선수는 증거가 되는 대사산물을 더 빨리 배출시키기 위해 이뇨제를 사용하기도 한다.

[임상에서]

간이나 신장의 질병은 약물의 생체이용률에 영향을 미칠 수 있다. 간경변은 약물을 대사하는 능력을 감소시켜, 혈중 농도를 증가시킨다. 신부전증은 약물과 대사산물을 서서히 배설시켜 약물의 혈중 농도를 높인다.

3.2 약물이 부작용을 유발하는 방법

How drugs can cause side-effects

약리학에서 유명한 말로 “부작용을 유발하지 않는 약은 효과도 없다.”라는 말이 있다.

대부분의 유명한 말과는 달리, 누가 처음으로 말했는지 알 수 없지만 이 문구는 명백한 사실이다. 모든 약물이 부작용을 유발할 가능성이 있으며, 약물 설명서를 보면 알 수 있다. 어떤 약물은 거의 부작용이 없는 반면에, 부작용이 아주 많아서 약물이 처방될 수 있을지 의문인 약물도 있다.

부작용을 유발한다는 것을 알면서 왜 이러한 약물을 사용하는 것인가?

우선, 환자에게 부작용이 나타나지 않는 경우도 있고, 이러한 부작용이 약물효과에 비하여 가볍다면 약물 치료효과는 부작용을 감수할 만하다. 항생제가 고통스러운 감염을 없애준다면 약간의 구역은 참을만하다. 두 번째로, 환자의 상태가 너무 심각해서 환자의 회복에 확실히 도움이 되면 꽤 심각한 부작용도 감수할 수 있다. 항암제는 부작용이 아주 심각하지만, 이 약물로 생명을 구할 수 있다면 투약할 만한 가치가 있다.

부작용은 두 가지 유형으로 나뉜다—A유형과 B유형. A유형은 약물에 대한 지식을 기반으로 근본적으로 예측가능한 부작용이다. 예를 들어, 특정 약물이 원래의 표적과 비슷한 효소나 수용체와 상호작용한다는 사실을 알면, 의도치 않은 상호작용이 특정 부작용으로 나타날 수 있다고 추측할 수 있다. 이러한 부작용은 흔하거나 또는 드물지만, 의사라면 환자가 그런 부작용을 겪을 수 있다는 가능성에 대해 유의해야 한다. B유형의 부작용은 적절한 치료 용량 투여 시 특정 약물에 대한 예측할 수 없는 개인반응이다. 이러한 반응을 부작용과 구별하기 위해서 약물이상반응(adverse drug reaction)이라고 한다—그러나 사실상 부작용과 약물이상반응의 차이점에 대해서는 많은 약리학 책에서 다른 설명을 한다.

환자가 경험하는 부작용은 개인마다 다르다. 나이, 성별, 체중 등이 같은 두 환자에게 같은 약물을 주었을 때 나타나는 부작용은 환자마다 다른 경우가 많다. 이는 흔한 현상이지만 정확히 왜 이런 일이 일어나는지 원인을 알기는 항상 쉽지 않다. 사람은 생리적으로 다르며 이런 차이는 키, 몸무게, 머리색, 얼굴형, 체형 등에서 보인다. 체내에서도 차이가 있는데 특히 우리 몸이 약물을 처리하는 방식도 차이가 있다. 이러한 차이는 대부분 약물이 인체와 상호작용하는 세포 수준에서 명백하게 나타난다. 약물은 특정 단백질을 표적으로 삼는데 사람마다 이러한 단백질에 차이가 있다는 것은 약물에 대한 신체의 반응인 약의 치료효과와 부작용도 다양하다는 것을 뜻한다. 인체가 약물을 흡수하고 대사시켜 배설하는 방식은 나이 또는 질병에 따라 개인차가 있으며 이는 혈액에서 순환하는 약물의 용량을 변화시킬 수 있다. 이러한 변화는 치료효과와 원치 않는 효과 모두에 영향을 미치므로 이 장의 후반부에서 살펴볼 예정이다.

약물은 부작용을 유발하는 경향에도 차이가 있다. 어떤 약물은 부작용을 많이 유발하는 반면, 다른 약물은 나타나는 부작용이 적다. 어떤 약물은 부작용으로 오심이나 변비와 같은 사소한 불편감을 자주 유발하지만, 심각한 문제는 거의 일으키지 않는다. 다른 약물은 심각한 부작용을 상당히 자주 유발하여 주의 깊은 모니터링이 필요하다. 즉 모든 약물은 다 다르며, 환자마다 다르게 작용한다. 이로 인해 투여한 약물에 대한 예측가능성이 완전히 없어지진 않겠지만, 개인차로 인해 환자 사이에 치료 반응과 부작용에 대한 감수성 모두 불가피하게 변화가 생길 수 있다.

가장 흔한 부작용은 복통, 소화불량, 구역질, 두통, 변비, 설사이다. 약물이 이런 문제를 일으키는 기전은 잘 알려져 있지 않지만, 외부물질이 인체 내로 들어와 정상 기능에 장애를 일으킨다는 사실은 놀랍지 않다.

[중요한 사실]

환자들은 약물에 대한 반응, 특히 부작용도 차이가 있다.

약물이 부작용을 유발하는 방법 1: 극단적으로 영향을 미침

How drugs can cause side-effects 1: tipping the balance too far

개개인은 약물에 다르게 반응하며, 이러한 반응은 나이, 질병, 사람들 간의 정상적인 유전적 변이와 같은 요인에 따라 달라진다. 제약회사는 이를 고려하여 임상시험 과정 동안에 최소의 부작용으로 최적의 치료효과가 나타날 수 있도록 적절한 용량을 결정한다. 하지만 때론 약물에 대한 반응의 다양성으로 인해 약물이 원래 의도했던 것보다도 더 확연한 치료효과를 낼 때도 있다. 치료효과를 경험한 환자는 당연히 상태가 좋아질 것이라고 생각할 수도 있지만 항상 그렇지는 않는다. 약물이 고혈압과 같은 생리적 요인을 정상으로 되돌리려고 하는 경우에는, 강력한 약물작용은 환자에게 역으로 정상범위를 넘어서 저혈압(hypotension)을 유발하여 큰 영향을 미칠 수 있다.

[다르게 바라보기]

집의 온도를 설정하는 온도조절장치에 의해 조정되는 중앙난방시스템을 생각해 볼 때, 집이 너무 춥다면 설정 온도를 높이겠지만, 너무 많이 올린다면 한 시간 뒤에는 땀을 흘리게 될 것이다. 이 예시는 약물이 의도한 것보다 더 지나친 효과를 내서 반대의 결과가 나타나게 되는 것과 비슷하다.

다른 예로 항응고제가 있다. **와파린**(warfarin)과 **헤파린**(heparin)은 신중하게 사용하지 않으면 정반대로 혈액응고 균형에 너무 많은 영향을 미쳐서 원치 않는 출혈(haemorrhage)을 유발할 수 있다. **센나**(senna) 같은 자극적인 완화제는 효과가 강하면 설사를 유발하고 급성 설사에 사용하는 **인산코데인**(codeine phosphate)은 너무 강하게 작용하면 변비를 유발한다.

결과에 너무 많은 영향을 미치는 대부분의 약물은 용량에 의해 결정되기 때문에, 이를 용량과 관련된(dose-related) 효과라고 한다. 용량이 많을수록, 약물의 작용은 더 확실해지고 부작용은 더 많이 발생한다.

약물이 부작용을 유발하는 방법 2: 잘못된 표적에 작용

How drugs can casue side-effects 2: hitting the wrong target

제1장과 제2장에서 대부분의 약물이 수용체, 효소, 이온 통로, 운반단백질과 같은 단백질 표적과 결합하며, 이런 단백질의 특정한 부위와 약물의 모양이 일치하기 때문에 결합한다는 것을 배웠다. 이런 단백질 표적은 개별적으로 존재하는 단백질인 경우가 거의 없고, 대부분 유사한 단백질의 큰 집단에 속한다. 각 단백질 집단은 그 집단을 특징짓는 핵심 분자 구조가 비슷하다. 이는 어느 한 집단에 속한 단백질을 표적으로 하는 약물은 그 분자 구조의 유사성 때문에 같은 집단의 다른 단백질에도 쉽게 결합한다는 것을 의미한다. 이 원리는 약물의 의도치 않은 표적이 될 수 있는 대표적인 집단인 단백질 표적, 즉 수용체, 효소, 이온 통로, 운반단백질 모두에 적용된다. 약물이 이러한 의도치 않은 표적에 결합할 때, 의도치 않은 결과가 부작용이라는 형태로 나타나게 된다.

[중요한 사실]

많은 부작용은 약물이 의도치 않은 표적에 우연히 결합하여 원하지 않는 효과를 야기해서 유발된다.

잘못된 표적에 작용 1: 수용체 Hitting the wrong target 1: Receptors

수용체와 결합하는 약물은 신체의 자연 화학전령과 모양이 비슷해서 전령의 표적 수용체와 결합하여 수용체를 자극하거나 차단한다. 또한 제2장에서 수용체의 여러 집단, 즉 아드레날린성, 콜린성, 도파민성, 오피오이드(opioid), 히스타민(histamine) 등이 있다고 배웠다. 이러한 집단 안에는 수용체의 종류와 아형이 있는데, 이러한 수용체는 모두 구조가 비슷하다. 일반적으로, 각 조직이나 기관에는 수용체의 특정한 아형이 있으며, 그 전령과 수용체는 고유한 방식으로 반응한다. 예를 들어, 심장에 있는 β_1 아드레날린성 수용체에 결합하는 아드레날린은 빈맥(tachycardia, 심박수가 과도하게 증가)을 유발하는 반면, β_2 아드레날린성 수용체에 결합한 아드레날린은 기관지 확장(bronchodilation)을 유발한다.

[기초 뛰어넘기] 조직은 한 개 이상의 수용체 유형을 가진다.

인체의 복잡성으로 단순한 일반화를 하는 것에는 주의가 필요하다. 특정 수용체를 특정 조직에 할당하여 약물의 작용기전을 설명할 수는 있으나, 사실상 조직에는 한 개 이상의 수용체 유형이 존재한다. 예를 들어, 심장에는 β_1 아드레날린성 수용체뿐만 아니라 β_2 수용체도 존재한다. 이를 통해 이 책의 범위 내에서 다루지 않는 복잡한 조절 기전을 형성한다. 더 자세히 설명하자면, 만성 심부전은 이러한 수용체의 비율을 변화시켜 일부 약물이 심장에 작용하는 방식에 영향을 미친다.

[다르게 바라보기]

자동차의 열쇠를 호르몬처럼 생각해 보자. 호르몬은 결합하는 수용체(잠금장치)의 종류에 따라 두 가지 다른 효과를 낼 수 있다. 열쇠는 차 문의 잠금장치에 들어맞아서 차 문을 열 수 있고, 점화 잠금장치에도 맞아서 엔진의 시동을 걸 수도 있다. 하나의 열쇠, 두 잠금장치로 두 가지의 다른 효과가 나타날 수 있다.

약물은 특정한 치료효과를 내기 위해 특정한 수용체를 표적으로 한다. 이전의 베타-아드레날린성 수용체를 예로 들면, 항협심증제인 베타-차단제 **아테놀올**(atenolol)은 심장의 β_1 아드레날린성 수용체가 표적이고 길항제(차단제)로써 심박동수를 느리게 한다. 항천식 약물인 **살부타몰**(salbutamol)은 폐에 있는 β_2 아드레날린성 수용체가 표적인 작용제(아드레날린의 모방)로써 기관지를 확장시킨다.

심장약은 심장을 표적으로 하고, 폐의 약은 폐를 표적으로 하길 원하기 때문에, 이러한 특이성은 약물에 꼭 필요한 특성이다. 하지만, **아테놀올**이 심장의 β_1 아드레날린성 수용체에 결합하고 **살부타몰**이 폐의 β_2 아드레날린성 수용체에 결합하려면, 두 약물 모두 아드레날린과 구조적으로 유사해야 한다. 이는 **아테놀올**이 폐의 β_2 아드레날린성 수용체에 결합하거나 **살부타몰**이 심장의 β_1 아드레날린성 수용체에 결합할 가능성도 매우 크다는 의미이다. **아테놀올**은 폐의 β_2 아드레날린성 수용체를 차단하여 기관지 경련을 일으킬 수 있고, 천식 환자가 사용하는 흡입제인 **살부타몰**이 β_2 아드레날린성 수용체와 결합하는 것을 방해할 수도 있다[그림 3-7]. 또한 **살부타몰**이 혈류에 들어가서 심장의 β_1 아드레날린성 수용체에 결합하여 빈맥을 일으킬 수도 있다[그림 3-8].

이 두 약물의 부작용을 간단히 확인해 보자. **아테놀올**은 기관지 경련을 야기하고, 기관지확장제의 효과를 차단할 가능성이 있다. 두 작용 모두 천식 환자에게 아주 심각할 수 있다. **아테놀올** 같은 베타-차단제는 천식환자에게 금기이다. 기관지 경련은 부작용의 예가 되며, 두 약물이 같은 수용체를 두고 경쟁하는 상호작용의 기전을 보여준다. **살부타몰**도 빈맥, 심계항진을 포함한 다양한 부작용을 일으킬 수 있다.

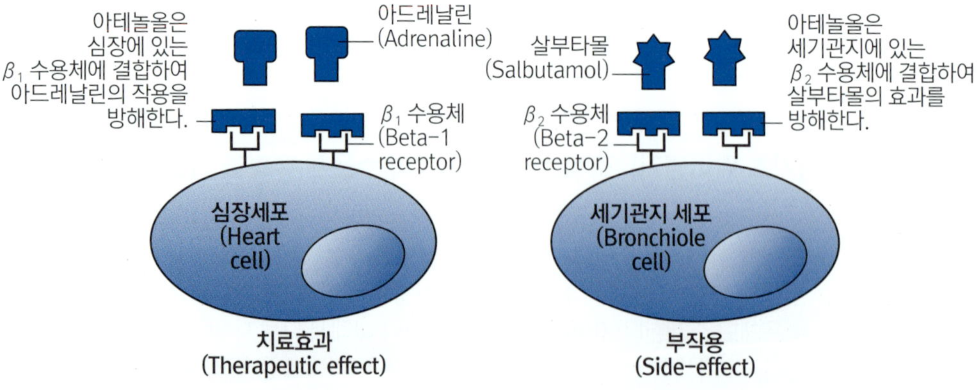

그림 3-7 아테놀올 같은 베타-차단제는 세기관지에 있는 β_2 수용체에 결합하고, 살부타몰의 기관지 확장 작용을 차단해 기관지 경련을 일으킨다.

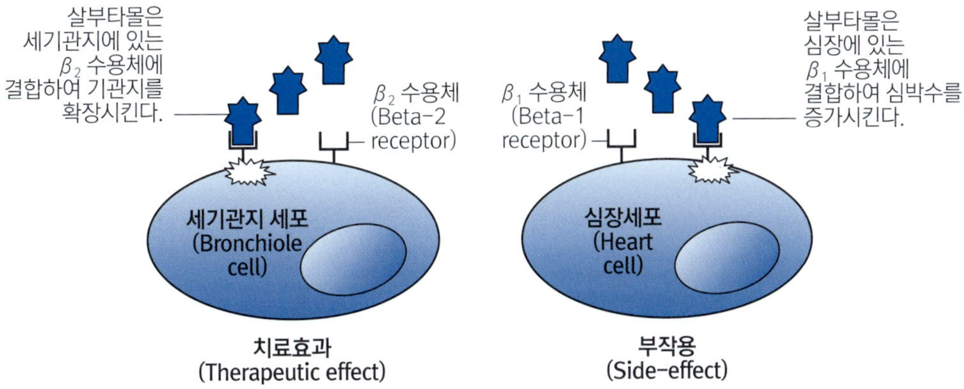

그림 3-8 살부타몰은 심장에 있는 β_1 수용체뿐만 아니라 β_2 수용체와도 결합해 부작용으로 빈맥이 나타날 수 있다.

약물이 어떻게 부작용을 유발하는지를 보여주는 이 예는, 약물이 표적 수용체에 특이적일수록 의도치 않은 수용체에 결합하여 원치 않는 효과를 낼 가능성은 적어진다는 사실을 보여준다. 하지만 약물에 따라 특이성에는 차이가 있다는 사실을 알아야 한다. **아테놀올**이나 **비소프롤올**(bisoprolol) 같은 베타-차단제는 비교적 심장에 선택적이다. 즉, 이들은 심장의 β_1 아드레날린성 수용체에 특이적이기 때문에 심장에 주로 작용한다. **카르베딜롤**(carvedilol) 같은 다른 베타-차단제는 심장에 선택적이지는 않지만, 소동맥의 알파-아드레날린성 수용체에 결합하여 고혈압 치료에 유용하다.

[중요한 사실]

약물이 그 의도한 표적에 더 특이적일수록 부작용은 더 적다.

잘못된 표적에 작용 2: 효소 Hitting the wrong target 2: enzymes

ACE 억제제, NSAIDs 및 스타틴 등 많은 약물은 주요 효소의 활성 부위와 결합하여 효소 작용을 차단하여 혈압을 낮추고, 염증으로 인한 통증을 경감시키며, 혈중 콜레스테롤을 감소시킨다. 하지만, 이러한 효소는 종종 효소군에 속하기 때문에 약물은 그 효소군에 속하는 다른 효소와 결합하여 부작용을 유발할 수 있다.

항고혈압제로 자주 처방되는 **캅토프릴**(captopril), **에날라프릴**(enalapril), **라미프릴**(ramipril) 같은 ACE 억제제는 제5장에서 배우겠지만, 안지오텐신 전환 효소(angiotensin converting enzyme, ACE)와 결합하여 안지오텐신 I (angiotensin I)을 안지오텐신 II (angiotensin II)로 전환하는 작용을 억제한다.

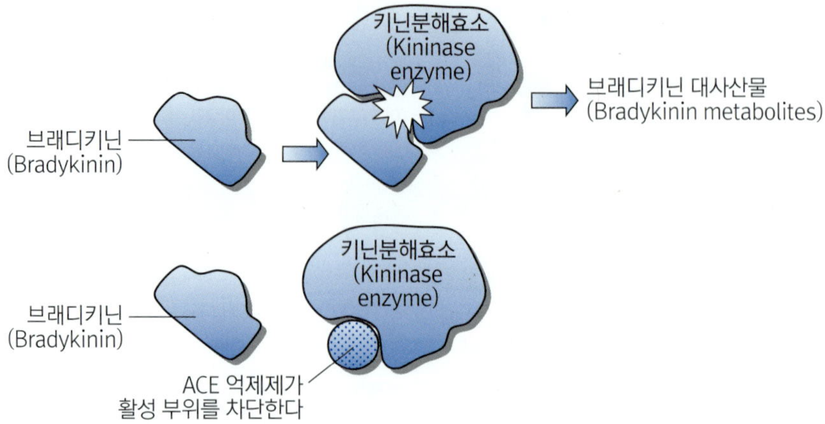

그림 3-9 ACE 억제제는 브래디키닌을 분해하는 키닌분해효소를 차단한다. 그러면 브래디키닌이 축적되어 세기관지를 자극하여 마른기침을 유발한다.

이 약물은 나트륨 평형과 같은 다양한 과정을 방해하여 혈압을 낮춘다. 하지만 폐에는 ACE와 비슷한 키닌분해효소(kininase)가 있어, 브래디키닌(bradykinin)이라는 화학물질을 대사산물로 대사시킨다. ACE 억제제는 이 효소에도 잘 맞아 그 작용도 억제하여 폐의 내벽을 자극하는 브래디키닌을 증강시킨다. 이로 인해 마른기침이 유발되어 일부는 ACE 억제제를 사용하지 못한다[그림 3-9].

의도치 않게 효소와 상호작용하는 흔한 약물군은 **이부프로펜**(ibuprofen)과 **디클로페낙**(diclofenac) 같은 비스테로이드성 항염증제(non-steroidal anti-inflammatory drugs, NSAIDs)이다. 이 약물은 시클로옥시게나아제-2 (cyclo-oxygenase-2, COX-2) 같은 효소를 차단한다. 이 약물이 어떻게 염증과 통증을 완화시키는지는 복잡하지만 제6장에서 자세히 다룬다. COX-2를 표적으로 하는 NSAIDs는 위점막 벽을 유지시키는 COX-1도 억제한다. 따라서 위를 자극하는 NSAIDs를 소화성 궤양 환자에게 주의해서 투약해야 하는 이유를 알 수 있다.

잘못된 표적에 작용 3: 이온 통로 Hitting the wrong targert 3: ion channels

제2장에서 보았듯이, 이온 통로는 약물의 흔한 표적이다. 이온 통로는 신체의 모든 세포와 조직, 기관에 있다. 약물이 본래 의도한 표적에만 결합할 뿐만 아니라 체내의 다른 곳에서도 이온 통로를 막아 불가피하게 부작용을 초래하게 된다.

베라파밀(verapamil)은 고혈압과 부정맥에 사용하는 약물이다. 베라파밀은 심장의 다양한 세포에 있는 칼슘 통로(calcium channel)의 입구를 막아 칼슘 이온(Ca^{2+})이 세포 속으로 들어가지 못하게 한다. 이는 심장을 천천히 뛰게 하고 일정한 리듬을 유지하도록 한다. 칼슘 통로는 심장뿐만 아니라 온몸에 널리 퍼져 있다. 혈관이나 소화기관처럼 몸에서 속이 빈 기관(hollow organ)을 둘러싸는 평활근세포는 칼슘이 세포 속으로 유입되면 수축한다. 따라서 그런 세포의 칼슘 통로가 **베라파밀**처

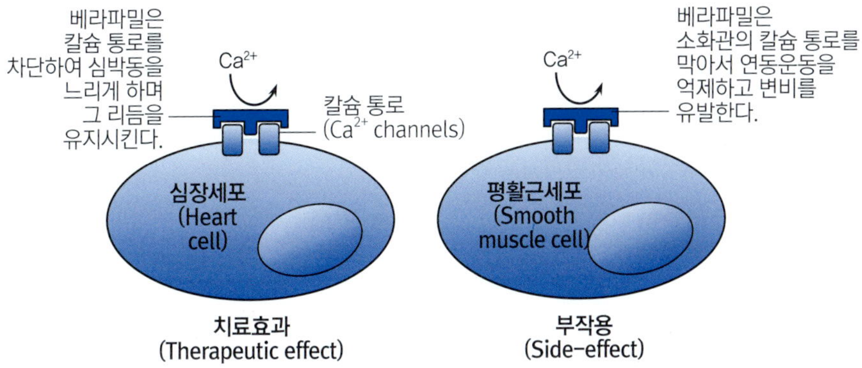

그림 3-10 베라파밀(verapamil)은 심장의 칼슘 통로를 표적으로 하지만 소화관의 칼슘 통로도 차단하여 연동운동을 억제하고 변비를 유발한다.

럼 칼슘 이온을 막는 약물에 의해 차단되면, 세포는 수축을 방해받고 이완된다. 제5장에서 살펴보겠지만, **암로디핀**(amlodipine) 같은 칼슘 통로 차단제는 이러한 작용을 이용하여 말초의 소동맥을 이완시켜 혈압을 낮춘다. 소화기관에서 평활근의 수축이 차단되면 연동운동(peristalsis, 음식과 소화된 물질을 소화기관의 끝에서 다른 끝으로 밀어내는 근육의 율동적인 수축)이 억제되어 좋지 않은 결과를 초래한다. **베라파밀**과 다른 칼슘 차단제의 부작용 중 하나는 변비이다[그림 3-10].

잘못된 표적에 작용 4: 운반단백질 Hitting the wrong target 4: carrier proteins

이 다양한 단백질 약물 표적 그룹에는 정신건강문제 치료에 사용되는 많은 약물이 포함된다. 이렇게 복잡한 기관에 작용하는 약물은 뇌의 다른 부분에 있는 다른 운반단백질과 원하지 않는 상호작용을 할 잠재적 가능성이 있다. 현재 신경성 통증 치료에 주로 사용되는 **아미트리프틸린**(amitriptyline)은 뇌의 감정중추에 있는 노르아드레날린과 세로토닌 운반단백질이 표적이지만, 뇌 및 신체의 다른 부분에 있는 단백질에도 의도치 않게 결합하여 부작용이 많다. 수면 부족, 현기증, 초조함뿐만 아니라 구강건조증, 변비와 같은 항무스카린성 효과까지 부작용이 다양하다. **아미트리프틸린**은 과다 복용 시, 특히 심장에서 이온 통로를 방해하여 생명을 위협하는 부정맥을 초래할 수 있다.

[요약] 잘못된 표적에 작용한 약물이 유발하는 부작용

- 열쇠와 자물쇠의 모양이 꼭 들어맞는 것처럼 약물과 단백질의 모양도 꼭 들어맞아서 결합한다.
- 단백질은 비슷한 모양의 단백질 군에 속해서, 약물은 의도한 표적뿐만 아니라 그 단백질 군에 속하는 다른 단백질과도 결합한다.

- 약물이 의도하지 않은 표적과 결합할 때 약물은 원치 않는 부작용을 유발한다.
- 아드레날린 수용체는 아형(하위부류)이 많아, 약물이 의도하지 않은 아드레날린 수용체에 결합하여 원치 않은 부작용이 나타날 수 있다. 예를 들어, 심장에 있는 β_1 수용체에 결합하는 **살부타몰**은 빈맥을 유발할 수 있다.
- 약물은 의도하지 않게 효소를 우연히 차단한다. 예를 들어, ACE 억제제는 폐의 브래디키닌 분해 효소를 억제하여 마른기침을 유발한다.
- 약물은 우연히 의도하지 않게 이온 통로를 차단한다. 그 예로, **베라파밀**은 소화관 내벽에 있는 칼슘 통로를 차단하여 연동운동을 감소시키고 변비를 유발한다.

약물이 부작용을 유발하는 방법 3: 자가 면역 반응
How durgs can cause side-effect 3: auto-immune reactions

일부 약물은 유전적으로 취약한 사람들에게만 부작용을 나타낸다. 이런 약물은 면역 반응을 유도하여 인체를 보호하기보다는 공격한다. 자가 면역 반응이 손상을 입히는 기전은 복잡하고 잘 알려져 있지 않다.

표 3-1 자가 면역 반응을 유도하는 일부 약물

약물	치료 작용	자가 면역 반응
리툭시맙(Rituximab)	류마티스관절염	백질뇌병증
히드랄라진(Hydralazine)	고혈압	전신홍반루푸스
메칠도파(Methyldopa)	고혈압	용혈성 빈혈
겐타마이신(Gentamicin)	패혈증	신독성(특히 노인)
독소루비신(Doxorubicin)	림프종	심근병
블레오마이신(Bleomycin)	편평세포암	폐섬유증

약물이 부작용을 유발하는 방법 4: 본질적으로 위험한 약물
How durgs can cause side-effect 4: drugs that are intrinsically hazardous

일부 약물은, 특히 항암제는 빠르게 분열하는 세포에 손상을 준다. 다양한 방식으로 작용하는데, DNA 가닥에 같이 붙어서 DNA를 손상시키고, DNA 합성에 필요한 효소를 차단하며, 세포 골격을 형성하는 미세한 관인 세포의 미소관(미세관, microtubule)을 마비시킬 수도 있다. 이러한 항암제는 빠르게 분열하는 암세포가 표적이지만, 불가피하게도 분열하는 속도가 빠른 다른 세포들, 특히 상피(epithelial) 세포와 백혈구에도 피해를 줄 수밖에 없다. 이로 인해 구갈, 탈모, 위장장애와 순환하는 호중구(neutrophil) 수가 감소하는 호중구감소증(neutropaenia) 같은 부작용이 나타난다. 게다가 정상적인 세포 분열을 방해하는 많은 항암제는 본질적으로 독성이 있어, 심장, 신경조직, 폐, 신장에 손상을 입힐 수 있기 때문에 주의 깊은 모니터링이 필요하다. 오심과 구토는 항암 치료의 부작용으로 흔하며, 아주 고통스럽다. **시스플라틴**(cisplatin)과 **시클로포스파미드**(cyclophosphamide) 등 약물은 이 부작용으로 악명이 높다.

암은 아주 심각하며, 생명을 위협하는 질병이다. 암을 치료하기 위해 사용되는 항암제의 일부는 기전이 신체에 악독하게 작용한다. 모든 약물 중에서 항암제 부작용이 가장 불쾌한 것은 당연한 일이다. 하지만, 항암제는 생명을 구하거나 적어도 연장시킬 수 있다. 항암제의 이로운 효과는 항암제가 유발하는 부작용보다 크다.

상피세포는 피부와 폐, 소화기관을 포함하여 외부 환경에 노출된 신체 부위를 덮고 있는 세포이다. 혈관내벽을 메우는 세포처럼 체내를 둘러싸는 세포를 내피세포(endothelial cell)라고 한다.

3.3 약물 상호작용

Durg interactions

여러 질병을 동시에 앓아 약물을 병용하는 환자가 많다. 노인은 특히 더 그렇다. 환자가 당뇨, 류마티스성 통증, 고혈압, 수분 정체, 소화장애와 같은 질병이 있다면, 불가피하게 각 질병마다 다른 약물이 처방된다. 다제투여(polypharmacy)라고 하는 복합처방은 일부 약물이 다른 약물과 상호작용하여 환자에게 추가적인 부작용을 유발할 수 있다.

약물이 상호작용을 하면 그 중 하나의 작용이 증가하거나 감소한다. 하지만, 상호작용은 임상적 중요성이 있어야 한다. 예를 들어 약물 A가 약물 B의 활동을 아주 조금 감소시킬 수 있지만, 약물 B의 치료효과에 측정 가능한 변화가 없거나 부작용도 그대로 라면, A와 B의 상호작용은 임상적인 관련성이 아주 적거나 거의 없다. 반대로 농도가 조금만 변해도 심각한 결과를 초래하는 약물은 위험한 상호작용을 일으킬 가능성이 더 높다. 이런 약물에는 항응고제(anticoagulant)와 심장 리듬을 정상으로 회복시키는 항부정맥제(antiarrhythmic)가 있다.

다제투여(polypharmacy)는 문자 그대로 '많은 약물'을 의미하며, 환자가 여러 종류의 약을 처방받을 때 사용되는 용어이다. 여러 질병이 있어서 다양한 종류의 약물이 필요한 노인에게 특히 문제가 된다.

간의 P450 효소와 연관된 상호작용 Interactions involving hepatic 450 enzymes

간의 사이토크롬 P450 효소는 많은 약물과 원치 않는 물질을 잘 녹게 만들어 신장이 쉽게 배설할 수 있도록 대사하는 데 특화되어 있다. 잠재적으로 독성을 가질 수 있는 불필요한 물질이 혈액에 있을 때, 간은 그 물질에 특화된 P450 효소의 생산을 증가시킨다. 이는 P450 상호작용의 기초이다. 일부 약물은 효소 활동을 증가시켜 다른 약물을 포함한 기질을 더 빨리 대사시킨다. 이는 P450 효소 활동이 증가되면 이 효소의 기질인 약물이 더 빠르게 대사된다는 뜻이고 약물의 생체이용률은 감소한다[그림 3-11].

대부분의 다른 효소처럼, P450 간 효소는 약물과 다른 물질들에 의해 억제될 수 있다. 특정한 P450 효소가 억제되어 활동이 감소하면, 이 효소의 기질인 약물은 더 천천히 대사된다. 청소율이 감소하면, 그 약물의 순환 농도가 증가한다[그림 3-12].

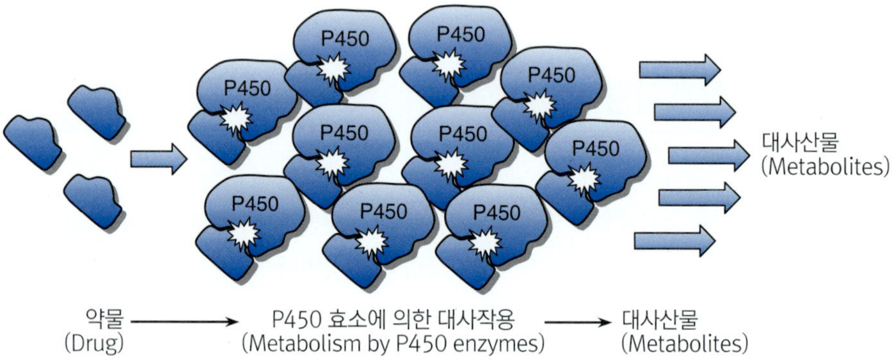

그림 3-11 P450 효소 합성을 유도하는 약물은 전반적인 대사율을 증가시켜, P450에 대한 기질이 되는 약물 농도를 감소시킨다.

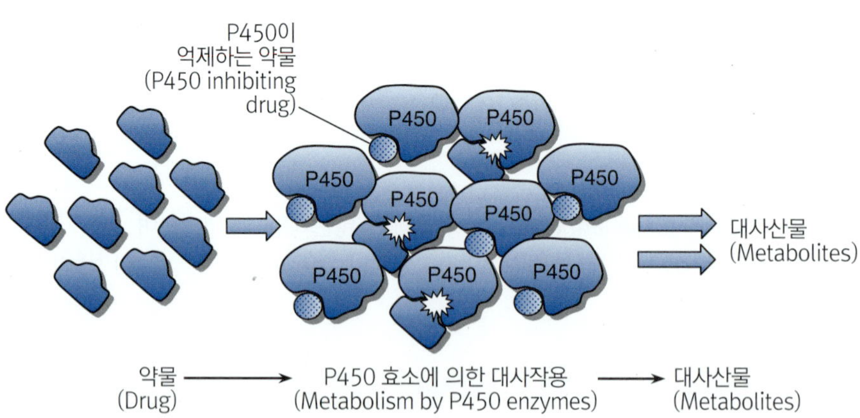

그림 3-12 P450 효소를 직접 억제하는 약물은 전반적인 대사율을 낮추고, P450의 기질이 되는 약물 농도를 증가시킨다.

P450 효소를 억제하는 약물과 이로 인해 순환 농도가 증가되는 약물의 예가 [표 3-2]에 나와 있다. P450 효소의 활동을 증가시키는 약물과 그 결과 순환 농도가 감소되는 약물의 예는 [표 3-3]에 나와 있다. 대개 넓은 범위의 P450 효소를 유도하는 유도물질이 더 일반적인 작용을 한다. 유도는 억제보다는 일반적으로 느린 과정이기 때문에 종종 그 효과가 분명하게 나타나는 데까지 며칠이 걸리기도 한다.

표 3-2 P450 효소를 억제하여 다른 약물의 순환 농도를 증가시키는 약물의 예

약물 대사효소 P450을 억제하는 약물	억제에 의해 영향을 받는 약물(순환 농도는 증가한다)
시메티딘(Cimetidine) – 위산 분비 억제제	아미노필린(Aminophylline) – 천식 완화제 와파린(Warfarin) – 항응고제
코르티코스테로이드(Corticosteroid) – 항염증제	아미트리프틸린(Amitriptyline) – 항우울제
시프로플록사신(Ciprofloxacin) – 항생제	클로자핀(Clozapine) – 항정신병제
페넬진(Phenelzine) – 항우울제	페치딘(Pethidine) – 통증 완화제
플루옥세틴(Fluoxetine) – 항우울제	페르페나진(Perphenazine) – 항불안제
케토코나졸(Ketoconazole) – 항진균제	미다졸람(Midazolam) – 간질 중첩증

표 3-3 P450 효소의 활동을 증가시켜 다른 약물의 순환 농도를 감소시키는 약물의 예

약물 대사효소 P450의 합성을 증가시키는 약물	작용 증가에 의해 영향을 받는 약물 (순환 농도는 감소된다)
페노바르비탈(Phenobarbital) – 항전간제	리토나비르(Ritonavir) – 항바이러스제 와파린(Warfarin) – 항응고제 경구피임제 코르티코스테로이드(Corticosteroid) – 항염증제 시클로스포린(Ciclosporin) – 면역억제제 미다졸람(Midazolam) – 간질 중첩증
리팜피신(Rifampicin) – 항생제	
그리세오풀빈(Griseofulvin) – 항진균제	
페니토인(Phenytoin) – 항전간제	
에탄올(Ethanol) – 알코올 음료	
카르바마제핀(Carbamazepine) – 항전간제	
St John's Wort* – 항우울제	

*혹자는 St John's Wort 민간요법에 의문을 가질 수 있다. 하지만 약리학적 작용이 증명된 CYP3A4와 CYP2C9 P450 효소의 강력한 유도물질이다.

[기초 뛰어넘기] P-당단백 유출 펌프의 유도와 억제

P-당단백 유출 펌프(P-glycoprotein efflux pump)는 P450 효소인 CYP3A와 관련되어 있어, 이 효소를 유도하는 약물은 이 유출 펌프 또한 유도하여 결과적으로 이 펌프의 활동을 증가시킨다. 예를 들어, 항생제 **리팜피신(rifampicin)**은 장관벽의 P-당단백 유출 펌프를 유도하여 이 펌프의 기질 약물을 장관의 내강으로 더 빨리 되돌려보내 대변으

로 배출을 촉진한다. 이것은 **디곡신**(digoxin) 같은 약의 흡수율을 감소시켜 생체이용률을 낮춘다. 이런 효과는 CYP3A의 상향조절을 통해 강화되며 체순환 이전 약물 대사(pre-systemic drug metabolism)를 증가시킨다. 항전간제인 **카르바마제핀**(carbamazepine)은 CYP3A와 P-당단백 유도제인 동시에 **리바록사반**(rivaroxaban) 같은 항응고제 일부 약물의 생체이용률을 감소시킨다.

P-당단백은 약물에 의해 쉽게 억제된다. 예를 들어, **에리트로마이신**(erythromycin) 같은 항생제는 장관벽의 P-당단백 유출 펌프를 억제한다. 약물이 장관의 내강으로 돌아오는 속도를 감소시키고, **디곡신** 같은 약물 흡수율이 증가하고 생체이용률 또한 증가된다. 항부정맥약인 **베라파밀**(verapamil)은 면역억제제인 **시롤리무스**(sirolimus) 같은 약물에 영향을 미치는 P-당단백 억제제이다.

약물 상호작용의 다른 기전들 Other mechanisms of drug interactions

약물이 상호작용을 하는 다른 기전은 많다. 이 장의 앞부분에서 배웠듯이, **아테놀올** 같은 베타-차단제는 폐의 β_2 아드레날린 수용체를 표적으로 하는 **살부타몰**과 경쟁할 수 있다. 이는 베타-차단제에 의해 살부타몰의 표적인 β_2 아드레날린 수용체가 차단되기 때문에, 천식발작 환자에게 **살부타몰** 흡입제가 효과가 없을 수도 있다.

항응고제인 **와파린**(warfarin)은 항생제와 흔한 음식과 상호작용한다. **와파린**은 여러 순환 응고 단백질 생성의 보조인자인 환원된 비타민 K를 생성하는 효소인 비타민 K 환원효소의 활성 부위를 놓고 비타민 K와 경쟁한다. **와파린**의 효과는 비타민 K 농도에 따라 크게 달라진다[그림 3-13].

소화기계 감염 치료에 쓰는 **리팜피신**(rifampicin) 같은 항생제는 대장에 있는 유익균의 수를 감소시킨다. 정상적으로 이런 유익균은 비타민 K를 생산하는데, **리팜피신** 때문에 이 비타민 K 농도가 감소하면 **와파린**의 효과는 증대된다. 응고단백질의 생산이 감소하여, 출혈 가능성이 높아진다. 반대로, 비타민 K 농도가 증가하면 **와파린** 효과가 감소되고 응고작용을 촉진한다. 실제로 **피토메나디온**(phytomenadione, 비타민 K)은 와파린의 과도한 효과를 상쇄시키기 위해 사용된다. 이는 **와파린**을 복용하는 환자들이 양배추, 브로콜리, 케일처럼 비타민 K가 풍부하고 잎이 많은 녹색 채소를 갑자

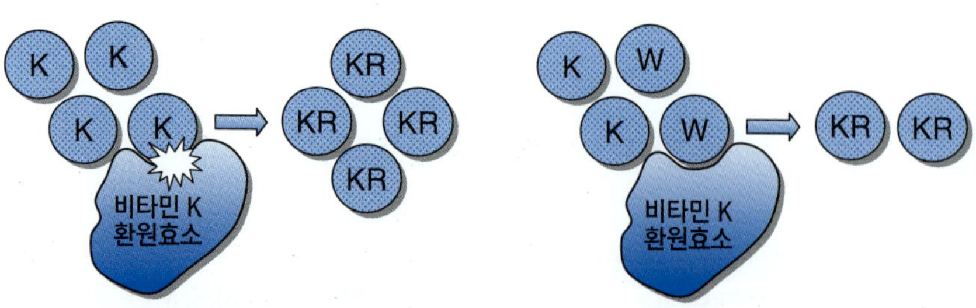

그림 3-13 비타민 K (K)는 비타민 K 환원효소의 기질로, 응고인자 합성 공동인자인 환원된 비타민 K를 생산한다. 와파린(W)은 효소 활성 부위를 놓고 비타민 K와 경쟁한다.

기 많이 섭취하지 않아야 하는 이유이다.

유사한 치료 작용을 하는 약물은 함께 투여할 경우에 문제를 유발할 수 있다. 이를 상가 혹은 총괄 작용(additive or summative action)이라고 하며, 항응고제인 **와파린**과 **아스피린**을 함께 복용하는 것을 예로 들 수 있다. 작용기전은 달라도 함께 투여하면 와파린과 아스피린은 출혈의 위험을 높인다. 환자가 위궤양(peptic ulcer)이 진행되어 위에서 출혈이 유발될 수 있는 경우에 특히 문제가 될 수 있다. 언급할 만한 다른 생약제제로, 은행나무(*Ginkgo biloba*)는 뇌의 혈액순환을 증진시킨다고 알려져 있다. 은행잎에 있는 징코라이드(ginkgolide)는 항응고 작용을 하여, 원치 않은 출혈을 유발할 수 있는 잠재적인 상가 효과가 있다. **아스피린** 또는 **와파린**과 함께 이 제제를 사용하는 것은 권고하지 않는다.

[요약] 약물이 상호작용하는 방법

- 간에 있는 P450 효소는 약물을 대사시킨다.
- 어떤 약물은 P450의 활동을 증가시키거나 감소시킬 수 있다.
- P450 효소의 활동이 증가한다면, 약물은 더 빠르게 대사되어 약물의 생체이용률이 감소된다.
- P450 효소가 억제되면, 약물은 더 천천히 대사되어 약물의 생체이용률이 증가된다.
- **살부타몰**과 **아테놀올**처럼 동일한 수용체를 두고 서로 경쟁함으로써 상호작용을 하는 약물도 있다.
- 유사한 효과를 내는 약물은 함께 복용될 경우 상가효과를 나타낼 수 있다.
- 생약제제와 자몽주스, 양배추 같은 흔한 음식재료도 약물과 상호작용할 수 있다.

3.4 약동학 – 정확한 약물 용량을 결정하는 요소

Pharmacokinetics – factors that determine the correct dosage of drugs

약물을 투여할 때 주된 목표는 혈액과 조직에서 약물의 농도를 치료에 적합하게 유지하는 것이다. 약물의 혈중농도에 영향을 미치는 요소는 투여 속도와 배설 속도이다. 치료를 수일 혹은 수주 동안 지속할 때, 이론적으로 투여 속도와 배설 속도가 일치하면 체내 약물 양이 일정하게 유지된다.

[다르게 바라보기]

환자에게 알맞은 농도로 약물을 주는 것은 마개가 없는 욕조 채우기와 같다. 물은 수도꼭지를 통해서 들어오고(약물 투여), 배수 구멍을 통해서 나간다(약물 배설). 농도를 일정하게 유지하는 유일한 방법은 물이 욕조로 나가는 양과 같은 속도로 물을 채우는 것이다.

대부분 약물은 지속적으로 간에서 대사되고 신장으로 배설되기 때문에 배설속도가 꽤 일정하다. 반면, 투약은 정기적인 주사나 섭취를 통해 하므로 주기적인 경향이 있다. 비경구 투여는 계속적인 투여로 이런 문제를 해결해 준다. 자가통증조절장치(PCA)는 환자가 진통제의 투여 속도를 조절하여 일정한 수준, 통증 완화에 적절한 농도를 유지하기 위해 고안된 장치이다.

치료 지수 The therapeutic index

배설 속도가 결정되면, 치료효과에 도달하기 위해 필요한 용량을 계산하는 것이 가능하다. 체내 농도가 너무 낮으면 약물은 효과가 없을 것이고, 농도가 너무 높으면 약물이 독성을 나타낼 수 있기 때문에 체내 약물 농도는 중요하다. 다음은 체내 농도를 설명하는 데 사용되는 두 가지 용어이다.

1. **최소 유효 농도**(minimum effective concentration, MEC). 기대하는 치료효과를 나타내는 약물의 최소 용량
2. **최대 안전 농도**(maximum safe concentration, MSC). 독성 효과가 나타나기 전까지 허용될 수 있는 약물의 최대 용량

정확한 약물 투여의 일반적 원칙은 치료기간 동안 혈중 약물 농도가 이 두 값 사이에서 유지되어야 하는 것이다. [그림 3-14]는 올바르게 투여된 장관 약물의 혈중 평균 농도가 항상 MEC와 MSC 사이에서 유지됨을 보여준다. 약물을 투여할 때마다, 혈중 농도는 상승하고, 약물이 대사되고, 신체에서 배설되면 하강하기를 반복한다. 하지만 MEC 아래로 약물의 농도가 떨어지기 전에 다시 약물을 투여하여 혈중 농도를 높인다. 현실에서 정확한 값을 결정하는 것은 불가능하다. 약물은 사람마다 다르게 작용하므로 그래프에서도 치료 영역이 흐릿한 경계로 묘사된 이유이다.

MEC와 MSC의 차를 치료 범위(therapeutic window)라고 하며, MEC를 MSC로 나눈 비율을 치료 지수(therapeutic index, TI)라고 한다. 다음과 같은 공식으로 나타낸다.

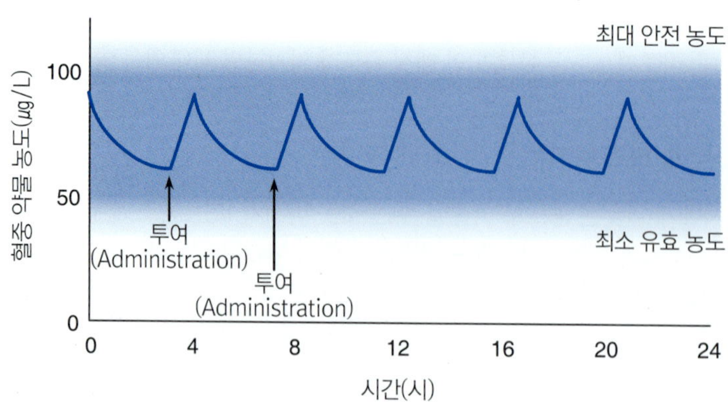

그림 3-14 올바르게 투여된 약물은 최소 유효 농도와 최대 안전 농도 사이에서 유지된다.

$$\text{치료 지수 (TI)} = \frac{\text{MSC}}{\text{MEC}}$$

이 공식은 어떤 이유로 약물의 정상 용량을 초과해도, 치료 지수가 클수록 이상반응이나 독성이 나타날 가능성이 적다라는 의미이다. 하지만, 약물을 투여할 때 치료 지수가 아무리 넓어도 어떠한 오류도 있어선 안 된다. **디곡신**(digoxin), **헤파린**(heparin), **테오필린**(theophylline), **와파린**(warfarin)처럼 치료 지수가 아주 좁은 약물은 치료 지수 내에서 농도가 맞게 조절되어야 하기 때문에 아주 조심스러운 모니터링이 필요하다.

정량적으로, 치료 지수는 우선 MEC와 MSC에 의해서 결정된다. MEC는 집단의 50퍼센트에 대해서 약물이 효과를 나타낼 수 있는 용량이고, MSC는 집단의 50퍼센트에 대해서 약물이 독성을 나타내는 용량이다. 위의 공식에 적용하면 치료 지수 값을 알 수 있다. 임상적으로, 가장 고려해야 할 약물은 항응고제 같이 치료 범위가 좁아 치료 지수를 벗어나게 되면 환자에게 매우 위험한 약물이다.

치료 용량의 도달 Achieving the therapeutic dose

일반적으로, 약물 투여 목적은 치료 범위 이내로 혈장 농도를 안정적으로 유지하는 것이다. 이를 달성하는 것은 약물의 생체이용률(bioavailability), 조직 구획으로의 분포 능력 및 제거 속도를 비롯한 다양한 요인에 의해 달라진다.

첫 경구 투여 후 약물은 간문맥계를 통과하게 되고 원래 용량의 일부가 체순환을 하게 되면서 보통은 신장 배설에 의한 제거가 시작된다. 약물은 또한 조직으로도 분포되는데 조직과 혈액 사이에서의 평형이 이루어질 때까지 계속 분포가 이어진다. 약물이 초기 제거 속도는 순환하는 속도보다 느려서 매번 약물을 투여할 때마다 혈장 농도는 증가하게 된다. 보통 3~5번 정도의 투여 이후에는 치료 범위 이내로 '안정적'인 농도에 도달한다[그림 3-15].

[그림 3-15]의 그래프를 보면 첫 약물 투여는 약물의 치료 수준에 미치지 못하는 것을 볼 수 있다. 심각한 감염이나 극심한 통증같이 즉각적인 반응이 필요한 경우에는 부하용량(loading dose)을 투여한다. 이는 단 1~2번 투여로 안정적인 농도에 도달할 수 있게 해 준다.

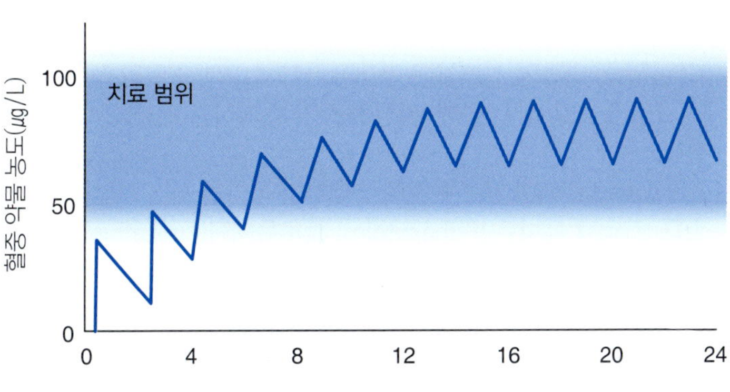

그림 3-15 적절한 용량을 통해 치료 범위 이내에서 안정적인 상태에 도달한다.

투여 빈도는 제거율에 의해서 대부분 결정되고, 제거율은 반감기(half-time, T½)에 의해서 수량화된다. 반감기는 약물의 농도가 반으로 줄어드는 시간이다. 리터당 100 ㎍에서 50 ㎍으로 줄어드는 것이다. 반감기가 길수록 약물이 계속 혈액에서 순환되는 시간이 길어지고 역도 성립한다. 반감기가 짧을수록 약물은 더욱 자주 투여해야 하며 역 또한 성립한다. [그림 3-16]의 두 약물을 보자.

[그림 3-16]을 보면 약물 A와 약물 B의 혈장 농도가 리터당 100 ㎍에서 50 ㎍로, 즉 절반으로 떨어지는 데 걸리는 시간이 다르다. 약물 A의 반감기(T½)는 약 5시간이고 약물 B의 반감기는 약 12시간이다. **모르핀**(morphine)처럼 반감기가 짧은 약물은 치료효과를 유지하려면 자주 투여해야 한다. 하지만, 모르핀은 치료 범위가 좁기 때문에 적은 빈도로 많은 용량을 투여할 수는 없다. 모르핀 서방형(서서히 방출되는)은 흡수 속도가 느려 횟수를 줄여 투여해도 치료 범위 농도를 유지한다. 치료 지수가 넓은 약물은 투여 간격을 넓게 한 번에 많은 용량을 투여해도 안전하다. 이러한 계산은 제약회사가 개발 과정에서 수행한다. 약물을 처방하는 임상전문가의 책임은 현행의 권고사항에 맞게 약물을 정확한 용량으로 투여하는 것이다.

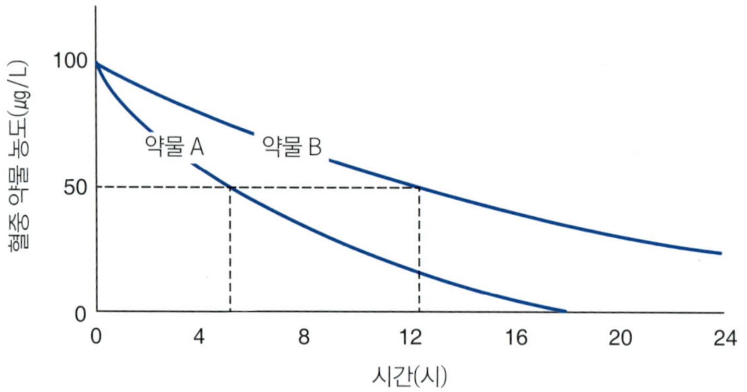

그림 3-16 대사율 또는 제거율의 차이는 약물 A와 약물 B의 반감기에 차이를 가져온다.

[기초 뛰어넘기] 1차 역학과 포화(0차) 역학

대부분의 약물은 1차 역학(first order kinetics)에 의해 제거된다. Michaelis-Menten kinetics에 의하면, 청소율은 최대제거치(V_{max})에 도달할 때까지 약의 혈장농도와 비례한다[그림 3-17]. 다시 말해, 혈장 농도가 증가하면 대사와 배출을 통한 청소율 또한 증가한다.

치료적으로 의미 있는 수준에서 대부분의 약물 제거 기전은 포화되지 않고 여력이 남아 있다. 그러나 **페니토인**(phenytoin), **플루옥세틴**(fluoxetine), **시스플라틴**(cisplatin)과 **오메프라졸**(omeprazole) 같은 일부 약물은 치료 농도가 V_{max}인 최대제거치와 매우 가깝다. 제거율은 일정하므로 투여량과 혈장 농도가 증가해도 이에 상응하여 제거율이 증가하지 않아 결과적으로 혈장 농도를 증가시켜 독성을 유발할 수 있다.

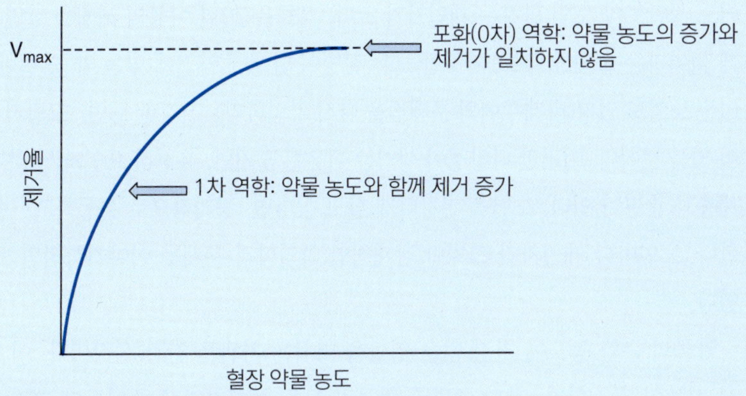

그림 3-17 1차 역학과 포화 역학은 혈장 농도 증가에 따라 얼마나 약물이 제거되는지를 결정한다.

[요약] 약물의 정확한 용량을 결정하는 요소들

- 며칠 혹은 몇 주 이상 처방되는 약물을 투약할 때는 투여량과 대사 및 배설 속도의 비율이 맞아야 한다.
- 체내 약물 농도는 최소 유효 농도(MEC)보다 높고 최대 안전 농도(MSC)보다 낮게 유지되어야 한다.
- MEC와 MSC의 차를 치료 범위라고 하며, 이 두 수치 간의 비율이 치료 지수(TI)이다.
- 약물의 반감기(T½)는 약물의 농도가 절반으로 떨어질 때까지 걸리는 시간이다.

3.5 약물과 특수집단

Drugs and special groups

개인마다 상당한 생리학적, 유전적 변이가 있다는 사실을 잊은 채, 약물과 인체가 상호작용하는 방식을 일반화해버리기 쉽다. 약동학적 변이는 개인이 약물을 흡수하고, 분포하고, 대사하고, 배설하는 방식에 영향을 줌으로써 약물의 순환농도를 증가시키거나 감소시킬 수 있다. 약력학적 차이는 사람이 약물에 반응하는 방식에 상당한 변화를 주어 개인의 반응을 증가하거나 감소시킬 수 있다. 이렇게 약동학, 약력학적 차이가 생길 수 있기 때문에 약물을 처방하고 투여할 때 약물이 특수한 집단에서 어떤 문제를 발생할 수 있는지 알아야 한다.

약물과 노인 환자 Drugs and the elderly patient

어느 집단보다 노인 환자는 개인차가 크다. 그들은 70년 이상의 세월을 살면서 더 달라졌다. 건강하게 늙어가는 노인도 있고, 가능한 모든 질병이 발생해 약전에 있는 약 중 절반을 복용하는 것처럼 보이는 노인도 있다(다제투여의 문제점을 다시 확인하라). 건강한 노인, 그렇지 않은 노인을 직접 본 적이 있을 것이다. 이러한 다양성이 생기는 이유는 많지만, 유전적 요인과 생활방식, 식습관, 흡연, 사회계층과 관련이 있다. 노년을 건강하게 살고 싶다면, 정기적으로 운동하고, 현명하게 먹고, 금연해야 한다. 노인마다 개인차가 크지만 잠재적인 약리학적 문제를 이야기하려면 노인을 일반화할 필요가 있다.

약물의 순환 농도에 가장 많은 영향을 미치는 기관은 간과 신장이다. 이 두 기관은 나이가 들면서 기능이 감소한다. 간의 중량과 혈류량 모두 늙어가면서 줄어든다. 게다가, P450 효소의 활동도 감소하여 일부 약물의 청소율에 영향을 미친다. 신장 기능도 나이에 따라 감소하기 때문에 약물이 대사되고 배설되는 속도가 느려진다. 이러한 변화는 표준 용량의 약물을 투여했을 때의 순환 농도를 증가시키지만, 임상적인 차이는 개인과 약물에 따라 다르다. 특히 항부정맥제, 벤조디아제핀(benzodiazepine), 오피오이드(opioid), **와파린(warfarin)**처럼 치료 범위가 좁은 약물은 독성을 초래할 수 있다. 약물 농도가 증가하면 부작용의 심각성이 증가하는 것을 예측할 수 있다. 이것이 바로 노인들에게는 대부분의 약물을 표준 용량보다 적게 처방하는 이유이다. 약물을 잘 견뎌낸다면 원하는 치료효과를 낼 때까지 점진적으로 용량을 증가시키게 된다.

[중요한 사실]

노인에서 약물의 순환 농도는 대부분 증가하는데, 이는 더 많은 부작용을 야기하며 일부 약물은 독성을 나타낼 수도 있다.

다제투여는 한 사람에게 많은 약물을 처방하는 것이다. 노인에게 특히 문제가 되는데, 류마티스질환, 협심증, 고혈압, 당뇨, 관절염, 골다공증 등 많은 질환은 나이가 들면서 발병하는 만성질환이다. 이러한 동시이환(co-morbidity)과 더불어 흔한 위장관 장애인 속쓰림과 변비 등은 왜 많은 노인이 여러 약물을 혼합하여 복용하는지를 이해하게 해 준다. 투여하는 약물의 개수에 따라 상호작용이 일어날 가능성은 명백히 증가한다. 노인은 대사와 배설 능력의 변화와 더불어, 여러 질병으로 인한 약들을 처방받기 때문에 정말 문제가 될 수 있다.

다제투여를 하면 잠재적인 부작용의 수가 늘어나며, 이를 노화의 정상적 징후로 혼동하거나, 이 부작용을 치료하려고 더 많은 약을 쓰기도 한다. 게다가 일부 노인은 이해력이 좋지 않고 시력이 나빠 처방된 복용법대로 따르기 어렵다.

[사례연구]

안 씨는 68세로 그 또래의 전형적인 남성이다. 지게차 운전사 직업에서 은퇴했을 때, 자신을 제대로 돌보지 않았다. 아내의 열성에도 불구하고 운동을 거의 하지 않았고, 과체중이었다. 2년 전에 심부전을 진단받았으며, 인공판막 대치술 후 퇴원을 막 한 상태였다. 입원 중에 혈액응고를 예방하기 위해 헤파린(heparin)을 사용하다가 퇴원할 때에는 와파린(warfarin)으로 변경했다. INR이 불안정하여 혈액 검사를 위해서 격주로 GP 클리닉에 갔다. 현재 복용하는 약물은 다음과 같다: **와파린(warfarin)**, **캅토프릴(captopril)**, **푸로세미드(furosemide)**, **메트포르민(metformin)**과 **란소르프라졸(lansoprazole)**

집에 도착했을 때, 아내는 남편을 손수 돌보기로 했다. 이제 계란과 감자튀김은 먹지 않고 샐러드와 신선한 야채, 브로콜리와 양배추를 먹기로 한 것이다. 맥주는 덜 마시고 과일주스를 더 마시기로 했다. 더 이상 새로운 식이요법에 대해서 투덜대지 않기로 했다; 친구 배 씨는 St John's Wort의 효능을 확신하여 기분이 좋아지고 천연물이기 때문에 안전하다고 믿었다.

이렇게 새로운 생활방식이 안 씨에게 도움이 될 것인가 혹은 더 문제를 일으킬 것인가?

사례연구 해설

와파린은 상호작용이 많아서 안 씨가 약물을 섞어서 먹으면서 문제가 생기는 것은 놀라운 일이 아니다. 주치의가 상호작용을 확인해왔기에 처방받았던 약물이 문제를 일으키지 않았다. 무심결에 상호작용이 일어난 것은 마음씨 좋은 아내 때문이다. 녹색 채소는 물론 이롭지만 비타민 K가 풍부하기에 와파린과 작용 부위를 두고 경쟁하게 된다—간의 효소 비타민 K 환원효소(제4장 참고). 이는 와파린의 항응고 효과를 감소시킨다. 과일 주스는 건강에 좋지만 크랜베리와 석류 주스는 모두 와파린의 항응고 효과를 강화시킨다. St John's Wort는 P450 간 효소의 잠재적인 유도체로 와파린의 항응고 효과를 감소시킨다.

인공판막 대치술을 받은 후, 응고를 방지하는 것은 중요하지만 와파린의 항응고효과는 개인마다 다르기로 악명 높다—특히 노인에게. 와파린은 좁은 치료 범위를 가지고 있어 안정적인 INR을 달성하는 것이 어렵다. 음식과 보충제가 상호작용을 일으키는 상태라면 두 배로 어려워진다.

*INR = International Normalised Ratio, 환자의 혈액 응고 시간을 표준 정상 응고 시간과 비교하는 국제표준화 비율. 의료진이 환자의 혈액 응고 가능성을 결정하는 데 사용하는 측정법이다. INR은 제4장에 자세히 설명되어 있다.

약물과 소아 환자 Drugs and the young patient

소아는 필요할 때만 약물을 주어야 하며, 약물은 소아와 부모 또는 양육자 모두와의 상담하에 처방해야 한다. 모든 약물은 잠재적인 위험성이 있으므로, 약물의 이점과 균형을 이루어야 한다. 약물을 상담할 때, 발생가능한 부작용은 약물이 처방되는 이유인 의학적 증상과 구별하여 설명해야 한다. 보통은 아이들이 약을 스스로 책임감 있게 더 잘 투약할 수 있도록 최대한 간단하게 처방한다. 소아에게 약물을 처방하고 투여하는 일은 복잡하고 민감하기 때문에 전문적인 지침서를 참고하라고 권한다.

아동은 동일한 한 집단이 아니라, 조산아부터 청소년기까지 다양하다. 일반적으로, 같은 나이와 성별의 아이들은 생리학적으로 큰 차이가 없기 때문에 약동학적, 약력학적 차이도 임상적으로 적다. 같은 나이 집단에서 어떤 아이는 더 크거나, 더 작지만 각 아이의 덩치에 맞게 용량을 조절하면 된다. 소아의 경우, 대부분의 약물은 아이의 체중이나 체표면적에 따라 용량을 결정한다. 비만은 이러한 계산을 조금 복잡하게 만든다. 현저하게 과체중인 아이는 보통 해당 연령의 평균 체중으로 계산한다.

지금까지는 전형적인 '정상' 아이들을 다루었지만, 어떤 아이는 신체가 약물을 다루는 방식에 크게 영향을 미칠 수 있는 질병이 있을 수 있다. 예를 들어, 신장에 결함이 있는 아이는 약물 청소율이 줄어들 것이므로 그에 맞게 약물 용량을 조정해야 한다. 이 역시 전문 서적을 참조하길 권한다.

더 어린 아동은 약물을 대사하고 배설시키는 속도가 성인과 다르다. 아마 여러분은 아이들의 간과 신장이 더 작기 때문에 약물을 더 느리게 대사하고 배설시킨다고 생각할지도 모르겠다. 어떤 약물에는 이 법칙이 성립하지만, 다른 약물 중에는 미성숙한 간이 더 빨리 대사하는 경우도 있다. 즉, 소아에서 약물의 대사 속도를 함부로 일반화해서는 안 된다.

대개 4주 이하의 아동을 말하는 신생아는 간과 신장이 미성숙한 상태이다. 특히 조산아(임신 37주가 되기 전에 태어난 아기)는 기관이 충분히 발달되지 않았기 때문에 특별한 주의가 필요하다. 신생아의 간 효소는 성인에 비해 확연히 덜 활성화되어 있다. 이는 약물을 대사하는 데에 더 시간이 걸린다는 뜻이다. 신장 또한 출생 시에는 미성숙하기 때문에 신장에서 약물 배설이 느리지만, 기관은 상당히 빠르게 발달한다. 간과 신장이 미성숙하여 성인과 비교하여 신생아의 약물 반감기는 확연히 증가한다. 이는 약물을 처방하고 투여할 때 중요하다.

전문가들은 편의를 위해 종종 분류 기준을 만들지만 생리적 현상을 반영하지 않는다. 신생아는 출생 후 4주 이하의 이동으로 이 기간에는 간이 한순간에 성숙해지지 않는다. 약물의 대사와 배설은 신생아기를 지나야 효과적으로 작용한다.

약물과 임산부 및 모유수유 중인 환자

Drugs and the pregnant and breast-feeding patient

임신 중 약물의 효과와 관련된 약리학적 증거는 충분하지 않다. 임산부를 임상시험에 활용하는 것은 명백히 비윤리적이다. 따라서 이 분야는 주로 동물 실험을 기반으로 한다. 임산부에게 처방된 약물은 뱃속 아기에게 도달할 수 있지만, 약물마다 태반을 통과할 수 있는 능력에 차이가 있다. 친지방성 약물은 친수성 약물보다 더 쉽게 통과한다. 하지만 약물이 한 번 태아 순환에 도착하고 나면 제거되는 데는 시간이 오래 걸린다.

임신 중 처방과 관련된 권고사항은 지나칠 정도로 조심스럽다. 절대적으로 필요한 게 아니라면, 임신 중 특히 제1기(첫 3개월) 동안은 약물을 피해야 한다. 많은 약물이 태아에게 기형을 초래할 수 있기 때문인데 항암제는 특히 그렇다. 이 약물은 기형을 유발할 수 있어, 보통 여성이 임신이 아님을 확정하고 나서 처방한다. 제2기, 3기 동안은 약물이 기형을 발생시킬 가능성이 줄지만, 태아의 성장과 발달에 영향을 미칠 수 있다. 아편계 약물(opioid)이나 항우울제 같은 약물은 신생아에게 금단 증상을 유발시킬 수 있으므로 주의해서 사용해야 한다. 임신 중에는 널리 사용되고 있어 안전하다고 확인된 약물만 처방해야 한다.

여러분도 알고 있듯이 아기가 만들어지는 데는 남성과 여성 모두가 필요하며, 남성 역시 약물의 영향을 받지 않을 수 없다. 특별히 항암제와 같은 몇몇 약물은 정자를 손상시켜 남성이 그 약물을 투약하는 동안 아이를 가질 경우 기형이나 발달 문제를 일으킬 수 있다.

여성이 모유수유를 하는 동안에는 복용한 약물이 아기에게로 전달될 가능성이 있다. 원칙적으로, 아기 특히 신생아는 약물이나 그 대사산물에 노출되어서는 안 되지만, 일반적으로 모유로 전달되는 양은 아기에게 효과를 내지 못할 만큼 아주 적다. 조산아 및 황달이 있는 신생아는 위험성이 크지만, 근거가 부족하다. 하지만 신중해야 하므로 수유부는 꼭 필요하지 않다면 약을 복용하지 않는 것이 좋다.

[알고 있나요?]

소아 약전에 등장하는 약물 대다수가 소아에 사용되도록 인가된 상태가 아니라는 사실을 아는가? 상품 인가를 받으려면 제조업체는 임상시험을 통한 근거를 제출해야 하는데, 아동을 시험 대상으로 모집하는 것은 윤리적 이유로 인해 매우 어렵다. 이러한 약물들은 종종 '인가 없이' 아동에게 처방되지만, 이미 성인을 대상으로 한 임상시험에서 얻은 임상적 전문 지식이나 근거들을 바탕으로 한다.

약물과 인종 Drugs and ethnicity

인종 간에는 유전적 다양성이 존재하며, 또한 같은 인종 안에서도 여러 유전적 변이가 존재한다. 이는 어느 인종의 한 개인이 특정 약물에 어떻게 반응할지를 구체적으로 예측하기 어렵게 한다. 약리학적 관심을 받는 유전적 다양성은 약물이 (특히 간에서) 대사되는 속도에 영향을 미치는 P450 효소의 다형성에서 드러난다. P450과 다른 생화학적 여러 형태의 연관성을 명확히 하기는 쉽지 않다. 현재 영국에서 환자의 인종에 따른 지침을 근거로 하여 처방된 약물은 한 종류이다. **캅토프릴**(captopril), **에날라프릴**(enalapril), **라미프릴**(ramipril)과 같은 ACE 억제제는 아프리카계 카리브해인(Afro-Caribbean) 태생에게는 우선적인 항고혈압제로 권장되지 않는다. 이 약물들은 레닌-안지오텐신 체계에 작용하며, 아프리카계 카리브해인은 레닌의 혈중 농도가 선천적으로 더 낮기 때문에 효과가 덜하다. 미국에서는 아프리카계 미국인들의 울혈성 심부전에 처방하는 **이소소비드 질산염**(isosorbide dinitrate)과 **히드랄라진**(hydralazine)의 화합물이 특정 민족에게만 허가된 첫 약물이다. 미래에는 개개인의 유전적 정보에 따라 맞추어 지어진 약물이 생겨날 것이라고 예상되지만, 인종-특이적인 약물이 더 출시될지 여부는 아직 더 봐야 할 것이다.

[요약] 약물과 특수집단

- 노인은 약물을 더 느리게 대사하고 배설하는 경향이 있다. 따라서 표준 용량으로도 순환 농도가 더 높아질 수 있고, 이는 더 많은 부작용을 유발시킨다.
- 이러한 문제는 다제투여로 인해 약물 간의 상호작용 가능성을 증가시켜 더 악화된다.
- 소아에게 약을 처방할 때는 주의해야 하며, 약물의 용량은 아이 개인에 맞춰 적용해야 한다.
- 신생아는 간과 신장이 미성숙해서, 약물을 대사하고 배설시키는 속도가 더 느리다.
- 임산부 여성은 원칙적으로 약물을 섭취해서는 안 된다. 특히 임신 1기에는 태아에게 기형을 일으킬 수 있기 때문에 더욱 그러하다.
- 모유수유 중인 여성은 꼭 필요한 경우가 아니라면 원칙적으로는 약물을 섭취하지 않아야 한다.
- 인종마다 약물에 반응하는 방식에는 차이가 있다. 하지만 현재 영국에서는 ACE 억제제만이 환자의 인종에 따라 처방되고 있다.

학습문제

여러분은 이 장을 끝냈다. 이제 얼마나 배우고 기억하는지 확인하기 위해 다음의 질문에 답해 보자. 부작용, 약물 대사, 상호작용은 약리학에서 중요한 부분이므로, 이 주제에 대해 이해하는 것은 매우 중요하다.

1. 항상성을 회복하려고 할 때 극단적으로 영향을 미쳐서 원치 않는 효과를 유발할 수 있는 약물이나 약물군의 예를 드시오.
2. 심장에 있는 β_1 수용체와 결합한 아드레날린의 효과는 무엇인가?
3. β_2 수용체 작동제인 살부타몰(salbutamol)은 왜 빈맥을 유발하는가?
4. 캅토프릴(captopril)과 같은 ACE 억제제는 세기관지에서 우연히 키닌분해효소와 결합하여 이 효소를 차단시킨다. 이것은 어떻게 부작용으로 마른기침을 유발하는가?
5. 베라파밀(verapamil)과 같은 칼슘 통로 차단제는 어떻게 변비를 유발하는가?
6. 약물 투여의 세 가지 주요 경로를 나열하시오.
7. 소화기계에서 순환계까지 약물의 경로에 대해 설명하시오.
8. 인슐린은 왜 구강으로 복용할 수 없는가?
9. 니트로글리세린(glyceryl trinitrate, GTN)은 왜 구강으로 복용할 수 없는가?
10. 일차 통과 효과란 무엇인가?
11. P450 효소가 약물에 의해 억제된다면, 다른 약물들은 생체이용률이 증가될 것 같은가? 감소될 것 같은가?
12. 비타민 K의 증가가 와파린(warfarin)을 투여하고 있는 환자에게 혈전증과 출혈 중 무엇을 더 일으킬 것 같은가?
13. 치료 범위(therapeutic window)란 무엇인가?
14. 약물의 반감기란 무엇인가?
15. 노인 환자에서는 약물의 순환 농도가 왜 더 높아지는가?

Part 2

주요 약물군

The major drug groups

4장

심혈관계(1) – 심혈관질환 치료 약물

The cardiovascular system (1): drugs used in the management of cardiovascular disease

제4장은 심혈관계에 대한 두 장 중 첫 번째 장이다. 이 장에서는 순환기계의 기본적인 구조와 기능에 대해서 먼저 다룬다. 그 다음에 관상동맥질환(CAD)의 병태생리에 대해서 알아본다. 마지막으로 배운 지식을 CAD와 정맥혈전증을 예방하고 치료하는 데 사용하는 주요 약물군의 약리학적 작용을 공부할 때 적용할 것이다. 심혈관계에 대한 두 번째 장인 제5장에서는 고혈압과 그 치료 약물에 대해 학습할 것이다.

CONTENTS

제4장은 간단한 사례연구들을 제시하고, 학습문제로 마무리 짓는다. 이를 통해 여러분은 중요한 심혈관계의 생리, 병리, 약리에 대해 이해하였는지 확인할 수 있다.

[임상에서]

관상동맥질환은 특히 노인과 가난하고 생활 환경이 열악한 사람들 사이에서 우울할 정도로 흔하다. 가벼운 협심증부터 울혈성 심부전까지 다양한 형태로 나타나며 당뇨병과 고혈압 같은 만성질환과 밀접한 관련이 있다. 성인을 대상으로 하는 모든 임상 분야에서 심장 문제를 가진 환자를 만날 수 있으므로 심장질환의 특성과 치료에 사용되는 여러 종류의 약물을 이해하고 있어야 한다.

개요

Introduction

제4장은 곧 친숙해질 제2부의 다음 장들과 동일한 형식을 따른다. 첫 번째로 순환기계의 기초적인 해부생리를 배울 것이다. 두 번째로 관상동맥질환의 원인과 결과와 같은 병태생리에 대해 살펴볼 것이다. 마지막으로 항응고 약물, 항협심증 약물, 지질저하 약물의 주요 군과 이들이 관상동맥질환을 예방하고 치료하는 기전에 대해 배울 것이다. 또한 비정상적 심장박동을 치료하기 위해 흔히 사용되는 특수 약물을 간단히 살펴볼 것이다.

이 장과 다음 장을 통해 여러분은 몇 가지 약물은 적응증이 하나 이상이란 사실을 알게 될 것이다. 다시 말해서 몇몇 약물은 한 가지 이상의 심혈관계 질환의 치료에 사용된다. 예를 들어 **프로프라놀롤**(propranolol), **아테놀올**(atenolol), **비소프롤올**(bisoprolol)과 같은 일부 베타-차단제는 불안과 관련된 다양한 증상을 완화시킨다. 또한 협심증을 완화시키고, 고혈압을 낮추고, 심부전을 치료하고, 부정맥(비정상적 심장리듬)을 예방하기 위해 사용된다. 중복을 피하기 위해 각 종류의 심혈관계 병리에 관련된 약리작용을 반복해서 설명하기보다는 약물별로 한 번씩 약리작용을 설명할 것이다.

부정맥은 불규칙적인 심장박동이나 심장박동이 비정상적으로 느려지거나 빨라진 상태를 뜻한다. 심계항진과 같은 **부정맥**(arrhythmias)은 성가시긴 하지만 생명을 위협하지는 않는다. 하지만 심장마비 후에 나타나는 부정맥은 심각한 결과를 초래할 수 있다.

[시작하기에 앞서]

앞으로 두 장에 걸쳐서 순환기계 질환의 병리에 대해 자세히 알아보고, 질환을 치료하는 약물에 대해서도 살펴볼 것이다. 이 책은 일차적으로 약리학에 관한 책이므로 이 책에서 순환기계의 해부, 생리, 병리에 대해 모두 자세히 설명하기는 어렵다. 제4장과 제5장에서는 심혈관질환을 치료하는 주요 약물의 작용을 이해할 수 있을 정도의 기본 지식만을 다룰 것이다. 여러분은 일반 생리학과 병태생리학 교재를 통해서 더욱 깊이 공부하길 바란다.

정말 순환기계를
두 장에 걸쳐
배울 필요가 있는가?

인체의 모든 생리적인 기능은 정상적인 순환기계 기능에 의존한다. 고혈압, 혈전증, 협심증, 심부전 등 순환기계 기능에 영향을 미칠 수 있는 질환이 너무 많기 때문에 필연적으로 다른 어느 인체 기관보다도 순환기계 관련 약물이 많이 개발되었다. 알아야 할 내용이 많아 두 장에 걸쳐서 배운다.

제4장을 시작하기 전에 심혈관계에 대해 얼마나 알고 있는지 사전지식을 확인해 보는 간단한 문제로 시작한다.

1. 여러분의 심장을 가리켜보라. 심장은 흉부의 왼쪽과 오른쪽 중 어느 쪽에 있는가?

2. 동맥은 심장 속으로 들어가는 혈액을 운반하는가? 아니면 심장에서 나오는 혈액을 운반하는가?

3. 심장에는 몇 개의 방이 있는가?

4. 혈액은 심장에서 출발하여 어떤 순서로 흘러가는가? 다음 혈관들의 순서를 배열하시오 - 모세혈관, 동맥, 정맥.

5. 심근에 혈액을 공급하는 동맥의 이름은 무엇인가?

심혈관계의 해부생리에 대해 복습해야겠다는 필요성을 느꼈다면 다음 4.1절에서 순환기계의 기초 생리에 대해 확실히 이해해야 한다.

4.1 심혈관계의 생리

The physiology of the cardiovascular system

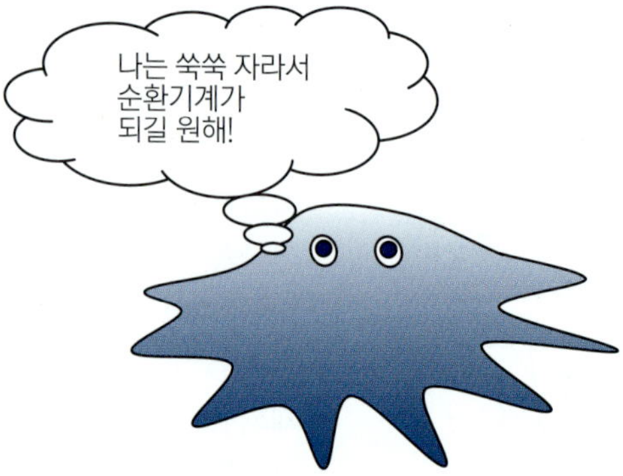

순환기계는 심장, 혈관, 혈액으로 구성되어 있으며, 신체의 한 부분에서 다른 부분으로 메시지와 물질을 운반하는 체내 운반체계이다. 또한 영양 수준을 조절하고 노폐물을 처리하고 수분과 체온을 조절하는 등의 체내 환경의 안정성을 유지하는 데 중추적인 역할을 한다. 수억 년 전 단세포 생물이 더 큰 다세포 생물로 응집하기 시작하면서 체내 운반체계가 필요해졌다. 주위환경에서 단순확산을 통해 영양소와 가스를 획득하는 방법으로는 생물체의 크기가 커지는 데 한계가 있었기에 영양소와 가스가 내장과 아가미[1] 같은 특수한 기관에 의해 모이고, 신체의 모든 세포로 운반될 수 있는 순환기계의 발달이 시작되었다. 순환기계 발달이 없었다면, 오늘날 아마도 자신을 포함해서 우리가 알고 있는 동물들은 존재하지 않았을지도 모른다.

순환기계의 이해 Overview of the circulatory system

순환기계는 혈액에 있는 영양소, 호흡 가스, 노폐물, 호르몬, 면역 세포, 응고 단백질과 같은 물질을 운반하는 주요 운반체계이다. 또한 건강을 위해 필수적인 온도와 산도를 조절하는 기능을 한다. 약리학의 관점에서 순환기계는 대부분의 약물을 투여 부위에서 약물의 표적 조직으로 운반하는 체계이다.

순환기계는 두 부분으로 나뉜다. 폐에 혈액을 공급하는 폐순환계(허파순환계, pulmonary circulatory system)와 신체의 나머지 부분에 혈액을 공급하는 체순환계(온몸순환계, systemic circulatory system)가 있다[그림 4-1]. 두 순환계의 중심은 근육으로 된 커다란 펌프인 심장이다. 심장은 착상 후 수 주부터 일생의 마지막 순간까지 1분마다 약 70회쯤 뛴다. 간단히 계산해 보면 70세까지 심장은 25억 회 이상을 뛴다. 심장은 하나의 기관이지만, 하나의 펌프가 아닌 두 개의 분리된 펌프로 이루어져 조화롭게 함께 박동한다. 오른쪽 펌프는 혈액을 폐순환으로 보낸다. 혈액은 폐 주위를 돌아 왼쪽 심장 펌프로 들어온다. 왼쪽 펌프는 혈액을 신체의 조직이나 기관으로 보내고, 혈액은 체순환을 돌아 다시 폐순환으로 가는 오른쪽 펌프로 되돌아온다.

---

[1] 단세포에서 다세포 동물로의 변화는 아마도 바다에서 발생했을 것이다. 그래서 이런 원시 동물은 산소를 모으기 위해 폐가 아닌 아가미가 있었을 것이다.

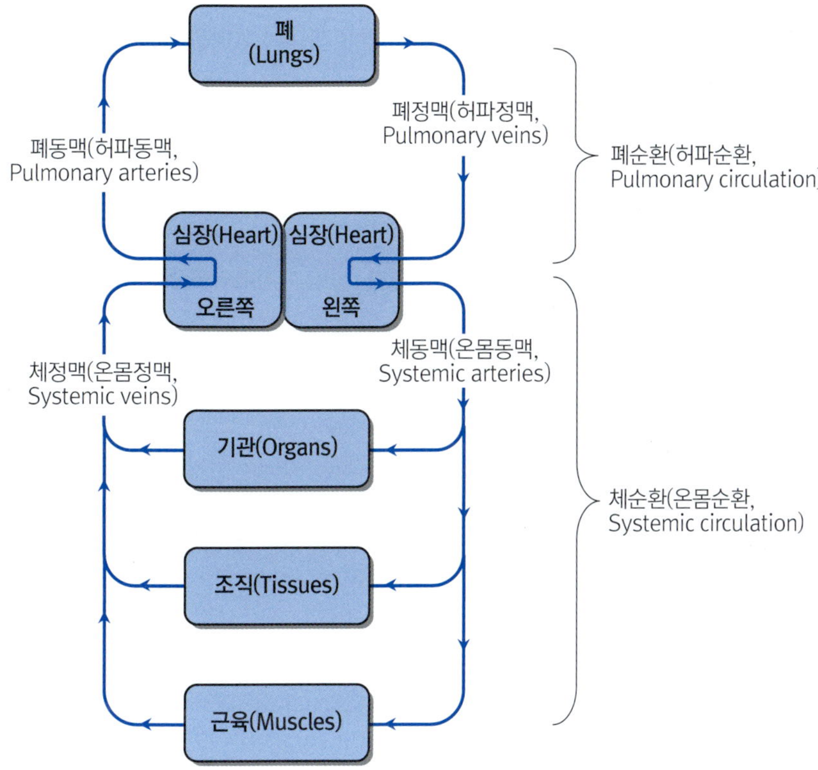

그림 4-1 순환기계의 폐순환(허파순환)과 체순환(온몸순환)

혈관 Blood vessels

혈관은 신체의 배관 체계로, 혈액을 순환계의 한 부분에서 다른 부분으로 운반한다[그림 4-2]. 이런 혈관은 크게 3가지—동맥(artery), 정맥(vein), 모세혈관(capillary)—로 분류할 수 있다. 각 혈관들은 각각 구조가 다르고, 기능도 다르다.

- **동맥**(artery). 두꺼운 벽과 근육으로 된 관은 심장에서 나오는 높은 압력의 혈액을 기관과 근육의 더 작은 동맥인 소동맥(세동맥, arterioles)으로 공급한다. 신체는 혈압을 조절하기 위해 소동맥의 직경을 조절할 수 있다. 이는 제5장에서 더 자세하게 살펴볼 것이다.

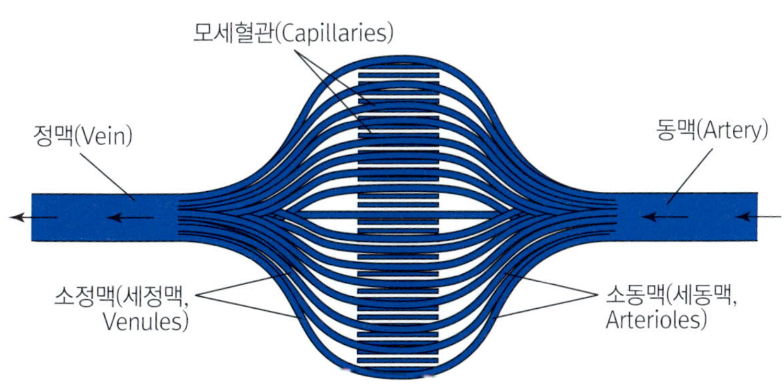

그림 4-2 동맥계와 정맥계의 관계. 화살표는 혈류의 방향을 나타낸다.

- **정맥**(vein). 동맥보다 혈관벽이 더 얇아 낮은 압력의 혈액을 다시 심장으로 운반한다. 일방향의 작은 판막은 혈액이 계속 한 방향으로만 흐르도록 한다. 정맥은 동맥에 비해 직경이 더 크며, 항상 체내 혈액의 60% 이상을 보유하고 있다. 조직과 기관에서 나오는 가장 작은 정맥을 소정맥(세정맥, venules)이라고 한다.
- **모세혈관**(capillary). 혈관 중 가장 작고 혈관벽 두께는 세포 하나 정도이다. 모세혈관은 신체 모든 조직의 거의 입방 밀리미터마다 침투한다. 동맥과 정맥의 벽은 너무 두꺼워서 가스와 영양소가 혈관벽을 통과할 수가 없다. 따라서 혈액과 세포 사이의 물질교환이 발생하는 곳은 모세혈관이다.

[사례연구]

한 씨는 심한 가슴통증과 호흡곤란을 호소하며 응급실로 내원했다. 심전도(ECG)상 심장마비가 아니었고, 더 면밀한 검사를 통해 폐색전증(pulmonary thromboembolism; 혈전이 폐혈관을 막은 상태)이라는 것을 확인했다. 전문의는 한 씨의 다리에 있는 심부정맥혈전증(deep vein thrombosis, DVT)에서 문제가 비롯된 것이라고 진단을 내렸다. 다리에 있는 심부정맥혈전증이 어떻게 폐에 문제를 유발했는지 설명해 보자.

사례연구 해설

일반적으로 손상이 없는 한 혈액에서 혈전이 잘 생기지 않는다. 활동 부족, 비만, 흡연 등 요인으로 정맥에서 혈전이 생성될 수 있다. 다리의 심부정맥에 생긴 혈전(심부정맥혈전증, deep-vein thrombosis, DVT)은 종종 폐색전증(pulmonary embolism, PE)을 유발한다. 고정된 혈전이 떨어져 나오면 색전(embolus)이 되어 우심으로 이동한다. 심장을 지나 폐순환으로 들어간 혈전은 좁아진 폐동맥의 한 부분을 막는다. 혈전의 크기에 따라 폐로 가는 혈류를 제한하고 가스 교환을 방해하며 흉통과 호흡곤란을 일으킨다. 한 씨는 입원했을 때는 **헤파린** 같은 항응고제를, 퇴원 후에는 DVT를 예방하기 위해서 **와파린**을 투여받을 것이다.

순환기계와 가스 교환 The circulatory system and gas exchange

제1장에서 살펴봤듯이, 포도당과 지방산은 세포에서 분해되어 아데노신 3인산(adenosine triphosphate, ATP)을 생성하는데, 이 과정에는 산소공급이 충분해야 한다. 이산화탄소는 세포가 에너지를 생산하는 동안 생성된 노폐물이며, 이는 세포에서 제거되어야 한다. 그렇지 않으면 이산화탄소가 축적되어 정상적인 대사활동을 억제할 수 있다. 조직으로 산소 운반과 이산화탄소 제거는 순환기계의 매우 중요한 기능이며, 이는 일생 동안 끊임없이 계속되어야 한다. 가스, 특히 산소의 운반을 방해하는 모든 질병이나 손상은 빠르게 문제를 일으켜 세포를 손상시키거나 심지어 사망에 이를 수 있다.

[그림 4-1]을 보면 혈액은 폐순환과 체순환 사이에서 끊임없이 흐르고 있는 것을 알 수 있다. 폐순환을 통해 혈액은 산소를 모으고 산화된 혈액은 체순환을 통해 근육, 기관, 조직으로 이동하여 에너지를 생산하도록 세포로 산소를 이동시킨다. 에너지가 생성되는 동안 세포에서 생성된 이산화탄소는 혈액에 의해 모여, 폐순환을 통해 대기 중으로 배출된다.

심장 The heart

심장이 어디에 있는지 물어보면 대부분 가슴의 왼쪽을 애매모호하게 가리킬 것이다. 사실 심장은 가슴의 중심부, 즉 흉골(sternum, 가슴뼈) 바로 아래에 약간 기울어진 축 위에 있다. 더 아래쪽의 뾰족한 끝부분, 즉 심첨부(apex)는 왼쪽에 있어, 심장이 강하게 고동칠 때 심장 박동은 왼쪽에서 더욱 명확하게 들린다. 또한 손가락을 흉골의 왼쪽 부분에 올려놓으면 심장박동을 느낄 수 있다.

심장의 구조 The structure of the heart

심장은 4개의 방—두 개의 심방(atria)과 두 개의 심실(ventricle)—로 구성되어 있다. 대정맥(vena-cava)과 폐정맥(pulmonary vein)에서 나와 심장에 도착한 혈액은 먼저 심방으로 들어가서 심실을 통과한다. 심실은 심장의 주요한 펌프작용 하는 방이다. 좌심실과 우심실이 수축할 때, 혈액은 대동맥(aorta)과 폐동맥(pulmonary artery)으로 각각 밀려 나간다. 심방과 심실은 방실 판막(atrioventricular valve)으로 알려진 일방향성 판막으로 분리되어 있다. 심실과 동맥은 반월 판막(semilunar valve)으로 분리된다. [그림 4-3]은 심장의 일반적인 구조와 혈액이 심장을 통해 흐르는 경로를 보여준다. 혈액을 심장 밖으로 펌프질하는 힘은 대부분 심장의 두꺼운 근육층인 심근(심장근육, myocardium)의 수축에서 나온다. 심근은 거의 대부분 신체의 다른 부분에서는 발견되지 않는 심장에 맞게 특화된 심근세포로 구성되어 있다. 70년 이상 지속적으로 박동하는 심장의 근육량에서 예상할 수 있듯이 에너지 공급이 가장 중요하며 심근세포에는 ATP를 생성하는 미토콘드리아가 풍부하다.

심장의 펌프 주기는 두 단계로 나눌 수 있다. 심장이 이완되어 혈액으로 가득 채워지는 이완기(diastole)와 심장이 수축하여 혈액을 동맥으로 펌프질하는 수축기(systole)다. 수축기와 이완기는 심장의 조절과 신체의 혈압조절기전에 대해 설명한 제5장에서 더 자세히 살펴볼 것이다.

심근(myocardium)은 심장벽의 중간층이며, 심근세포로 구성되어 있다. 세포가 수축할 때 심근의 수축 파동은 혈액을 심장에서 나와 동맥으로 들어가도록 펌프질한다.

심근으로 혈액 공급 The blood supply to the myocardium

대부분의 사람은 심장은 심방과 심실을 통해 지속적으로 뿜어져 나오는 혈액으로부터 산소와 영양소를 공급받는다고 생각할 것이다. 하지만 [그림 4-3]에서 볼 수 있듯이 사실상 심장의 근육층인 심근은 너무 두꺼워서 단순확산에 의해서는 심장에 영양소와 산소를 공급하기가 어렵다. 그래서 심장은 자체 혈관을 통해서 혈액을 공급하며, 이를 관상동맥순환(coronary circulation)이라고 한다[그림 4-4]. 관상동맥순환에서 혈액을 공급해 주는 것은 대동맥의 기저부에서 기시된 두 개의 관상동맥이다.

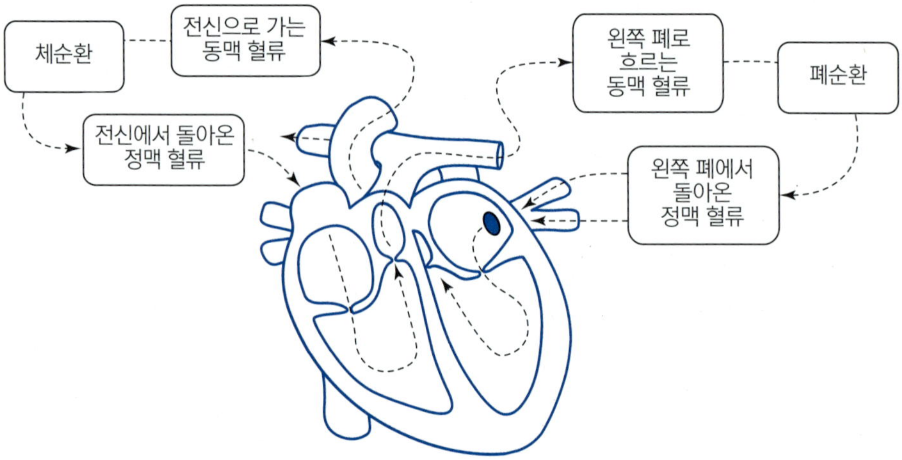

그림 4-3 심장을 통과하는 혈액의 흐름인, 체순환과 폐순환을 단순화한 그림이다. 왼쪽 폐의 혈류만 설명하고 있다.

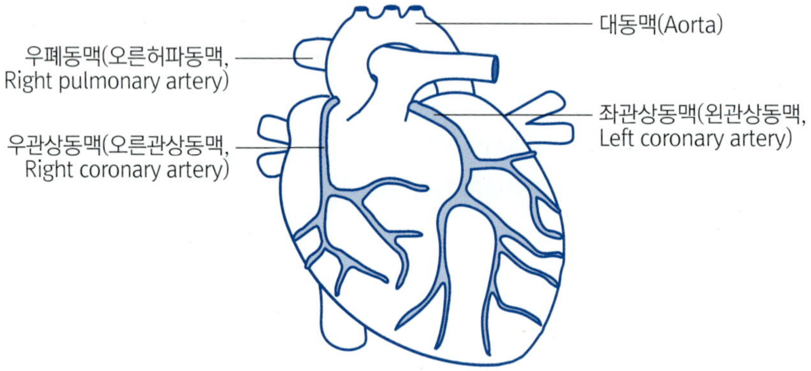

그림 4-4 관상동맥 순환. 대동맥에서 생긴 혈관은 심근에 혈액, 영양소, 산소를 공급한다.

관상동맥은 심장을 감싸고 있다. 우심방과 우심실에 혈액을 공급하는 우관상동맥, 좌심방과 좌심실에 혈액을 공급하는 좌관상동맥이 있다. 관상동맥은 심장의 표면에서 볼 수 있지만 점차 심근 속으로 묻히고, 소동맥과 모세혈관으로 갈라진다.

[알고 있나요?]

심장의 동맥을 왜 관상동맥이라고 부를까? 관상동맥이 군주가 쓰는 왕관과 비슷한 모양이기 때문이다. 대관식(coronation)과 검시관(coroner)이란 단어는 coronary에서 유래되었다. **[그림 4-4]**를 뒤집어 보자. 거꾸로 된 동맥의 모양이 왕관보다는 순록의 뿔과 더 비슷하게 보인다고 생각해도 무방하다.

[요약] 순환기계

- 순환계의 주요 기능은 폐에서 각 조직의 세포로 산소를 운반하는 것을 포함하여 체내에서 물질을 운반하는 일이다.
- 순환계에는 두 가지 순환계—폐순환계와 체순환계—가 있다.
- 혈관은 세 가지 주요 종류—동맥, 정맥, 모세혈관—가 있다. 모든 혈관은 혈액을 운반하지만 모세혈관에서는 혈액과 세포 사이에서 물질교환이 일어난다.
- 심장은 순환계의 강력한 이중 펌프이다. 왼쪽은 체순환으로 혈액을 펌프질하고 오른쪽은 폐순환으로 통해 혈액을 펌프질한다.
- 심장은 자신만의 혈관을 가지고 있는데, 이는 관상동맥으로 심장근육인 심근에 혈액을 공급한다.

4.2 관상동맥질환의 병태생리

The pathology of coronary artery disease

관상동맥의 죽상경화증(atherosclerosis)은 협심증, 심근경색(myocardial infarction, 심장마비), 심부전의 주요 원인이다. 뇌에 혈액을 공급하는 혈관인 경동맥(carotid)에서, 죽상경화증은 뇌졸중을 유발할 수 있다.

죽상경화증은 동맥벽에 지방줄무늬(fatty streak)가 형성되면서 시작된다. 콜레스테롤 지방과립을 함유한 대식세포(macrophage)라 불리는 백혈구가 혈액에서 동맥 내벽의 바로 아래인 내피밑층(subendothelium)으로 이동한다. 일반적으로 건강한 사람들은 지방층이 눈에 잘 띄지 않지만, 일부 사람들에서는 죽상종(atheromata, 단수로 atheroma)으로 발전한다[그림 4-5a~d].

내피하층의 평활근세포는 무질서하고 무계획적으로 증식하도록 자극을 받고 지방층은 죽상경화판(plaque)이라는 콜레스테롤이 풍부한 구조로 확대되어 염증이 생기고 불안정해질 수 있다. 이 상태에서 판은 관상동맥을 부분적으로 막아서 협심증을 유발하거나 더욱 악화되면, 판이 파열되어 혈전(thrombus, 피떡)을 형성할 수 있다. 혈전은 관상동맥을 폐색하여 흔히 심장마비로 알려진 심근경색(myocardial infarction)을 유발할 수 있다.

죽종(atheromata)은 관상동맥뿐만 아니라 다리에도 생길 수 있다—말초동맥질환(peripheral artery disease, PAD)이나 간헐적 파행(intermittent claudication, '다리를 절다'라는 뜻의 라틴어 claudicare에서 유래되었다)을 초래한다. 증상은 운동 시에 근육통이 발생하고 쉬면 사라진다. CAD와 마찬가지로 주요 원인은 흡연, 운동 부족, 고혈압, 당뇨다. 약물 치료는 이 장의 뒷부분에 다룰 CAD에 사용하는 약물과 비슷하다.

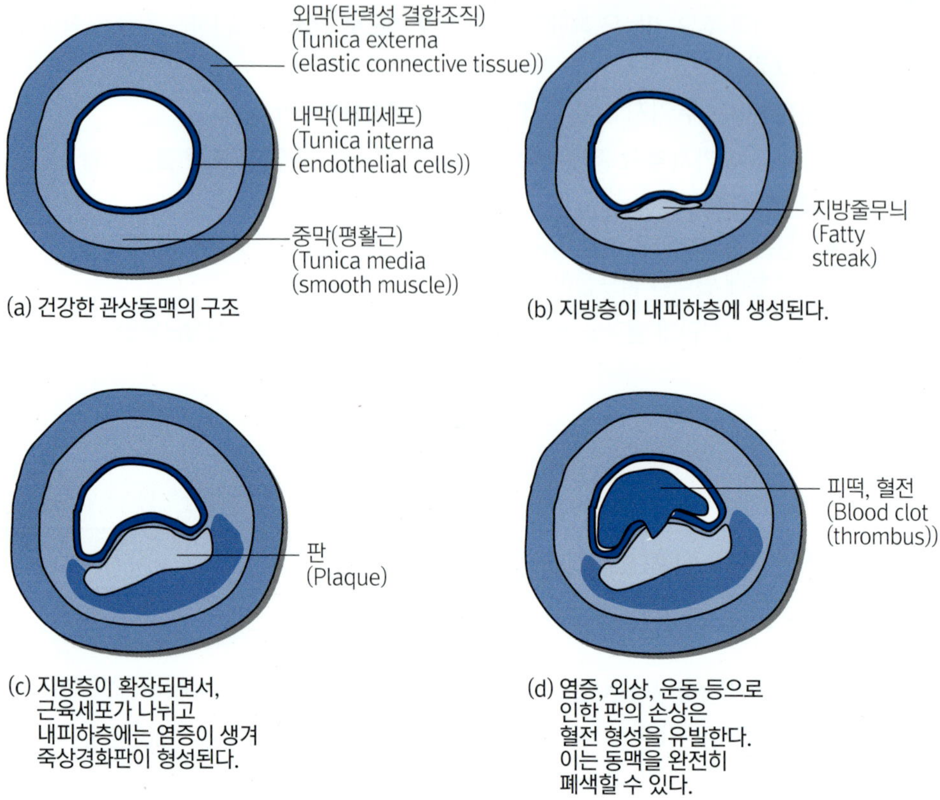

그림 4-5 죽상경화판의 진행과 혈전의 형성 과정

> **대식세포(macrophage)**는 글자 그대로 '대식가'를 의미한다. 대식세포는 면역세포인 백혈구의 하나로 박테리아를 파괴하고 손상된 세포의 잔해를 없애는 기능을 하는 중요한 세포이다.

지질 조절에 유전적 결함이 있는 소수의 사람들을 제외하고, 대부분의 죽상경화증은 개인의 생활습관 때문에 발생한다. 심혈관질환의 주요 위험요인은 흡연, 운동부족, 과다한 포화지방 섭취, 과일과 채소를 충분히 섭취하지 않는 식이습관이다. 덧붙여 비만과 당뇨병까지, 이런 위험요인을 가진 사람들은 심장문제가 발생할 확률이 높다. 이런 요인이 심장혈관질환 발병 가능성을 증가시키는 기전은 꽤 복잡하지만, 역학적 근거는 잘 정리되어 있다.

[임상에서]

표준화된 위험성 계산기를 사용하여 저위험에서 중간 위험 정도인 환자의 심혈관계 위험성을 평가할 수 있다. 계산기는 나이, 체중, 키, 인종, 지질 특성이나 흡연력과 같은 요인을 분석하여 앞으로 10년 동안 심장마비나 뇌졸중의 위험수치를 추정한다. 일차진료 시나 건강검진 중 정상값에서 벗어나면 금연, 식이요법 같은 생활방식 교정을 권고하거나 지질 수치를 정상화하는 스타틴 같은 약제를 처방할 때 사용한다. NICE(National Institute for Health and Care Excellence, 영국국립보건임상연구원)에서는 무료 위험계산기인 www.qrisk.org의 QRISK3 위험 계산기와 www.jbs3risk.com의 JBS3 위험 계산기를 추천한다.

[사례연구]

58세의 김 씨는 트럭 운전기사이다. 그는 계단을 올라가는 데 숨가쁨을 호소하였다. 김 씨는 과체중이며, 흡연을 하고, 대부분의 식사를 기사식당에서 한다. 심장혈관질환의 원인으로 제시된 것은 무엇이 있는가? 김 씨에게 어떤 조언을 해 줄 것인가?

사례연구 해설

숨가쁨을 느낀다면, 심혈관질환 초기 증상일 수 있으니 의사와 상담해야 한다. 김 씨의 주치의는 아마 지질 수치를 확인하기 위해 혈액 검사를 할 것이다. 김 씨의 건강을 개선하기 위한 최고의 조언은 금연하고, 식이조절로 포화지방 섭취를 제한하며, 신선한 과일과 채소를 풍부하게 섭취하고, 규칙적인 운동을 해야 하는 것이다. 하지만 이러한 조언을 통해 김 씨는 생활습관을 급격하게 바꿔야 한다. 금연을 우선순위로 하여 김 씨의 문제들을 단계적으로 고쳐나가는 것이 현실적이다.

협심증 Angina pectoris

죽상경화판에 의해 관상동맥이 점진적으로 폐색되면 운동할 때 심근에 충분한 혈액과 산소를 공급하지 못한다. 운동하는 중에 어떤 근육을 사용하든지 심장은 심박출량을 증가시키기 위해 빠르게 뛰어야 한다는 것을 기억하라. 하지만 심근세포가 충분한 산소를 공급받지 못하면, 심근세포는 현명한 생화학 반응을 시작해서 산소부족에도 불구하고 에너지 생산을 계속 유지하는 대사경로로 변경한다. 불행히도 이 대사경로의 변화는 젖산(lactic acid)을 생산한다. 만성 안정협심증(stable angina)은 심장동맥이 판(plaque)에 의해 좁아지거나 막혀 있으므로 예측가능한 운동과 관련된 통증을 유발한다. 불안정협심증(unstable angina)은 새로 발병한 협심증으로 휴식 시 또는 심장마비 후에 오는 협심증이다. 불안정협심증의 원인은 급성 관상동맥 증후군(acute coronary syndrome, ACS)—심장마비—의 신호일 수도 있기 때문에 응급 검사가 필요하다.

심근경색(심장마비) Heart attack or myocardial infarction

판(plaque)이 파열하면 파열 부위에 혈전이 형성될 수 있다. 혈전은 관상동맥을 부분 또는 전체적으로 막을 수 있다. 동맥에 의해 혈액을 공급받는 심장근육은 충분한 혈액과 산소를 공급받지 못하게 되어 허혈(ischaemic) 상태가 된다. 만일 혈액공급이 빨리 회복되지 않으면, 심근세포는 경색(infarct, 죽은 조직 부위)되어 괴사된다. 이를 심장마비 또는 심근경색(MI)이라고 한다. 심근이 손상되면 혈액을 펌프질하는 심장 능력이 심각하게 저하되어, 결국 심부전(heart failure)으로 이어져 사망할 수도 있다. 심장의 손상범위는 폐색된 동맥의 크기와 위치에 따라 달라진다. 크기가 큰 혈전은 직경이 넓은 동맥을 폐색시킬 수 있고, 이는 심근의 중요한 부분으로 혈액공급을 차단하여 심장마비를 유발할 수 있다. 작은 종말동맥에 형성된 혈전은 상대적으로 작은 부위에만 영향을 미치고 손상도 덜 심각하다[그림 4-6]. 가끔 영향을 받지 않은 인접한 동맥에서 혈액공급을 받는 측부순환(collateral circulation) 덕에 응급구조사가 도착할 때까지 허혈된 조직이 괴사되지 않고 살아남을 수 있다.

[임상에서]

심장 마비 때 가슴 통증뿐만 아니라 팔, 목, 명치 등 다른 부위의 통증을 호소하는 경우가 많다. 이는 심장 등 내장기관과 팔, 목 등 피부에서 올라오는 감각신경이 척수의 같은 부위로 들어가기 때문에 생기는 증상이다. 뇌는 정확한 위치를 구분하지 못하고 통증 신호가 다른 부위에서 올라온다고 느낀다. 이를 연관통(referred pain)이라고 한다.

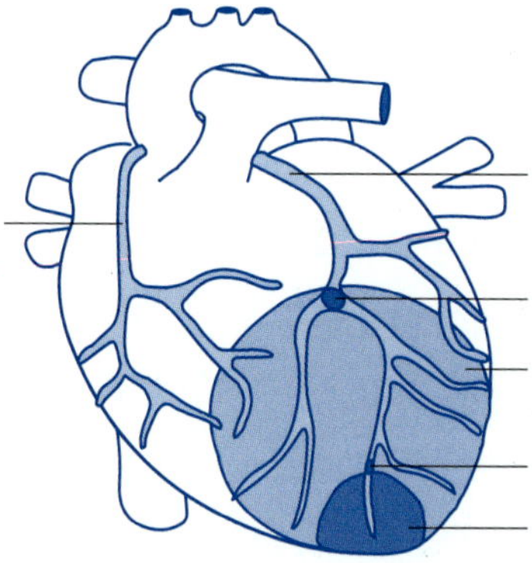

그림 4-6 두 개의 혈전이 관상동맥에 형성되었다. 혈전 A는 크기가 크며, 하행 좌측 관상동맥의 가지 두 개를 폐색시킨다. 이로써 심근은 광범위한 영역에서 혈액과 산소공급이 차단되며, 이는 혈액을 펌프질하는 심장의 능력에 심각한 영향을 미친다. 혈전 B는 크기가 작고, 덜 중요한 동맥을 폐색하여 조직의 더 작은 부위에 영향을 미친다.

심부전 Heart failure

심장마비의 결과는 혈전의 위치, 영향을 받은 심장조직의 부위와 가장 중요한 변수인 응급구조팀이 도착하는데 걸린 시간에 따라 달라진다. 생명은 가까스로 구했지만 심근의 중요한 영역이 회복될 수 없게 손상되었다면, 이는 심장이 혈압을 유지하기 위해 노력할수록 점점 더 약해지는 복잡한 과정인 심부전으로 이어질 수 있다. 그리고 결국 심장은 회복될 수 없을 정도로 손상되어 완전한 심부전과 사망으로 이어진다.

[기초 뛰어넘기] 만성심부전

만성심부전(chronic heart failure, CHF) 시 혈압이 감소하면 신경호르몬 반응이 시작되어 심박수와 일회박출량을 증가시켜 혈압을 유지하려고 한다. 인체는 혈압이 감소하면 레닌-안지오텐신 시스템(renin-angiotensin system)을 활성시켜 보상하는데(compensate), 이는 나트륨을 정체시키고 혈액량을 증가시킨다(제5장 참고). 더 많은 양의 피가 심장으로 돌아올수록 확장기말 용적이 증가하여 심장근육이 늘어나, 결과적으로 프랭크-스탈링 법칙을 통해 수축력을 증가시킨다. 간단히 말하자면, 이 법칙은 심장근육이 많이 늘어날수록 더 강하게 수축한다고 정의한다. 이는 건강한 심장일 때는 문제가 없다. 운동 시, 수축력과 일회박출량의 증가는 필요하고 이롭기 때문이다. 그러나, 만성심부전일 때는 심장이 건강하지 않고 손상을 입었기 때문에 근육이 늘어나는 만큼 수축력이 증가하지 않는다. 이는 확장기말 용적의 증가에 대한 건강한 심장과 병든 심장의 반응을 비교한 **[그림 4-7]**(아래 참고)에서 확인할 수 있다.

궁극적으로, 심부전일 때 심장근육의 끊임없는 신전(늘림)이 일회박출량의 증가에는 실패하고 더 나아가 손상을 입힌다. 심장이 혈액을 짜낼 수 있는 능력이 퇴화되면, 혈압은 지속적으로 감소하여, 결국 보상반응을 보이는데 이는 심장에 손상만 더 많이 일으킬 뿐이다. 심부전에는 약물치료가 도움을 줄 수는 있으나 효과적인 치료법이 없어 환자의 예후는 좋지 않다.

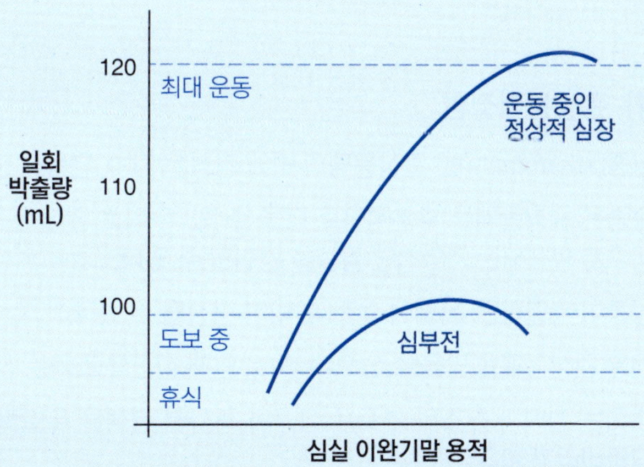

그림 4-7 건강한 심장과 병든 심장의 확장기말 용적 증가에 대한 반응 비교

관상동맥질환의 수술적 중재 Surgical interventions in coronary artery disease

관상동맥질환이 심각하면 심근에 혈액을 공급하기 위한 수술을 한다. 관상동맥 우회술(coronary artery bypass grafts, CABG)과 경피적 관상동맥 중재술(percutaneous coronary intervention, PCI)이 흔히 고려된다. 곧 배우게 될 약물과도 관련이 있으므로 이러한 수술에 대해 대략적으로 아는 것이 좋다. 이런 수술은 심근으로 혈류를 증가시켜 산소를 공급하므로 협심증 통증을 경감시키고 운동요구에 반응하는 심장 능력도 향상시킨다. 관상동맥 우회술(CABG)은 심장을 노출시켜 환자의 건강한 다른 부위의 정맥이나 동맥을 떼어서 이식하는 대수술이다. 이식된 건강한 정맥이나 동맥은 손상된 관상동맥을 우회한다. 경피적 관상동맥 중재술(PCI)은 길고 가느다란 카테터(catheter)를 동맥계로 삽입하는데 방사선 촬영(radiographic imaging, X-ray) 하에 시행한다. 카테터를 폐색된 관상동맥 부위에 위치시키고, 카테터의 끝 부분에 있는 작은 풍선을 팽창시켜 폐색된 동맥을 넓힌다[그림 4-8]. 스텐트(stent)라고 하는 작은 금속 물질이 카테터의 끝 부분에 부착되어 있어서 풍선이 팽창하면 스텐트도 팽창하여, 동맥을 넓혀서 고정시키고 혈액이 다시 흐르도록 한다. 약물 방출 스텐트는 **파클리탁셀**(paclitaxel) 같은 약물이 스텐트에 들어 있어 주변 조직이 재성장하는 것을 방지한다.

관상동맥 우회술(CABG)과 경피적 관상동맥 중재술(PCI)은 관상동맥질환자의 생명을 연장시키고 삶의 질을 향상시키지만 수술을 받은 대부분의 환자는 이 장의 뒷부분에서 배우게 될 항응고제를 지침에 따라 계속해서 복용해야 한다.

[임상에서]

여러분은 환자와 가족에게 관상동맥 우회술과 경피적 관상동맥 중재술의 차이점에 대해 설명할 수 있는가?

[요약] 관상동맥질환

- 죽상종(atheromata)은 관상동맥의 벽에 형성된 지방, 염증성 덩어리이다.
- 죽상종은 관상동맥을 부분적으로 막을 수 있다. 이로 인해 운동 시 안정협심증 관련 심장통증 - 운동으로 발생되는 가역적인 통증을 경험할 수 있다.
- 죽상종이 파열하면, 동맥에 혈전(피떡)이 형성될 수 있다.
- 혈전은 관상동맥을 막을 수 있으며, 이로 인해 심근으로 가는 산소 공급이 중단될 수 있다—허혈.
- 계속되는 혈액과 산소의 부족은 심근의 괴사인 경색을 유발할 수 있다. 이를 심근경색(MI) 또는 심장마비라고 한다.
- 심근경색은 심장에 영구적인 손상을 가해 심부전을 일으킨다.

4.3 관상동맥질환 치료 약물

Drugs used in the treatment of coronary artery disease

항-협심증 약물 Anti-angina drugs

항-협심증 약물의 목적은 무엇인가?

항-협심증 약물의 주목적은 질환 자체를 치료하기 위해서가 아니라 질환과 관련된 통증을 완화시키기 위함이다. 이러한 약물들은 안정협심증의 통증을 완화시켜주지만, 관상동맥에서의 죽상경화성판 형성의 주된 문제는 해결해 주지 않는다. 질환의 주된 원인인 관상동맥 내 죽상경화판의 형성은 약물로만 해결되기 어렵다. 앞서 설명한 경피적 관상동맥 중재술(PCI)은 협심증 환자의 통증을 완화시키기 위해 종종 시행된다.

안정협심증 환자에게 최선의 치료 지침은 생활습관 개선이다. 금연, 계획적인 운동, 과일과 채소 섭취는 늘리고 포화지방 섭취는 줄이는 건강한 식이습관이 있다. 죽상경화증이 진행되는 속도를 늦추기 위해서 **아토르바스타틴**(atorvastatin)과 같은 스타틴(statin)을 혈중 콜레스테롤 수치를 낮추려고 처방한다. 또한 협심증 환자들은 관상동맥에 혈전이 형성될 위험성이 있으므로, 이를 예방하기 위해서 **아스피린**(aspirin)을 장기간 기본적으로 처방한다. 스타틴과 아스피린의 작용은 이 장의 후반부에서 살펴볼 것이다.

협심증 통증을 완화하기 위한 약물은 다양하다. 질산염(nitrate), 베타-차단제, 칼슘 통로 차단제가 있다. 이런 약물의 일반적인 목적은 심장의 작업부하를 줄이거나 관상동맥을 확장시켜, 더 많은 양의 산화된 혈액을 심근에 전달하는 것이다. 제4장의 4.3절에서는 질산염과 베타-차단제의 작용을 집중적으로 살펴볼 것이다. 그리고 칼슘 통로 차단제의 작용은 제5장에서 항고혈압 약물의 기전에 대해 배울 때 더 자세히 다룬다.

> **[중요한 사실]**
>
> 항-협심증 약물은 심장의 작업부하를 감소시키거나 심근으로의 혈액공급을 증가시켜 협심증 통증을 완화시킨다.

항-협심증 약물 분류 1: 니트로글리세린과 관련 약물

Anti-angina drugs group 1: glyceryl trinitrate and related drugs

니트로글리세린(glyceryl trinitrate, GTN; 글리세릴 트리니트레이트)은 안정협심증의 첫 번째 치료제로서 정규 처방된다. 이 약물은 혀 아래에 정제 또는 스프레이 형태로 투여한다. 혀 아래에 투여하면 약물이 빨리 혈류 속으로 들어가 협심증 통증을 빠르게 경감시킨다. 경피적 패치로 GTN을 장기간 투여할 수 있다.

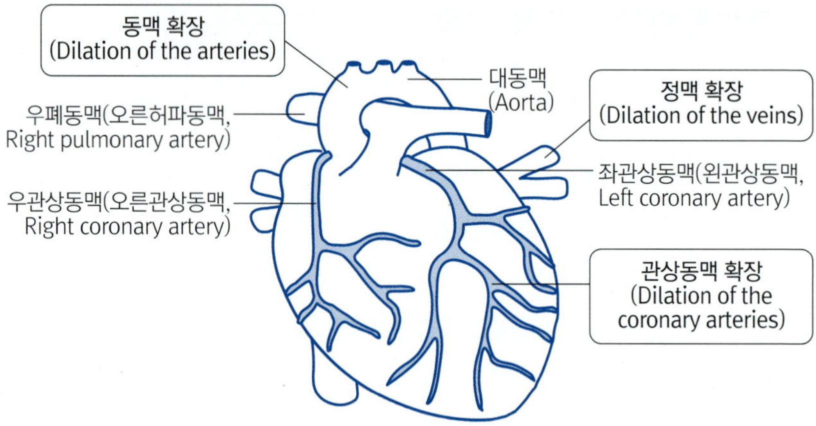

그림 4-8 심장에 질산염(nitrate)이 미치는 효과 요약

세포에서 질산염의 작용은 복잡하지만 주요 작용은 강력한 혈관확장제인 산화질소를 방출시켜 혈관을 둘러싼 평활근세포를 이완시켜서 혈관을 확장시킨다. 질산염은 여러 혈관에 다양한 효과를 나타낸다[그림 4-8].

- **정맥확장**(venodilation)은 정맥의 압력을 낮춰서 심장으로 되돌아오는 혈액의 양을 감소시킨다. 심실이 수축할 때 줄어든 혈액량이 심장의 작업부하를 감소시킨다.
- **관상동맥확장**(vasodilation)은 심근으로 가는 혈류를 증가시켜 산소를 더 공급한다. 이는 젖산 생성을 감소시켜 통증을 경감시킨다.
- **동맥확장**(vasodilation)은 혈압을 낮추고, 심실에서 나가는 혈액을 펌프질하는 심장의 작업부하를 감소시킨다.

[임상에서]

니트로글리세린(GTN) 정제나 스프레이는 삼키기보다는 혀 아래에서 녹여서 복용한다. 니트로글리세린은 소화기계에서 체순환으로 가는 동안 간에서 거의 모두 대사되기 때문이다. 혀 아래에서 녹이면 니트로글리세린은 혈류 속으로 곧장 들어간다. 간을 통과해도 살아남을 수 있는 다른 제형을 투여할 수도 있다.

니트로글리세린의 수명은 대략 5분 정도로 매우 짧다. 그래서 협심증에 장기간 효과가 있는 **이소소르비드 디나이트레이트**(isosorbide dinitrate)와 **이소소르비드 모노나이트레이트**(isosorbide mononitrate)와 같은 제형이 개발되었다. 그러나 장기 복용 시 질산염에 대한 내성이 생겨 약물 효과를 감소시킬 수 있다.

부작용(Side-effects) – 이 약물군은 전신혈관을 확장시키므로 저혈압을 유발할 수 있다. 또한 지끈거리는 두통은 흔한 부작용이다.

[사례연구]

정 씨는 일 년간 협심증으로 고생하고 있다. 니트로글리세린을 혀 밑에 스프레이로 투여한 뒤, 계단을 올라갈 때 통증이 경감되는 것 같았다. 하지만 최근에는 니트로글리세린을 투여해도 흉통이 지속되었다. 원인은 무엇인가?

사례연구 해설

여러 가지 가능성이 있지만, 그는 니트로글리세린에 내성이 생겼을 가능성이 있으므로 투약을 재고해 볼 필요가 있다. 또한 관상동맥이 죽상종에 의해 더 좁아졌을 수 있으므로 자세한 검사가 필요하다.

[알고 있나요?]

니트로글리세린(glyceryl trinitrate, GTN)이 19세기 Alfred Nobel이 발명한 다이너마이트의 폭발 성분인 니트로글리세린과 동일한 물질이란 사실을 알고 있는가? 니트로글리세린은 폭발 위험이 없지만, 옛날 약사들이 이런 잠재적으로 위험한 약물로 인한 위기를 어떻게 아슬아슬하게 모면했는지는 궁금할 따름이다. 또한 니트로글리세린은 가장 오래된 약물 중 하나로, 1880년대에 처음 약전에 등재된 후 여전히 사용되고 있다.

[기초 뛰어넘기] 질산염은 어떻게 혈관을 확장시키는가?

산화질소(NO)는 산화질소합성효소(nitric oxide synthase)에 의해 인체에서 자연적으로 생성된다. 산화질소는 혈관확장과 혈소판응집 억제를 포함해 다양한 조절작용을 한다. 항-협심증제인 니트로글리세린은 알데히드탈수소효소(aldehyde dehydronase)에 의해 산화질소로 대사된다. 산화질소는 구아닐릴사이클레이즈(guanyly cyclase) 효소를 활성화시켜 삼인산구아노신(GTP)을 고리형 일인산 구아노신(cyclic guanosine monophosphate, cGMP)으로 전환시켜 차례로 단백질키나아제G(PKG)를 활성화시켜 근육세포 내에서 여러 작용을 나타낸다. 단백질키나아제G는 칼슘이온이 근형질세망(sarcoplasmic reticulum)에서 배출되는 것을 억제하고 L형 칼슘 이온 통로(L-type Ca^{2+} channel)를 억제하여 칼슘이온의 세포 내 유입을 저하시킨다. 칼슘은 근육 수축에 중요한 세포 내-양이온이기 때문에 근육세포 내 칼슘 농도 감소는 결과적으로 세포이완과 혈관확장을 일으킨다(**[그림 4-9]** 참고).

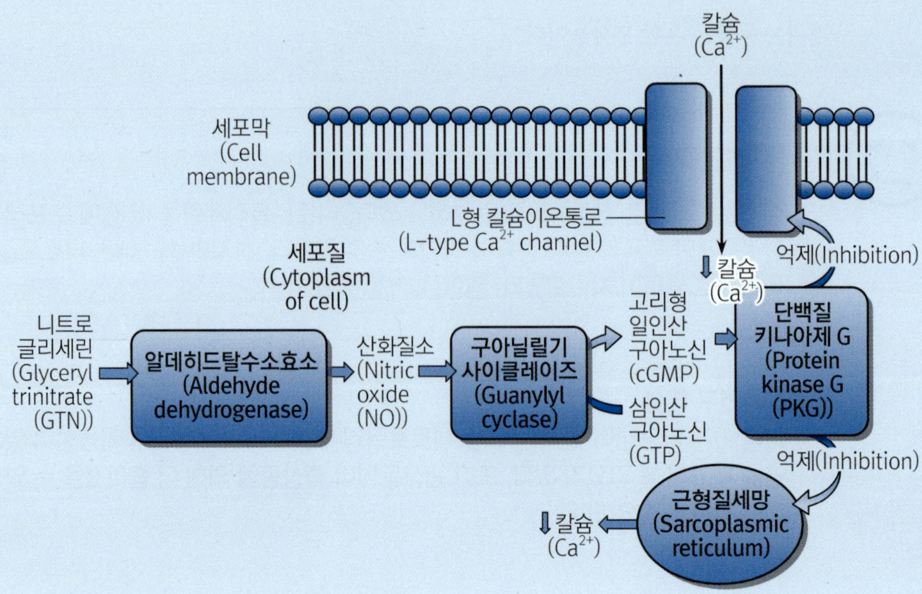

그림 4-9 니트로글리세린(GTN)이 산화질소로 전환되어, 세포 내 칼슘 농도를 감소시킨다. 근육 세포 이완과 혈관확장이 일어나는 기전이다.

항-협심증 약물군 2: 베타-차단제 Anti-angina drugs group 2: beta-blockers

이 약물군은 길항적으로 아드레날린 수용체를 차단하기 때문에 더 정확한 명칭은 베타-아드레날린성 수용체 길항제가 정확하다. 이 약물군은 40년 이상 약전에 수록되어 있으며, 이들을 개발한 James Black경은 1989년 '프로프라놀롤(propranolol)의 합성'으로 노벨의학상을 받았다.

이 약물군에 속하는 협심증을 치료하는 약물은 **아세부톨롤**(acebutolol), **아테놀올**(atenolol), **비소프롤올**(bisoprolol), **카르베딜롤**(carvedilol), **메토프로롤**(metoprolol), **나도롤**(nadolol), **옥스프레놀롤**(oxprenolol), **핀돌롤**(pindolol), **프로프라놀롤**(propranolol), **티몰롤**(timolol)이 있다. 또한 이 약물 군의 일부는 고혈압, 부정맥, 심부전 치료용에 사용된다.

교감신경뉴런은 신경전달물질인 노르아드레날린을 분비하고, 이는 심장박동조율세포와 심장근육에 있는 β_1 아드레날린 수용체를 자극하여 심장박동수를 증가시키고 심장 수축력을 강화시켜 심장의 작업부하를 증가시킨다. 이로 인해 협심증 통증을 느끼게 될 확률이 높아진다. 베타-차단제는 심장의 β_1 수용체와 결합하여 노르아드레날린과의 결합을 차단해서 교감신경 활동에 대한 민감성을 감소시킨다[**그림 4-10**]. 이는 심장의 작업부하를 좁아진 관상동맥으로도 심근의 산소 요구를 충족시키는 수준까지 낮춘다.

또한 베타-차단제는 확실히 밝혀지지 않은 복잡한 기전에 의해 혈압도 감소시킨다(제5장 참고). 대동맥에서 혈압(BP)이 감소하면 심장이 혈액을 동맥계로 내보내기 위해 덜 강하게 뛰어도 된다. 이는 심장의 작업부하를 감소시켜 협심증 통증을 예방한다.

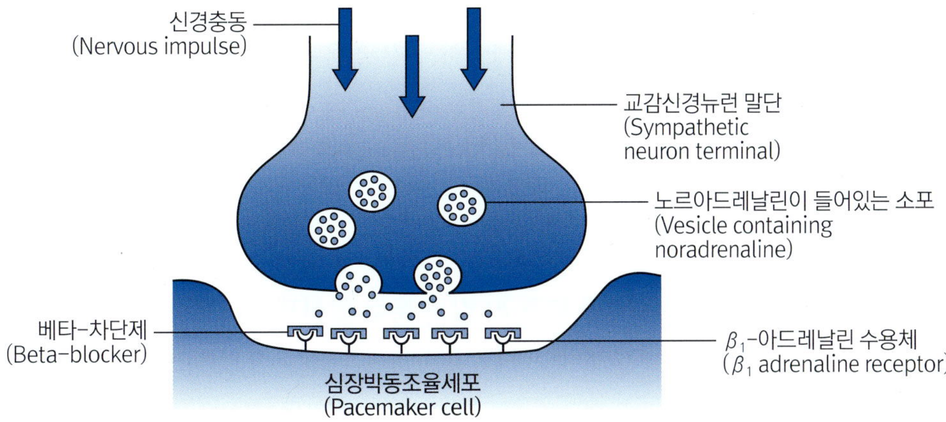

그림 4-10 교감신경뉴런과 심장박동조율세포 사이 시냅스에서, 베타-차단제는 노르아드레날린이 그 수용체와 결합하지 못하게 한다. 이로써 베타-차단제는 심장박동수를 감소시킨다.

[임상에서]

베타-차단제는 천식환자에게는 처방하지 않는다. 이런 약물은 폐의 세기관지에 있는 β_2 아드레날린 수용체를 차단하기 때문이다. 이 수용체는 **살부타몰(salbutamol)**과 같은 기관지확장제의 표적이 되는데, 만일 수용체가 베타-차단제에 의해 차단되면 **살부타몰**은 수용체와 결합하여 활성화시킬 수 없다. 이는 천식발작이 있는 사람에게 잠재적으로 매우 치명적이다.

항-협심증 약물군 3: 칼슘 통로 차단제

Anti-angina drugs group 3: calcium channel blockers

칼슘 통로 차단제(calcium channel blockers, CCBs)는 **암로디핀**(amlodipine), **딜티아젬**(diltiazem), **펠로디핀**(felodipine), **니카르디핀**(nicardipine), **니페디핀**(nifedipine), **베라파밀**(verapamil)이 있다. 칼슘 통로 차단제(CCBs)는 다양한 군의 약물이 있고 각기 다른 기전에 의해 효과를 나타낸다. 또한 고혈압 치료 약물 중 인기 있는 약물군이다. 항고혈압 약물과 그 작용기전에 대한 자세한 내용은 제5장에서 공부할 것이다.

칼슘 통로 차단제는 심근세포, 심장의 전도계, 혈관의 평활근세포에 있는 칼슘 이온 통로에 작용한다. 이런 표적들은 각기 다른 기전에 의해 작용하지만, 모두 협심증과 관련된 통증을 감소시킨다.

1. **심장박동수 감소**(reduction in heart rate) - 심박동이 느려지면 심장의 작업부하가 줄어들어 협심증 통증이 완화된다.
2. **수축력 약화**(reduction in the force of contraction) - 수축력이 약해지면 또 다시 심장의 작업부하가 감소해서 협심증 통증이 완화된다.

3. **혈압 하강**(reduction in blood pressure) - 혈관이 확장되면 혈압이 낮아진다. 이로써 심장은 혈액을 동맥으로 내보내기 위해서 더 약하게 펌프질하게 된다.

부작용(Side-effects) – 특히 **베라파밀**(verapamil)은 고혈압, 안면홍조, 부종, 두통, 변비를 포함해서 많은 부작용이 있다.

다양한 항-협심증 약물 분류 4: 칼륨 통로 활성제 - 니코란딜
Miscellaneous anti-angina drugs: potassium channel openers - nicorandil

니코란딜(nicorandil)은 혈관의 평활근세포에 작용한다. 이 약물은 세포막에 있는 칼륨 통로를 열어서 근세포가 수축을 덜 하게 한다. **니코란딜**은 또한 관상동맥을 확장시켜 심근으로 혈액과 산소 공급을 증가시킨다. 칼륨 통로 활성제로서 니코란딜(nicorandil, nicotinamide nitrate)은 질산염과 유사한 작용기전으로 니트로글리세린(GTN)과 같은 효과를 나타낸다.

다양한 항-협심증 약물 분류 5: 재미있는 통로 차단제 - 이바브라딘
Miscellaneous anti-angina drugs: funny channel openers - ivabradine

이바브라딘(ivabradine)은 실제로 재미있는 통로(funny channel)라는 심장박동조율세포(heart's pacemaker cell)에 있는 혼합 나트륨/칼륨 이온 통로를 차단한다. 절대 농담이 아니다(누가 과학자는 유머감각이 없다고 말했는가?). 이바브라딘은 심장박동수를 감소시켜 심근의 산소요구량을 줄인다. 이는 관상동맥이 부분적으로 막혀 있더라도 심근에 필요한 혈액을 공급해 협심증 통증을 유발하는 젖산 생성을 방지할 수 있음을 의미한다.

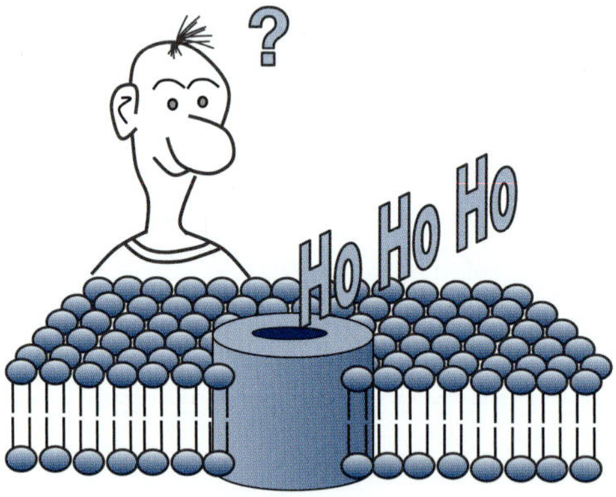

이바브라딘은 심장박동조율세포에 있는 재미있는 통로를 차단한다.

다양한 항-협심증 약물 분류 6: 라놀라진

Miscellaneous anti-angina drugs: ranolazine

다른 항협심증 약물에 추가로 사용하는 **라놀라진**(ranolazine)은 심근세포의 Na^+과 Ca^{2+} 균형을 방해하여 심장의 부담을 줄여준다. 이 약물은 또한 심장의 에너지 생산을 지질에서 더욱 효율적인 탄수화물 대사로 변화시키는 작용을 한다.

[요약] 항협심증 약물

- **니트로글리세린** 같은 질산염(nitrate)은 전신혈관을 확장시켜 협심증 통증을 경감시킨다. 동맥, 정맥 및 심실의 압력을 낮춰서 심장의 작업부하를 감소시킨다. 관상동맥도 확장되어 더 많은 혈액과 산소가 심근으로 공급된다.
- **아테놀올(atenolol)** 같은 베타-차단제는 교감신경자극이 심장에 미치는 영향을 차단하여 심장의 작업부하를 감소시킨다.
- **딜티아젬(diltiazem)** 같은 칼슘 통로 차단제는 소동맥을 확장시키고 심장박동수를 감소시켜 심장 수축력을 약화시킨다. 이런 작용은 모두 심장의 작업부하를 감소시킨다.
- 기타 항협심증 약물에는 **니코란딜(nicorandil)** 같은 칼륨 통로 개방제, **이바브라딘(ivabradine)** 같은 재미있는 통로 차단제, **라놀라진(ranolazine)** 같은 나트륨과 칼슘 균형에 영향을 미치는 약물이 포함된다.

지질 조절 약물 Lipid-regulating drugs

지질대사의 조절 The regulation of lipid metabolism

관상동맥에 생기는 죽상경화판의 주요 구성성분은 콜레스테롤이다. 콜레스테롤은 식품의 동물성 지방에서 섭취되는 지질로, 간에서 합성되기도 한다. 콜레스테롤은 스테로이드 호르몬과 비타민 D 생산의 원료가 되고, 세포막의 구조적 안정성을 위해서도 중요하기 때문에 음식을 통해서 신체에 규칙적으로 공급되어야 한다. 또한 간에서 생성되는 담즙의 구성요소이기도 하다. 담즙은 알칼리성을 띠는 세제 같은 물질로, 간에서 생성되어 담도를 통해 십이지장으로 전달된다. 담즙의 주된 기능은 지질을 유화(emulsification)시켜 소화를 가능하게 한다.

콜레스테롤은 작은 수용성 입자인 지질단백질(lipoprotein)의 형태로 혈액을 따라 운반된다. 콜레스테롤은 지질이므로, 사실상 수분인 혈액과 쉽게 섞이지 않는다. 하지만 지질단백질 입자의 중심에 있는 콜레스테롤이 인지질 막에 싸여 있는 효과적인 구조로 인해 지질단백질 입자가 혈액에 용해될 수 있다[그림 4-11].

두 종류의 지질단백질인 고밀도지질단백질(high-density lipoprotein, HDL)과 저밀도지질단백질(low-density lipoprotein, LDL)이 임상적으로 밀접한 관련이 있다. 두 지질단백질의 밀도는 단백질의 상대적인 양을 의미하지만, 근본적으로 이 둘은 역할이 다르다. HDL은 조직에서 콜레스테롤을 제거하여 간으로 보낸다. 간에서 콜레스테롤은 저장되고 대사되거나 담즙으로 합쳐진다. LDL은

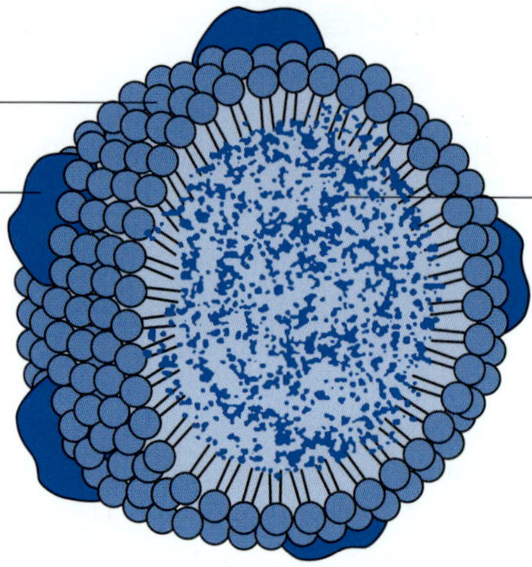

그림 4-11 지질단백질 입자. 지질단백질의 구성성분인 인지질과 단백질 막은 혈액의 수분성분으로부터 중성지방과 콜레스테롤을 분리시킨다.

간에서 조직으로 콜레스테롤을 이동시킨다. 가장 중요한 점은 LDL은 화학적으로 변형되고 대식세포에 의해 죽상종(atheromata)이 되어 죽상경화판(atherosclerotic plaque)의 생성에 기여한다.

HDL과 LDL의 비율은 중요하다. 일반적으로 높은 수치의 HDL과 낮은 수치의 LDL이 심혈관계 건강에 가장 좋다. 운동 부족, 고콜레스테롤 식이, 흡연 같은 생활습관은 HDL 대 LDL 비율에 영향을 미쳐, HDL 수치는 감소시키고 LDL 수치는 증가시킨다.

[중요한 사실]

관상동맥 질환을 예방하려면, LDL 수치는 낮추고 HDL 콜레스테롤 수치는 극대화하는 생활습관이 중요하다.

흡연, 과도한 음주와 같은 건강에 해로운 습관을 자제하고 식이와 운동으로 콜레스테롤 수치를 조절하는 것이 이상적이다. 하지만 보통 환자들은 자신의 생활습관을 바꾸는 것을 별로 내켜하지 않는다. 그래서 심혈관질환 고위험군은 약물로 콜레스테롤 수치를 조절한다.

지질	NHS 제시 수치
총 콜레스테롤	5.5 mmol/L* 혹은 그 이하 고위험군의 경우 4.0 mmol/L 혹은 그 이하
LDL (나쁜) 콜레스테롤	3.0 mmol/L 혹은 그 이하 고위험군의 경우 2.0 mmol/L 혹은 그 이하
HDL (좋은) 콜레스테롤	1.0 mmol/L 혹은 그 이상
중성지방	1.7 mmol/L 혹은 그 이하

* 리터당 밀리몰

[기초 뛰어넘기] 몰(moles)과 몰농도(molarity)

화학에서 양을 잴 때 몰(moles)을 쓰는데, 물질 1 moles (몰)은 6×10^{23} 원자와 같다. 몰농도는 용액 리터당 들어 있는 몰의 수(개수)를 뜻하며, 물질 1 moles (몰)이 물 1리터에 녹으면 1몰액(molar solution)이 된다. 몰은 꽤 많은 원자를 표현하기 때문에 생물화학에서는 몰보다는 밀리몰(mmol)을 더 자주 쓴다. 1밀리몰은 1몰의 1000분의 1이다. 간단히 말하면, 몰농도가 클수록 용액 속에 물질이 많이 존재한다.

지질을 감소시키는 약물: 스타틴 Drugs used to lower lipids: statins

심혈관질환을 예방하고 치료하기 위해 혈청 콜레스테롤 수치를 낮출 때 가장 흔히 처방되는 약물이 스타틴(statin)이다. 음이온-교환 수지(resin)와 피브레이트(fibrate) 같은 다른 약물이 있지만, 현재 스타틴이 가장 인기가 있다. 이 약물에는 **아토르바스타틴**(atorvastatin), **플루바스타틴**(fluvastatin), **프라바스타틴**(pravastatin), **로수바스타틴**(rosuvastatin), **심바스타틴**(simvastatin)이 있다.

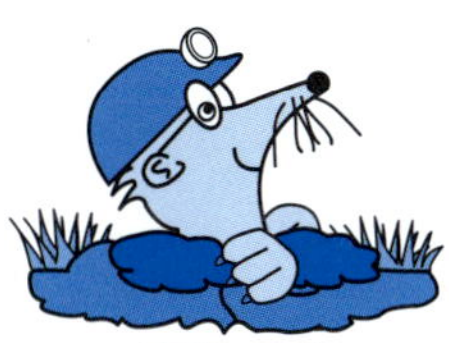

1몰(1 mol)

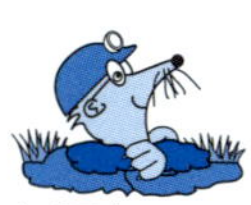

1밀리몰(1 mmol)?

단순히 식이요법으로 지방 섭취를 줄이면 콜레스테롤 수치가 충분히 낮아진다고 생각할 수 있다. 하지만 콜레스테롤 섭취가 감소하면 신체는 간에서 콜레스테롤을 생산하므로 지방 섭취를 줄여도 혈청 콜레스테롤 수치는 상승할 수 있다. 콜레스테롤은 잠재적으로 해로운 면이 있지만 한편으로는 유용한 물질이라는 사실을 기억하라. 그래서 콜레스테롤 수치가 낮아지면 신체는 더욱 많이 생성하는 반응을 한다.

[중요한 사실]

콜레스테롤(cholesterol) 섭취만 줄여서는 콜레스테롤 수치를 충분히 조절하지 못한다. 그 이유는 간은 더 많은 콜레스테롤을 합성하려 하기 때문이다.

스타틴은 3-hydroxy-3-methylglutaryl-Coenzyme A reductase 억제제이다. 이름이 너무 길어서 보통 줄임말로 HMG CoA 환원효소(HMG CoA reductase)라고 하는 이 효소는 간세포(hepatocyte)에서 콜레스테롤 합성 경로에 관여한다. HMG CoA 환원효소는 HMG CoA를 메바론산(mevalonate)으로 전환시킨다. 이후 효소 반응이 연속으로 일어나 콜레스테롤로 바뀐다[그림 4-12]. 간은 담즙을 만들 때 콜레스테롤이 필요하므로 스타틴이 콜레스테롤 합성을 차단하면 간세포는 LDL 수용체를 발현시킨다. LDL은 이 수용체에 결합하고 LDL과 수용체는 모두 간세포로 흡수된

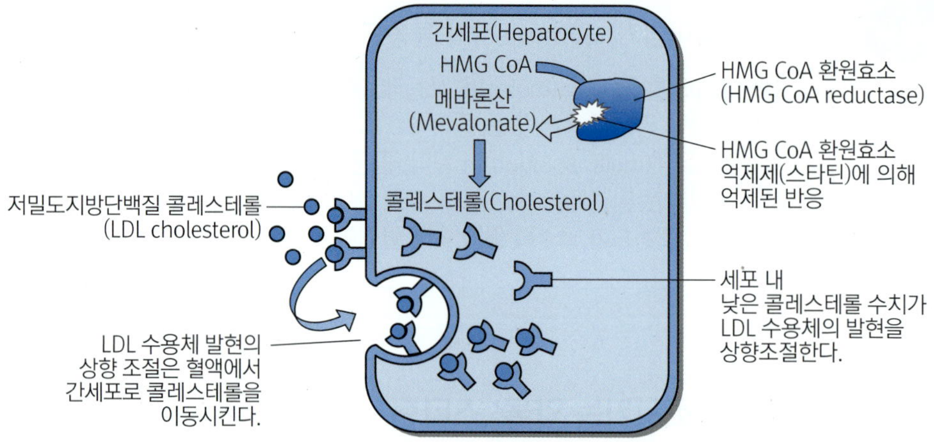

그림 4-12 스타틴은 HMG CoA 환원효소를 차단하여 콜레스테롤 합성을 억제한다. 이는 LDL 콜레스테롤을 혈액에서 간세포로 이동시킨다.

다. 이는 순환하는 LDL 콜레스테롤을 감소시켜 심혈관질환의 위험을 낮춘다. HDL 대 LDL 비율을 건강하게 유지하기 위해서는 스타틴 복용과 함께 콜레스테롤이 함유된 식품 섭취를 줄이고 생활습관을 바꿔야 한다.

부작용(Side-effects) – 위장관계 장애 외에도 스타틴은 때때로 근육통이나 염증을 일으킬 수 있다.

[임상에서]

스타틴은 일반적으로 저녁에 복용한다. 간은 밤에 콜레스테롤을 가장 활발하게 생산하기 때문이다.

담즙(쓸개즙, bile)은 간에서 생성되어, 담관(쓸개관)을 통해 십이지장으로 분비되는 계면활성제와 같은 알칼리성 물질이다. 담즙의 주요 기능은 지질이 소화되도록 유화시키는 것이다.

[요약] 지질 조절 약물: 스타틴

- 콜레스테롤은 적절한 신체기능을 위해 필수적인 지질이지만, 죽상경화판의 주요 구성요소이기도 하다.
- 콜레스테롤은 음식을 통해 섭취되지만 간에서 합성되기도 한다.
- 콜레스테롤은 혈액의 지질단백질 구체에서 운반된다. 임상적으로 두 종류—고밀도지질단백질(HDL)과 저밀도지질단백질(LDL)—모두 중요하다.

- 심혈관 건강에 가장 이상적이고 좋은 상태는, 저밀도지질단백질(LDL) 수치는 최소화되고 고밀도지질단백질(HDL) 수치는 최대화되는 것이다.
- 건강에 좋은 음식을 분별해서 섭취하고, 금연하고, 충분히 운동을 하면 콜레스테롤 수치 조절에 도움이 된다.
- 스타틴은 콜레스테롤의 합성에 관여하는 간 효소인 HMG CoA 환원효소를 억제한다. 세포 내 콜레스테롤이 감소되면 간세포는 혈액에서 LDL 콜레스테롤을 흡수한다.

항응고 약물 Anticoagulant drugs

기초부터 시작하기: 응고란?

상처를 입으면 혈액 손실을 최소화하는 것이 중요하다. 그렇지 않으면 너무 많은 혈액이 손실되어 결국 쇼크(shock)에 빠질 수 있다. 쇼크란 조직에 충분한 산소가 공급되지 못할 정도까지 혈압이 떨어진 상태를 말한다. 혈관 손상 시, 손상 부위의 혈액이 정상적인 액체 형태에서 고체의 혈전으로 전환되어 출혈을 멈추게 하여 더 많은 혈액손실을 막는다. 응급상황에 대처한 뒤 손상부위를 영구적으로 회복시키기 위해 상처치유(wound resolution) 기전이 시작된다.

[알고 있나요?]

엄지손가락을 조금 베였을 때 손가락을 빠는 것이 좋은 이유를 알고 있는가? 침(saliva)에는 박테리아를 공격하고 파괴하여 상처 부위가 감염되지 않도록 하는 리소자임(lysozyme)이라는 효소가 들어 있기 때문이다. 타액에서도 발견되는 락토페린(lactoferrin)은 철 성분을 고갈시켜 박테리아의 성장을 억제한다.

대부분 상황에서 응고는 상처부위에서 혈액 손실을 막는 바람직한 과정이다. 하지만 혈관에 혈전이 생성되면 심장마비, 뇌졸중, 폐색전증 같은 심각한 결과를 초래할 수 있다. 이 장에서 응고과정에 대해 자세히 알아보고 원치 않는 혈전을 예방하는 데 사용하는 약물에 대해 알아볼 것이다.

[중요한 사실]

혈전(thrombus)은 혈관에 생기는 피떡이다. 혈전이 떨어져 나와 혈류를 따라 흐르면 색전(embolus)이라 한다. 혈류를 따라 혈전이 폐 같은 기관에 도달하면 혈전색전증(thromboembolism)을 유발한다.

혈전이란? What is a clot?

혈전은 세 가지 요소로—혈소판(platelet), 섬유소(fibrin), 적혈구(red blood cell)—구성되어 있다. 혈소판은 섬유소와 결합하는 능력을 가진 작은 세포 조각이다. 섬유소는 가느다란 실 같은 단백질로, 적혈구가 빠져나가지 못하게 거미줄 모양의 구조를 형성하여 혈전을 형성한다. 섬유소를 고기잡이 그물로, 혈소판은 섬유소를 묶는 매듭으로 생각할 수 있으며, 둘이 함께 적혈구가 꼼짝 못하게 한다 [그림 4-13].

응고의 개요 Overview of clotting

체내에서 발생하는 대부분의 기전처럼 응고기전도 매우 복잡하다. 응고기전은 두 가지 주요 과정으로 나눠서 살펴보면 더 쉽게 이해된다:

- **혈소판의 활성화**(activation of platelet) – 작은 세포 구조인 혈소판은 혈전의 형성에서 핵심 역할을 한다. 혈소판 없이 혈전은 형성될 수 없다(많은 항혈소판 약물은 바로 이 사실을 이용한다).
- **섬유소원에서 섬유소로 전환**(conversion of fibrinogen into fibrin) – 섬유소는 가느다란 실과 같은 단백질로, 혈소판과 함께 거미줄 구조를 형성하여 적혈구를 얽어맨다. 항응고 약물이 표적으로 하는 또 다른 과정이다.

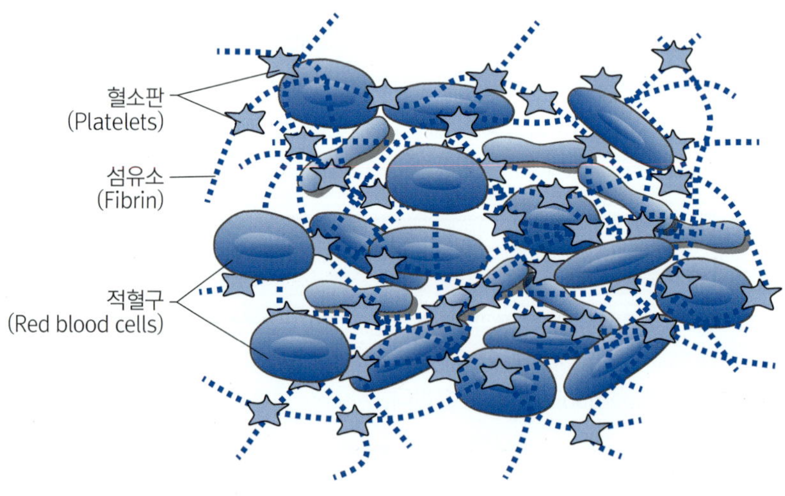

그림 4-13 혈전의 주요 구성 요소 – 혈소판, 섬유소 및 적혈구

혈액응고 과정 1: 혈소판의 활성화

Part 1 of the clotting process: the activation of platelets

혈소판(platelet, thrombocyte)은 혈액을 순환하며 응고과정에서 핵심 역할을 한다. 혈소판은 주로 골수에서 생성되며 직경 3~4 ㎛인 원반 모양의 핵이 없는 세포 조각이다. 혈액 1 mL 당 약 3억 개의 혈소판이 있으며 평균 수명은 약 10일이다. 혈소판은 보통 혈액을 순환할 때는 활성화되지 않다가 손상된 혈관벽에 있는 콜라겐(collagen) 같은 단백질과 접촉하면 활성화된다. 혈소판이 활성되면 순환하는 피브린에 결합하여 적혈구를 얽어매는 그물망을 만들어 혈전을 형성시킨다[그림 4-14].

조직 손상에 대한 반응으로 혈소판이 활성화되면 섬유소 수용체인 GP Ⅱb/Ⅲa를 발현하여 섬유소와 결합한다. 이 수용체는 두 매개체, 트롬복산 A_2 (thromboxane A_2)와 아데노신 2인산(ADP)에 의해 발현이 증가(상향조절)된다. 항혈소판 약물인 **아스피린**(aspirin)과 **클로피도그렐**(clopidogrel)이 이 작용을 억제하기 때문에 이 두 매개체가 어떻게 GP Ⅱb/Ⅲa를 발현시키는지 간단한 설명이 필요하다. 트롬복산 A_2는 염증반응에서도 중요한 역할을 하는 매개체다(제6장 참고). 트롬복산 A_2는 혈소판에서 시클로옥시게나아제 1 (*cyclo-oxygenase 1*)에 의해 짧은 생화학적 반응을 통해 생성된다. ADP는 손상에 대한 반응으로 혈소판에서 방출되는 매개체다. 주변 혈소판의 $P2Y_{12}$ 수용체에 결합하여 수용체를 활성화시키고 GP Ⅱb/Ⅲa (섬유소) 수용체를 발현시킨다.

[다르게 바라보기]

날씨가 추운 날 운동장에서 주머니에 손(GPIIb/IIIa 수용체)을 넣고 놀고 있는 어린이들을 혈소판이라고 상상해 보자. 운동장 바닥에는 많은 줄넘기(=섬유소)들이 있고 선생님이 호루라기를 불면 모든 아이들이 주머니에 있던 손을 빼서 두 개의 줄넘기를 무작위로 잡아 일종의 그물을 형성한다. 나중에 항혈소판 약물에 대해 배울 때 다시 나오니 이 장면을 잘 기억해 두자.

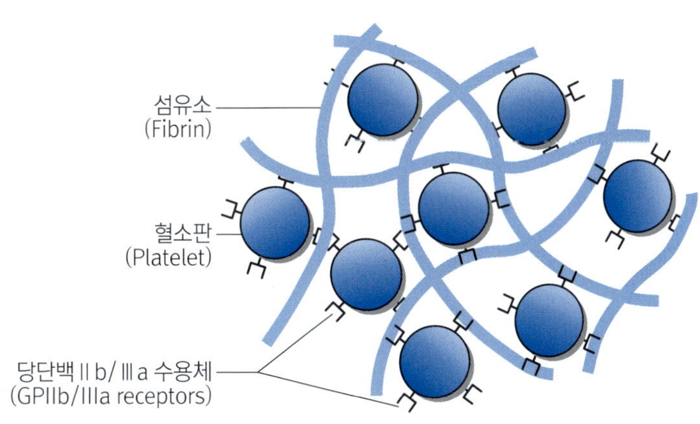

그림 4-14 활성화된 혈소판은 당단백(GP) Ⅱb/Ⅲa 수용체에 의해 섬유소와 결합한다.

혈액응고 과정 2: 섬유소원에서 섬유소로 전환

Part 2 of the clotting process: the conversion of fibrinogen into fibrin

지금까지 혈소판이 활성화되는 방법에 대해 배웠다. 이제 혈전 형성에서 두 번째로 중요한 과정인 섬유소원에서 섬유소로 전환에 대해 살펴보자. 혈액에서 섬유소는 비활동성 용해성 단백질인 섬유소원으로 순환한다. 섬유소원은 혈액에서 용해 상태로 있기 때문에 당단백(GP) Ⅱb/Ⅲa 수용체가 섬유소원과 결합할 수 없어 혈소판과 상호작용하지 않는다. 젤리를 움켜쥐려고 노력하는 장면을 상상해 보자. 이는 혈소판이 섬유소원과 결합하려는 것과 같다. 하지만 섬유소원이 섬유소로 전환되면 섬유소는 불용성이 되고 눈으로 관찰할 수 있게 된다. 고배율 전자현미경을 통해 본 섬유소는 작고 가느다란 실 모양이다. 이 형태에서 혈소판 당단백(GP) Ⅱb/Ⅲa 섬유소와 쉽게 결합하여 적혈구를 가두고 혈전을 형성하는 거미줄 모양의 구조를 만든다.

응고단백질(또한 '응고인자'로 알려짐)은 혈액에서 순환하며, 대부분 단순히 로마숫자를 써서 구별한다. 섬유소원은 응고단백질 중 하나로 응고인자 I (Factor I)로 표기한다. 응고인자를 포함하는 효소반응이 연속적으로 일어난 결과 섬유소원은 섬유소(응고인자 I a)로 전환된다.

왜 일부 응고인자는 순서가 뒤죽박죽인가?

사실 응고인자 XI가 응고인자 IX를 활성화시켜 X를 활성화시킨다는 것은 혼란스럽다. 응고인자는 발견된 순서대로 명명되어, 응고인자 이름과 숫자가 1962년에 국제 전문가 위원회에서 정리될 때까지는 다소 혼란스러웠다.

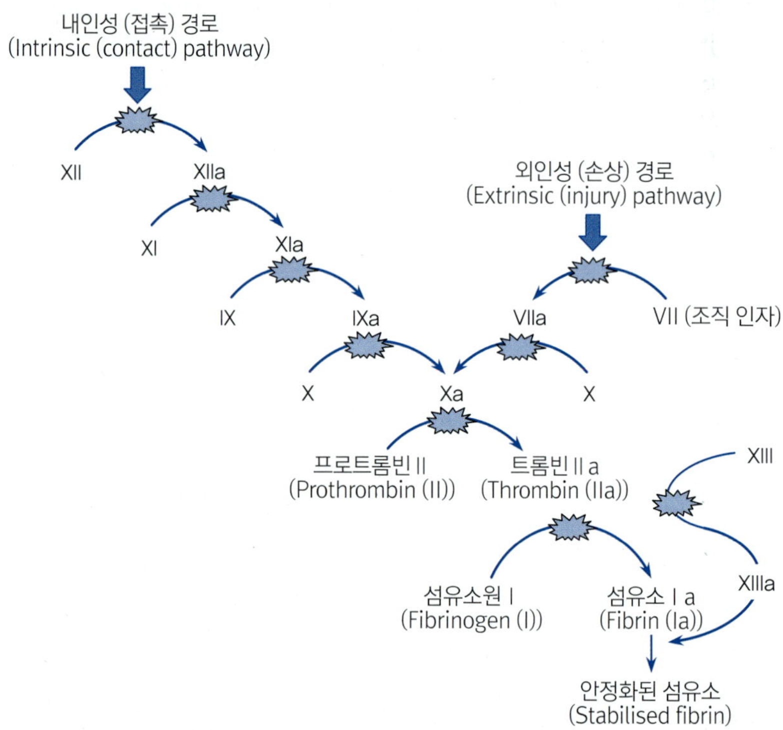

그림 4-15 (단순화한) 응고연쇄반응. 상처를 입거나 결합조직인 콜라겐이 혈액에 노출되면 혈전의 핵심 구성요소인 안정화된 섬유소가 형성되기 위해 연속된 혈액 반응이 일어난다.

응고연쇄반응은 혈액이 손상된 조직이나 노출된 콜라겐에 접촉함으로써 시작된다. 이는 응고인자 Ⅷ 또는 ⅩⅡ의 활성화를 유발하며, 각각은 또 다른 응고인자를 연쇄적으로 활성화시키고이는 또 다음 응고인자를 계속 활성화시킨다. [그림 4-15]에서 활성화된 응고인자는 접미사 'a'가 붙는다는 것을 알 수 있다('a'는 활성화되었다는 의미다). 마지막으로 프로트롬빈(prothrombin, 응고인자 Ⅱ)이 활성화된 형태인 트롬빈(thrombin, 응고인자 Ⅱa)으로 전환된다. 트롬빈은 응고인자 XⅢa의 도움을 받아 수용성 섬유소원을 안정화된 불용성 섬유소로 전환시키기 때문에 핵심적으로 중요하다. 안정적이고 불용성 형태인 섬유소와 혈소판은 함께 거미줄 구조를 형성하여 혈액세포를 가두고 혈전을 형성한다.

[그림 4-16]은 혈전 형성과정에서 피브린과 혈소판의 활성화와 상호작용과정을 요약해서 보여준다.

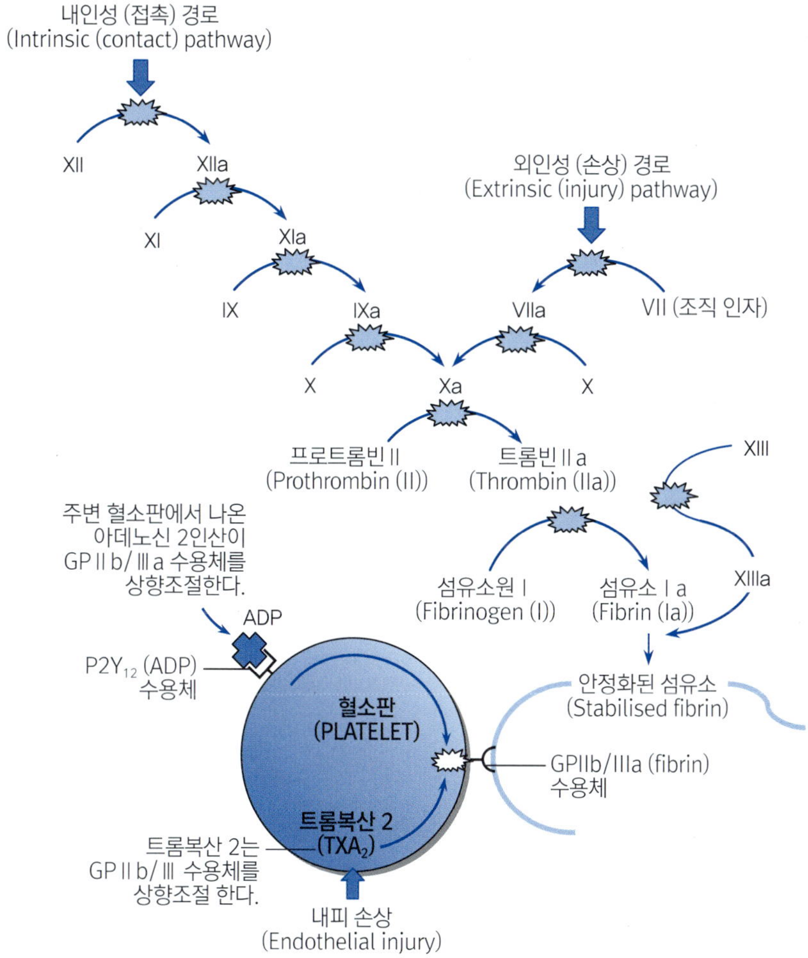

그림 4-16 혈소판 활성화와 응고연쇄반응 요약. GP Ⅱb/Ⅲa 수용체를 통해 혈소판은 혈전 형성과정에서 피브린과 결합힌다.

응고를 방해하는 약물 Drugs used to prevent clotting

혈전을 방지하는 약물은 두 가지 군으로 나뉠 수 있다. 동맥에서 혈전을 억제하는 약물과 정맥에서 혈전을 억제하는 약물이다.

동맥 혈전(arterial clot)은 주로 동맥벽의 손상의 결과로 혈소판이 활성화 되어 피브린과 결합하므로 혈소판이 풍부한 혈전을 형성한다. 죽상경화판이 파열되어 생기는 관상동맥 혈전이 이런 유형으로 심근경색과 심장마비를 일으킨다. 동맥 혈전은 혈소판이 풍부하여 혈전 예방을 위해 **아스피린**(aspirin)과 **클로피도그렐**(clopidogrel) 같은 항혈소판 약물이 사용된다.

정맥 혈전(venous clot)은 혈압이 낮은 혈관인 정맥에서 형성되는데 동맥 혈전보다 혈소판이 적고 주로 섬유소로 이루어진다. 수술, 임신, 병원에서 고정상태 등 혈액의 정상적인 흐름이 늦춰지거나 방해되는 모든 상태는 혈전을 유발할 수 있다. 특히 비만 환자는 더 위험하다. 섬유소가 풍부한 혈전은 심방세동 시 심장에서 형성될 수 있다. 심방세동 시 비정상적으로 빠르고 불규칙한 심장박동이 심방에서 정상혈류를 방해해서 혈전을 생성한다. 정맥 혈전이 색전을 형성하여 혈관을 따라 이동하면 형성 부위 아래쪽 장기에 문제를 일으킬 수 있다. 심부정맥혈전증은 다리의 심부정맥(깊은 정맥)에서 형성된 혈전 때문에 생기는 데 혈전이 심장을 거쳐서 폐순환으로 가면 폐색전증이 된다. 좌심방에서 심방세동 시 생성된 혈전이 대동맥을 통해 뇌의 경동맥으로 가게 되면 뇌졸중이 일어난다. 정맥 혈전은 섬유소가 풍부하여 **와파린**(warfarin), **헤파린**(heparin) 같은 항섬유소 약물이나 최근의 새로운 경구 항응고제(novel oral anticoagulants, NOACs)인 **리바록사반**(rivaroxaban)을 사용해야 한다.

[중요한 사실]

항응고약물(anticlotting drug)은 혈소판의 활성화를 억제하거나 섬유소원을 섬유소로 전환하는 응고 연쇄반응을 억제함으로써 작용한다. 항혈소판 약물은 심근경색을 예방하는 데 주로 사용되고, 항섬유소 약물은 주로 심부정맥혈전증이나 폐색전증을 예방하는 데 사용된다.

항응고 약물 분류 1: 항혈소판 약물 Anticoagulant drugs group 1: antiplatelet drugs

혈소판 활성화를 억제하는 약물은 많이 있지만 가장 많이 접하는 약물은 **아스피린**(aspirin)과 **클로피도그렐**(clopidogrel), 그리고 심장마비 또는 혈전 재형성 시술 후 단독 또는 아스피린과 병용으로 처방되는 **티카그렐러**(ticagrelor)와 **프라수그렐**(prasugrel), **칸그레롤**(cangrelor)이다. 이 약물은 모두 혈소판에 작용한다. 섬유소와 결합해서 거미줄 같은 구조를 형성하여 적혈구를 가두고 혈전을 형성하는 당단백(GP) Ⅱb/Ⅲa 수용체의 발현을 방해한다. **디피리다몰**(dipyridamole), **티로피반**

(tirofiban), **엡티피바타이드**(eptifibatide), **압식시맙**(abciximab) 같은 항혈소판 약물은 심장 전문 병원에서 심근경색 고위험군이나 경피적 관상동맥 중재술(4.2절 참고) 같은 외과적 시술을 받은 환자에게 사용한다.

아스피린은 가장 오래된 비스테로이드성 항염증제(NSAIDs) 중 하나이다. 요즘에는 진통제로 사용은 줄었지만 심근경색을 예방하는 항혈소판 약물로 각광받고 있다. 또한 아스피린은 관상동맥질환과 유사한 병태생리인 뇌에 산소를 공급하는 경동맥에 죽상경화판이 형성되어 발생하는 뇌졸중(stroke)을 예방하기 위해 사용된다. 경동맥의 죽상경화판이 파열되어 혈전이 형성되면 뇌로 가는 혈액을 차단하여 뇌에 영구적인 손상을 초래할 수 있다.

아스피린 또는 아세틸살리실산(acetylsalicylic acid)은 트롬복산 A_2(thromboxane A_2, TXA_2; 염증 시 생성되는 프로스타글란딘 군의 매개체 중 하나)의 생산을 억제한다. 프로스타글란딘(prostaglandin)은 제7장에서 다시 나온다. 활성화된 혈소판은 트롬복산을 생산하고, 트롬복산은 섬유소와 결합해서 혈전을 형성하는 당단백 Ⅱb/Ⅲa 수용체의 생산을 증가시킨다. TXA_2는 시클로옥시게나아제 1(cyclo-oxygenase 1, COX-1)에 의해 아라키돈산(arachidonic acid)으로부터 생산된다. **아스피린**은 비가역적으로 COX-1과 결합하여 COX-1의 작용을 억제해서 혈소판이 트롬복산을 생성하는 것을 방해한다[그림 4-17]. 트롬복산 수치가 떨어지면 혈소판에서 수용체 발현이 줄고 수용체가 없으면 혈소판은 섬유소와 결합할 수 없어 혈전을 형성할 수 없다.

뇌졸중(stroke)은 뇌에 혈액을 공급하는 동맥에 혈전이 형성되거나 출혈이 생겨서 뇌의 혈액 공급에 심각한 장애가 있는 상태이다. 심각한 경우 갑자기 의식을 잃거나 쓰러져서 뇌졸중이라는 이름을 갖게 되었다.

COX-1의 억제는 비가역적이기 때문에 혈소판은 더이상 당단백 Ⅱb/Ⅲa 수용체를 생산할 수 없다. 하지만 혈소판의 수명은 대략 10일 정도이며 이후에는 새로운 혈소판이 다시 생성되기 때문에 응고 기능은 회복된다. 또한 치료용량에서 혈소판의 억제가 완벽하지 않아 응고가 억제되는 동안 남아있는 응고 기능은 유지된다.

[알고 있나요?]

아스피린은 원래 버드나무 껍질(willow bark)을 원료로 만들었다는 것을 알고 있는가? 버드나무(willow)는 라틴어로 Salix인데, 아스피린의 화학명인 아세틸살리실산(acetylsalicylic acid)에서 어원을 알 수 있다.

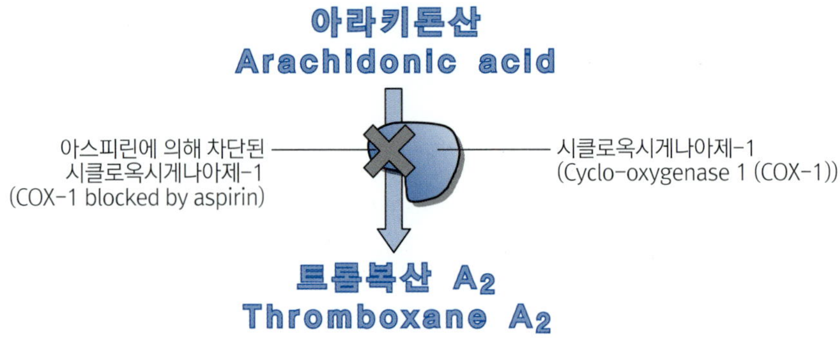

그림 4-17 아스피린은 사이클로옥시게나제-1을 비가역적으로 억제하여 트롬복산 A_2의 생성을 차단한다.

클로피도그렐(clopidogrel), **티카그렐러**(ticagrelor), **프라수그렐**(prasugrel)과 **칸그레롤**(cangrelor)도 혈소판에 있는 당단백 Ⅱb/Ⅲa 수용체의 생성을 억제하는 작용을 하지만, 작용기전은 아스피린과 다르다. 아데노신 2인산(adenosine diphosphate, ADP)은 혈소판이 활성화되는 동안 생산되는 매개체로, 인접한 혈소판 표면에 있는 아데노신 2인산(ADP) 수용체를 자극하고 결합함으로써 당단백 Ⅱb/Ⅲa 수용체의 생산을 자극한다. 이런 약물은 $P2Y_{12}$ ADP 수용체를 차단하는 길항제 ADP가 수용체와 결합하지 못하게 하여, 당단백 Ⅱb/Ⅲa 수용체의 발현을 억제한다[그림 4-18]. **칸그레롤**(cangrelor)은 최근에 개발된 $P2Y_{12}$ ADP 수용체 길항제로, 주로 경피적 관상동맥 중재술(PCI)에서 혈전 생성을 방지하기 위해 사용된다.

[다르게 바라보기]

혈소판을 운동장에서 놀고 있는 아이들로 비유했던 내용을 떠올려 보자. 날씨가 춥기 때문에 아이들은 손(=GPIIb/IIIa 수용체)을 주머니에 넣고 다닌다. 항혈소판제제는 아이들이 거미줄과 같은 그물(=혈전)을 형성하는 줄넘기(=섬유소)를 잡지 못하도록 손을 주머니에 더욱 꾹 넣고 있도록 한다.

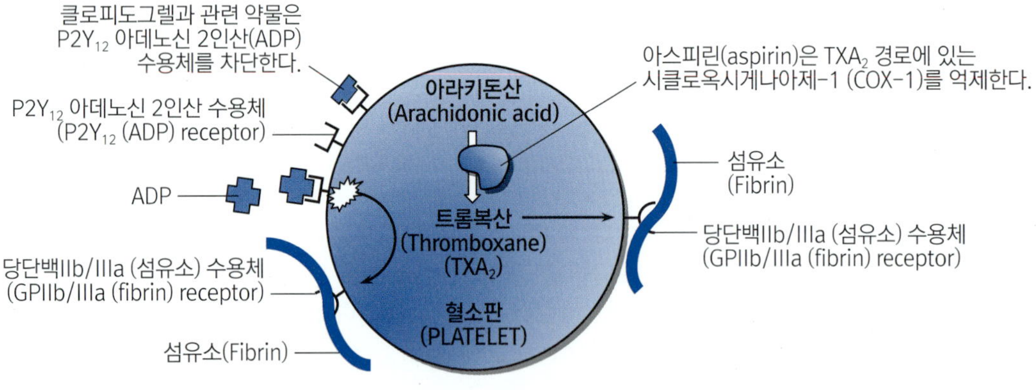

그림 4-18 활성화된 혈소판에서 트롬복산과 아데노신 2인산(ADP)의 작용을 보여준다. 두 매개체 모두 피브린에 결합하는 당단백 Ⅱb/Ⅲa 수용체의 발현을 증가시키고, 응고과정을 촉진한다. **아스피린**은 트롬복산의 생성을 억제한다. **클로피도그렐**과 관련 약물은 $P2Y_{12}$ (ADP) 수용체를 차단한다.

부작용(Side-effects) – 프로스타글란딘(prostaglandin)은 위 점막을 보호하는 효과가 있는데, 아스피린은 프로스타글란딘의 생성을 억제하여 위장관 출혈을 유발할 수 있다. **아스피린**(그리고 다른 NSAIDs)은 또한 천식을 유발할 수도 있다['임상에서' 참고]. **클로피도그렐, 티카그렐러, 프라수그렐**은 소화불량을 유발할 수 있고, 소화기계 출혈로 이어질 수 있다. 출혈성 질환으로 이어질 수도 있다. **칸그레롤**은 정맥주사로 투여받게 되는데, 이로 인해 출혈의 가능성은 잠재적이지만 위장 문제는 덜 발생한다.

[임상에서]

천식환자의 약 10%가 아스피린과 다른 비스테로이드성 항염증제(NSAIDs)에 민감한 것으로 추정된다. 이 약물들은 천식발작(asthma attack)을 유도할 수 있고, 콧물, 재채기, 안면 홍조 증상이 동반되기도 한다. 그 기전은 아직 불분명하지만, NSAIDs는 천식과 관련된 매개체인 류코트리엔(leukotriene)의 생성을 증가시킨다.

항응고 약물 분류 2: 응고연쇄반응에 작용하는 약물

Anticoagulant drugs group 2: drugs acting on the clotting cascade

이 약물군에는 **헤파린**과 **와파린** 외에도 **다비가트란**(dabigatran)과 **리바록사반**(rivaroxaban) 같은 새로운 경구 항응고제(NOAC)도 있다. **비바리루딘**(bivalirudin)과 **폰다파리눅스**(fondaparinux)는 관상동맥 치료 병동에서 주로 사용되는 비경구 항응고제이다.

비경구 항응고제 Parenteral anticoagulants

헤파린은 주로 병원에서 사용되며, 수술 중인 환자에게 심부정맥혈전증과 폐색전증을 예방하기 위해 일차적으로 처방된다. 또한 불안정협심증 환자의 심장의 외과적 중재 후에 혈전 형성을 예방하기 위한 관상동맥 관리에 광범위하게 사용된다. **헤파린**은 경구투여가 부적절하며, 정맥 내 또는 피하로 투여한다. 현재 사용되는 헤파린에는 두 가지 형태가—원래의 **분할되지 않은 헤파린**(original unfractionated heparin)과 더 최근에 소개된 **저분자량 헤파린**(low molecular weight heparin, LMW heparin)—있다. 후자가 작용기간이 길어 덜 자주 투여해도 되기 때문에 최근에 선호된다. 저분자량 헤파린은 **달테파린**(dalteparin), **에녹사파린**(enoxaparin), **틴자파린**(tinzaparin)이 있다. 헤파린은 체내 항응고기전의 일부인 항트롬빈(antithrombin)을 활성화시켜 응고를 억제한다. 이름이 의미하듯이, 항트롬빈은 트롬빈을 비활성화시키지만, 여러 가지 다른 응고인자들도 억제한다[그림 4-19]. **분할되지 않은 헤파린**과 **저분자량 헤파린**은 항트롬빈을 동일하게 활성화시키지만, 억제하는 응고인자에는 약간 차이가 있다.

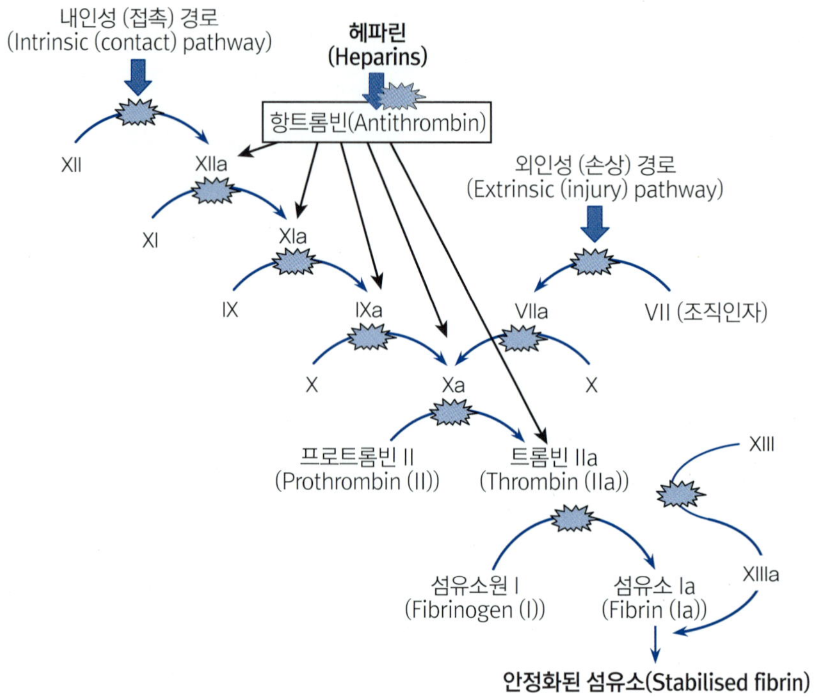

그림 4-19 헤파린은 천연 항응고 단백질인 항트롬빈을 활성화시켜 그림과 같이 다양한 응고 인자를 비활성화한다. 응고 캐스케이드를 억제하면 혈전의 주요 구성 요소인 안정화된 섬유소의 형성이 감소한다.

부작용(Side-effects) – 모든 항응고제가 그렇듯이, 헤파린은 원하지 않는 출혈을 유발하거나 헤파린으로 인한 혈소판 감소증도 유발한다.

비바리루딘(Bivalirudin)은 의료용 거머리 타액에서 발견된 항응고제 펩티드 유사체이다. 직접적인 트롬빈(응고인자Ⅱ) 억제제로 관상동맥 치료 병동에서 불안정협심증 환자나 경피적 중재술 환자에게 사용한다. **폰다파리눅스(fondaparinux)**는 응고인자 Ⅹa의 직접적인 억제제로 정맥 혈전색전증과 불안정협심증 예방을 위해 사용된다.

[사례연구]

배 씨는 고관절치환술을 받으려고 입원했다. 몇 주 동안 부동자세를 유지해야 될 것으로 예상되어 심부정맥혈전증(DVT)이 생길 위험이 있다. 소화성 궤양이 의심되는 것 말고는 건강한 상태이다. 여러분은 심부정맥혈전증을 예방하기 위해 아스피린을 권유하겠는가? 아니면 다른 항응고제를 권유하겠는가?

사례연구 해설

아스피린은 위장관(gastro-intestinal, GI) 출혈을 일으킬 위험이 높기 때문에 소화성 궤양 환자에게 투여해서는 안 된다. 모든 항응고제는 출혈 위험이 있는 환자에게 문제를 일으킬 가능성이 있다. 혈전증 억제(thromboembolism deterrent, TED) 스타킹과 같은 비약물적 방법이 더 나은 대안이다.

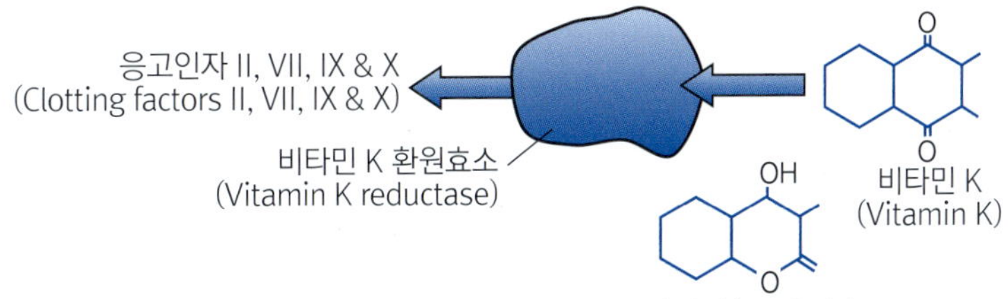

그림 4-20 비타민 K와 구조가 비슷한 **와파린(warfarin)**은 응고 인자 II, VII, IX 및 X 생성의 핵심 효소인 비타민 K 환원효소의 활성 부위를 두고 비타민 K와 경쟁한다. **와파린**과 비타민 K의 구조와 경로는 이해하게 쉽게 단순화했다.

경구 항응고제 Oral anticoagulants

와파린(warfarin)은 심부정맥혈전증(DVT), 폐색전증, 심방세동 예방과 인공심장판막 삽입수술 후에 사용되는 경구용 항응고제이다. **아세노코마롤**(acenocoumarol)과 **페닌디온**(phenindione)은 와파린과 비슷한 항응고제이다.

와파린은 간에서 응고인자 Ⅱ, Ⅶ, Ⅸ, Ⅹ의 생성을 억제한다. 비타민 K와 구조가 비슷한 와파린은 응고인자 생성에 중요한 효소인 비타민 K 환원효소의 활성 부위를 두고 비타민 K와 경쟁한다[그림 4-20]. **와파린**이 효소를 억제하면 새로운 응고인자 생성이 억제되고 혈중 응고인자가 간에서 다시 재활용되면서 혈중 수치가 점점 낮아진다. **와파린**은 인체가 충분한 피브린을 만들어 안정적인 혈전을 형성할 수 있는 능력을 저해하나 이미 순환하는 혈중 응고인자를 억제하기보다는 새로운 응고인자 생산에 영향을 미치기 때문에 완전히 효과가 나타나려면 2~3일 정도 걸린다.

부작용(Side-effects) – **와파린**의 가장 흔한 부작용은 원하지 않는 출혈이다. 이는 비타민 K인 **피토메나디온**(phytomenadione)을 투여하여 대처할 수 있다. 비타민 K는 비타민 K 환원효소 활성 부위에 결합하여 응고인자 생성을 촉진한다.

와파린의 상호작용은 **카르바마제핀**(carbamazepine)만큼 많다. 이러한 상호작용은 hepatic P450 효소의 유도나 억제와 연관된다. **와파린**의 항응고 효과는 **아미오다론**(amiodarone), **트리메토프림**(trimethoprim)과 크랜베리 주스에 의해 향상되고, **카르바마제핀**과 생약제제인 St. John's Wort에 의해 감소된다. 그 외에도 수많은 상호작용이 있다.

[임상에서] 국제표준화비율(INR)

와파린 같은 항응고제는 치료 범위가 좁기 때문에 출혈 또는 응고를 막기 위해서는 정확한 혈장 수치가 출혈이나 응고를 막는데 중요하다. **와파린**은 혈액표본에 조직인자를 넣은 후 응고되는데 걸린 시간으로 정의되는 표준화된 프로트롬빈시간(prothrombin time, PT)과 환자의 응고성을 대조하는 국제표준화비율(INR)을 통해서 감시한다. 공식은 다음과 같다.

$$INR = \frac{PT\ (환자)}{PT\ (정상)}$$

환자의 프로트롬빈시간이 정확히 정상(normal) PT와 같다면 INR은 1.00이다. 환자의 PT가 정상(normal) PT보다 낮다면 INR은 1.00보다 낮고, 이는 혈전이 생길 위험이 높아 치명적인 혈전증이 발생할 수 있다. **와파린** 처방 환자에게는 보통 INR이 2~3 정도의 수치를 목표로 조절한다. 인공판막대치술 같은 경우 더 높은 수치의 INR을 요구한다.

[알고 있나요?]

새로 벤 건초를 생각나게 하는 냄새는 사실 **와파린**을 생성하는 물질과 같은 향이라는 것을 알고 있는가? 쿠마린(coumarin)이라고 알려진 이 화학물질은 저장목초(silage)가 발효하여 생기며 소에게 출혈을 유발하는 질병을 일으킬 수 있다.

아픽사반(apixaban), **다비가트란 에텍실레이트**(dabigatran etexilate), **에독사반**(edoxaban), **리바록사반**(rivaroxaban) 같은 경구 항응고제(NOAC)는 상대적으로 최근 약물이다. 정맥 혈전색전증과 뇌졸중을 예방하기 위해서 사용되는데, 특히 고관절이나 슬관절 대체술 후에 사용된다. **아픽사반, 에독사반, 리바록사반**은 응고인자Ⅹa의 직접적인 억제제이고, **다비가트란 에텍실레이트**는 트롬빈(응고인자Ⅱ)에 대한 직접적인 억제제이다. 이런 약물은 혈종을 유발할 수 있으므로 출혈이 발생하지 않는지 주의 깊게 관찰해야 한다.

항응고 약물 분류 3: 섬유소용해 약물 Anticoagulant drugs group 3: fibrinolytic drugs

지금까지 두 종류의 항응고 약물—항혈소판 약물과 응고연쇄반응 억제제—이 동맥과 정맥에서 어떻게 혈전 형성을 방해하는지 살펴보았다. 이제 관상동맥에 형성된 혈전에 의해 유발된 심근경색 환자처럼 응급상황에서 사용될 수 있는 약물에 대해 공부한다. 이때는 혈전을 녹이고 깨부숴서 심장조직에 혈액과 생명을 구하는 산소를 공급하는 강력한 약물을 필요하다. 이런 약물들을 섬유소용해(fibrinolytic) 또는 혈전용해(thrombolytic) 약물이라고 한다. 섬유소를 용해하여(lyse = break down 잘게 부수다) 혈전의 구조적 통합성이 붕괴시키는 이 약물군에는 **알테플라제**(alteplase), **레테플라제**(reteplase), **스트렙토키나제**(streptokinase), **테넥테플라제**(tenecteplase)가 있다.

이 모든 약물은 섬유소를 용해하는 체내 응고-용해 효소인 플라스민(plasmin)을 자극하여 작용한다. 플라스민은 비활성화 형태인 플라스미노겐(plasminogen)에서 형성되며 혈전과 결합한다. 신체는 상처가 치유될 때 회복과정의 일부로 혈전 용해가 필요하다. 플라스미노겐은 조직 플라스미노겐

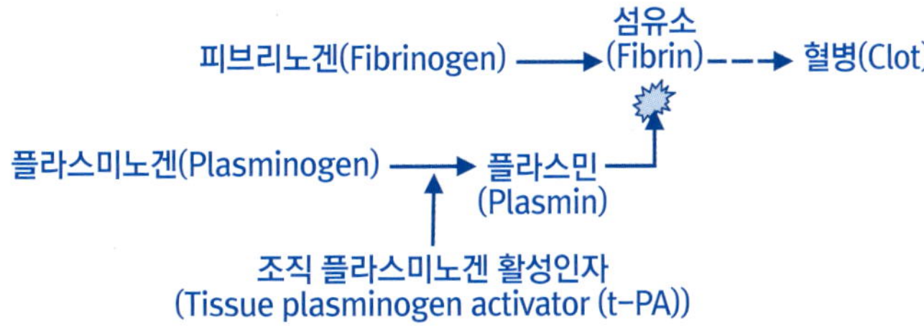

그림 4-21 조직 플라스미노겐 활성인자(tissue plasminogen activator, t-PA)에 의해서 플라스미노겐(plasminogen)이 어떻게 혈병을 파괴시키는 플라스민(plasmin)으로 전환되는지를 보여준다.

활성인자(tissue plasminogen activator, t-PA)에 의해 플라스민으로 전환된다[그림 4-21]. 섬유소용해 약물은 구조가 조직 플라스미노겐 활성인자(t-PA)와 유사해 활성화된 플라스민을 생성하여 섬유소를 파괴하고 혈전을 용해한다.

스트렙토키나제는 베타-용혈성연쇄구균(β-hemolytic Streptococci)에서 비롯된 세균성 효소다. 이물질인 세균성 단백질이라 면역반응을 촉발할 수 있어 처음 사용 후 4일 이상 사용하지 않는다. 그 기간 이후에는 첫 번째 투여에 반응하여 생성된 항체가 약물을 공격해 중화시킨다.

알테플라제, 테넥테플라제, 레테플라제는 재조합 조직 플라스미노겐 활성인자(recombinant tissue plasminogen activators, rt-PA)이다. 재조합 조직 플라스미노겐 활성인자(rt-PA)는 **스트렙토키나제**와 동일한 기전으로 작용하지만 혈전과 결합한 플라스미노겐에 더 특이적이고 세균에서 유래되지 않아 스트렙토키나제와 같은 면역반응을 유발하지 않는다. 재조합 기술은 유전자 조작이 필요하다. 한 유기체에서 유전자 하나를 제거해 또 다른 유기체, 주로 세균이나 효모에 이어 붙여 조직 플라스미노겐 활성인자 단백질을 생산한다

[사례연구]

농부인 송 씨는 일을 하다가 숨이 가쁘고 몸의 왼쪽으로 방사되는 심한 소화불량 같은 통증을 호소하며 쓰러졌다. 구급차가 20분 내에 도착했고 응급의료팀이 심전도(electrocardiogram, ECG) 검사를 하였다. 병원 의료진의 자문을 받아 1000단위 **테넥테플라제(tenecteplase)**를 정맥 내(IV)로 투여하기로 결정했다. 송 씨에게 무슨 일이 일어난 걸까?

사례연구 해설

송 씨는 심근경색 또는 심장마비의 전형적인 증상을 보이고 있다. 심전도에 심근경색의 징후인 심장의 전기적 활동에 미묘한 변화가 나타날 것이다. 송 씨는 병원에서 멀리 떨어진 시골에서 일하기 때문에 응급의료팀이 심근으로 혈액공급을 회복하기 위해 혈전용해제를 투여했다. 조기 치료로 송 씨의 생존과 회복에 대한 예후는 더 좋아졌을 것으로 예상한다.

항체(antibody), 즉 면역글로불린(immunoglobulin)은 림프절에 있는 B-림프구에서 생성된 강력한 면역 단백질이다. 혈류 속으로 분비되어 침입하는 병원균(pathogen)에 달라붙어 표시를 하여 백혈구에 의해 파괴되도록 한다.

트라넥사믹 애시드(tranexamic acid)는 심각한 출혈이 있는 수술이나 분만 같은 응급상황에서 혈액 응고를 촉진한다는 점에서 섬유소용해 약물과 반대 작용을 하는 약물이다. 또한 월경 과다를 관리하기 위해 사용된다—이는 비정상적으로 많은 생리혈이 유실되는 상황이다. 이 약물은 플라스미노겐의 플라스민으로 전환을 억제하여 섬유소 용해를 막는다.

[요약] 응고를 방해하는 약물

- 응고는 손상 후 과도한 혈액 손실을 방지하는 체내 응급복구체계이다.
- 혈전은 혈소판에 의해 교차 연결된 섬유소로 구성되어 있다. 이는 적혈구를 가두는 그물망 같은 구조를 형성한다.
- 항응고제는 두 가지 유형—혈소판 활성화를 예방하는 약물과 응고연쇄반응 및 피브린 생성을 억제하는 약물—으로 나눌 수 있다.
- **아스피린**(aspirin)과 **클로피도그렐**(clopidogrel) 같은 항혈소판 약물은 혈소판이 당단백(GP) Ⅱb/Ⅲa 수용체를 발현하지 못하게 하여 섬유소와 결합할 수 없게 한다.
- 비경구 항응고제인 **헤파린**(heparin)은 응고연쇄반응을 방해하여 섬유소원이 섬유소로 전환되지 못하게 한다.
- 경구 항응고제인 **와파린**(warfarin)은 간에서 순환하는 응고인자를 생산하는 효소를 억제한다. 순환하는 응고인자의 수치가 감소하면 혈액의 혈전형성 능력도 감소한다.
- **다비가트란 에텍실레이트**(dabigatran etexilate)와 **에독사반**(edoxaban), **아픽사반**(apixaban), **리바록사반**(rivaroxaban)은 응고연쇄반응을 방해하는 경구 항응고제이다.
- 심장마비 같은 응급상황에서 **스트렙토키나제**(streptokinase), **레테플라제**(reteplase) 같은 혈전용해제는 플라스미노겐을 플라스민(혈전을 용해하는 효소)으로 전환시킨다.
- 과다출혈의 응급상황에서 **트라넥사믹 애시드**(tranexamic acid)는 혈액 응고를 촉진시킨다.

부정맥과 항부정맥 약물 Arrhythmias and anti-arrhythmic drugs

부정맥(비정상적 심장박동)에 약물 사용은 대단히 전문적인 영역이다. 부정맥 약물의 작용기전의 자세한 설명은 약리학 입문 교재의 수준을 벗어난다. 하지만 **아미오다론**(amiodarone), **베라파밀**(verapamil), **디곡신**(digoxin), β-차단제(β-blocker) 같은 항부정맥 약물은 심장질환 환자에게 흔히 처방된다. 따라서 최소한 이 약물은 간단히 살펴볼 필요가 있다.

흉곽(가슴우리, rib cage) 중간부분의 아래쪽, 바로 흉골(가슴뼈, sternum)의 왼쪽에 손가락을 올려놓으면, 심장의 안정적이고 율동적인 박동을 느낄 수 있다. 이를 동성리듬(sinus rhythm)이라고 하며, 동성리듬은 우심방 전벽에 있는 주요 심장박동조율기인 동방결절(sino-atrial node, SA node)에 의해 설정된다. 동방결절은 심근 전체로 퍼지는 규칙적인 자극을 발생시켜 심근을 수축시키고 혈액을 심방과 심실 밖으로 내보낸다. 자율신경계의 부교감신경과 교감신경 영역에서 나온 원심성 신경이 동방결절 속도를 조절한다. 정상적으로 부교감신경은 휴식 시 우세하고, 휴식 시 심장박동수는 보통 65~75회/분으로 유지된다. 운동을 하거나 스트레스 상황에 처하면 교감신경이 우세해지고, 심장이 몸으로 산소화된 혈액을 펌프질하도록 박동수는 증가한다.

심부정맥의 종류와 원인은 다양해서, 심전도(electrocardiogram, ECG)를 통한 전문가의 진단이 필요하다. 심전도(ECG)는 심장의 전기적 활동을 측정하여 그래프 위에 연속선으로 보여주는 장치이다. 심전도를 보고 의사는 심장기능이상의 위치와 양상을 결정한다.

일부 부정맥은 빈맥(빠른맥, tachycardia; 과도하게 빠른 박동) 또는 서맥(느린맥, bradycardia; 과도하게 느린 박동) 같은 비정상적 심장박동으로 정의된다. 빈맥은 통증, 스트레스, 발열, 쇼크 또는 **살부타몰**과 같은 약물에 의해 발생한다. 저체온증, **디곡신**, β-차단제 같은 약물은 서맥을 유발한다. 일부 부정맥은 심장의 내부 전도체계의 손상으로 발생한다. 종종 심장마비로 인해 동방결절의 바깥에 있는 세포가 삼장박동조율기(pacemaker)를 시작하고 심근 전체에 비정상적 신호를 보낸다. 때로 심근을 가로질러 한 방향으로 퍼진 자극이 되돌아와 순환하는 재진입(re-entrant) 리듬이 된다. 부정맥의 원인이 무엇이든 심장의 정상 펌프기능에 영향을 미치기 때문에 정상리듬을 회복하기 위해 종종 임상적 개입이 필요하다.

항부정맥 약물 Anti-arrhythmic drugs

작용기전은 확실히 밝혀지지 않았지만 **아미오다론**은 부정맥 예방에 흔히 사용하는 약물이다. 심장의 전도 조직과 근육세포에 있는 칼륨과 나트륨 통로(아마 칼슘 통로도) 중 일부를 차단한다고 알려져 있다. 각 심장 박동과 수축의 파동을 늦춰 안정적인 리듬을 생성하는 데 도움이 된다. 이 약물은 부작용이 다양한데 반감기가 30일 이상이라 부작용은 쉽게 되돌릴 수 없다. 특히 **아미오다론**은 요오드를 함유하고 있으며 갑상선 호르몬인 티록신(thyroxine)과 구조가 유사해 요오드 대사에 영향을 줄 수 있다. 때로 갑상선기능저하증(hypothyroidism; 낮은 티록신 수치)과 드물게 갑상선기능항진증(hyperthyroidism; 높은 티록신 수치)을 유발할 수 있다. 각막의 색소침착은 아미오다론을 장기간 사용하는 사람에게 흔하고 햇빛에 노출될 때 피부색이 청회색으로 변하는 경향을 보인다.

베라파밀은 이번 장의 앞부분에서 항협심증 약물로 작용을 살펴보았다. 베라파밀은 특별히 심장의 전도조직에 있는 칼슘 통로를 차단하므로, 심장박동이 느려져서, 빈맥 치료에 도움이 되고 부정맥을 예방한다.

디곡신은 디지털리스 속 식물인 디기탈리스 라나타(*Digitalis lanata*)에서 추출한 심장 배당체다. 디곡신은 복잡한 작용을 하는데 근세포에서 칼슘 농도를 증가시켜 심근의 수축력을 강화시킨다. 또한 중추신경계에 작용하여 부교감신경 활동을 강화하고 심장박동수를 감소시킨다.

베타-차단제는 협심증, 고혈압, 심부전을 포함한 여러 심혈관 문제를 치료하기 위해 사용된다. 항부정맥 약물로는 **프로프라놀롤, 아테놀올, 에스모롤, 메토프로롤, 소타롤**이 있다. 이들의 작용기전은 이 장의 앞부분에서 살펴보았다. 하지만 근본적으로 베타-차단제는 심장의 β_1 수용체가 아드레날린과 노르아드레날린의 효과가 나타나지 않도록 하여, 심박수와 심장수축력을 감소시킨다. **소타롤**은 **아미오다론**과 유사하게 항부정맥 약물작용에서 범위가 광범위하다.

[요약] 부정맥과 항부정맥 약물

- 부정맥(arrhythmias, 비정상적 심장리듬)은 심장질환 또는 특정 약물의 부작용으로 유발될 수 있다.
- 부정맥의 진단과 치료는 매우 복잡하며, 전문가의 임상지식이 필요하다.
- 베타-차단제와 **아미오다론**, **베라파밀** 같은 항부정맥 약물은 다양한 기전에 의해 작용하지만, 세 약물들 모두 심장박동수를 억제하는 작용과 심근 수축의 속도를 늦추는 작용을 한다.
- **디곡신**은 심장박동수를 감소시키고, 심근의 수축력을 강화한다.

학습문제

여러분은 이 장을 끝냈다. 이제 얼마나 학습하고 이해했는지 알아볼 차례이다. 심혈관계 질환은 매우 흔하고 거의 모든 환자군에서 찾아볼 수 있다. 따라서 다양한 약물의 작용을 이해하는 것이 중요하다. 약리학은 누구나 어려워하는 과목이다. 그렇기 때문에 모든 질문에 답하지 못하더라도 걱정하지 않아도 된다. 대신 앞으로 돌아가서 제4장의 내용 중 부족한 부분을 다시 한 번 읽어보자. 이런 노력이 모두 학습과정의 일부이다.

1. 순환기계의 기능을 적어도 여섯 개 이상 나열하시오.
2. 어떤 혈관에서 혈액과 세포 사이의 교환이 발생하는가?
3. 심근에 혈액을 공급하는 혈관의 이름은 무엇인가?
4. 죽상경화판에서 발견되는 주요 지질은 무엇인가?
5. 판에 의해 부분적으로 차단되는 동맥이 협심증 통증을 유발하는 이유는 무엇인가?
6. 니트로글리세린(GTN)은 관상동맥을 확장시킨다. 이것은 왜 협심증 통증을 감소시키는가?
7. 관상동맥에서 파열한 판은 어떤 결과를 초래하는가?
8. 베타-차단제로 심장박동수를 감소시키면 왜 협심증 통증이 완화되는가?
9. 순환하는 지질단백질 중 어느 것이 판의 형성에 관여하는가?
10. 식이 콜레스테롤의 섭취를 줄인다고 해서 혈중 콜레스테롤 수치가 항상 낮아지는 것은 아니다. 왜 그런가?
11. 스타틴(statin)을 이용해 HMG CoA 환원효소를 억제하면 어떻게 혈중 콜레스테롤 수치가 낮아지는가?
12. 혈전의 세 가지 주요 구성성분은 무엇인가?
13. 아스피린(aspirin)은 어떻게 응고를 방해하는가?
14. 와파린(warfarin)과 헤파린(heparin)의 작용에서 주요한 차이점은 무엇인가?
15. 혈전 용해제는 어떤 상황에서 사용하는가?

5장

심혈관계(2) - 고혈압과 항고혈압 약물

The cardiovascular system (2): hypertension and antihypertensive drugs

이 장에서는 혈압 조절기전을 이해하는 데 요구되는 해부 및 생리, 고혈압의 병태생리와 임상 결과, 주요 항고혈압 약물의 작용과 저혈압에 대한 약물요법을 학습한다.

CONTENTS

제5장은 간단한 사례연구들을 제시하고, 학습문제로 마무리 짓는다. 이를 통해 여러분은 중요한 이 영역의 생리, 병리, 약리에 대해 이해하였는지 확인할 수 있다.

[임상에서]

임상에서 일하는 의료진 모두 혈압에 대해 잘 알고 있어야 한다. 건강한 혈압을 유지하는 것은 신체가 효율적으로 기능하기 위해 매우 중요하다. 혈압이 정상 범위에서 유의미하게 벗어난다면 문제가 발생하는데 혈압이 떨어지면 환자는 쇼크 상태에 빠질 수 있으며, 이는 응급 처치가 필요한 응급상황이다. 혈압 상승은 응급상황보다는 주로 장기적으로 문제인데, 결과는 꽤 심각할 수 있다. 대다수 성인 환자는 고혈압이 있고 혈압을 낮추기 위해 약물을 복용한다. 그러므로 항고혈압 약물의 작용기전과 인체 내의 혈압 조절기전을 모두 알아야 한다.

개요

Introduction

높은 혈압, 즉 고혈압(hypertension)은 선진국에서 흔한 질병으로 심근경색과 뇌졸중의 주된 원인이다. 고혈압이 지속되는 사람은 당뇨병, 심장질환 같은 질병이 발생할 위험이 매우 높다. 고혈압 환자는 혈압을 낮추려는 노력이 필요하다. 식이요법과 운동으로 혈압을 낮추는 것이 이상적이지만, 생활습관을 바꾸기 어려운 많은 사람에게 항고혈압 약물은 차선책이다. 작용이 다양한 많은 종류의 약물이 있으며, 이 장에서 자세히 공부할 것이다.

고혈압이 심각한 질병으로 분류된 지는 50년 정도이다. 예전에 높은 혈압을 일컬었던 '양성 고혈압(benign hypertension)'이라는 단어에서도 알 수 있듯이, 고혈압은 환자에게 부정적인 영향을 끼친다고 생각하지 않았다. 1931년 John Hay 박사는 영국 의사회에서 강연 도중, 다음의 격언이 어느 정도 일리가 있다고 말했다.

"혈압이 높은 사람에게 가장 큰 위험은, 고혈압을 발견하는 것이다.
왜냐하면 어떤 바보는 혈압을 낮추려고 할 것이기 때문이다."

그 시절 사용되던 항고혈압 약물을 보면, Hay 박사의 말이 맞았을 수 있다. 그 강연의 뒷부분에서 그는 침상 안정과 칼로멜(calomel)의 복용을 권했다(칼로멜의 화학식이 Hg_2Cl_2, 즉 염화 제일수은이라는 사실을 알면 그저 좋게 들리진 않을 것이다!). 20세기 후반, 의학자들은 고혈압이 처음에는 증상이 없어도 치료되지 않으면 결국 심각한 심혈관계 문제들을 일으킬 수 있음을 깨달았다. 현대 약물은 부작용이 없지는 않지만, 최소한 이전의 수은 화합물처럼 독성이 있지는 않다.

이 장은 앞으로 여러분에게 익숙해질 구성 방식에 따라 전개해 나갈 것이다. 먼저 혈압의 특징, 혈압을 유지하는 체내 기전과 같은 생리에 대해 이해하고 있는지 확인한다. 다음으로 고혈압의 병리, 그 원인과 영향에 대해 배운다. 마지막으로 이런 생리, 병리 지식을 주요 항고혈압 약물군이 혈압을 낮추기 위한 작용기전과 같은 약리에 적절히 적용할 것이다. 사례연구와 임상 시나리오는 여러분이 내용을 더욱 잘 이해할 수 있도록 도와줄 것이다.

[시작하기에 앞서]

이 장을 시작하기 전에 제4장에 있는 순환기계의 기초 생리에 대한 내용을 읽어봐야 한다. 여러분의 사전지식을 확인해 보는 간단한 문제로 시작한다.

1. 혈액을 심장에서 신장, 간과 같은 주요 기관으로 운반하는 혈관은?

2. 심장의 어느 쪽(왼쪽 또는 오른쪽)이 혈액을 폐로 펌프질하는가?

3. 혈액이 정맥을 통해 심장으로 돌아올 때, 먼저 심방으로 들어오는가? 심실로 들어오는가?

4. 혈관에서 혈압이 가장 높을 때는 수축기인가? 이완기인가?

5. 폐정맥은 산화된 혈액을 운반하는가? 탈산화된 혈액을 운반하는가?

6. 대정맥(vena-cava)은 정맥(vein)인가? 동맥(artery)인가?

전부 또는 대부분의 문제를 맞혔으면 순환계의 기본적인 구조와 기능을 알고 있다고 할 수 있다. 이제 혈압, 고혈압, 항고혈압 약물에 대해서 배울 준비가 되었다.

5.1 혈압의 생리

The physiology of blood pressure

기초부터 시작하기: 혈압이란? Let's start with the basics: what is blood pressure?

혈압(blood pressure)에 대해 이야기할 때, 일반적으로 대동맥 같은 체순환 동맥의 압력을 말한다. 제4장에서 살펴보았듯이, 체순환 동맥은 심장의 왼쪽에서 대동맥을 통해 체내의 각 조직과 기관으로 혈액을 운반한다. 이런 기관은 뇌, 간, 신장, 소화기계와 근육, 피부 등이다. 혈액은 또한 심장의 오른쪽에서 폐로 혈액을 운반하는 폐동맥(허파동맥)의 압력에도 영향을 받는다. 하지만 이 혈압은 훨씬 낮고, 폐동맥은 흉강(가슴안, thoracic cavity)의 깊숙한 안쪽에 있기 때문에 측정하기 어렵다.

동맥압은 폐에서 나온 산화된 혈액이 각 기관과 조직의 세포로 흘러가도록 하기 때문에 건강에 중요하다. 이 압력은 혈액이 동맥을 통해 모세혈관 속으로 들어가도록 압박한다. 모세혈관은 혈액과 세포 사이의 가스교환이 일어나는 곳이다. 모세혈관은 신체의 mm^3마다 뻗어 있고, 세포의 건강에 필수적이다. 세포에 산소와 영양분을 공급하고 이산화탄소와 같은 노폐물을 제거하려면, 신선한 혈액을 지속적으로 공급해야 한다[그림 5-1]. 압력이 낮아져 혈액이 모세혈관을 천천히 흐르면, 세포는 충분한 산소를 공급받지 못하고 이산화탄소를 제거할 수 없다.

동맥압이란? Understanding arterial blood pressure

동맥압(arterial blood pressure)은 높은 압력과 낮은 압력 사이에서 오르내리는 박동성(pulsatile)이 있다. 동맥벽의 최대 혈압이 수축기(systolic) 혈압이고, 가장 낮은 혈압이 이완기(diastolic) 혈압이다. 일부 체동맥은 체표면 가까이에서 볼 수 있으며, 이런 동맥압의 변화는 혈압계(sphygmomanometer)로 상대적으로 쉽게 측정할 수 있다. 요골(노뼈, radius bone) 끝 부분 바로 아래에 있는 홈에 검지와 중지의 끝을 올려놓으면 피부 바로 아래에 있는 요골동맥(노동맥, radial artery)의 수축과 팽창을 박동으로 느낄 수 있다[그림 5-2].

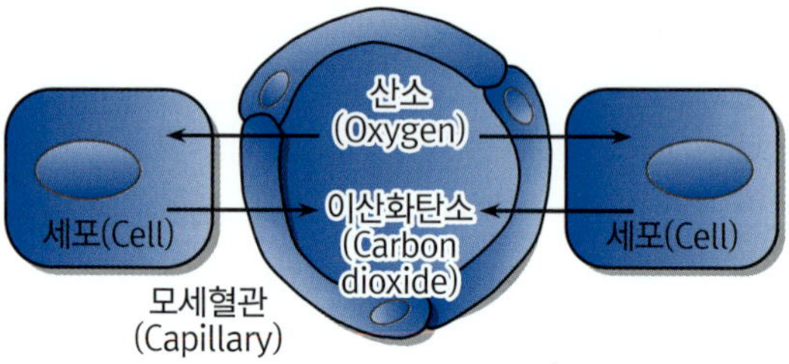

그림 5-1 가장 작은 혈관인 모세혈관은 세포에 산소를 공급하고 이산화탄소를 제거한다.

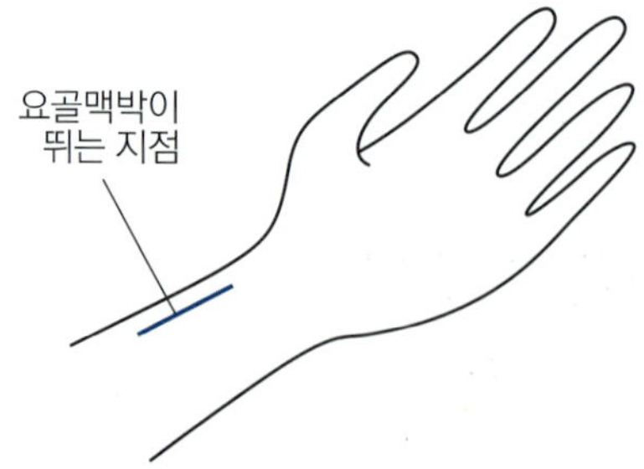

그림 5-2 요골맥박을 찾는 방법

혈압계(sphygmomanometer)는 전신 동맥 혈압을 측정하는 기구이다. 부풀릴 수 있는 천으로 된 커프로 상완(위팔)을 감싸 수축기와 이완기의 혈압을 측정한다. 결과는 눈금판에 수동으로 표시되거나, 수은의 밀리미터 단위(mmHg)를 사용해 숫자로 표시된다. 수은혈압계를 선호하는 경우도 있으며, 오늘날에도 여전히 사용된다.*

* 한국은 2021년부터 수은혈압계 사용이 금지되었다(역자 주).

심장은 1분에 약 70회 정도 뛴다. 박동할 때마다 심실이 수축하여 혈액이 동맥으로 흐른다. 혈압이 최대 수축기압까지 올라가면서 탄력성 있는 동맥의 벽은 늘어난다. 그 후에 심장이 이완기에 들어가면, 탄력성 있는 동맥벽이 수축하면서 혈액을 수백만 개의 소동맥과 모세혈관으로 계속 밀어낸다.

[그림 5-3]은 혈액을 심장에서 대동맥으로 내보내는 수축 기능을 하는 좌심실과 대동맥의 전신 혈압 변동을 그래프로 나타낸 것이다. 좌심실과 대동맥 사이에 확연한 혈압차이가 있다. 심장에 혈액이 채워지는 이완기 동안 심실내압은 매우 낮게 유지된다. 수축기에 심실이 수축하면 심실내압이 상승하여 혈액을 대동맥으로 밀어내어 대동맥압을 상승시킨다. 심장이 다시 수축기에서 이완기로 돌아오면서 심실내압은 급격히 떨어지고 대동맥궁의 기저에 있는 반월판이 닫혀 심장으로 혈액의 역류를 막는다. 동맥 이완기 동안 혈액은 소동맥과 모세혈관으로 이동하고 다음 심실수축기 전까지 혈압은 점차 최소 이완기 혈압까지 떨어진다. 끊임없이 혈액이 세동맥과 모세혈관으로 흐르기 위해 최소한의 동맥압이 70~80 mmHg로 유지된다.

[중요한 사실]

동맥의 혈압은 심장이 박동할 때마다 수축기(최대 혈압)와 이완기(최소 혈압) 사이에서 오르내린다.

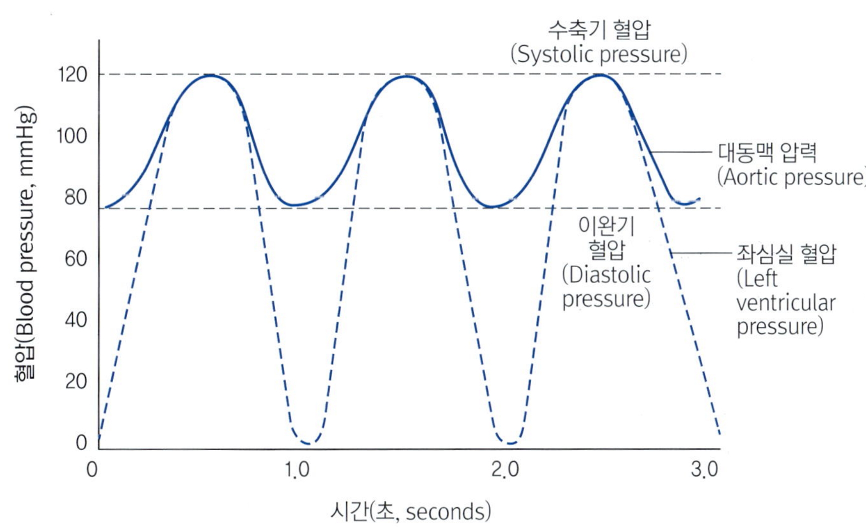

그림 5-3 심장주기에서 전형적인 대동맥과 좌심실 혈압

동맥압의 조절 The control of arterial blood pressure

혈액이 수백만 개의 모세혈관을 통해 영양분을 공급하고, 가스를 교환하고, 신체 조직 세포의 노폐물을 제거하려면 전신 동맥압이 충분히 높아야 한다. 그러면서도 작은 혈관이 파열되지 않고, 심장에 과도한 긴장이 가지 않을 정도의 압력으로 유지되어야 한다.

혈압 유지는 매우 중요하다. 뇌처럼 필수적인 장기로 혈액 공급에 지장이 있을 정도로 혈압이 낮아지지 않게, 신체는 혈압을 계속 측정하고 조절한다.

혈압은 단기적으로 전신혈관저항(systemic vascular resistance, SVR)과 심장박출량(cardiac output, CO)의 복잡한 상호작용으로 유지된다. 장기적으로는 혈액량을 조절하여 혈압을 조절한다. 이제 혈압의 단기 조절과 장기 조절에 대해 알아볼 것이다. 나중에 항고혈압 약물의 기전에 대해 공부할 때 필요하기 때문에 두 가지 혈압조절기전에 대해서 잘 알고 있어야 한다.

혈압의 단기 조절 The short-term regulation of blood pressure

[중요한 사실]

혈압의 단기 조절은 크게 두 가지 요소, 즉 심장박출량(cardiac output)과 전신혈관저항(systemic vascular resistance)에 의해 결정된다.

다음 개념들은 매우 중요하기 때문에 각각의 의미를 잘 알아두어야 한다.

1. **심장박출량**(cardiac output, CO)은 심장이 1분 동안 펌프질하는 혈액의 양이다.
2. **심장박출량**은 두 가지 요소에 의해 결정된다.
   (a) **심장박동수**(heart rate, HR) – 심장이 1분 동안 박동하는 횟수
   (b) **일회박출량**(stroke volume, SV) – 심실이 1회 수축할 때 펌프질되는 혈액의 양
3. **전신혈관저항**(systemic vascular resistance, SVR)은 체순환에서 말초혈관의 직경에 의해 결정되는 혈류에 대한 저항이다.

[다르게 바라보기]

동맥계를 끝 부분에 작은 구멍이 있는, 길고 가느다란 풍선이라고 상상해 보자. 풍선의 압력을 유지하기 위해서는 규칙적으로 한쪽 끝에 바람을 불어넣어야 한다(심장박출량). 그리고 반대쪽 끝에 있는 구멍에서 나오는 공기의 양을 제한해야 한다(전신혈관저항). 들어오는 공기와 나가는 공기의 양이 동등해지면서, 풍선의 압력(혈압)은 유지된다.

간단한 공식으로 혈압을 결정하는 요소들의 관계를 잘 나타낼 수 있다.

혈압(BP) = 심장박출량(CO) × 전신혈관저항(SVR)
(Blood pressure = Cardiac output × Systemic vascular resistance)

심장박출량은 또 다른 간단한 공식으로 나타낼 수 있다.

심장박출량(CO) = 심장박동수(HR) × 일회박출량(SV)
(Cardiac output = Heart rate × Stroke volume)

[중요한 사실]
혈압은 두 가지 요소-심장박출량과 전신혈관저항으로 결정된다. 심장박출량은 심장박동수와 일회박출량으로 결정된다.

공식이 다소 분간하기 어렵다면 의학용어 대신에 숫자를 대입해 보자. 예를 들어, 평균 심장박동수는 1분에 70회이고(bpm), 평균 일회박출량은 70 mL이다. 이 숫자를 대입해 보면,

심장박출량(cardiac output) = 70 bpm × 70 mL

이를 통해 평균 심장박출량이 4,900 mL, 매 분당 거의 5 L의 혈액이 펌프질되는 것을 알 수 있다. 이 공식에서 등호의 왼쪽에 있는 수치는 오른쪽에 있는 수치의 곱하기 결과에 의해 결정된다. 오른쪽에 있는 두 수치 중 어느 하나를 바꾸면 왼쪽에 있는 수치도 변한다. 예를 들어, 운동 시에는 심장박동수와 일회박출량이 모두 증가해 심장박출량 또한 증가한다. 반대로, 사고로 과다출혈되면 일회박출량이 감소하고, 심장박출량도 감소한다. 혈압을 구하는 공식으로 돌아가 보자.

BP = CO × SVR

이는 혈압은 심장박출량(CO)과 전신혈관저항(SVR)의 곱을 계산한 결과와 같다는 뜻이다. 심장박출량이나 전신혈관저항 둘 중 하나가 증가한다면, 혈압도 증가한다. 반면에 만약 심장박출량이나 전신혈관저항 둘 중 하나가 감소한다면, 혈압도 감소한다. 이것이 신체가 혈압의 변화에 반응하는 방식에 대한 실마리이다.

[중요한 사실]

심장박출량(CO)이나 전신혈관저항(SVR)이 증가하면 혈압(BP)도 증가한다.
심장박출량(CO)이나 전신혈관저항(SVR)이 감소하면 혈압(BP)도 감소한다.

먼저 신체가 스스로 혈압을 조절하는 기전에 대해 알아보자.

전신혈관저항 Systemic vascular resistance

전신혈관저항(SVR)은 체순환, 특히 신체의 최대 기관인 피부에서 말초 소동맥 저항의 합으로 정의된다. 소동맥은 평활근으로 둘러싸여 있고, 혈관이 수축할 때 평활근은 한꺼번에 수축하여 혈관 내강의 직경이 감소되고 저항이 증가한다. 혈관이완 시에는 평활근이 한꺼번에 이완하여, 혈관 내강의 직경이 증가하고 저항은 감소한다. 혈액 점도와 혈관 총 길이도 저항에 영향을 주나 단기간에는 큰 변수로 작용하지 않는다.

[다르게 바라보기]

축구경기가 끝나고 수많은 축구팬이 경기장 입구를 통해 나가려는 상황을 상상해 보자. 경기장 직원이 입구의 일부를 닫아 놓으면 서로 나가려는 군중의 압력이 증가한다. 혈관수축도 이와 동일한 효과를 나타내 혈액이 소동맥을 통해 흐르기가 힘들어져 동맥에 가해지는 압력이 증가한다.

소동맥은 혈압의 변화에 반응하여 혈류 속으로 분비되는 화학전령과 신경계에 의해 조절된다. 각 소동맥은 자율신경계의 교감신경 영역에서 나온 신경에 의해 중추신경계와 연결된다. 자율신경계는 내부 환경의 안정된 상태인 항상성을 유지하는 중추신경계에서 나온 신경의 무리로 형성된다. 혈압이 낮아지면 교감신경 영역은 혈압을 정상범위 내로 회복시키기 위해 활성화된다. 교감신경이 활성화되면 소동맥이 수축되고 전신혈관저항이 증가한다[그림 5-4].

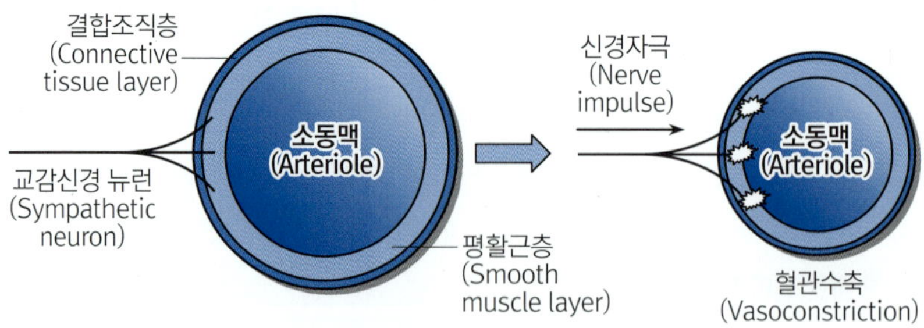

그림 5-4 교감신경은 혈관수축을 일으켜 전신혈관저항(SVR)을 증가시킨다.

피부 같은 조직은 혈압 변화에 영향을 덜 받지만, 뇌와 같은 장기는 혈압 유지가 아주 중요하다. 그래서 혈압이 떨어지면, 주로 피부의 소동맥이 수축해서 전신혈관저항을 증가시켜 말초에서 핵심 기관으로 혈액을 흘러가게 한다.

교감신경자극이 소동맥을 수축시키는 방법을 이해하기 위해 소동맥을 둘러싸고 있는 작은 평활근세포층의 구조를 살펴보자. 교감신경자극은 이 평활근세포가 동시에 수축하게 한다. 소동맥이 수축하면 소동맥의 직경이 감소하여 전신혈관저항이 증가한다. 이런 근육세포는 교감성 신경전달물질인 노르아드레날린과 혈액을 순환하는 다양한 화학전령에 반응한다. 각각의 화학전령은 수축을 일으키는 평활근세포 위에 자신만의 수용체가 있다([표 5-1]과 [그림 5-5]). 이 수용체 중 일부가 항고혈압 약물의 표적이기 때문에 이 장의 뒷부분에서 다시 살펴볼 것이다.

심장박출량 = 심장박동수 × 일회박출량

Cardiac output (Heart rate − Stroke volume)

심장박출량은 1분당 좌심실에서 뿜어내는 혈액의 양으로, 두 가지 요소(심장박동수, 일회박출량)에 의해 결정된다. 심장박동수 또는 일회박출량이 증가하면 심장박출량도 증가한다(혈압도 증가한다).

표 5-1 말초 소동맥에 있는 평활근세포의 수축을 유발하는 화학전령

화학전령	화학전령의 근원	평활근세포에 있는 표적 수용체	평활근세포에서의 작용
노르아드레날린	교감신경 뉴런	α_1 아드레날린 수용체	수축
아드레날린	부신	α_1 아드레날린 수용체	수축
안지오텐신 II	순환계	안지오텐신 II 수용체	수축
ADH(항이뇨호르몬)-바소프레신	뇌하수체 후엽	항이뇨호르몬-바소프레신 수용체	수축

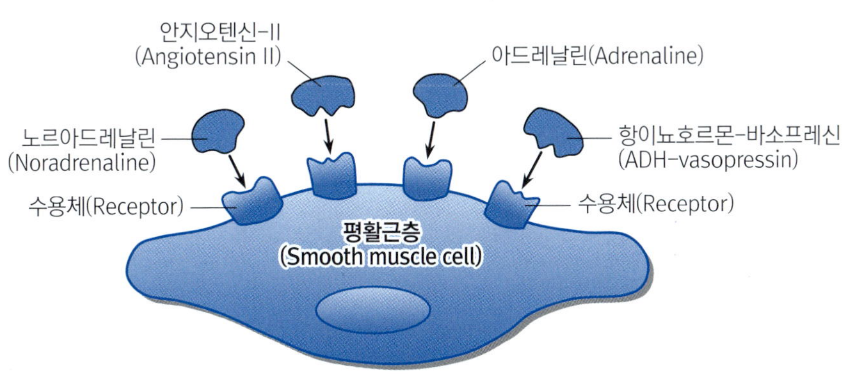

그림 5-5 혈관수축을 유발하는 특수한 수용체에 결합하는 신경전달물질과 화학전령(노르아드레날린, 아드레날린, 안지오텐신-II, 항이뇨호르몬-바소프레신)에 의한 소동맥의 조절

심장박동수 또는 일회박출량이 감소하면 심장박출량도 감소한다(혈압도 감소한다). 심장박동수는 심장이 분당 뛰는 횟수이므로 심장이 더 빨리 뛸수록 더 많은 혈액이 뿜어져 나온다.

일회박출량은 매 박동 시 좌심실에서 뿜어내는 혈액의 양이다(휴식 시 약 70 mL). 운동할 때처럼 심장이 더 강하게 수축하면 더 많이 혈액을 내뿜는다(보통 사람의 경우 100 mL 정도까지). 교감신경 자극은 부신에서 나오는 아드레날린의 순환농도를 증가시키고, 동시에 심장박동수와 일회박출량을 모두 증가시킨다.

[알고 있나요?]

42.195 km를 마라톤하는 동안 선수의 심장은 평균 35,000번 이상을 뛴다는 것을 알고 있는가? 심장은 대략 1분당 150회 정도 뛰고, 매 박동마다 100 mL의 혈액을 내뿜는다. 이는 선수가 경주를 마치는 데 4시간이 걸린다면, 심장은 무려 3,600 L의 혈액을 내뿜는다는 뜻이다! 휴식 시에는 보통 4시간 동안 1,200 L의 혈액이 박출된다.

[기초 뛰어넘기] 일회 박출량

일회박출량 그 자체는 전부하, 후부하, 수축력의 세 요소로 결정된다. **전부하(preload)**는 좌심실의 확장기말 압력으로, 심실의 혈액용적에 의해 결정된다. **후부하(afterload)**는 심실이 대동맥으로 혈액을 밀어내는 데 필요한 압력으로, 대동맥압에 의해 결정된다. 전부하는 폐정맥환류에 의해 결정되고, 후부하는 동맥압에 의해 결정된다. **수축력(contractility)**은 Frank-Starling 법칙(심근이 늘어날수록 수축력은 커진다)에 의한 심근의 수축능력을 말한다. 건강한 심장은 전부하와 수축력이 증가하면 일회박출량이 증가한다. 후부하가 증가하면 일회박출량은 감소한다.

압력수용체 반사 The baroreceptor reflex

동맥압은 순환계의 압력 감지기인 압력수용체(baroreceptor)에 의해 감지된다. 그 중 가장 중요한 압력수용체는 대동맥궁(aortic arch)과 경동맥동[carotid sinus – 뇌에 혈액을 공급하는 내경동맥(internal carotid artery)의 확장]에 있다. 이 신전수용체는 혈압의 변화를 감지하고 신경신호를 뇌간에 있는 연수(medulla)의 심혈관조절중추(cardiovascular control centre)로 보낸다. 연수는 심장의 심장박출량과 전신소동맥의 말초저항을 조정하여 혈압을 조절한다. 이런 과정을 압력수용체 반사라고 한다. 이제 혈압을 감소시키거나 증가시키기 위한 압력수용체 반사의 반응에 대해 알아보자.

압력수용체(baroreceptor)는 대동맥과 경동맥동에 있는 작은 부위로, 혈압이 오르내리면서 변화하는 혈관 벽 직경에 반응하여 뇌간(뇌줄기)의 심혈관조절중추로 신호를 보낸다.

출혈, 탈수, 심장마비, 심지어 단지 너무 빨리 일어서는 것도 혈압하강의 원인이 될 수 있다. 혈압하강은 압력수용체에 의해 감지되고, 이 압력수용체는 구심성(afferent) 뉴런을 통해 연수에 있는 심혈관조절중추로 신호를 보낸다. 연수는 순환기계의 교감신경활동을 증가시킨다. 이는 일회박출량과 심장박동수 모두를 증가시켜 심장박출량을 증가시킨다. 교감신경활동은 또한 피부의 말초 소동맥을 수축시켜 전신혈관저항을 증가시킨다[그림 5-6]. 이 모든 활동으로 혈압이 증가한다.

혈압을 구하는 공식인 '혈압(BP) = 심장박출량(CO) × 전신혈관저항(SVR)'과 심박출량을 구하는 공식인 '심장박출량(CO) = 심장박동수(HR) × 일회박출량(SV)'을 기억한다면, 압력수용체 반응이 혈압조절에 관여하는 모든 요소를 증가시킨다는 사실을 알 수 있을 것이다. 심장박동수, 일회박출량, 전신혈관저항이 모두 증가하면, 혈압도 증가한다.

구심성(afferent) 뉴런은 말초신경계(PNS)에서 중추신경계(CNS)로 들어가는 뉴런이다. 원심성(efferent) 뉴런은 중추신경계에서 말초신경계로 나가는 뉴런이다. 이 두 가지 용어를 기억하려면 'Efferent(원심성) 뉴런은 중추신경계(CNS) 밖으로 나간다(Exit).'(구심성(afferent)은 따라서 반대이다) 이 문장을 기억하자!

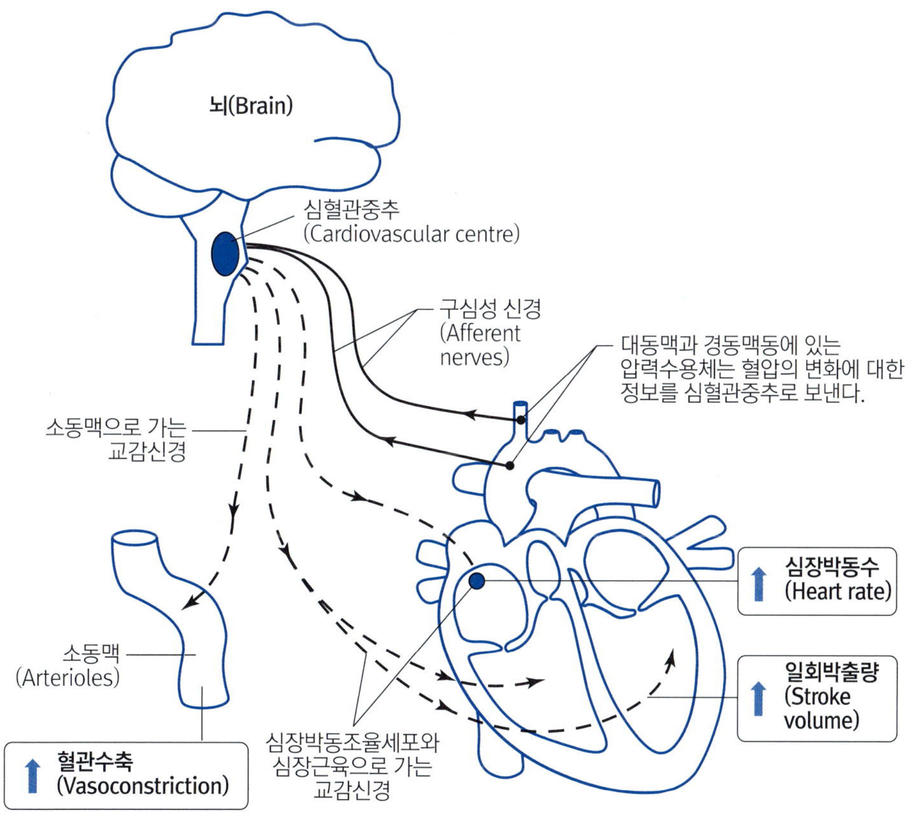

그림 5-6 압력수용체 반사를 통한 혈압의 조절과 혈압의 하강에 반응하는 요소들

[다르게 바라보기]

동맥계를 끝 부분에 작은 구멍이 있는 길고 얇은 풍선으로 비유했던 것을 기억해 보자. 만약 풍선의 압력이 떨어지면 여러분은 더욱 열심히, 더 자주 풍선에 바람을 불어넣을 것이다(=심장박출량 증가). 그리고 빠져나가는 공기의 양을 줄이기 위해 반대쪽 구멍을 조일 것이다(=전신혈관저항 증가).

그렇다면 신체는 정상적으로 운동할 때는 상승하는 혈압에 어떻게 반응할 것인가? 심장박출량이 감소되면 운동능력을 제한할 것이기 때문에 바람직하지 않다. 중추신경계의 복잡한 기전은 압력수용체 반응을 억제하고, 선택적으로 혈관을 확장시켜 운동하고 있는 근육에 혈액을 재분배한다. 이러한 기전은 심장박출량은 두 배가 되어도 전신혈관저항을 감소시켜 혈압이 적당한 만큼만 증가하도록 한다.

[사례연구]

대흉부수술 후, 강 씨는 순조롭게 회복하고 있는 것처럼 보였다. 하지만 맥박수가 증가하고, 얼굴이 창백해지고, 피부가 차가웠다. 혈압은 정상이었다. 변화의 원인은 무엇인가?

사례연구 해설

이유가 명확하지 않게 심장박동수가 증가하면 주의 깊게 살펴봐야 한다. 불안 때문일 수도 있지만 혈압이 떨어지면 보상작용으로 심장박동수가 증가한다. 창백해 보이고 피부도 차가운 이유가 피부에 있는 말초소동맥이 수축해서 나타난 증상일 수 있다. 혈압이 정상인 이유는 현재 보상기전이 혈압을 유지하기에 충분하기 때문일 것이다. 혈압 저하를 일으키는 문제는 여러 가지가 있지만, 큰 수술 후에는 내출혈이 원인일 가능성이 높다.

[요약] 혈압의 단기 조절

- 혈압의 단기 조절은 크게 두 가지 요소—심장박출량(CO)과 전신혈관저항(SVR)—에 의해 결정된다.
- 심장박출량은 심장박동수와 일회박출량에 의해 결정된다.
- 혈압이 낮아지면 신체는 심장박출량(CO)과 전신혈관저항(SVR)을 증가시킴으로써 반응한다.
- 압력수용체 반사는 교감신경계를 활성화해서 혈압하강에 반응한다. 이는 심장과 말초소동맥에 작용하여, 심장박출량(CO)과 전신혈관저항(SVR)을 모두를 증가시켜, 결국 혈압이 상승한다.
- 아드레날린, 안지오텐신 II, 항이뇨호르몬-바소프레신과 같은 다양한 화학전령은 소동맥에 있는 수용체와 결합하여 혈관을 수축시킨다. 그 결과 전신혈관저항이 증가한다.

혈압의 장기 조절 The long-term regulation of blood pressure

압력수용체 반응의 주요 기능은 혈압의 단기 변화에 반응하는 것이다. 장기 조절에는 상반되는 두 시스템이 관여한다: 레닌-안지오텐신(RA) 시스템과 심방나트륨이뇨펩티드(ANP) 시스템이다. 이 시스템은 나트륨 수치, 혈관긴장도, 소변배출량 조절을 통해 혈압을 조절한다.

최근 개발된 valsartan/sacubitril은 심방나트륨이뇨펩티드 시스템 작용을 강화시키는 심부전 치료제이다. 두 시스템과 관련된 요약은 [그림 5-7]에 있다.

레닌-안지오텐신(RA) 시스템 The renin-angiotensin system

레닌-안지오텐신(RA) 시스템은 드러나지 않게 작용해서 혈액량과 혈압을 유지한다. 신장은 혈압 하강이나 혈류 감소를 감지하여, 혈액 속으로 레닌(renin)의 분비를 증가시켜 혈압 하강에 대응한다. 이 효소는 순환 단백질인 앤지오텐시노겐(angiotensinogen)을 안지오텐신-Ⅰ(angiotensin-Ⅰ)으로 전환하며, 안지오텐신-Ⅰ은 안지오텐신 전환 효소(angiotensin-converting enzyme, ACE)에 의해 안지오텐신-Ⅱ(angiotensin-Ⅱ)로 전환된다[그림 5-7]. 안지오텐신-Ⅱ는 혈압의 장기 조절에 중요하다. 혈류를 따라 순환하며 혈압을 상승시키는 여러 작용을 한다.

1. 안지오텐신-Ⅱ는 부신에서 알도스테론(aldosterone)을 분비하게 한다. 이 호르몬은 신장에 작용하여, 소변으로 빠져나가는 나트륨의 양을 줄여 체내 나트륨을 보존한다. 신장에서 나트륨 이온을 보존하면 혈중 나트륨 이온의 수치를 증가하여, 혈액의 수분의 양도 증가한다. 전체 혈액량이 증가하면 좌심실로 회귀하는 혈액량, 즉 전부하도 증가한다. 더 많은 혈액이 좌심실에 모이면, 심근섬유는 더 신장되고 스탈링의 법칙에 따라 심근수축력은 강해진다. 일회박출량은 증가하고 연이어 심장박출량과 혈압도 증가한다. 이는 순서도표를 통해 훨씬 명확하게 설명할 수 있다[그림 5-8].

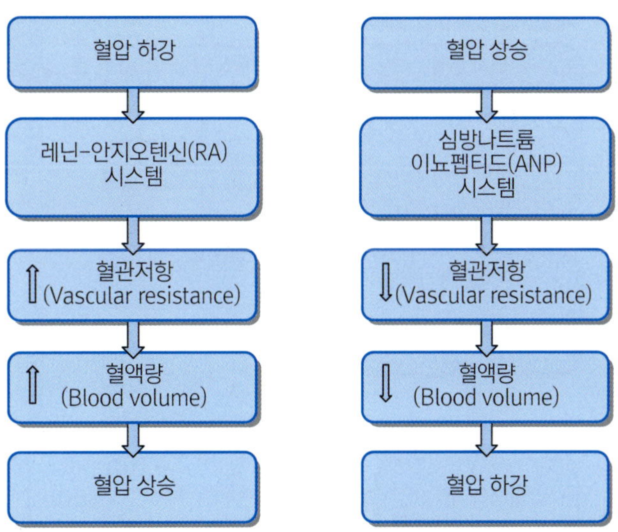

그림 5-7 혈압을 조절하기 위해 서로 상반된 반응을 하는 레닌-안지오텐신(RA)과 심방나트륨이뇨펩티드(ANP) 시스템

2. 안지오텐신-Ⅱ는 강력한 혈관수축제이다. 말초소동맥의 평활근세포에 있는 안지오텐신-Ⅱ 수용체와 결합하여 혈관을 수축시킨다. 혈관이 수축하면 전신혈관저항이 증가한다. 혈압을 구하는 공식에서 알 수 있듯이 전신혈관저항이 증가하면 혈압도 증가한다.
3. 안지오텐신-Ⅱ는 뇌의 뇌하수체 전엽에서 나오는 호르몬인 항이뇨호르몬-바소프레신(ADH-vasopressin)의 분비를 촉진시킨다. ADH는 항이뇨호르몬(antidiuretic hormone)의 약자이다. 이름이 의미하듯이 신장의 소변 생성량을 감소시켜 체내 수분을 보존한다. 체내에 수분을 보존하면 혈액량을 유지할 수 있고 혈압도 유지된다. 이름의 일부분인 바소프레신(vasopressin)은 호르몬의 다른 작용을 의미한다. 이 호르몬은 혈관수축제로서 말초혈관의 평활근에 작용하고 전신혈관저항과 혈압을 증가시킨다.

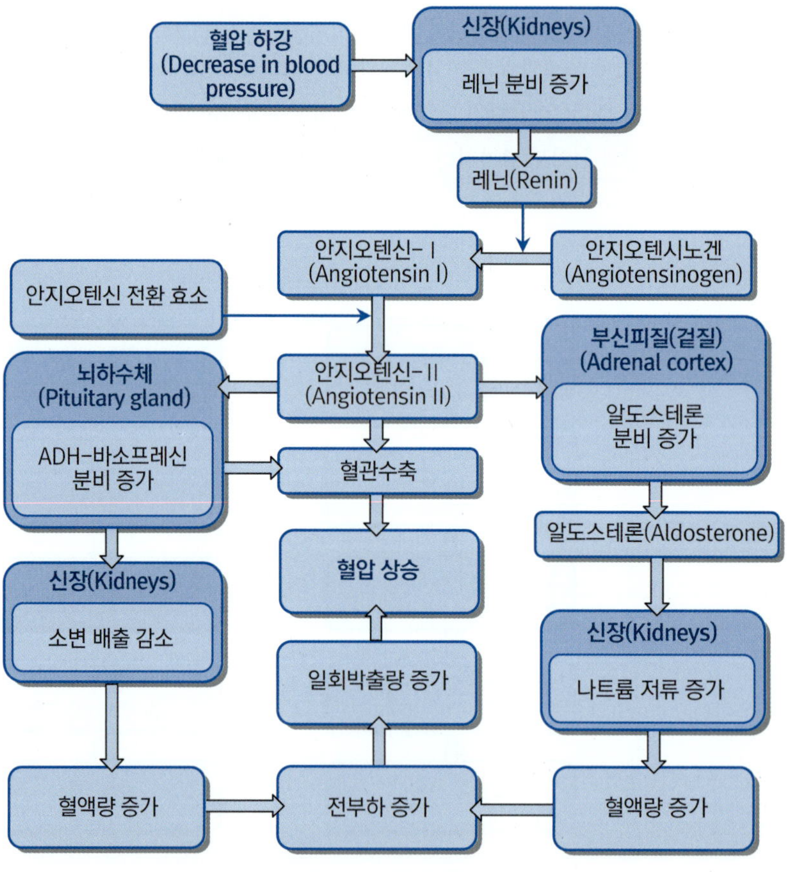

그림 5-8 레닌-안지오텐신(RA) 시스템이 혈압 하강에 대응하는 과정

심방나트륨이뇨펩티드(ANP) 시스템 The atrial-natriuretic peptide system

이 시스템은 RA시스템과 상반되게 혈액량 증가에 반응한다[그림 5-9]. 혈액량이 증가하면 심근세포가 감지하여 ANP를 혈류 속으로 방출한다. ANP는 혈관평활근에서 ANP수용체와 결합하여 소동맥의 이완을 유도하여 전신혈관저항을 낮추어 혈압을 떨어뜨린다. ANP는 또한 신장의 수입세동맥에서 ANP수용체와 결합하여 소동맥의 이완을 유도한다. 결과적으로 혈류량을 증가시켜 사구체여과율을 증가시킨다. 소변이 많이 만들어져 나트륨이 배설된다. 혈중 나트륨 감소하면 혈액량이 감소하여 혈압을 저하시킨다. 이 시스템에서 ANP를 분해하는 효소는 네프릴리신(neprilysin)이다. **사쿠비트릴**(sacubitril) 같은 네프릴리신 억제제는 ANP 수치를 올려 결과적으로 ANP의 작용을 강화시켜 혈액량과 혈압을 감소시킨다.

지금까지 다양한 항고혈압 약물이 작용하는 방법을 이해하기 위해 알아야 할 혈압에 관한 모든 것들을 배웠다. 하지만 항고혈압 약물의 작용 기전을 배우기 전에 먼저 고혈압의 원인과 결과에 대해 알아야 한다.

[알고 있나요?]

프랭크-스탈링 법칙(Frank-Starling principle)을 논의할 때 많은 학생이 Starling의 이름이 Frank라고 오해한다. 사실, 그들은 서로 다른 두 사람이다. 오토 프랑크(Otto Frank)와 어니스트 스탈링(Ernest Starling)은 20세기 초반의 독일과 영국의 생리학자이다. 그 두 사람은 자신들의 이름을 따서 명명한 법칙을 공식화하였다.

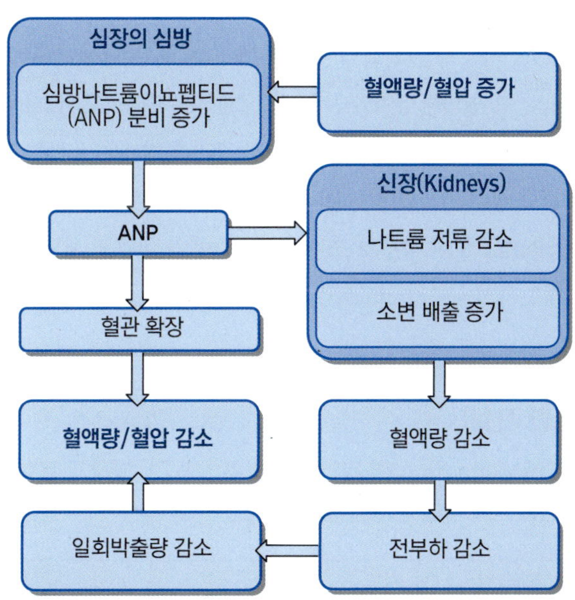

그림 5-9 심방나트륨이뇨펩티드(ANP) 시스템이 혈액량과 혈압의 상승에 대응하는 방법

[요약] 혈압의 장기 조절

- 혈압은 레닌-안지오텐신(RA) 시스템과 심방나트륨이뇨펩티드(ANP) 시스템의 상반된 작용에 의해 장기 조절된다.
- RA 시스템에서는 혈압이 떨어지면 신장에서 레닌 생성이 증가되고 레닌은 앤지오텐시노겐을 안지오텐신-Ⅰ으로 전환한다. 안지오텐신-Ⅰ은 안지오텐신 전환 효소(angiotensin converting enzyme, ACE)에 의해 안지오텐신-Ⅱ로 전환된다.
- 안지오텐신-Ⅱ는 알도스테론 분비를 유도한다. 이는 신장에서 나트륨 이온을 보존하게 하여 전체 혈액량, 일회박출량, 심장박출량을 증가시키고 결과적으로 혈압을 상승시킨다.
- 안지오텐신-Ⅱ는 소동맥의 혈관을 수축시켜 전신혈관저항이 증가하고 결과적으로 혈압을 상승시킨다.
- 안지오텐신-Ⅱ는 항이뇨호르몬-바소프레신(ADH-vasopressin)의 분비를 촉진시킨다. 항이뇨호르몬-바소프레신은 신장의 소변 생성을 감소시켜 더 많은 체액을 보유하게 한다. 그 결과 혈압을 유지하는 데에 도움을 준다. 항이뇨호르몬-바소프레신은 또한 혈관수축제이다.
- ANP 시스템에서는 심장이 심방나트륨이뇨펩티드를 방출하여 혈액량 증가에 대응한다.
- ANP는 이뇨작용과 나트륨 배설을 촉진하여 혈액량과 혈압을 감소시킨다.
- ANP는 말초혈관을 확장시켜 혈압을 감소시킨다.

5.2 고혈압이란?

The pathology of hypertension

고혈압의 90% 이상이 원인불명이기 때문에 이 절은 내용이 다소 짧다. 고혈압은 대부분 특발성(idiopathic), 즉 원인불명이다. 특발성 고혈압은 원발성(primary) 또는 본태성 고혈압(essential hypertension)이라고도 한다. 고혈압은 수축기 혈압 140 mmHg 이상, 이완기 혈압 90 mmHg 이상인 혈압으로 정의된다. 혈압이 올라갈수록 문제는 더욱 심각해진다. 경증의 고혈압은 수축기 혈압이 140~159 mmHg인 경우로 초기에 생활습관을 바꾸면 치료할 수 있다. 하지만 혈압이 악화되면 더욱 적극적인 약물치료가 필요하다.

[중요한 사실]

고혈압(hypertension)의 원인은 대부분 모른다. 따라서 고혈압은 일반적으로 원인보다는 그 증상을 치료하는 데 초점을 맞춘다.

신경학적 또는 호르몬 불균형처럼, 심장박출량 증가나 전신혈관저항 증가를 유발하는 병태생리는 대부분 혈압을 상승시킨다. 하지만 대부분의 경우 정확한 원인은 알려져 있지 않다. 스트레스, 흡연, 비만 같은 생활습관 및 환경적 요인은 고혈압을 더욱 악화시킨다. 알코올, 비스테로이드성 항염증제(NSAIDs), 스테로이드, 심지어 감초(리코리스, liquorice)도 혈압을 상승시킨다. 특정 인종은 고혈압에 더 취약한데, 아프리카계 카리브해인(Afro-Caribbean)은 고혈압 가능성이 다른 인종보다 높다. 연령은 중요한 위험 요인이다. 나이가 들면 고혈압이 증가하는 경향을 보인다. 특히 75세 이후에는 인구의 약 2/3가 고혈압이다. 이차성 고혈압(secondary hypertension)은 일반적으로 신장질환 같은 문제로 발생하지만, 원인을 감별하기가 어렵다.

[임상에서]

고혈압의 원인이 흥미롭게도 '흰 가운 증후군(white coat syndrome)'인 사람도 있다. 간호사나 의사가 혈압을 측정할 때 혈압이 빠르게 증가하는 현상인데, 혈압 측정이 끝나자마자 혈압은 정상으로 돌아온다.

고혈압 환자는 초기에는 별다른 증상을 느끼지 않을 수 있지만, 고혈압이 오랫동안 지속되면 여러 기관에 손상이 온다. 특히 뇌, 신장, 심혈관계가 손상되어 출혈성 뇌졸중(haemorrhagic stroke), 신부전, 심근경색(심장마비)이 발생할 수 있다. 고혈압 환자가 당뇨병까지 함께 있으면 죽상경화증의 진행이 가속화된다. 심장은 높은 후부하 압력에 대항하여 펌프질해야 하는 긴장 상태에 놓여 시간이 오래가면 손상될 수 있다. 심근은 비대해지고, 점점 두꺼워지면서 확장되어, 심부전이 발생하기도 한다. 심근비대를 마라톤 선수처럼 운동으로 인한 심장비대와 혼동해선 안 된다. 마라톤 선수의 심근은 오랜 단련으로 두꺼워지지만, 혈압은 정상이고 맥박수도 낮다.

고혈압은 일반적으로 증상이 없어 정기검진을 통해 고혈압이 발견될 때까지 자각하지 못한다.

출혈성 뇌졸중(hemorrhagic stroke)은 혈관 파열에 의한 뇌 내부의 출혈로 인해 뇌로 가는 혈액 공급이 차단될 때를 말한다. 뇌졸중의 다른 종류는 뇌동맥에 혈전이 형성되어 발생하는 허혈성 뇌졸중(ischaemic stroke)이다.

[사례연구]

조 씨는 75세이고, 고혈압을 진단받았다. 의사가 조 씨의 혈압을 측정하니, 160/90 mmHg가 나왔다. 의사는 그녀에게 혈압을 낮추는 약물을 복용해야 할 것 같다고 말했다. 이상하게도 지역사회 간호사가 조 씨 집을 방문해서 혈압을 측정하였을 때는 혈압이 훨씬 낮게 나왔다. 그 이유는 무엇일까?

사례연구 해설

조 씨의 혈압은 실제로 정상범위였을 것이다. 하지만 진료를 받을 때 스트레스를 받아 고혈압 수준까지 혈압이 상승했을 것이다. 이러한 현상을 '흰 가운 증후군(white coat syndrome)'이라고 한다. 지역사회 간호사가 조 씨를 방문했을 때, 조 씨는 자신의 집이라는 편안한 환경에 있었기 때문에 일시적으로 혈압을 상승시키는 스트레스 없이 혈압을 잴 수 있었다. 최신 가이드라인은 이러한 현상을 인식하고, 환자의 휴식 혈압을 정확히 재기 위해 가정에서의 혈압 측정이나 24시간 활동 혈압 측정을 권고하고 있다.

5.3 고혈압 치료 약물

Drugs used in the treatment of hypertension

고혈압 치료는 꽤 어렵다. 환자마다 치료를 선택할 때 고혈압의 심각성, 기저질환, 당뇨병 같은 다른 질병, 연령, 과거 약물에 대한 반응은 물론, 심지어 인종까지 여러 가지 요소를 고려해야 한다.

경도의 고혈압은 합병증이 없으며, 약물치료보다 생활습관의 변화를 통한 치료가 더 우선된다. 금연, 체중 줄이기, 과일과 채소를 충분히 섭취하기, 운동, 염분과 과도한 알코올 섭취 줄이기는 장기적인 항고혈압 치료가 필요 없을 만큼 충분히 혈압을 낮출 수 있다. 하지만 혈압이 유의미하게 상승한다거나 당뇨병 같은 합병증이 있는 경우에는, 항고혈압 약물이 유일한 해결책이다.

고혈압 치료에 사용되는 약물은 매우 다양하다. 개별 환자에게 가장 적합한 약제 선택은 지역적-국가적 지침에 따라 반드시 전문가가 결정해야 한다. 현재 ACE 억제제나 (만약 ACE 억제제를 쓸 수 없다면) 안지오텐신 수용체 차단제(ARB)가 가장 많이 사용된다. 다음으로 칼슘 통로 차단제, 그 다음 티아지드유사(thiazide-like) 이뇨제 순이다. 55세 이상 환자나 아프리카계 카리브해인 환자(모든 연령)는 여러 가지 이유 때문에 ACE 억제제를 초기 치료로 권고하지 않는다.

[사례연구]

마 씨는 건장하고 건강한 편이며, 흡연을 하지 않는 45세 남성이다. 하지만 최근 진료를 받으러 갔을 때, 그의 혈압은 150/90 mmHg였다. 이 결과는 집에서 측정한 후에 확인된 것이며, 마 씨는 가장 좋은 치료방법에 대해 의사와 상담하고자 진료를 받으러 왔다. 어떤 제안을 하겠는가?

사례연구 해설

마 씨가 건장하고 건강한 편이라면, 아마도 고혈압과 관련하여 증상이 없었을 것이다. 흡연은 혈압을 상승시키는 경향이 있기 때문에, 마 씨가 흡연하지 않는다는 것은 바람직하다. 약물에 의존하기 전에 먼저 생활습관 교정을 시도해야 한다. 염분 섭취를 줄이고, 신선한 과일과 야채의 섭취는 늘리며, 운동은 더 많이 해야 한다. 운동으로는 수영, 조깅, 자전거 타기가 적합하지만, 마 씨가 즐겨야 한다. 그렇지 않으면 꾸준히 지속되기가 어렵다.

고혈압의 치료 원칙 Principles for the treatment of hypertension

앞의 내용을 기억한다면, 혈압을 조절하는 요인을 설명하는 간단한 공식이 떠오를 것이다.

$$혈압(BP) = 심장박출량(CO) \times 전신혈관저항(SVR)$$

심장박출량은 다음 공식에 의해 정의된다.

$$심장박출량(CO) = 심장박동수(HR) \times 일회박출량(SV)$$

혈압이 하강하면 신체는 심장박출량과 전신혈관저항을 증가시켜 혈압을 정상수치로 되돌려 놓는다는 사실을 기억해야 한다. 이제 항고혈압 약물의 작용을 설명하기 위해 이 공식을 다시 사용하는데, 혈압을 높이려는 목적 대신에 혈압을 낮추기 위해 사용한다.

[중요한 사실]

항고혈압 약물(antihypertensive drug)은 다양한 기전에 의해 작용한다. 그러나 결국 모든 기전은 심장박출량이나 전신혈관저항 둘 중에 하나 또는 모두를 감소시킨다.

[표 5-2]는 주요 항고혈압 약물의 작용이 혈압을 결정하는 요소에 미치는 영향을 보여준다. 전신혈관저항이나 심장박출량 중 하나만 감소하면 혈압이 낮아진다는 사실을 주목해야 한다.

표 5-2 주요 항고혈압 약물이 혈압을 결정하는 요소에 미치는 영향

약물 분류	전신혈관저항과 심장박출량에 미치는 영향	
	전신혈관저항	심장박출량
안지오텐신 전환 효소(ACE) 억제제와 관련 약물들	감소	감소
안지오텐신-II 수용체 차단제(ARB)	감소	감소 가능성
티아지드계 이뇨제	-	감소
칼슘 통로 차단제(CCB)	감소*	감소*
베타-차단제	감소	감소
알파-차단제	감소	-

*작용은 칼슘 통로 차단제의 종류에 따라 달라진다.

고혈압 치료 약물군 Drug groups in the treatment of hypertension

항고혈압 약물군 1: 안지오텐신 전환 효소(ACE) 억제제(그리고 관련 약물)

Antihypertensive group 1: ACE inhibitors (and related drugs)

이 약물들은 본태성 고혈압을 치료에 사용하며, 일부는 심부전 치료에 사용한다. 이 약물군에는 **캅토프릴**(captopril), **에날라프릴**(enalapril), **포시노프릴**(fosinopril), **이미다프릴**(imidapril), **리시노프릴**(lisinopril), **페린도프릴**(perindopril), **퀴나프릴**(quinapril), **라미프릴**(ramipril), **트란돌라프릴**(trandolapril)이 있다. **알리스키린**(aliskirin)은 비교적 최근에 알려진 ACE 억제제와 관련된 약물로 다른 ACE 억제제와 작용이 약간 다르다.

ACE 억제제는 혈압을 장기적으로 조절하는 레닌-안지오텐신 시스템을 방해한다. 신체는 안지오텐신 전환 효소(ACE)를 통해 안지오텐신-Ⅰ을 안지오텐신-Ⅱ로 전환함으로써 혈압 하강에 반응하는 것을 기억해야 한다. 안지오텐신-Ⅱ는 혈액에서 순환하며 혈압을 상승시키는 다양한 작용을 한다.

1. 안지오텐신-Ⅱ는 알도스테론 생성을 자극하여 혈중 나트륨과 혈액량을 증가시켜 혈압이 상승한다.
2. 안지오텐신-Ⅱ는 전신 혈관수축제로 작용하여 전신혈관저항을 증가시킨다.
3. 안지오텐신-Ⅱ는 혈관수축제로서 작용함과 동시에, 항이뇨호르몬(ADH)-바소프레신의 분비를 자극한다. 이 호르몬은 소변의 양을 줄여 수분을 보존한다.

ACE 억제제는 분자 구조상 안지오텐신-Ⅰ과 유사해서 안지오텐신 전환 효소의 활성 부위에 결합한다. 그래서 안지오텐신-Ⅰ을 안지오텐신-Ⅱ로 전환하는 안지오텐신 전환 효소의 활동을 방해한다 [그림 5-10]. 안지오텐신-Ⅱ의 혈중 농도가 낮아지면서 혈압도 낮아진다. [그림 5-8]은 RA 시스템이 혈압을 유지하는 기전을 보여준다. ACE 억제제가 안지오텐신-Ⅱ 생성을 억제하여 혈액량과 혈압을 감소시킨다. ACE 억제제는 고혈압과 심부전을 치료하기 위해 광범위하게 사용된다.

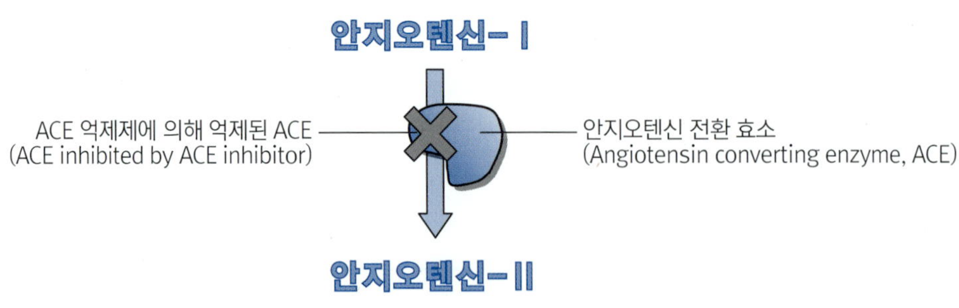

그림 5-10 라미프릴(ramipril)과 같은 ACE 억제제는 안지오텐신 전환 효소(ACE)를 차단하여 안지오텐신-Ⅱ 생성을 억제한다.

[임상에서]

NICE 가이드라인은 55세 이상, 또는 아프리카계 카리브해인 환자(모든 연령)에게는 안지오텐신 전환 효소(ACE) 억제제의 사용을 권고하지 않는다. 나이가 들수록 신장에서 레닌 생성이 감소하고, 아프리카계 카리브해인들은 선천적으로 레닌이 매우 적게 생성되기 때문에 전체적인 혈압 조절 기전 안에서 레닌-안지오텐신 시스템의 비중이 적어 안지오텐신 전환 효소(ACE) 억제제 효과가 떨어지기 때문이다.

부작용(Side-effects) – 계속되는 마른기침은 ACE 억제제의 흔한 부작용이다. 이 약물은 안지오텐신 전환 효소뿐만 아니라, 브래디키닌(bradykinin)을 대사하는 폐의 다른 효소도 억제한다. 그러므로 세기관지에 브래디키닌이 축적되어 조직을 자극해서 마른기침을 유발한다. 또한 ACE 억제제는 저혈압을 유발하는데, 특히 이뇨제를 사용하고 있는 환자에게 심하게 나타난다.

항고혈압 약물군 2: 레닌 억제제 Antihypertensive group 2: renin inhibitors

현재 이 분류에 해당하는 약물은 **아리스키린**(aliskiren)뿐이다. 비교적 최신 약물로 레닌-안지오텐신 체계를 방해하지만 안지오텐신 전환 효소의 작용을 억제하지는 않는다. 대신 레닌의 작용 자체를 방해하여, 앤지오텐시노겐이 안지오텐신-Ⅰ으로 전환되는 것을 막는다. 안지오텐신-Ⅰ의 혈중 수치가 감소되면 안지오텐신-Ⅱ도 감소하고, 결국에는 ACE 억제제와 동일한 효과를 나타낸다.

항고혈압 약물군 3: 안지오텐신-II 수용체 차단제

Antihypertensive group 3: angiotensin-II receptor blockers (ARBs)

고혈압을 치료하기 위해 사용하며, 일부는 심부전을 치료하는 데 사용된다. 이 약물군에는 **칸데사르탄**(candesartan), **에프로사탄**(eprosartan), **이베사탄**(irbesartan), **로자탄**(losartan), **올메살탄**(olmesartan), **텔미사르탄**(telmisartan), **발사르탄**(valsartan), **아질사탄**(azilsartan)이 있다. ACE 억제제의 부작용인 기침을 참지 못하는 환자에게는 이 약물군이 대안이 된다.

안지오텐신-Ⅱ는 전신혈관저항을 증가시키는 강력한 혈관수축제로 동맥과 소동맥을 둘러싼 평활근세포 위에 있는 안지오텐신-Ⅱ 수용체가 표적이다. 안지오텐신-Ⅱ는 근육세포를 수축시켜 말초 소동맥을 수축시키고, 전신혈관저항을 증가시킨다. 안지오텐신 수용체 차단제(ARB)는 안지오텐신 수용체와 결합하고 차단하여 안지오텐신-Ⅱ의 혈관수축 작용을 감소시킨다[그림 5-11]. 다른 안지오텐신-Ⅱ 수용체에 작용하는 안지오텐신 수용체 차단제가 심장박출량을 감소시킨다는 의견도 있다.

부작용(Side-effects) – 안지오텐신-Ⅱ 수용체 차단제(ARB)에 따라 다르다. 두통과 저혈압이 포함된다. ARBs와 레닌 억제제인 **알리스키렌**(aliskiren)은 신장의 칼륨 조절 방해로 인한 고칼륨혈증(hyperkalaemia)이 문제가 될 수 있다

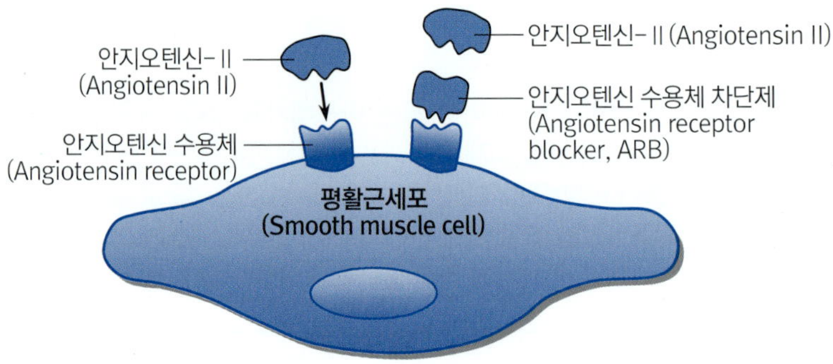

그림 5-11 로자탄(losartan) 같은 안지오텐신-II 수용체 차단제(ARBs)는 안지오텐신-II 수용체를 차단하여 안지오텐신-II의 혈관수축작용을 방해한다.

[기초 뛰어넘기] 안지오텐신-II 수용체

안지오텐신-II 수용체는 AT_1과 AT_2 두 종류가 있다. 소동맥의 평활근세포에 있는 수용체는 AT_1유형이다. 로자탄(losartan) 같은 ARB는 AT_1수용체를 차단하여 안지오텐신-II 의 효과를 억제한다. AT_2 수용체의 역할은 아직 정확히 알려져 있지 않다.

항고혈압 약물군 4: 티아지드 이뇨제 Antihypertensive group 4: thiazide diuretics

이뇨작용을 하는 약물군으로 루프 이뇨제(loop diuretic), 티아지드(thiazide), 티아지드유사 이뇨제(thiazide-like diuretic), 칼륨 보존성 이뇨제(potassium sparing diuretic)가 있다. 이 중 티아지드유사 이뇨제인 **클로르탈리돈**(chlortalidone)과 **인다파미드**(indapamide)는 현재 영국의 NICE에서 본태성 고혈압에 대한 이뇨제로 권고하고 있다. 고혈압에 사용되는 다른 이뇨제는 티아지드인 **벤드로플루메티아지드**(bendroflumethiazide), **싸이클로펜티아지드**(cyclopenthiazide)와 티아지드유사이뇨제인 **메톨라존**(metolazone), **지파미드**(xipamide)가 있다.

이뇨제는 소변 생성을 자극한다. 신장에서 혈액은 네프론(nephron)이라는 작은 여과 단위에서 여과되고, 여과된 체액은 소변이 된다**[그림 5-12]**. 소변 생성이 증가하면 더 많은 체액이 혈액에서 제거되어 혈액량이 감소한다. 혈액량이 감소하면 좌심실의 전부하가 감소하고 전부하가 감소하면 일회박출량과 심장박출량이 감소한다. 이뇨제의 일반적인 메커니즘은 신장의 삼투압 균형을 변경하여 소변 생성량을 늘리는 작용이다.

[중요한 사실]

이뇨제(diuretic)는 소변 생성을 증가시키고 이는 혈액량을 감소시킨다. 혈액량이 감소하면 일회박출량, 심장박출량이 감소하고 혈압도 떨어진다.

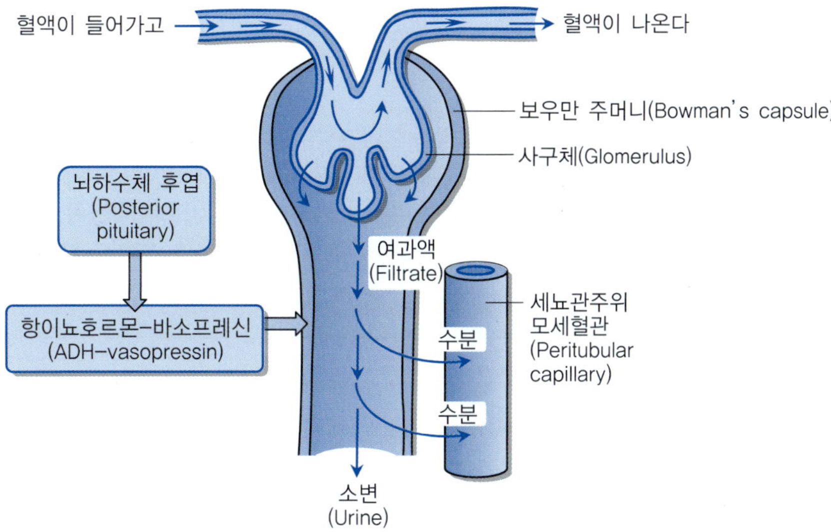

그림 5-12 신장 네프론의 개략적인 그림이다. 수분은 뇌하수체 호르몬인 항이뇨호르몬-바소프레신의 영향을 받아 여과액에서 재흡수된다.

이뇨제는 여과액에서 수분의 재흡수를 억제해서 더 많은 양이 소변으로 빠져나가게 한다. 이뇨제는 네프론의 벽에 있는 나트륨 이온과 염소 이온 펌프를 차단하여 네프론 주위 조직의 삼투압 균형을 무너뜨려 수분이 재흡수되는 속도를 감소시킨다. 여과액에서 수분 재흡수가 적게 될수록 더 많은 수분이 소변으로 배출되고 전체 혈액량이 감소하여 혈압이 떨어진다.

[알고 있나요?]

흔한 서양 민들레(*Taraxacum officinalis*)가 수세기 동안 이뇨제로 사용되었다는 것을 알고 있는가? 신선한 잎은 샐러드로 먹기에 좋지만, 야뇨증을 유발한다는 구전이 내려온다. 그래서 서양 민들레의 프랑스 이름은 'pissenlit'인데, 문자 그대로 번역하면 '침대에 소변보기'이다.

부작용(Side-effects) – 대부분의 다른 항고혈압제와 마찬가지로, 이뇨제는 정반대의 영향을 미쳐 저혈압을 유발할 수 있다. 또한 신장의 전해질 균형을 방해하는 결과로 저칼륨혈증(hypokalaemia)과 저나트륨혈증(hyponatraemia)이 문제가 될 수 있다.

[임상에서]

저칼륨혈증과 저나트륨혈증은 이뇨제의 사용 또는 심한 발한, 구토, 설사로 인해 발생한다. 저칼륨혈증은 때때로 비정상적인 심장 리듬을 유발한다. 저나트륨혈증(나트륨 이온의 낮은 혈중 농도)의 증상으로는 오심, 두통, 혼돈이 나타난다.

[사례연구]

배 씨는 65세로, 5년 전 고혈압을 진단받았다. 그는 (흉부 감염이 없는데도) 계속되는 마른 기침 때문에 진료를 받으러 갔다. 또한 밤중에 2~3번 화장실을 가야 했기 때문에 신장이 걱정되었다. 현재 하루에 한 번씩 라미프릴(ramipril) 5 mg을 복용하고 있고, 최근에는 **인다파미드(indapamide)** 2.5 mg을 하루에 한 번 복용한다. 배 씨는 보통 코코아와 함께 밤 9시쯤 약을 먹는다.

사례연구 해설

마른기침이 유발되는 이유가 ACE 억제제일 수 있다. 배 씨의 담당의는 **칸데사르탄(candesartan)**과 같은 안지오텐신-II 수용체 차단제(ARB)로 약물을 바꿀 수 있다. 사실 배 씨가 ACE 억제제를 처방받은 것은 일반적이지 않다. NICE 가이드라인에 따르면, 55세 이상의 환자들은 이 약물군에 대한 반응이 떨어지기 때문이다. 배 씨가 밤중에 화장실을 간 이유는 이뇨제 **인다파미드(indapamide)** 때문이었을 것이다. 이를 예방하기 위해 이뇨제는 보통 아침에 가장 먼저 복용한다.

항고혈압 약물군 5: 칼슘 통로 차단제

Antihypertensive group 5: calcium channel blockers (CCBs)

칼슘 통로 차단제(CCBs)는 다양한 약물군이 있으며, 다양한 기전으로 효과를 나타낸다. 이 약물군 중 고혈압 치료제로 허가된 약물에는 **암로디핀**(amlodipine), **딜티아젬**(diltiazem), **펠로디핀**(felodipine), **이스라디핀**(isradipine), **라시디핀**(lacidipine), **레르카니디핀**(lercanidipine), **니카르디핀**(nicardipine), **니페디핀**(nifedipine), **베라파밀**(verapamil)이 있다.

칼슘 통로 차단제는 혈압을 결정하는 중요한 역할을 하는 다양한 세포 속 칼슘 이온 통로에 작용한다. 이런 세포에는 근세포(myocytes, 심장의 근육세포), 심장의 박동조율세포(pacemaker cell), 말초 소동맥의 평활근세포가 있다. 칼슘 통로는 이런 구조가 작용하는 데 중요한 역할을 하며 CCB로 채널을 차단하면 다양한 메커니즘에 의해 혈압이 저하된다.

칼슘 통로 차단제는 화학 구조에 따라 두 약물군으로 나뉜다. **암로디핀**, **펠로디핀**처럼 'ipine'으로 끝나는 모든 칼슘 통로 차단제는 디하이드로피리딘(dihydropyridine)계로 분류된다. 이 약물군은 주로 소동맥 평활근에 작용하여 소동맥을 확장시키고, 전신혈관저항을 감소시킨다. **베라파밀**과 **딜티아젬**은 비디하이드로피리딘(non-dihydropyridine) 약물군에 속하며, 심장에 선택적으로 작용하여 심장을 느리게 하고 수축력을 약화시켜 심장박출량을 감소시킨다. **딜티아젬**은 작용이 다소 중간적이어서 심장박출량 감소와 말초혈관확장을 유발한다. 심혈관계에서 칼슘 통로를 차단하면 심장박출량이나 전신혈관저항을 감소시켜 혈압을 낮춘다.

심장근육세포(the heart's muscle cell) – 칼슘 이온이 심장근육세포 속으로 들어가면 근세포는 수축한다. 칼슘 통로 차단제(CCBs)는 근세포막에 있는 칼슘 이온 통로를 차단하며 세포의 수축능력을 감소시킨다. 수축력의 약화는 일회박출량을 감소시키고, 그 결과 심장박출량이 감소된다.

심장박동조율세포(the heart's pacemaker cell) – 칼슘 이온이 심장박동조율세포로 들어가는 것 역시 심장박동수의 중요한 결정요인이다. 칼슘 이온 통로를 차단하면 심장박동이 느려지는데, 심장박동수가 감소하면 심장박출량도 감소한다.

소동맥(the arteriole) – 말초 소동맥을 둘러싼 평활근세포의 수축은, 칼슘 이온이 세포막에 있는 칼슘 이온 통로를 통과하여 들어가야만 이루어진다. 칼슘 통로 차단제(CCBs)가 칼슘 이온 통로를 차단하면, 수축이 억제되고 혈관확장이 촉진된다[그림 5-13]. 혈관이 확장되면 전신혈관저항이 감소된다.

부작용(Side-effects) – 위장관 장애, 저혈압, 심계항진, 두통, 현기증, 홍조, 피로 등 많은 부작용이 있다. 변비는 베라파밀 복용 시 흔히 경험하는데 장을 둘러싼 평활근에 있는 칼슘 이온 통로를 차단하는 약물로 인해 발생하는데 평활근의 수축력이 떨어져 운동성이 감소되면 위장관을 통과하는 음식의 이동이 느려진다.

중요한 상호작용(key interactions) – 자몽 주스는 **니페디핀**, **펠로디핀**, **베라파밀**을 포함한 몇몇 칼슘 통로 차단제(CCBs)를 대사하는 장내 효소를 억제한다. 이는 약물이 흡수되는 양을 늘려 혈장 농도를 증가시킨다.

항고혈압 약물군 6: 베타-차단제 Antihypertensive group 6: beta-blockers

이 그룹 약물은 **아세부톨롤**(acebutolol), **아테놀롤**(atenolol), **비스프로롤**(bisoprolol), **카베디롤**(carvedilol), **셀리프로롤**(celiprolol), **라베타롤**(labetalol), **메토프로롤**(metoprolol), **나도롤**(nadolol), **네비볼롤**(nebivolol), **옥스프레놀올**(oxprenolol), **핀도롤**(pindolol), **프로프라놀올**(propranolol)이 있다. 이 약물군 중 일부는 심부전 보조제와 협심증, 부정맥 치료제로 사용된다. 현재 NICE 가이드라인은 일반적인 항고혈압 치료에서 베타-차단제를 4번째, 즉 티아지드유사 이뇨제, 칼슘 통로 차단제, 안지오텐신 전환 효소 억제제/안지오텐신-Ⅱ 수용체 차단제 다음으로 사용하도록

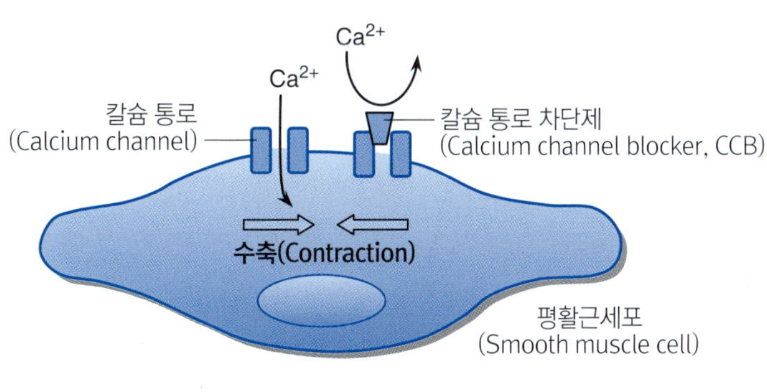

그림 5-13 칼슘이 소동맥을 둘러싼 평활근 세포로 유입되면 수축이 유도된다. 칼슘 통로 차단제로 칼슘 이온 통로를 차단하면 혈관 이완과 혈관 확장이 일어난다.

순위를 바꾸었다.

제4장에서 베타-차단제의 항협심증 작용에 대해 배웠다. 베타-차단제는 심장의 β_1 수용체를 차단해서 교감신경계 활동에 대한 반응을 감소시킨다. 이에 따라 심장박동수가 감소하고 심장의 작업부하도 감소하여, 협심증과 심부전 환자에게 매우 유용하다. 하지만 고혈압에서 베타-차단제의 작용은 정확히 밝혀지지 않았다. 교감신경활동은 휴식 시 감소되므로 휴식 중인 심장에는 수용체를 차단해도 효과가 적다. 하지만 베타-차단제는 확실히 심장박출량을 감소시킨다. 일부 베타-차단제는 신장에서 레닌의 분비를 억제하여 안지오텐신-Ⅱ의 혈압 증가 효과를 감소시키고, 일부는 말초 혈관을 확장시킨다. 베타-차단제가 압력수용체 반응을 둔감하게 하고, 교감신경활동을 감소시킨다는 의견도 있다.

[기초 뛰어넘기] β_1 아드레날린 수용체와 베타-차단제

심근세포에서 아드레날린이 β_1 아드레날린 수용체와 결합하면 심근세포의 수축력이 증가한다. 아드레날린이 수용체에 결합하면 수용체 단백질로부터 G-단백질 복합체의 분리를 유발한다. 이는 ATP를 환형AMP(cAMP)로 전환하는 아데닐릴 사이클라아제 효소를 활성화하고 이어서 단백질 키나아제 A(PKA)가 활성화된다. 근세포의 수축은 칼슘 이온으로 인해 발생한다. PKA는 세포막에 있는 L-타입 칼슘 통로를 열어 세포 내 칼슘이온 수치를 증가시키고 수축력을 증가시킨다. 또한 PKA는 세포 안에 있는 칼슘저장고에서 칼슘이온을 방출시켜 세포 내 칼슘이온 수치를 올리고 심근 수축력을 증가시킨다**[그림 5-14]**. 비소프로롤(bisoprolol) 같은 심장선택성 베타-차단제는 아드레날린의 효과로부터 β_1 아드레날린 수용체를 차단하여 세포 내 칼슘이온, 수축력, 일회박출량을 감소시킨다.

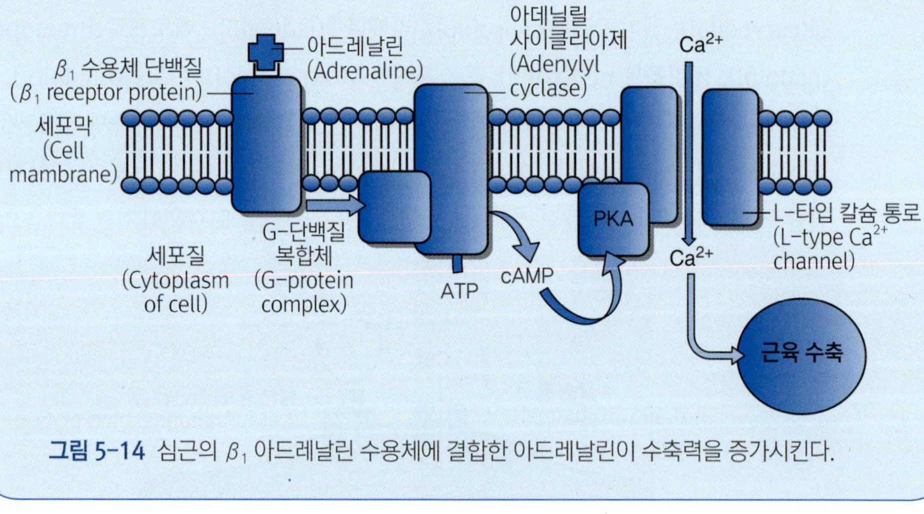

그림 5-14 심근의 β_1 아드레날린 수용체에 결합한 아드레날린이 수축력을 증가시킨다.

부작용(Side-effects) – 위장관 장애, 체위성 저혈압, 서맥, 두통, 피로 등 부작용이 많다. 베타-차단제는 폐에 있는 β_2 수용체도 차단하여 기관지수축을 유발할 수 있어 천식 환자에게는 금기다.

항고혈압 약물군 7: α-아드레날린 수용체 차단제

Antihypertensive group 7: alpha-adrenoceptor blockers

이 약물군은 보통 단독 투여보다는 다른 항고혈압 약물과 병용투여한다. 또 일부는 양성 전립선 비대증(benign prostatic hyperplasia)과 울혈성 심부전에도 사용한다. 이 약물군에는 **독사조신**(doxazosin), **인도라민**(indoramin), **프라조신**(prazosin), **테라조신**(terazosin)이 있다.

말초소동맥은 체내에서 분비되는 다양한 혈관수축 화학물질(안지오텐신-Ⅱ, 항이뇨호르몬-바소프레신, 아드레날린 등)에 반응한다. 순환하는 아드레날린과 노르아드레날린은 모두 교감신경계에서 신경전달물질로 분비되어, 소동맥의 α_1 수용체와 결합해 동일한 효과를 나타낸다. 소동맥의 α_1 수용체를 길항적으로 차단하면, 아드레날린과 노르아드레날린 모두 결합하지 못해 소동맥의 평활근이 이완되고 혈관이 확장된다[그림 5-15].

탐스로신(tamsulosin)은 양성 전립선 비대증에 쓰는 알파 차단제이다. 이 약물은 선택적으로 α_{1A} 아드레날린 수용체에 결합하여 요도를 이완시켜 요정체를 완화한다.

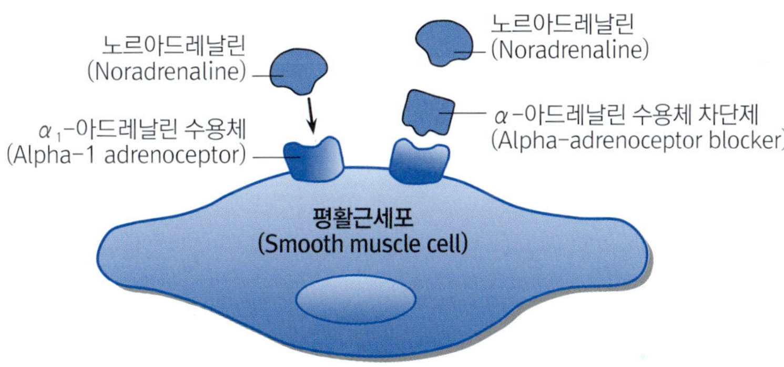

그림 5-15 독사조신(doxazosin) 같은 α-아드레날린 수용체 차단제는 소동맥의 평활근세포를 노르아드레날린의 혈관수축작용으로부터 차단한다.

[요약] 고혈압 치료 약물

- **캅토프릴**(captopril) 같은 ACE 억제제는 안지오텐신-Ⅰ을 안지오텐신-Ⅱ로 전환시키는 안지오텐신 전환 효소의 작용을 차단한다.
- 안지오텐신-Ⅱ는 혈관을 수축시키고 (혈액량을 증가시킴으로써) 심장박출량을 증가시킨다. 안지오텐신-Ⅱ의 생산을 차단하면 혈관이 확장되고 심장박출량이 감소한다. 이는 모두 혈압 저하를 유발한다.
- **아리스키린**(aliskiren)은 레닌 억제제로, 효소 레닌을 차단하여 ACE 억제제와 동일한 효과를 나타낸다.
- 안지오텐신-Ⅱ는 소동맥의 평활근세포에 있는 수용체와 결합하여 혈관수축을 유발한다. **칸데사르탄**(candesartan) 같은 안지오텐신-Ⅱ 수용체 차단제는 안지오텐신-Ⅱ가 그 수용체와 결합하는 것을 방해한다. 그 결과 혈관이 확장되어 전신혈관저항이 감소하고 혈압이 하강한다.
- **인다파미드**(indapamide) 같은 티아지드계 이뇨제는 소변의 생성을 증가시켜 혈액량을 감소시킨다. 이는 심장박출량을 감소시켜 혈압을 낮춘다.
- 칼슘 통로 차단제는 다양한 작용을 한다. **니페디핀**(nifedipine) 같은 약물은 말초 혈관확장을 유발한다. **베라파밀**(verapamil) 등의 다른 약물은 심장박출량을 낮춘다.
- **아테놀올**(atenolol) 같은 베타-차단제는 항고혈압제로서의 작용은 완전히 알려져 있지 않지만, 아마도 레닌의 분비를 방해하여 심장박출량을 낮추고 말초혈관 확장을 유발하는 것으로 보인다.
- **독사조신**(doxazosin) 같은 α-아드레날린 수용체 차단제는 말초소동맥의 평활근세포의 α_1-아드레날린 수용체를 차단하여, 아드레날린과 노르아드레날린의 혈관수축 효과를 막아 혈관이 확장되게 한다.

5.4 저혈압 치료 약물

Drugs used in the treatment of hypotension

고혈압은 매우 흔하며, 치료제도 많다. 고혈압의 반대편 끝은 저혈압이다. 저혈압의 증상은 기절, 심계항진, 현기증 등이 있으며, 특히 앉아있다 일어설 때 이런 증상이 잘 발생하는데 이를 체위성 저혈압이라고 한다. 안타깝지만 현재 약하거나 중등도 저혈압에 허가된 치료약은 별로 없다. 비록 알파-1 길항제 **미도드린**(midodrine)이 심한 체위성 저혈압에 허가되었지만 치료는 생활습관 변화(고탄력 스타킹 신기, 염분 섭취 늘리기, 충분한 수분 섭취)에 초점을 맞춘다.

급성 저혈압, 즉 혈압이 급격히 떨어지면 의학적으로 응급 상황이다. 빨리 조치하지 않으면 비가역성 쇼크에 빠지거나 사망할 수 있다. 치료는 원인에 따라 다르다. 체액 손실(저혈량성 쇼크)인 경우, 일회박출량 및 심장박출량을 유지하기 위해 체액량 보충이 가장 중요하다. 체액을 보충한 뒤 **노르아드레날린**(noradrenaline)처럼 혈관을 수축시키는 교감 신경 흥분제를 투여한다. 이 약물은 알파-1 아드레날린 수용체에 작용하여 말초 혈관수축을 증가시켜 혈압을 상승시킨다.

학습문제

이 장은 매우 어려운 내용이었지만, 고혈압은 매우 흔한 문제이고 여러분은 임상에서 항고혈압 약물을 투약 중인 환자를 많이 만날 것이다. 이 장을 통해서 항고혈압 약물의 약리를 이해하는 것도 중요하지만 혈압조절의 기전에 대해 새롭게 정리할 수 있었을 것이다. 이제 얼마나 배우고 기억하는지 확인하기 위해 다음의 질문에 답해 보자.

1. 요골동맥에서 맥박을 측정할 때, 맥박수와 심장박동수는 같은가?

2. 동맥압은 수축기압과 이완기압 사이에서 오르내린다. 둘 중 어느 것이 더 높은 압력인가?

3. 만약 심장박출량이 감소하면, 혈압은 어떻게 되는가?

4. 혈액에서 운반되는 물질 중, 혈관수축을 유발하는 세 가지 물질의 이름을 쓰시오.

5. 교감뉴런에 의해 분비되어 혈관수축을 유발하는 신경전달물질은 무엇인가?

6. 출혈로 인해 혈압이 떨어진다면, 심장박동수는 어떻게 되는가?

7. 만약 전신 소동맥의 혈관이 확장하면, 혈압은 어떻게 되는가?

8. 안지오텐신-II의 세 가지 작용을 쓰시오.

9. ACE 억제제는 안지오텐신-II의 생성을 억제함으로써 알도스테론의 생성을 줄인다. 이것이 왜 혈압을 낮추는가?

10. 이뇨제는 네프론의 세관에서 재흡수되는 수분의 양을 증가시키는가? 감소시키는가?

11. 이뇨제는 고나트륨혈증 또는 저나트륨혈증 둘 중 어느 것을 유발하는가?

12. 소동맥의 평활근세포에 있는 칼슘 통로를 차단하면 어떤 효과가 있는가?

13. 칼슘 통로 차단제(CCBs)가 변비를 유발하는 기전은 무엇인가?

14. 베타-차단제는 어떻게 혈압을 감소시키는가?

15. 천식환자에게 베타-차단제가 금기증인 이유는 무엇인가?

6장

통증과 그 조절

Pain and its management

이번 장에서는 통증경로의 해부와 생리, 염증 반응과 염증성, 외상성, 신경병성, 수술 전후의 통증 경감에 사용되는 주요 약물군의 약리학적 작용에 대해 학습한다.

CONTENTS

제6장에서는 간단한 사례연구를 학습하고, 통증과 통증완화에 대한 생리, 병리, 약리를 얼마나 잘 이해했는지 확인하기 위한 학습문제로 마무리 짓는다.

[임상에서]

여러분은 통증을 겪고 통증 때문에 치료받는 환자를 만나게 될 것이다. 외과 병동에서는 수술 후 통증을 호소하는 환자를, 내과 병동에서는 통증을 유발하는 감염이나 암 환자를, 조산사는 출산의 고통을 겪는 여성을, 지역사회에서는 관절염이나 좌골신경통 같은 만성 질환으로 고통받는 노인을 만날 것이다. 통증은 보통 환자가 의료적인 도움을 찾는 주요 이유이기 때문에 문제를 진단하는 첫 단계는 환자에게 통증의 원인과 특성에 대해 물어보는 것이다. 이것이 통증의 특성과 통증을 경험하는 환자에게 도움이 되는 약물을 이해해야 하는 이유다.

개요

Introduction

이 장을 읽는 모두가 통증을 느낀 경험이 있을 것이다. 타박상, 찰과상, 치통이나 쐐기풀 가시에 찔릴 때 같은 보통 수준의 심하지 않은 누구나 경험한다. 자전거에서 떨어지는 사고나 출산으로 인한 통증은 더 심각하다. 대부분의 사람은 통증을 불쾌하게 느끼며 의학이 통증을 참을 수 있는 수준으로 감소시켜 관리할 수 있게 발전해 다행이라고 여길 것이다. 통증 관리의 발전은 적절한 통증 조절 없이는 불가능한 외과 수술의 발전에 이바지했다. 200년 전만 해도 마취 없이 또는 환자를 엄청난 양의 알코올로 취하게 한 뒤 강하게 속박한 상태에서 수술이 시행되어 외과의사는 최대한 빠르게 수술을 마쳐야만 했다. 현대에 외과의사가 생명을 구하는 복잡한 수술을 할 수 있는 이유는 마취 기술의 발전 덕분이다.

고통을 주제로 숙고하면서 무엇 때문에 우리가 통증처럼 겉보기에 불필요하고 불쾌한 경험을 해야만 하는지 의문을 품은 철학자가 많다. 통증은 손상과 염증처럼 이미 좋지 않은 상황을 더욱 악화시킬 뿐 어떠한 기능도 없어 보이는데 왜 통증경로는 사람과 신경계가 있는 모든 동물에서 진화해온 것일까?

그 답은 통증을 느끼는 능력이 없는 극소수 선천적 무통증(congenital analgesia) 환자의 운명을 생각해 보면 명백하다. 치통을 느끼지 않거나, 말벌에 쏘이고 쐐기풀 가시에 찔려도 전혀 아프지 않다면 좋겠다고 생각할 수 있지만 여기는 치명적인 불리한 점이 있다. 부상을 당할 거라는 사실을 알지 못하면 이를 피하는 반응을 취하지 못한다. 뜨거운 가정용 다리미나 가스레인지 위의 뜨거운 그릇을 만졌을 때 어떤 일이 일어날지 생각해 보자. 피부가 뜨거운 물체에 닿기도 전에 불쾌한 감각을 느끼고 재빨리 손을 치울 것이다. 만약 그 통증을 느끼지 못했다면 무슨 일이 발생할까? 아마도 손이 불 위에 있다는 사실을 알았을 때는 이미 상당히 큰 손상이 발생했을 것이다! 마찬가지로, 손가락이 장미덤불의 가시에 닿는다면 가시가 손가락을 찌를 때 통증을 느끼고 아주 빠르게 손가락을 뗄 것이다. 그 날카롭고 즉각적인 통증을 느끼지 못했다면 가시는 쉽게 피부를 뚫어 상처가 생기고 감염될 것이다. 통증은 또한 사나운 개나 벌떼 등과 마주침처럼 잠재적으로 위험하고 고통스러울 상황을 피하라고 알려준다.

통증은 또한 부상을 입었거나 감염이 생겼다는 사실을 알려주는 유용한 기전이다. 이때 우리는 부상 부위의 추가 손상을 막기 위해 적절한 조치를 취한다. 상처를 청결하게 하고 드레싱을 하고 의학적 도움을 받는다.

이 장에서는 신체가 통증을 감지하고 통증이 개념화되는 뇌로 통증정보를 전달하는 경로를 학습한다. 염증은 손상, 감염 및 외과적 수술 같은 임상 상황과 연관이 있기 때문에 염증의 특성과 염증이 통증을 유발하는 기전에 대해서도 알아보고 마지막으로 통증을 완화시키거나 예방하는 아주 중요하고 다양한 약물군에 대해서 공부한다. 이런 약물은 가벼운 통증부터 중등도 통증을 완화시키기 위해 처방전 없이(over-the-counter) 살 수 있는 **파라세타몰(paracetamol)** 같은 진통제부터 심한 통증을 조절하기 위해 사용되는 **모르핀(morphine)** 같은 아편유사진통제까지 다양하다. 염증은 통증의 흔한 원인이기 때문에 **이부프로펜(ibuprofen)** 같은 비스테로이드성 항염증제(NSAIDs)와 **프레드니솔론(prednisolone)** 같은 항염증성 코르티코스테로이드의 작용기전에 대해서도 알아본다. 마지막으로 치과 및 간단한 수술에서 널리 사용되는 리도카인(lidocaine) 같은 국소마취제에 대해서 알아본 뒤 전신마취의 원리도 간단히 살펴본다.

[시작하기에 앞서]

이 장에서는 신경계 및 신경계가 통증신호를 뇌로 전달하는 경로에 대해 다룬다. 또한 통증경로에서 약물의 작용에 대해 알아본다. 기본적인 신경계의 구조와 신경자극이 뉴런(신경세포)을 따라 전달되는 방법을 이해해야 한다. 여러분의 사전지식을 확인해 보는 간단한 문제로 시작한다.

1. 신경계는 크게 두 영역으로 분류할 수 있다. 중추신경계와 무엇으로 나뉘는가?

2. 구심성 뉴런은 정보를 중추신경계 안으로 전달하는가? 아니면 밖으로 전달하는가?

3. 뉴런(neuron)과 신경(nerve)의 차이점은 무엇인가?

4. 자율신경계의 두 종류에는 무엇이 있는가?

5. 운동뉴런은 어떤 종류의 조직을 통제하는가?

만약 거의 모든 문제를 맞혔다면 신경계에 대한 기본적인 지식은 확실하다. 그렇지 않다면 이 장의 첫 번째 절을 확실히 이해하기 위해 여러분이 가장 좋아하는 생리학 교재를 꺼내서 신경계를 다시 공부하는 것이 좋다. 신경계는 공부하기 쉬운 신체계통은 아니지만 통증 및 통증 완화 약물의 작용기전을 이해하려면 잘 알아둘 필요가 있다.

6.1 통증과 통증경로의 생리

The physiology of pain and pain pathways

통증의 경험은 개인마다 다르다. 유해 자극의 특성과 개인이 이전에 노출된 경험 및 통증에 대한 반응에 따라 달라진다. 대부분의 임상전문가는 통증을 다음 같이 정의한다:

"통증은 환자가 경험하고 있다고 말하는 모든 것이다."

누구도 다른 사람이 겪는 통증을 진짜로 알 수 없다. 어떤 사람은 아주 작은 자극에도 지나칠 정도로 반응하는 반면 상대적으로 통증에 무덤덤한 사람도 있다. 이는 환자의 통증에 대한 여러분의 생각이 어떠하든, 환자는 자신의 통증을 아는 유일한 사람이기 때문에 그 경험에 대한 설명을 존중해야 한다는 뜻이다.

일반적으로 통증은 두 가지 유형—**통각수용통증**(nociceptive pain)과 **신경병성 통증**(neuropathic pain)—으로 분류하며, 각각 다른 임상적 접근과 약물이 필요하다.

통각수용통증은 보통 염증, 손상처럼 직접 확인할 수 있는 생리학적 원인이 있다. 이런 원인으로 인한 통증은 통증뉴런을 따라 척수로 들어가서, 통증이 개념화되는 뇌로 전달된다. 통증경로를 따라 전파되는 신경자극 전달을 차단하는 약물은 통증 메시지가 뇌로 도달하지 못하게 막는다. 통각수용통증은 아마도 통증의 가장 흔한 원인이며, 치료법도 단순하고 명료하다.

신경병성 통증은 통증지각에 영향을 미치는 신경학적 기능장애에 의해 발생한다. 다양한 상태가 신경에 영향을 미칠 수 있고, 이로 인해 신경병성 통증을 유발할 수 있다. 이러한 질병에는 삼차신경통(trigeminal neuralgia), 대상포진(shingle), 다발성 경화증(multiple sclerosis), 당뇨성 신경병증(diabetic neuropathy)이 있다. 신경병성 통증은 통각과민증(hyperalgesia; 정상적으로는 가벼운 불편함만 유발하는 자극에도 심한 통증을 느낌), 감각이상(paresthesia; 명백한 자극이 없는데도 핀이나 바늘에 찔린 듯 불쾌하고 고통스러운 감각을 느끼는 것), 무해자극통증(allodynia; 정상적으로는 통증을 유발하지 않는 자극으로부터 통증을 느끼는 것) 등이 증상으로 나타날 수 있다. 신경병성 통증은 또한 우울과 불안을 초래할 수 있다. 신경병성 통증의 생리와 병리 및 치료법은 불분명하며 논란이 많기 때문에 제6장에서는 통각수용통증에 대해 집중적으로 살펴보고 신경병성 통증을 치료하는 약물에 대해 이 장의 뒷부분에서 간단히 알아본다.

[중요한 사실]

통각수용통증(nociceptive pain)은 일반적으로 손상처럼 확인 가능한 원인이 있으며, 통증경로를 따라 뇌로 전달되는 통증신호와 관련이 있다. 신경병성 통증(neuropathic pain)은 신경계 자체의 문제에 의해 발생한다. 신경병성 통증의 원인을 밝히는 것은 일반적으로 더 어렵고 치료도 어렵다.

급성통증과 만성통증 Acute and chronic pain

통증을 분류하는 다른 방법은 급성(acute)과 만성(chronic)으로 나누는 것이다. 통증의 강도가 아닌 통증을 경험하는 기간에 따른 분류이다. 급성통증은 단기간 통증으로 한정된 기간 동안 지속된다. 예를 들어, 손상이 회복되면 통증도 가라앉는다. 만성통증은 6개월 이상 지속되는 통증으로 정의된다. 만성통증은 그 원인이 신경병성 통증일 수도, 통각수용통증일 수도 있다. 골관절염 같은 장기 퇴행성 질환도 원인이 된다.

[알고 있나요?]

'만성(chronic)'이란 단어는 '심각하다(severe)'라는 의미로 널리 잘못 사용되고 있다는 것을 알고 있는가? '만성'은 단순히 질환이나 통증이 오랜 기간 동안 지속되는 것을 의미한다. 이 단어는 시간을 의미하는 고대 그리스어인 'khronos'에서 유래되었다. 이것은 chronometer (정확한 시계)와 chronological (연대순의) 같은 단어의 기원이다.

통증의 신경해부학 The neuroanatomy of pain

통각수용통증은 신경의 이어달리기로 전달된다. 손상 부위에서 척수로 들어가서, 통증신호가 통증으로 개념화되는 뇌로 올라간다. 구심성 통각수용뉴런(afferent nociceptive neurons, 통증뉴런)의 원위부(distal) 끝에는 열, 기계적 압력 및 화학적 자극과 같은 통증자극에 반응하는 통각수용기(nociceptor)가 있다. 자극을 받으면 이런 뉴런은 신경자극을 척수로 보내고 척수에서 뇌까지 전달한다[그림 6-1].

원위부(distal)는 해부학 구조에서 몸의 중심부에서 가장 먼 부분을 의미한다. 사람의 팔을 생각해 보면, 손가락은 팔꿈치에 대해 원위부이다. 중심에 가까운 부분은 근위부(proximal)이며, 팔꿈치는 손가락에 대해 근위부이다.

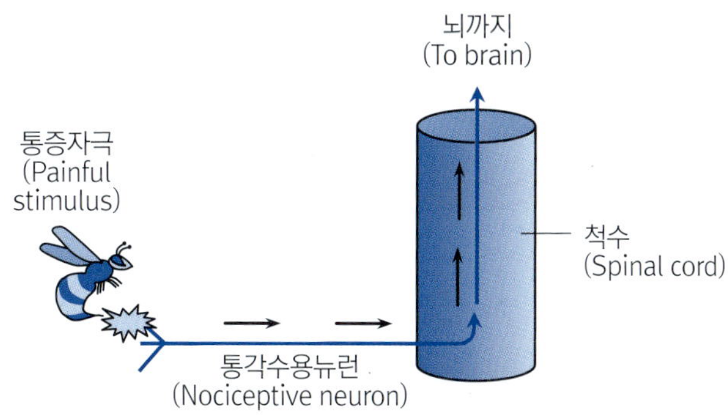

그림 6-1 유해한 자극은 구심성 통각수용뉴런을 따라 척수로 들어가고 그곳에서 뇌까지 전달된다.

대부분의 조직에서 발견되는 통각수용기는 화학적, 열적, 기계적 자극에 반응하는 신경 종말이다. 통각수용기 및 통각수용뉴런의 종류는 다양하다. 일부는 날카롭고 잘 국소화된 통증을 빠르게 전달하고 일부는 아마 염증과 관련된 광범위하고 둔한 통증 유형을 느리게 전달한다.

이제 통증신호를 손상 부위에서 척수로 들어가 뇌로 전달하는 신경경로에 대해 자세히 살펴보자. 먼저 손가락이 가볍게 베였거나 벌에 쏘여 통증자극을 받았다고 해 보자. 통각수용기는 조직손상에 의해 자극을 받고 신경자극이 시작된다. 신경자극은 팔을 따라 구심성 통각수용뉴런을 타고 척수의 배근(뒤뿌리, dorsal root)으로 들어가서 시냅스(synapse, 신경 접합부)를 건넌 뒤 척수를 가로질러 반대편 상행성 뉴런으로 이어진다. 이 상행성 뉴런은 뇌의 시상(thalamus)으로 올라가 다른 시냅스로 연결되고 신호는 시상-피질(thalamic-cortical) 뉴런을 타고 대뇌피질(cerebral cortex)에 도달한다[그림 6-2]. 둔하게 쑤시는 통증을 전달하는 뉴런 중 일부는 약간 다른 경로를 따라 뇌로 올라가기도 하지만 모든 통증경로는 정보를 의식적인 통증 경험의 형태로 처리하는 대뇌피질로 이어진다. [그림 6-2]에는 척수의 시냅스를 가로질러 통증 전달을 조절하는 하행성 원위 뉴런이 없다. 이 하행성 뉴런은 신체 자체의 진통 시스템으로 모르핀 같은 마약성 진통제 작용을 다룰 때 자세히 살펴볼 것이다.

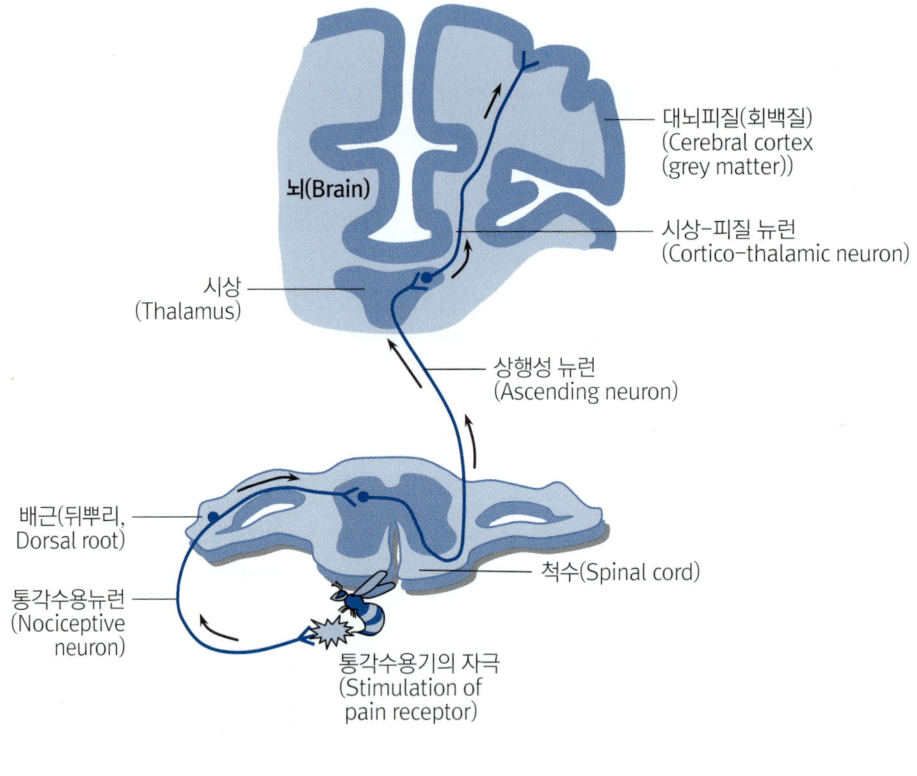

그림 6-2 손상 부위에서 뇌의 대뇌피질까지 통증신호를 전달하는 통각수용 경로

시냅스(synapse) – 두 개의 뉴런이 만나는 곳에서 발견할 수 있다. 신경자극은 신경전달물질이라는 화학적 매개체의 도움을 받아, 이 흥미로운 구조를 가로질러 한 뉴런에서 다른 뉴런으로 이동한다.

시냅스 The synapse

시냅스(synapse)는 아편유사제의 주요 표적이기 때문에 시냅스가 어떻게 작동하는지 간단히 알아보자. 신경자극이 뉴런의 축삭 말단에 도착하면 뉴런 사이의 접합부에 시냅스라는 작은 틈이 있어 신경자극은 다음 뉴런으로 바로 이동할 수 없다[그림 6-3]. 시냅스는 전달하는 뉴런의 축삭 말단과 전달받는 뉴런의 세포막으로 구성되어 있다. 이 둘은 시냅스틈새(synaptic cleft)라는 작은 틈으로 분리되어 있다. 시냅스틈새를 가로지르는 소통작용은 전달하는 뉴런의 말단에서 분비되는 신경전달물질을 통해 이루어진다. [그림 6-3]에서 볼 수 있듯이 신경전달물질은 소포(vesicle)라고 하는 작은 거품 같은 구조 안에 미리 포장되어 있다. 신경자극이 뉴런의 말단에 다다르면 칼슘 이온이 신경말단으로 들어가 신경전달물질의 방출을 자극한다. 신경전달물질은 틈새를 가로질러 확산되고 메시지를 받는 세포의 시냅스 후막(post-synaptic membrane)의 수용체에 결합하여 전달받는 세포를 자극하거나 억제한다. 척수에서 통증 전달에 관여하는 핵심 신경전달물질은 글루타메이트(glutamate)다.

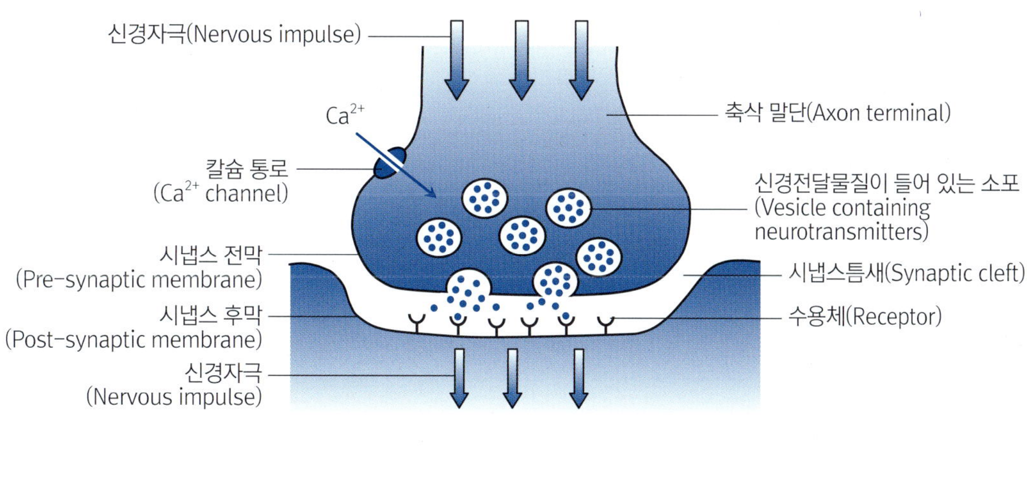

그림 6-3 시냅스의 도식. 신경자극은 신경전달물질을 통해 시냅스를 가로질러 전달된다(신경전달물질 중 어떤 부류는 신경자극이 전달되는 것을 막기도 한다).

[기초 뛰어넘기] 글루타메이트 수용체

글루타메이트는 통증 신호를 척수의 시냅스를 가로질러 통각뉴런에서 상행성 뉴런으로 전달한 다음 뇌로 통증을 전달하는 주요한 흥분성 신경전달물질이다. 글루타메이트 수용체를 NMDA 수용체라 한다. NMDA (N-methyl-D-aspartate)는 합성 아미노산 유도체로 신체에서 자연적으로 생성되지 않는다. 이러한 불일치는 여러 개의 글루타메이트 수용체가 있고 서로를 구별하기 위해 특정 글루타메이트 수용체와 친화성을 띠는 실험 리간드의 이름을 따서 글루타메이트 수용체를 명명해서 이런 일이 발생했다. NMDA 수용체는 두 개의 내인성 리간드—시냅스 전 뉴런에서 방출되는 글루타메이트와 아미노산 글리신—가 필요하다**[그림 6-4]**. 이들은 수용체의 다른 부위에 결합하여 나트륨과 칼슘 같은 양이온이 시냅스 후막으로 들어가도록 개방시켜 탈분극을 일으킨다. 이는 상행성 뉴런을 자극해 통증신호를 뇌로 전달한다. NMDA 수용체는 마취제 **케타민(ketamine)**의 표적이다.

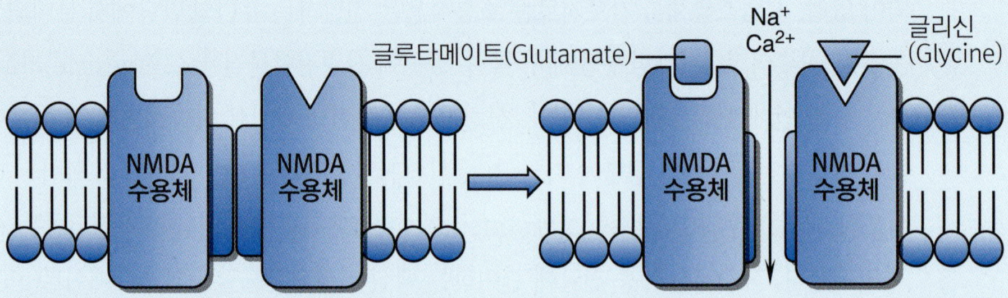

그림 6-4 NMDA (글루타메이트) 수용체에 결합하는 글루타메이트 및 글리신은 흥분성 시냅스를 통해 신경 자극을 전달한다.

[요약] 통증과 통증 경로의 생리

- 통증은 다양한 범주로 분류한다. 통각수용성과 신경병성은 통증의 원인에 따른 분류다. 만성과 급성은 통증의 기간에 따른 분류다.
- 통각수용성 통증에서 통증신호는 손상이나 질병의 근원지에서 척수를 거쳐 뇌까지 통각수용뉴런의 릴레이를 따라 전달된다.
- 통증 전달 뉴런은 시냅스로 연결되어 있다. 시냅스는 통증 부위부터 뇌로 자극이 이동하는 특별한 연결고리고 많은 약물이 시냅스를 표적으로 삼는다.

6.2 염증 및 통증의 병리

The pathology of inflammation and pain

망치로 엄지손가락을 내려치거나 혹은 부엌칼로 손을 베면 손상 주위 부분이 빨갛고, 열이 오르며, 부풀어 올라 아프다—이것이 염증(inflammation)이다. 이런 증상은 조직손상의 우연한 결과가 아니다. 염증은 손상, 유해한 화학물질 및 미생물 병원균에 대해 신중하게 프로그램된 비특이적 면역반응이다. 염증반응은 외상 또는 감염 직후 바로 일어나 병원균의 확산을 방지하고, 세포와 조직에 나타날 더 심한 손상을 최소화하며, 마지막으로 회복과 치유를 강화한다.

염증의 특징적인 증상은 다음과 같다.

- 발적
- 부종
- 기능 변화
- 열감
- 통증

염증반응은 세 가지 주요 과정을 거친다:

1. 손상 부위의 작은 혈관이 확장하여 혈류가 증가한다.
2. 혈관투과성(vascular permeability)이 증가하여 혈장(plasm, 혈액 중에 세포가 아닌 액체 부분)이 작은 혈관에서 손상 부위로 유출된다.
3. 혈액에서 손상 부위로 중성구(neutrophils, 백혈구)가 이동한다.

이런 과정은 [그림 6-5]에 나와 있으며 앞서 언급한 염증 증상을 설명할 수 있다. 혈관이 확장되어 손상된 부위로 혈류가 증가하고 혈액은 그 부위를 빨갛고 따뜻하게 만든다[그림 6-5]. 염증은 작은 혈관에서 손상이나 감염 부위로 혈장을 누출시켜 부종(edema, swelling)을 유발한다. 이러한 부종은 통증뉴런을 압박하여 염증에서 흔히 볼 수 있는 둔하고 쑤시는 통증을 일으킨다. 부종은 근육과 관절 움직임을 방해해 기능상실을 초래한다. 염증 시 분비되는 화학물질은 통증감각을 더욱 강화시키며, 이 내용은 나중에 다룰 것이다.

혈관투과성(vascular permeability) - 'vascular'는 혈관을 의미하며, 'permeability'는 액체가 얼마나 쉽게 막을 통과하는지 정도를 나타내는 용어이다. 혈관투과성이 증가한다는 것은 혈관 내 물질이 외부로 잘 누출된다는 뜻이다.

작은 혈관에서 혈장이 누출되면 혈장단백질(plasma protein)이 손상 부위에 직접 닿는다. 혈장단백질에는 출혈을 멈추도록 돕는 응고단백질(clotting protein)과 손상 부위로 유입되었을 미생물들을 파괴하도록 돕는 다양한 면역단백질(immune protein)이 포함된다. 혈관을 확장시키고, 혈관투과성을 증가시키며, 통증수용기(pain receptor)를 자극하는 키닌(kinin)이라는 단백질도 있는데, 나중에 염증반응 때 어떻게 통증이 유발되는지 알아볼 것이다.

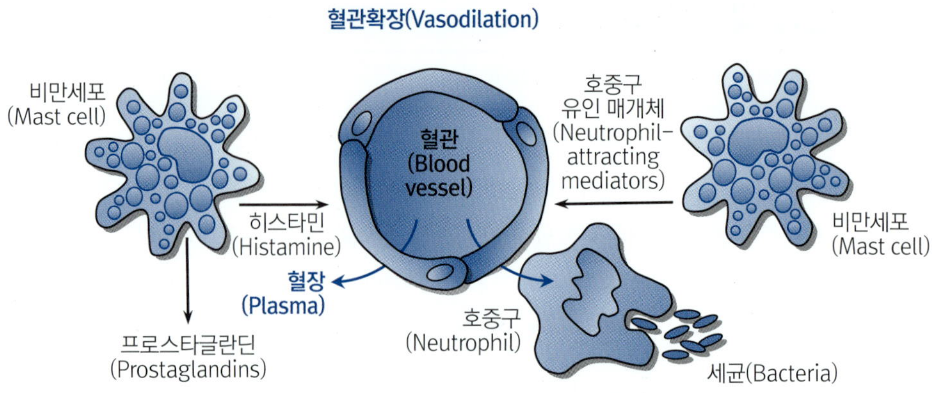

그림 6-5 염증에서 비만세포는 히스타민, 프로스타글란딘, 호중구 유인 매개체를 방출한다.

[사례연구]

조 씨는 축구를 하다가 발을 헛디뎌 발목을 접지르는 사고를 당했다. 경기장에 쓰러진 채, 발목이 심하게 붓고, 붉어졌으며, 만져보았을 때 따뜻했다. 통증이 너무 심해 발을 딛고 일어서질 못했다. 발목을 삐었을(sprain) 때 어떤 과정이 증상을 유발한 것인가?

사례연구 해설

이는 염증의 대표적인 사례이다. 사고로 조직이 손상되어 부종, 기능 손실 및 통증을 유발하는 염증과정이 일어났다. 혈관이 확장되면 혈액이 손상 받은 부위로 이동하여, 손상 부위가 붉게 보인다. 손상 정도는 진찰을 통해 확인할 수 있지만, 접질린 경우 실제 손상 정도보다 더 심각해 보이거나 더 나쁘게 느낀다. 휴식을 취하고 항염증제(anti-inflammatory)를 복용하고 다정한 보살핌(tender loving care)을 받으면, 조 씨는 몇 주 내로 다시 축구를 할 수 있을 것이다.

비만세포 Mast cells

비만세포(mast cell)는 염증반응의 핵심 구성요소이다. 혈관에 인접한 결합조직에서 발견되며, 손상 또는 면역계에 의한 자극을 받으면 다양한 매개체(국소적으로 작용하는 화학물질)를 분비한다[그림 6-6]. 비만세포는 백혈구의 일종이다. 손상이나 감염, 항체에 의해 자극을 받으면, 과립에 포장된 매개체들을 매우 빠르게 분비할 수 있기 때문에 과립구(granulocyte)라고 한다.

비만세포는 탈과립화(degranulation)에 의해 히스타민(histamine) 등 다양한 매개체를 분비한다. 히스타민은 혈관을 확장시키고 작은 혈관의 투과성을 증가시켜서, 염증부위를 빨갛고, 따뜻하고, 붓게 한다. 비만세포에서 분비된 다른 매개체들은 혈액 속에 순환하는 중성구(neutrophil)가 작은 혈관 벽을 통과해 나가 염증 부위로 이동하도록 유도한다. 중성구는 성숙해지며, 감염의 원인이거나 손상 초기에 상처로 들어온 미생물을 제거하는 포식작용(phagocytosis)을 한다.

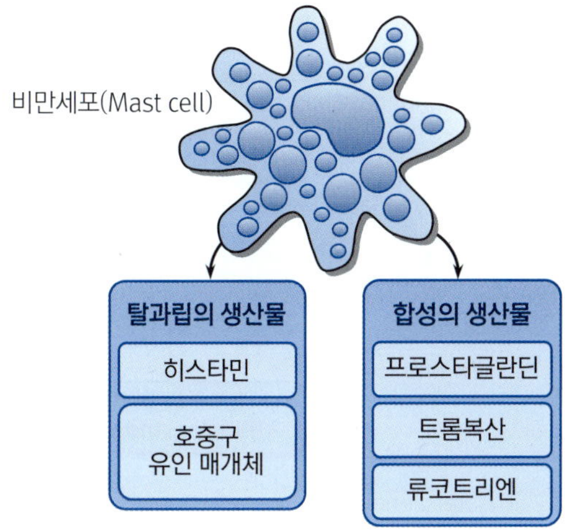

그림 6-6 비만세포는 탈과립이나 점진적인 합성에 의해 매개체를 분비한다.

포식작용(phagocytosis) - 문자 그대로 번역하면 세포를 잡아먹는다는 의미이다. 중성구(neutrophil)와 대식세포(macrophage)는 거대한 면역세포로, 박테리아를 집어삼키고 파괴시킨다.

다른 화학 매개체는 합성이 필요하다. 그래서 히스타민이 방출된 뒤 몇시간 후에 방출된다. 여기에는 에이코사노이드 계열인 프로스타글란딘(*prostaglandin*), 트롬복산(*thromboxane*), 류코트리엔(*leukotriene*)이 포함된다. 이런 매개체는 많은 약물군이 이들의 생성을 차단하거나 작용을 억제하는 것을 표적으로 하기 때문에 약리학적으로 매우 중요하다.

항염증제는 프로스타글란딘 합성을 억제하기 때문에 반드시 프로스타글란딘이 어떻게 비만세포와 다른 면역세포에서 생성되는지 알아야 한다. 원료인 세포의 인지질(phospholipid)막은 포스포리파아제(*phospholipase*)에 의해 아라키돈산(*arachidonic acid*)으로 전환된다. 아라키돈산은 시클로옥시게나아제(*cyclo-oxygenase*)에 의해 고리형 엔도페르옥시드(*cyclic endoperoxide*)로 전환되고 이는 다시 프로스타글란딘 합성효소에 의해 프로스타글란딘으로 전환되거나 또는 트롬복산 합성효소에 의해 트롬복산으로 전환된다[그림 6-7]. 류코트리엔은 아라키돈산이 *5-lipoxygenase*에 의해 5-HPTE (*5-hydroperoxyeicosatetraenoic acid*)으로 전환된 다음 류코트리엔 합성효소에 의해 류코트리엔으로 전환된다. 세포마다 어떤 매개체가 생성되는지는 세포의 종류와 병태생리학적 환경에 따라 다르다. 혈소판을 예로 들면, 손상에 노출되면 트롬복산 합성효소를 자극하여 트롬복산 A_2를 생성한다.

에이코사노이드는 프로스타글란딘, 트롬복산 및 류코트리엔을 포함하는 20-탄소 지방산 매개체 계열이다.

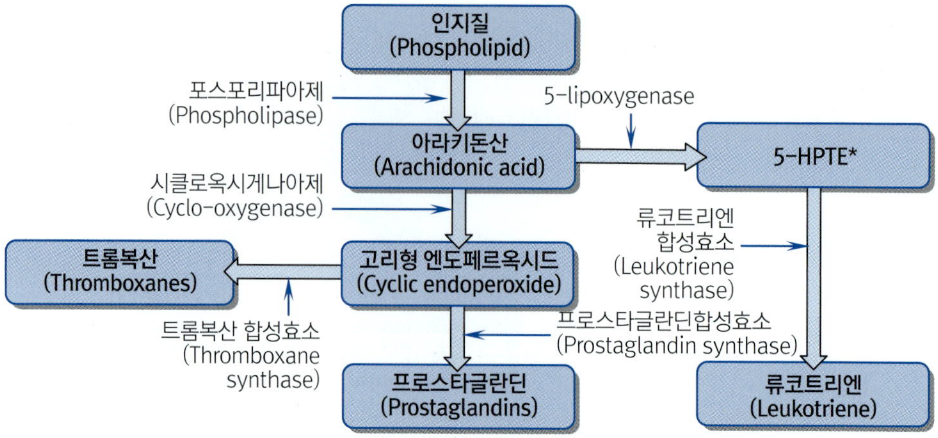

*5-hydroperoxyeicosatetraenoic acid

그림 6-7 프로스타글란딘, 트롬복산 및 류코트리엔 합성 경로. 실선 화살표는 경로에서 주요 효소의 작용을 나타낸다.

프로스타글란딘 Prostaglandins

프로스타글란딘은 염증과정에서 중요한 매개체이다. 아라키돈산(arachidonic acid, 지방산)에서 유래된 대가족의 구성원이며, 체내 대부분의 조직에서 발견된다. 프로스타글란딘의 생화학적 조성은 복잡하며, 작용도 복잡하다. 그 구성원으로는 프로스타글란딘, 트롬복산, 류코트리엔이 있고, 염증반응 이외에도 세포와 조직의 항상성을 유지하는 중요한 역할을 한다.

프로스타글란딘 E_2 (PGE_2)는 염증에 관여하는 가장 주요한 프로스타글란딘이다. 비만세포와 다른 면역세포에서 분비되며 히스타민과 브래디키닌의 작용을 강화하여 작은 혈관의 확장, 혈관투과성 증가, 통각수용뉴런의 자극을 유발한다.

또한 PGE_2는 명확하지는 않지만 척수(spinal cord)와 신체의 온도조절장치와 상호작용하는 뇌의 시상하부(hypothalamus)로 통증신호를 전달하는 역할을 한다. 감염시 시상하부에서 PGE_2 수치가 증가해 발열(fever)을 일으킬 수 있다

> 시상하부(hypothalamus) – 뇌의 기저부에 위치하며 체내 환경을 일정하게 유지하는 데 중요한 역할을 한다. 교감신경계와 부교감신경계를 조절하며 뇌하수체호르몬의 분비를 조절한다.

프로스타글란딘 합성에서 핵심 효소는 아라키돈산을 기질로 삼는 시클로옥시게나아제(cyclo-oxygenase, COX)다[그림 6-7]. 시클로옥시게나아제는 몇 가지 형태가 있지만 약리학적으로 중요한 두 가지는 시클로옥시게나아제-1(COX-1)과 시클로옥시게나아제-2(COX-2)다.

COX-2는 염증부위에서 프로스타글란딘 PGE_2를 생성하는 경로의 핵심 효소다. 이 프로스타글란딘은 혈관 투과성을 증가시키고 부종과 통증을 촉진하며 항염증제의 주된 표적이다.

COX-1은 체내에서 광범위하게 프로스타글란딘을 합성하는 경로의 핵심 효소다. 이 프로스타글란딘은 염증반응과 관련이 없는 많은 역할을 한다. COX-1은 위점막의 통합성 유지, 위산 분비 억제, 평활근 수축과 이완, 응고, 시냅스 조절 및 수면 조절 등 많은 중요한 기능에 관여하는 프로스타글란딘을 합성하는 체내의 살림 효소로 생각할 수 있다.

[중요한 사실]

COX-1은 여러 조직에서 생성되는 효소로 항상성에 관여하는 프로스타글란딘과 트롬복산을 생성한다. COX-2는 염증이 생긴 조직에서 주로 발견되는 효소로 염증의 징후와 증상이 나타나도록 하는 프로스타글란딘 E_2를 생성한다.

트롬복산(thromboxane)은 프로스타글란딘과 밀접한 관련이 있다. 트롬복산이라는 이름은 응고과정에서 담당하는 역할에서 유래했다. 혈소판에서 생성되는 트롬복산 A_2 (thromboxane A_2, TXA_2)는 혈소판 응집을 유도하여 혈전을 형성한다. 제4장에서 본 바와 같이 **아스피린**(aspirin)은 TXA_2 경로에서 COX-1의 작용을 억제하여 혈소판 응집을 감소시킨다.

아이코사노이드계열인 **류코트리엔**(leukotriene)은 프로스타글란딘과 트롬복산과 관련이 있다. 류코트리엔도 유사한 경로로 합성되지만 합성과정에 시클로옥시게나아제(cyclo-oxygenase) 대신 5-lipoxygenase가 관여한다. 염증 시 류코트리엔의 역할은 아직 연구 중이지만 일부 백혈구를 활성화시키고 민감화시켜 천식에서 기관지를 수축을 일으킨다고 알려져 있다.

프로스타글란딘의 화학조성은 꽤 복잡하지만 **디클로페낙**(diclofenac), **이부프로펜**(ibuprofen) 같은 비스테로이드성 항염증제(NSAIDs)의 주요 표적이기 때문에 알아야 한다. 트롬복산은 응고를 예방하는 아스피린의 표적이며 류코트리엔의 작용은 **몬테루카스트**(montelukast)와 **자필루카스트**(zafirlukast) 같은 항천식약물에 의해 억제된다.

염증성 통증에서 프로스타글란딘의 역할

The role of prostaglandins in inflammatory pain

프로스타글란딘 E_2가 통증을 증가시키는 중요한 기전은 두 가지이다. 먼저, PGE_2는 히스타민, 브래디키닌과 함께 혈관투과성을 증가시킨다. 그 결과로 생긴 부종은 염증 부위에 압력을 증가시켜 통각수용뉴런을 자극해 염증에서 오는 친숙한 둔통을 유발한다. [그림 6-8]은 기능 손실과 통증을 유발하는 전형적인 염증이 있는 관절을 보여준다.

또한 프로스타글란딘 E_2는 통각수용뉴런을 염증 시 생성되는 브래디키닌에 더욱 민감하게 하여 통증을 증가시킨다[그림 6-9]. 브래디키닌은 통각수용뉴런의 강력한 자극제이며 그 작용은 프로스타글란딘 E_2 (PGE_2)에 의해 강화된다.

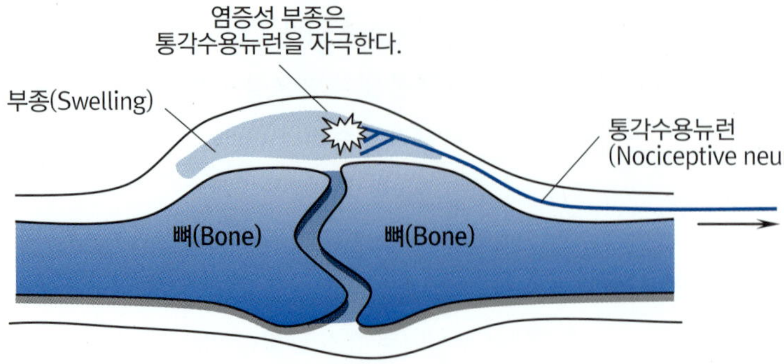

그림 6-8 염증성 부종으로 인한 압력은 통각수용뉴런을 자극한다.

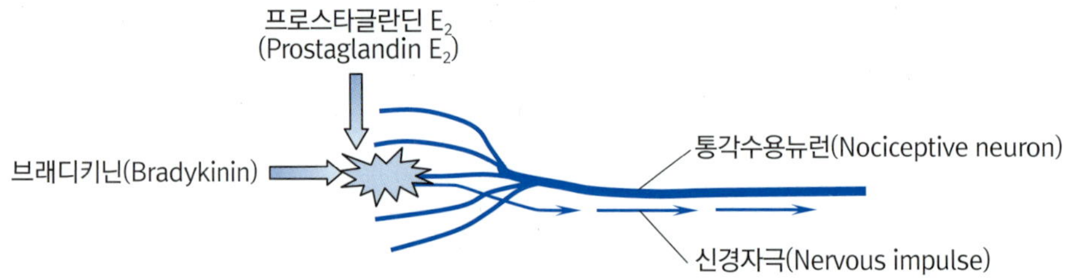

그림 6-9 PGE_2는 브래디키닌의 작용에 대해 통각수용기가 민감하게 반응하도록 한다.

두통과 편두통 Headaches and migraine

두통과 편두통은 가장 흔한 두 가지 통증 문제다. 아마 진통제를 복용하는 가장 흔한 이유일 것이다. 이 두 통증은 일반적인 외상, 염증, 신경학적 손상으로 인해 발생하지 않았기 때문에 통각수용통증이나 신경병성 통증 중 어디에 포함시키기가 쉽지 않다. 때로 직장에서 스트레스가 많은 날이나 덥고 시끄러운 버스로 통근 등 두통의 원인을 알 수는 있지만 두통을 유발하는 기전은 제대로 밝혀지지 않았다. 편두통은 흔히 구역질과 지그재그선이나 맹점이 보이는 전조(aura)라고 하는 시각장애를 동반하기 때문에 특히 불쾌한 유형의 두통이다. 이 증상은 수시간 심지어 며칠동안 지속되기도 한다.

[요약] 염증 및 통증의 병리

- 염증은 감염이나 손상에 대한 계획된 반응이다.
- 염증의 주요 징후는 발적, 열감, 부종, 통증 및 기능변화이다.
- 혈관이 확장되어 더 많은 혈액이 염증 부위로 흘러들어가 염증 부위는 붉고 따뜻해진다.
- 혈장이 작은 혈관에서 조직으로 누출되면 조직이 붓고 아프며 기능이 저하된다.

- 비만세포와 다른 면역세포는 히스타민과 프로스타글란딘을 생성한다. 히스타민과 프로스타글란딘은 혈관을 확장시키고 작은 혈관에서 혈장을 누출시키는 주요 인자이다.
- 프로스타글란딘 E_2는 COX-2가 핵심 효소인 주요 염증성 프로스타글란딘 합성경로에서 생성된다.
- 인체의 염증과 관련 없는 조직에서도 프로스타글란딘이 많이 생산된다. 이런 프로스타글란딘 합성경로에서는 COX-1이 핵심 효소이다.
- 두통 및 편두통은 가장 흔한 통증 문제이지만, 통증과 다른 증상을 유발하는 기전은 명확히 밝혀지지 않았다.

6.3 염증과 통증을 치료하는 약물

Drugs used in the management of inflammation and pain

비스테로이드성 항염증제 Non-steroidal anti-inflammatory drugs (NSAIDs)

이부프로펜(ibuprofen), **디클로페낙**(diclofenac), **아세클로페낙**(aceclofenac), **아세메타신**(acemetacin), **덱시부프로펜**(dexibuprofen), **덱스케토프로펜**(dexketoprofen), **에토돌락**(etodolac), **페노프로펜**(fenoprofen), **플루비프로펜**(flurbiprofen), **인도메타신**(indometacin), **케토프로펜**(ketoprofen), **메페남산**(mefenamic acid), **멜록시캄**(meloxicam), **나부메톤**(nabumetone), **나프록센**(naproxen), **피록시캄**(piroxicam), **설린닥**(sulindac), **테녹시캄**(tenoxicam) 및 **티아프로펜산**(tiaprofenic acid)을 포함하여 많은 비스테로이드성 항염증제(NSAIDs)가 있다. 이 약물들은 적응증이 조금씩 다르지만, 대부분 류마티스질환 및 근골격계 질환, 골관절염 등에서 염증을 줄이고 통증을 완화하는 데 사용된다. **이부프로펜**과 **디클로페낙**은 아마 전신 통증, 치통, 생리통 등에 사용되는 가장 대표적인 NSAIDs일 것이다. 통증 완화는 수시간 내에 시작되지만 완전한 항염증 작용을 보이려면 며칠 걸릴 수 있다.

미소프로스톨(misoprostol)과 **디클로페낙**은 골관절염과 류마티스관절염 환자가 장기간 통증완화가 필요할 때 사용할 수 있는 조합이다. **미소프로스톨**은 합성 프로스타글란딘유사체로 **디클로페낙** 사용으로 하향조절된 천연 프로스타글란딘을 보충하여 위궤양을 예방한다. 다른 제형의 **미소프로스톨**은 임신 중절에 사용하므로 가임기 류마티스관절염 환자는 임신 여부와 피임 여부가 확인되지 않으면 미소프로스톨을 디클로페낙과 함께 사용하면 안된다.

아스피린(aspirin)은 오랜기간 약전에 NSAID로 자리했지만 지금은 대부분 현대적인 약으로 대체되었다. 하지만 아스피린은 심혈관계 질환 환자에게 혈전증 예방 목적으로 사용되는 항혈소판제로 부활했다.

NSAIDs는 모두 작용이 비슷하다. 프로스타글란딘, 특히 PGE_2의 생성을 억제해서 염증, 부종, 통증을 감소시킨다. NSAIDs의 주요 표적은 시클로옥시게나아제 효소 COX-2로, 염증 시 생산되어 염증 부위에 대량의 PGE_2을 생산하도록 한다. 이 프로스타글란딘은 혈관투과성을 증가시켜 혈액에서 염증 부위로 혈장을 누출시킨다. 그 결과로 생긴 부종은 통각수용뉴런에 압력을 증가시켜 통각수용뉴런을 자극시키고, 이로 인해 쑤시는 느낌의 염증성 통증이 발생한다. PGE_2는 또한 통각수용기를 통증을 유발하는 매개체인 브래디키닌에 민감하게 만들어 통증을 느끼게 한다. 이러한 이유로 COX-2의 작용을 방해하면 PGE_2의 생산을 감소시켜 염증성 통증을 경감시킨다.

[중요한 사실]

비스테로이드성 항염증제는 염증 조직에서 주로 발견되는 프로스타글란딘 E_2를 생산하는 경로의 핵심인 효소 COX-2를 차단한다.

부작용(Side-effects) – 비스테로이드성 항염증제(NSAIDs)의 부작용은 셀 수 없이 많으며, 환자마다 심각도와 빈도가 다르다. 위장관(GIT)이 특히 취약한데, 복부불편감, 설사, 오심 및 때로는 위궤양(ulceration)과 출혈(bleeding)이 발생한다. 일부 환자는 NSAIDs에 과민반응을 보이며 발진(rash)과 부종(edema)이 나타난다. NSAIDs는 일부 천식(asthma) 환자의 증상을 악화시킬 수 있다.

비염증성 프로스타글란딘은 위산을 조절하고 위 점막을 유지하는 역할을 하므로 NSAIDs에 의해 프로스타글란딘의 생성이 억제되면 위장관계 부작용이 나타난다. [그림 6-10]은 프로스타글란딘을 생산하는 염증성 경로와 비염증성 경로가 얼마나 밀접한지를 보여준다. 시클로옥시게나아제의 두 가지 형태인 COX-1과 COX-2는 구조가 매우 비슷해서 염증성 효소인 COX-2을 표적으로 하는 NSAIDs가 조직항상성을 유지하는 비염증성 효소인 COX-1의 작용도 차단하고 억제할 수 있다는 사실은 놀랄 일이 아니다.

[임상에서]

일부 NSAIDs는 약국과 슈퍼마켓에서도 처방전 없이(over-the-counter, OTC) 살 수 있지만, 많은 사람이 생각하는 만큼 안전한 약물은 아니다. 특히 NSAIDs의 부작용으로 출혈에 더 민감하고 출혈의 결과가 더 심각할 가능성이 높은 노인 환자는 더 그렇다. NSAIDs는 또한 심장질환이나 신장질환을 앓고 있는 노인환자의 위험을 증가시킨다.

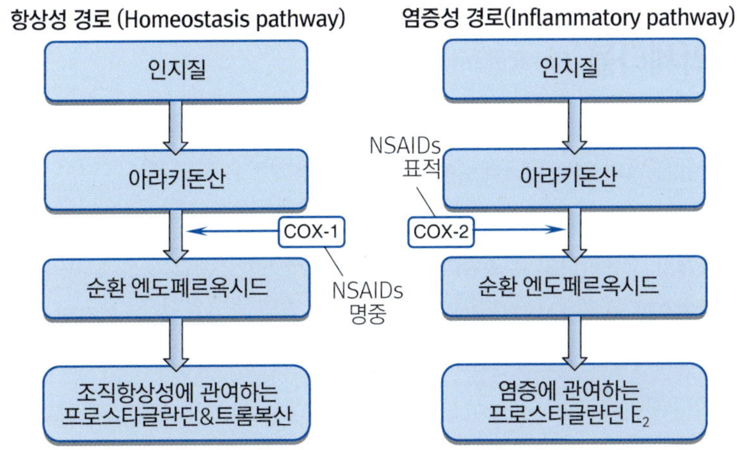

그림 6-10 프로스타글란딘을 생성하는 염증성 및 비염증성 경로가 얼마나 서로 밀접하게 연관되어 있는지 보여준다. COX-2를 표적으로 하는 약물은 COX-1과도 결합하여 그 작용을 억제할 수도 있다.

[기초 뛰어넘기] 아스피린-유도 천식

대부분의 NSAIDs가 이 문제를 유발하므로 NSAID-유도 천식이 적절한 용어이다. 천식 환자의 10퍼센트 정도가 아스피린-유도 천식이다. 증상은 주로 콧물(비염)로 시작하여, 기침, 천명과 천식발작으로 이어지며, 때로는 피부자극(두드러기)도 유발한다. NSAIDs가 COX-1를 억제하여 아라키돈산의 대사를 프로스타글란딘 합성 경로에서 류코트리엔 합성경로로 치우치게 하기 때문인 것으로 추측된다. 류코트리엔의 염증 촉진 작용은 완전히 밝혀지지 않았지만 백혈구 중 한 종류면서 류코트리엔을 분비하는 호산구를 끌어들인다고 알려져 있다. 확실한 기전은 모르지만 류코트리엔은 천식에 역할을 하며 류코트리엔 수용체 차단제인 몬테루카스트(montelukast)나 자필루카스트(zafirlukast)는 일부 환자의 증상을 개선한다.

선택적 COX-2 억제제 Selective COX-2 inhibitors

이 약물군에는 **세레콕시브**(celecoxib)와 **에토리콕시브**(etoricoxib)가 있으며, **이부프로펜**과 **디클로페낙** 같은 다른 NSAIDs와 작용기전이 같다. 중요한 차이점은 이 약물군은 COX-2에 대한 특이성이 높아 기존 NSAIDs를 장기간 사용했을 경우 문제를 일으킬 수 있는 골관절염(osteoarthritis)과 류마티스관절염(rheumatoid arthritis) 같은 만성 염증성 질환의 치료에 유용하다. 이 약물은 COX-2에 대해 매우 특이적이고 COX-1은 거의 억제하지 않아서 정상적인 조직의 항상성에 관여하는 비염증성 프로스타글란딘의 생산에 영향을 주지 않는다. 특히, 이 약물은 기존의 NSAIDs를 장기간 사용할 때처럼 위장관계 문제를 일으키지 않는다.

불행하게도 이 약물은 역사가 파란만장한데 지난 몇 년 동안 심장마비(heart attack)와 간 독성(liver toxicity)이 나타날 가능성이 증가된다는 증거가 있어 안전성에 대한 우려로 일부 약물이 철회되었다. 2019년 당시 **세레콕시브**와 **에토리콕시브**만이 진통제로 허가가 유지되었으며 두 약물 모두 허혈성심질환 환자나 심부전 환자에게는 권고되지 않는다. **파레콕시브**(parecoxib)는 수술 후 단기간 사용만 허가되었다.

파라세타몰 Paracetamol

파라세타몰(paracetamol)은 주로 해열(antipyretic, 열을 감소시킴)과 진통 작용을 나타내지만 소염작용은 거의 없는 비스테로이드제이다. 작용기전은 아직 잘 모르지만 최근 연구에 따르면 COX-2를 억제할 뿐만 아니라 대사산물 중 하나가 중추신경계에서 카나비노이드(cannabinoid) 수용체의 작용제로 작용한다고 추측한다. 정상적인 프로스타글란딘 생성에 거의 영향을 미치지 않기 때문에 상대적으로 기존의 NSAIDs에 의해 나타나는 흔한 부작용, 특히 위장관 자극을 일으키지 않는다.

파라세타몰을 치료용량으로 단기간 사용할 때는 부작용이 거의 없지만 치료용량의 2~3배만으로도 간 손상(liver damage)이 발생할 수 있다(다음 [기초 뛰어넘기] 참고). 영양실조나 간 효소 유도 약물(제3장 참고)을 복용 중인 환자는 특히 간 손상의 위험이 높다.

아주 어린 아이에게 **파라세타몰**을 처방할 경우 흔한 기침과 해열제에 상당한 양의 **파라세타몰**이 함유되어 있다는 사실을 알지 못하는 부모가 아이에게 일반의약품을 복용시키고 있다면 특히 조심해야 한다.

[기초 뛰어넘기] 파라세타몰-유도 간독성

대부분의 파라세타몰은 간에서 2상 반응을 통해 황산과 글루쿠로나이드 중합체로 대사되지만 약 2퍼센트는 NAPQI (*N-acetyl-para-benzoquinoneimine*)로 대사된다**[그림 6-11]**. 치료용량에서는 항산화제인 글루타치온(glutathione)에 의해 독성 NAPQI가 비독성 대사물질인 paracetamol mercapturate로 대사된다. 그러나, 과량투여 시 글루타치온 합성에 필요한 시스테인(cysteine)이 공급되지 않아 NAPQI가 축적된다. 간독성이 극도로 강한 NAPQI는 빠르게 간을 손상시킨다. NAPQI를 무독성 대사산물로 대사시키는 글루타치온을 보충해주는 **아세틸시스테인(acetylcysteine)**을 해독제로 신속하게 정맥투여하지 않으면 영구적인 간손상이 발생한다.

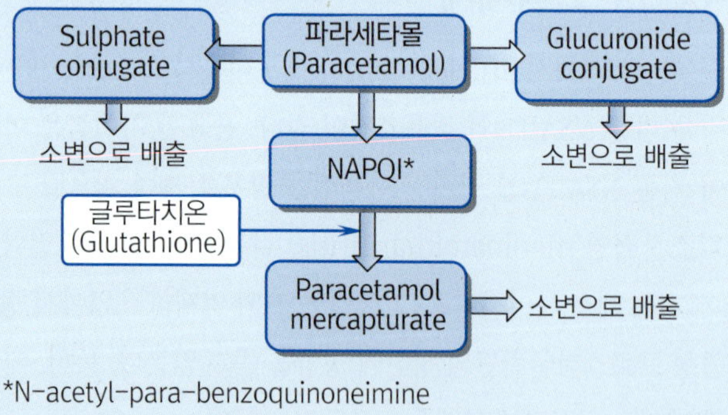

그림 6-11 파라세타몰 대사. 항산화물질인 글루타치온(glutathion)이 독성이 있는 NAPQI를 무독한 대사물(paracetamol mercapturate)로 변환시킨다.

[사례연구]

60세 안 씨는 고관절치환술을 받고 수술 후 통증을 호소하고 있다. 당신은 안 씨가 협심증(angina) 환자로 위궤양이 있으며, **디클로페낙(diclofenac)** 같은 기존의 NSAIDs는 위장출혈을 유발할 가능성이 높다는 것을 알고 걱정하고 있다. **에토리콕시브(etoricoxib)**와 같은 COX-2 억제제는 안 씨의 통증을 완화시키기에 적합한 약물인가?

사례연구 해설

위장관 출혈의 위험이 있는 사람에게 **디클로페낙** 같은 기존 NSAIDs의 사용은 권고되지 않으며 선택적 COX-2 억제제도 조심해서 사용해야 한다. 안씨는 허혈성심질환을 의미하는 협심증이 있다. 이는 안 씨가 심장마비의 위험이 있다는 것을 의미한다. COX-2 억제제는 관상동맥질환의 위험을 증가시키기 때문에 절대 적합하지 않다. 위장출혈이나 관상동맥 합병증과 무관한 **파라세타몰(paracetamol)**이 보다 나은 선택일 수 있다. 만약 통증이 심하면 아편유사제, 아마도 **코데인(codeine)**과 **파라세타몰**의 화합물인 **코코다몰(co-codamol)**이 바람직할 것이다. **코데인**이 잘 듣지 않는다면 **모르핀(morphine)**의 경구복용도 고려해 볼 수 있다.

항염증성 스테로이드 Anti-inflammatory steroids

항염증성 스테로이드는 손상, 스트레스, 심한 감염 및 통증에 대한 반응으로 부신에서 분비되는 스트레스 호르몬인 하이드로코르티손(hydrocortisone), 코르티코스테론(corticosterone) 같은 천연 글루코코르티코이드(glucocorticoid)의 작용을 모방한 것이다. 이들은 탄수화물과 단백질의 대사를 증가시키고 염증을 감소시키며 일반적인 면역억제 작용을 한다. 글루코코르티코이드는 포도당, 중성지방 및 아미노산의 공급을 증가시켜 뇌 같은 주요 장기에 영양소를 공급하며 조직 복구에 필요한 물질을 제공한다. 이상하게 보여도 글루코코르티코이드는 손상 시 염증반응을 제한한다. 아마도 면역계의 지나친 활동으로 인해 발생할 수 있는 손상을 제한하기 위함일 것이다.

여러 항염증성 코르티코스테로이드가 류마티스관절염(rheumatoid arthritis)으로 인한 염증성 통증 감소, 천식발작(asthma attack) 예방, 건선(psoriasis) 치료, 이식(transplantation) 후 거부반응을 예방하기 위한 면역억제(immunosuppression) 등 다양한 목적으로 사용된다. **덱사메타손**(dexamethasone), **하이드로코르티손**(hydrocortisone), **프레드니솔론**(prednisolone)이 염증성 근골격 통증에 쓰는 주요 코르티코스테로이드이다.

콜레스테롤 유도체인 코르티코스테로이드는 사실상 지질이며 운반단백질 없이도 세포막을 통과한다. 이들은 세포 내부의 깊숙한 곳인 핵(nucleus) 안에서 단백질 생성을 조절하는 수용체와 결합한다. 항염증작용은 중성구(neutrophil), 비만세포(mast cell), 대식세포(macrophage) 같은 면역세포(immune cell)가 분비하는 화학 신호인 사이토카인(*cytokine*)의 분비가 감소되기 때문인 것으로 생각된다. 이 장에서 앞서 살펴봤듯이 염증은 통증을 유발하기 때문에 항염증작용을 하는 모든 약물은 통각수용성 통증을 감소시킨다.

[임상에서]

전신 글루코코르티코이드 약물을 장기간 사용하면 부신(adrenal gland) 활동을 억제하여 천연 글루코코르티코이드의 농도를 감소시킬 수 있다. 만약 스테로이드 약물을 갑자기 중단한다면 부신피질(adrenal cortex)이 회복하는 데 필요한 시간이 불충분하므로 순환하는 모든 합성-천연 글루코코르티코이드가 너무 감소하여 심각한 저혈압, 심지어 사망까지도 초래할 수 있다. 전신 스테로이드를 장기간 사용하는 환자들은 이러한 위험을 설명해 주는 '스테로이드 치료 카드(Steroid Treatment Card)'를 지니고 다녀야 한다.

전신 글루코코르티코이드의 장기간 사용은 문제가 된다. 혈당수치가 상승하면 제2형 당뇨병을 유발할 수 있으며 면역억제는 감염을 초래할 수 있다. 뼈 대사(bone metabolism)에도 부정적인 영향을 미쳐 골다공증(osteoporosis), 뼈의 가늘어짐을 유발하고, 어린이의 성장 지연을 초래할 수 있다. 천식에 사용되는 계량 흡입기(metered dose inhaler)는 최소의 전신효과로 세기관지에서 최대의 항염증 효과를 나타내는 제형으로 코르티코스테로이드를 투여하게 하므로 안전한 장기간 사용이 가능하다.

골다공증(osteoporosis)은 뼈에 구멍이 생기고 약해지는 질병이다. 여성에게 호발하며, 여성 호르몬의 수치가 감소하기 시작하는 폐경(menopause) 후에 빠르게 진행되는 경우가 많다.

만성 염증 질환 약물 Drugs for chronic inflammatory diseases – rheumatoid arthritis

류마티스관절염은 병태생리가 아직 완전히 알려지지 않은 복잡하고 불쾌한 질병이다. 본질적으로 신체의 면역체계가 오작동하여 염증을 일으키는 자가면역 질환이다. 특히 손과 발의 활막 관절이 붓고 변형되며 통증이 유발된다. 관절염의 치료는 전문 분야로 약물도 종종 작용이 복잡하고 비싸다. 비스테로이드성 항염증제는 류마티스관절염의 증상을 조절하는 데 도움이 되지만 항류마티스 약물(disease-modifying anti-rheumatic drugs, DMARDs)은 실제로 질병의 진행을 늦춘다. 사용되는 대부분의 약물은 면역억제 및 항염증작용을 한다. 흔히 접하는 약물은 **메토트렉세이트**(methotrexate), **설파살라진**(sulfasalazine), **페니실라민**(penicillamine), **타이오능금산나트륨금**(sodium aurothiomalate)이 있다. 이러한 약물은 오랜 기간 사용되었지만 작용기전이 아직 완전히 밝혀지지 않았다. 최근에는 단일클론항체(monoclonal antibody)를 기반으로 하는 염증성 사이토카인(inflammatory cytokine)인 종양괴사인자-알파(*tumour necrosis factor-alpha*, TNF α)를 표적으로 하는 새로운 약물이 개발되었다. 여기에는 **아달리무맙**(adalimumab), **세르톨리주맙 페골**(certolizumab pegol), **골리무맵**(golimumab), **인플릭시맙**(infliximab)이 있다. **리툭시맙**(rituximab)은 B 림프구에 있는 CD20 단백질을 표적으로 하며, **토실리주맙**(tocilizumab)은 인터루킨-6 (*interleukin-6*, IL-6) 수용체를 표적으로 삼는다. **아바타셉트**(abatacept), **아나킨라**(anakinra), **에타너셉트**(etanercept)는 모두 비교적 최신의 융합단백질(fusion protein)이다. 아바타셉트는 T 세포를 표적으로 삼아 염증이 있는 관절에서 T세포 활성을 억제한다. **아나킨라**는 인터류킨-1(IL-1) 수용체를 표적으로 하고, **에타너셉트**는 염증성 사이토카인인 종양괴사인자-α (TNF-α)를 표적으로 삼는다. 이 새로운 첨단 기술 약물의 표적은 확인되었지만 류마티스 관절염 치료에 대한 정확한 작용기전은 아직 연구 중이다.

골관절염 Osteoarthritis

골관절염과 류마티스관절염을 혼동하면 안 된다. 둘 다 관절에 영향을 미치고 염증을 수반하지만 골관절염은 주로 관절 내 관절연골의 퇴행으로 발생한다. 관절 부상이 노년기에 문제를 일으킬 수 있지만 노인과 비만인 사람에게 더 흔하다. 증상은 통증, 경직, 유연성의 손실이 나타난다. 물리치료가 도움이 되며 파라세타몰이 통증을 완화시켜준다. 디클로페낙 겔 같은 국소 NSAIDs가 위장관 장애 없이 통증완화에 도움이 될 수 있다.

융합 단백질(fusion pretein)은 실험실에서 두 개의 유전자를 융합해 가공한 하이브리드 단백질이다. **에타너셉트(etanercept)**는 TNF-α 수용체 유전자를 항체 유전자에 융합하여 염증성 사이토카인 TNF-α에 특화된 항체를 생성한다. 임상에서 융합단백질 수용체 부분이 염증조직의 TNF-α에 결합하여 TNF-α를 비활성화시켜 염증반응을 감소시킨다.

[사례연구]

심 씨는 58세로 건강하며 골프를 즐기고 최근 몇 년간 체중이 약간 증가하였다. 골프 경기가 끝나면 클럽하우스에서 가벼운 음주를 즐기는 편이며 5년 전 금연에 성공하였다. 최근 오른쪽 고관절의 경직과 통증으로 골프 스윙에 문제가 생겼다. 병원을 방문하여 X-선을 찍은 결과 오른쪽 고관절에 골관절염이 확인되었다. 심 씨에게 어떤 치료를 제안할 것인가?

사례연구 해설

매주 두세 번 골프를 치는 심 씨는 나이에 적당한 운동량을 유지하고 있으나 오른쪽 고관절에 가해지는 부담을 줄이기 위해 체중감량을 해야 한다. 비약물적 치료법으로 우선 스트레칭과 운동처방을 추천한다. 골관절염은 만성 문제이므로 약물을 선택할 때 이를 고려해야 한다. 통증완화를 위해 **파라세타몰**을 일차약으로 선택하고 국소적 비스테로이드성 항염증제(NSAIDs)로 **디클로페낙**이나 **이부프로펜** 젤을 함께 처방한다. 이상의 약물 처방으로 통증이 완화되지 않으면 **트라마돌** 같은 마약성 진통제도 고려할 수 있다. NSAID 추가 투여할 때는 위장관 장애를 줄이기 위해 **오메프라졸** 같은 양성자 펌프 억제제와 함께 처방하는 것을 고려한다. 코르티코스테로이드 주사나 수술은 마지막 선택지로 고려한다.

[요약] 염증 관리에 쓰이는 약물

- NSAIDs는 염증성 프로스타글란딘(PGE_2)을 생성하는 COX-2가 표적이다.
- NSAIDs는 체내에서 다양한 비염증성 기능을 하는 효소 COX-1도 억제하여 NSAIDs와 관련된 부작용을 유발한다.
- **파라세타몰(paracetamol)**은 널리 사용되는 진통제이며, 항염증작용이 없다.
- **프레드니솔론(prednisolone)** 같은 항염증성 스테로이드제는 염증에 관여하는 면역세포의 활동을 억제한다.
- NSAIDs는 만성 염증질환의 증상을 경감시키는 데 도움이 되지만, 항류마티스 약물(disease-modifying anti-rheumatic drugs, DMARDs)은 질병의 진행을 늦출 수 있다.

아편유사 진통제 Opioid analgesics

모르핀(morphine)과 그 계통 약물을 함께 아편유사 진통제(opioid analgesic)라고 하며 현재 사용되는 가장 강력하고 효과적인 진통제다. 불법 마약인 헤로인(heroin)과 밀접한 관련이 있지만 **모르핀**은 약한 지용성이라 혈액뇌장벽(blood-brain barrier)을 통과하는 속도가 느려 헤로인 같은 황홀감(euphoric effect)을 느끼는 데 시간이 더 걸린다. **모르핀**은 아프가니스탄에서 태국에 이르는 남아시아 대역에서 자라는 양귀비의 수액(the sap of the poppy *Papaver somniferum*)인 아편(opium)에서 얻는다. 현재 아편유사제는 **모르핀**, **부프레노르핀**(buprenorphine), **코데인**(codeine), **디아모르핀**(diamorphine, 헤로인), **디피파논**(dipipanone), **펜타닐**(fentanyl), **하이드로모르폰**(hydromorphone), **멥타지놀**(meptazinol), **메타돈**(methadone), **옥시코돈**(oxycodone), **펜타조신**(pentazocine), **페치딘**(pethidine), **수펜타닐**(sufentanil), **타펜타돌**(tapentadol) 및 **트라마돌**(tramadol)이 있다. 각 아편유사제 모두 발현 속도, 작용시간 및 부작용에 관해서 고유의 이점이 있지만 일반적으로 **모르핀** 자체가 심한 통증에 가장 효과적인 진통제로 인정받고 있다.

[알고 있나요?]

아편유사제(opioid)와 아편제제(opiate)의 차이에 대해 알고 있는가? 이 두 가지 용어는 혼용되기도 하지만, 엄밀한 의미에서 차이가 있다. 아편제제(opiate)는 아편(opium)에서 추출된 천연 알칼로이드(natural alkaloid)이고, 아편유사제(opioid)는 모르핀과 유사한 작용(morphine-like action)을 하는 모든 약물을 의미하는 용어이다. 여기에는 **펜타닐(fentanyl)**과 같은 반합성물질(semi-synthetic)도 포함된다.

이 장 앞부분에서 살펴보았듯이 신체는 부상(injury) 직후 무기력하게 만드는 통증을 완화시키는 자체 진통 시스템을 가지고 있다. 기전이 완전히 밝혀지지 않았지만 뇌와 척수에서 기원하는 것으로 알려졌다. 뇌에서 시작된 원심성(efferent) 뉴런은 뇌간(뇌줄기, brain stem)을 지나 척수까지 내려

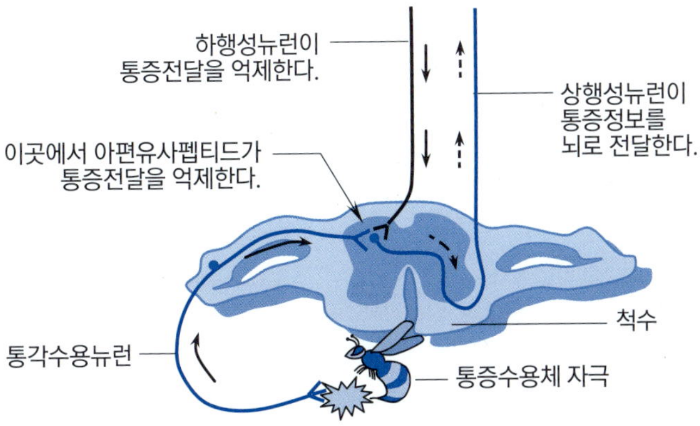

그림 6-12 체내 진통시스템에서 하행성뉴런이 통증전달을 억제한다.

와 후각(뒤뿔, dorsal horn)에서 구심성 통각수용뉴런과 시냅스를 형성한다. 여기에서 원심성 뉴런은 아편유사 펩티드를 분비하여 구심성 뉴런의 시냅스 전달을 차단하여 통증 경험을 억제한다[그림 6-12]. **모르핀** 같은 아편계 진통제가 이 자체 진통시스템을 통해 작용을 나타내므로 아편유사 펩티드가 척수의 시냅스에 어떻게 작용하는지 이해하는 것이 중요하다.

뇌에서 나온 원심성 뉴런은 척수의 후각에서 구심성 통각수용뉴런과 시냅스를 형성한다. 여기에서 아편유사 펩티드인 β-엔돌핀(β-*endorphine*), 디놀핀(*dynorphin*) 및 엔케팔린(*enkephalin*)을 분비하여 구심성 뉴런의 시냅스 전달을 차단하고 통증 경험을 감소시킨다. 아편유사 펩티드는 시냅스 전막(pre-synaptic membrane)과 시냅스 후막(post-synaptic membrane)에 있는 아편유사 수용체에 결합한다. 시냅스 전막에서는 칼슘 통로의 개방을 막아서 전달받는 뉴런으로 신호를 보내는 신경전달물질인 글루타메이트의 방출을 막는다. 시냅스 후막에서는 아편수용체에 결합하여 막이 신경전달물질 자극에 덜 반응하게 만든다. **모르핀** 및 다른 아편유사제는 아편유사 펩티드와 분자 구조가 비슷하여 동일한 아편유사 수용체와 결합하여 동일한 효과(시냅스를 가로지르는 통증전달 억제)를 나타낸다.

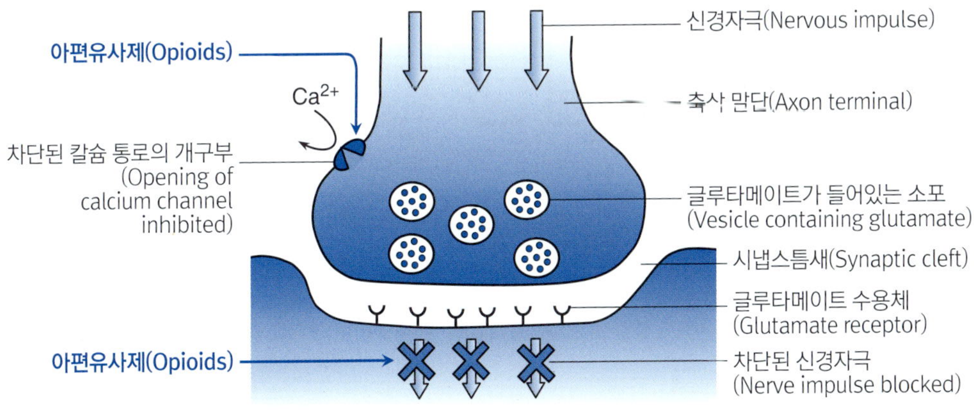

그림 6-13 아편유사제는 아편유사 수용체(opioid receptors, 그림에 나와 있지 않음)에 결합하여 척수의 통증 뉴런 사이의 시냅스를 통한 신경 자극의 전달을 억제한다.

[기초 뛰어넘기] 아편제의 작용, 예-모르핀

아편유사제(opioid) 수용체는 뇌, 중뇌, 연수, 척수 같은 중추신경계의 여러 부위에 존재한다. 여러 가지 유형의 아편유사제 수용체가 있으나 그 중 통증조절에 가장 많이 관여하는 것은 뮤(μ) 수용체(μ receptor)이다. 척수에서 **모르핀**은 내인성 아편유사펩티드를 모방하여 시냅스전(pre-synaptic) 뉴런과 시냅스후(post-synaptic) 뉴런에 있는 μ 수용체에 결합하여 시냅스를 가로질러 전달되는 통증을 억제한다. 시냅스전 뉴런에서 **모르핀**은 억제성 G-단백 μ 수용체에 결합하여 인접한 전압작동 칼슘 통로를 억제한다**[그림 6-14]**. 칼슘 유입이 억제되면 흥분성 신경전달물질인 글루타메이트 방출이 억제된다.

시냅스후 뉴런에서 **모르핀**은 G-단백 μ 수용체에 결합하고 칼륨채널을 열어 칼륨이온을 유출시킨다. 양이온이 유출되면 시냅스 후 막 내부의 과분극(*hyperpolarises*)을 초래해서 더 음성이 되어 글루타메이트가 NMDA (글루타메이트) 수용체에 결합하여 일어나는 탈분극을 방해한다**[그림 6-15]**.

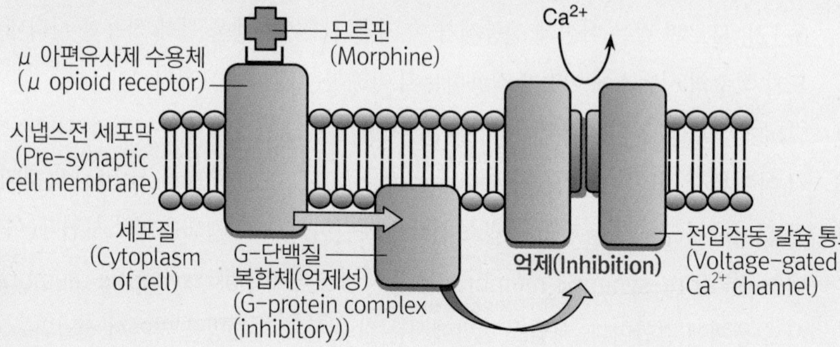

그림 6-14 모르핀은 시냅스전막의 μ-수용체에 결합하여 칼슘 통로 개방과 글루타메이트 방출을 억제한다.

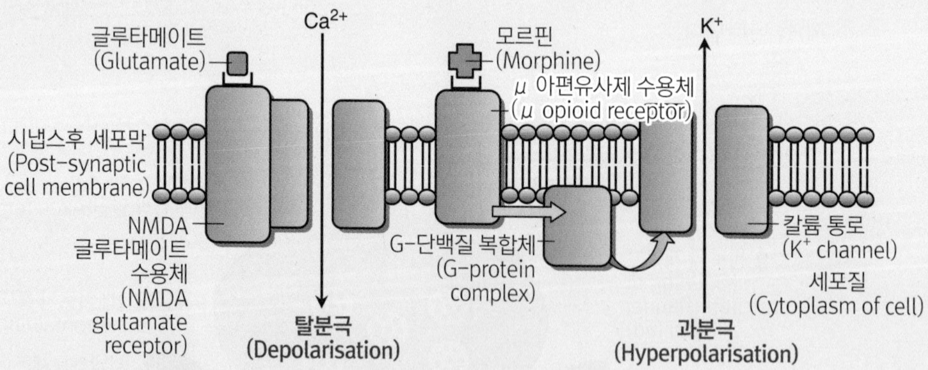

그림 6-15 모르핀은 시냅스후 막의 μ-수용체에 결합하여 칼륨 통로 개방을 촉진하여 막을 과분극시키고 NMDA 수용체에 대한 글루타메이트 작용에 반대 역할을 한다.

[알고 있나요?]

러닝이나 사이클링 같은 강도 높은 지구력 운동 도중 아편유사 물질이 방출되는 것을 아는가? 이 물질은 운동선수에게 웰빙 또는 황홀감(euphoria)을 선사하여 운동중독으로 이어지기도 한다.

부작용(Side-effects) – **모르핀** 같이 신경계에 강력한 영향을 미치는 모든 약물은 대부분 불가피하게 부작용과 관련이 있다. 신체의 여러 부위에 아편유사 수용체가 있으며, 이런 수용체에 작용하는 아편유사제는 대부분 부작용을 유발한다. 오심과 구토는 (특히 초회 투여 시) 문제가 된다. 일부 아편유사제는 뇌간에 있는 호흡중추의 이산화탄소(carbon dioxide, 호흡의 주요 동력)에 대한 민감성을 저하시켜 호흡억제를 유발한다. 위장관운동의 감소는 아편유사제, 특히 **코데인**(codeine)의 다른 부작용이다.

[사례연구]

서 씨는 말기 암환자로 통증완화를 목적으로 경구용 **모르핀(morphine)**을 복용하면서 집에서 완화치료를 받고 있다. 처방 약물 덕분에 상대적으로 통증이 줄었지만 지속적인 오심과 변비를 호소한다. 당신은 어떤 조언을 해 줄 것인가?

사례연구 해설

오심과 변비는 **모르핀**의 일반적인 부작용이다. 서 씨의 통증은 잘 조절되고 있고 말기 암환자는 통증조절이 중요하다. 완화치료에서 통증조절은 전문 영역이며 투약을 변경할 때는 조심스럽고 신중해야 한다. 운동은 변비에 도움이 되지만 서 씨는 불가능할 것 같다. 식이요법의 변화나 배변완화제 투여가 바람직하다. 오심을 완화하는 데는 **메토클로프라미드(metoclopramide)**와 **할로페리돌(haloperidol)**과 같은 항오심제가 도움이 된다.

신경병성 통증을 치료하는 약물 Drugs used for neuropathic pain

신경병성 통증은 손상, 염증 등에 의한 통각수용뉴런의 자극보다는 신경학적 기능장애에 의한 통증이다. 신경병성 통증은 기존의 진통제가 표적으로 하는 정상적인 통증의 신경경로를 따라가지 않기 때문에 통증을 완화시키기가 더 어렵다. 때때로 **파라세타몰**, NSAIDs, **코데인** 같은 진통제가 신경병성 통증에 효과가 있지만 결과를 예측할 수 없다. 삼환계 **아미트리프틸린**(amitriptyline) 같은 항우울제가 효과적인데 우울증에 대한 작용과는 별개로 작용하며 기전은 아직 밝혀지지 않았다. SNRI 항우울제인 **듀로세틴**(duloxetine)은 당뇨병성 신경병증 치료제로 허가를 받았다. **가바펜틴**(gabapentin), **프레가발린**(pregabalin), **카르바마제핀**(carbamazepine), **발프로산나트륨**

(sodium valproate) 같은 항전간제는 뇌전증(epilepsy)에서 흥분성 뉴런을 억제하고 신경병성 통증에서도 유사하게 작용한다. **리도카인**(lidocaine) 패치는 대상포진후 신경통에 처방한다. 신경병성 통증은 통증을 유발하는 기전이 잘 밝혀지지 않았기 때문에 일반적으로 치료도 어렵다. 따라서 다양한 약물을 신중하게 시도해 보고 어떤 약물이 가장 효과적으로 작용하는지 확인해야 한다.

두통 및 편두통을 치료하는 약물 Drugs for headaches and migraine

가벼운 두통은 단일 약물이나 복합제 같은 처방전 없이(over-the-counter, OTC) 살 수 있는 진통제로 대부분 조절된다. 가끔 **파라세타몰**이나 **이부프로펜**에 카페인이 첨가되지만 효능에 대한 근거는 부족하다. 규칙적이고 심한 두통은 심각한 문제가 원인인지 의학적 확인이 필요하다. 편두통은 **아스피린**, **파라세타몰**, **이부프로펜** 같은 단순한 OTC 진통제나 편두통에 특별히 허가된 비스테로이드제인 **톨페남산**(tolfenamic acid)에 반응할 수 있다. 다른 증상이 있으면 세로토닌($5\text{-}HT_1$) 수용체 작용제인 'triptans'라는 편두통치료제를 사용할 수 있다. 이 약물은 두개골 동맥(머리뼈 동맥, cranial artery)의 세로토닌($5\text{-}HT_1$) 수용체에 결합해 혈관수축을 유도해서 편두통 증상과 관련이 있는 뇌 영역의 혈류를 감소시킨다. 이 약물에는 **알모트립탄**(almotriptan), **엘레트립탄**(eletriptan), **프로바트립탄**(frovatriptan), **나라트립탄**(naratriptan), **리자트립탄**(rizatriptan), **수마트립탄**(sumatriptan), **졸미트립탄**(zolmitriptan)이 있다. **타르타르산 에르고타민**(ergotamine tartrate) 같은 맥각 유도제(ergot-derived drug)는 부작용 때문에 현재는 사용이 줄었다.

빈번하게 편두통 발작을 경험하는 환자는 유발 인자를 식별하고 피할 생각을 해야 한다. **프로프라놀롤**(propranolol) 같은 베타 차단제, 항히스타민제와 5-HT 길항제 **피조티펜**(pizotifen)은 편두통 예방약으로 허가되었다. **에레누맙**(erenumab)은 유럽연합에서 허가된 새로운 편두통 예방약이다. 항체제제인 에레누맙은 편두통에서 통증신호 전달에 관여하는 칼시토닌 유전자-연관 펩티드(calcitonin gene-related peptide, CGRP) 수용체를 억제한다.

> 똑똑한 독자는 항편두통 약물인 **알모트립탄(almotriptan)**과 **피조티펜(pizotifen)**이 전자는 5-HT (serotonin) 작용제이고 후자는 5-HT 길항제라는 점에서 모순적임을 발견했을 것이다. 이런 분명한 모순은 인체에 있는 5-HT 수용체 아형에 의해 설명된다. **알모트립탄**과 같은 'triptans'는 억제성 수용체인 $5\text{-}HT_1$에 특이성을 보이나, **피조티펜**은 흥분성 수용체인 $5\text{-}HT_2$가 표적이다. 흥분성을 감소시킨다는 측면에서 억제성 수용체를 활성시키거나 흥분성 수용체를 차단하는 것은 결과가 비슷하다.

[사례연구]

도 씨는 지역 신문사 기자이다. 근무 시간이 불규칙하고, 직무 스트레스가 높다. 운전하는 시간이 많고, 점심은 주로 샌드위치나 감자튀김 등 간편식으로 때운다. 가끔 겪던 두통이 최근 더 빈번해지고 심해졌으며, 편두통으로 나타나기도 한다. 거의 매일 진통제를 먹어도 효과가 없다. 어떤 조언을 해 주겠는가?

사례연구 해설

도 씨의 스트레스 많은 생활양식이 두통을 유발하는 원인일 것이다. 역설적이게도, 진통제를 규칙적으로 복용하면 두통을 일으킬 수 있다. 약을 더 먹는다고 도 씨의 문제가 해결되지는 않을 것이다. 바쁜 직업 특성은 어쩔 수 없지만, 스트레스를 줄이는 데 도움이 될 만한 다른 활동을 시도해 보는 게 좋다. 근무 전후에 수영이나 조깅을 하고, 건강한 식단도 도움이 된다. 그래도 두통이 계속되면, 추가적인 검사가 필요하니 진료를 받아보는 것이 좋다.

국소마취제 Local anaesthetics

현재 사용되는 모든 국소마취제(local anesthetic)는 남아메리카에서 재배되는 코카나무(*Erythroxylum coca*)의 잎에서 추출한 약물인 코카인의 유도체 또는 유사체다. 수천 년 동안 남아메리카 토착민들은 고산지대인 안데스산맥의 열악한 기후에서 피로를 풀기 위해 코카나무 잎을 씹어왔다. 코카나무 잎의 마비 효과는 나중에 유럽에서 수술 과정 중 통증을 완화하기 위해 사용되었다. 현재 주로 사용하는 국소마취제는 **리도카인**(lidocaine), **아티카인**(articaine), **부피바카인**(bupivacaine), **레보부피바카인**(levobupivacaine), **메피바카인**(mepivacaine), **프릴로카인**(prilocaine), **로피바카인**(ropivacaine) 및 **테트라카인**(tetracaine)이다. 이 약물을 마취 부위 혈관을 수축시키는 아주 낮은 농도의 아드레날린과 병용 투여하면 마취효과가 연장된다.

국소마취제가 통각수용뉴런에서 활동전위(신경자극)를 차단하는 기전은 상대적으로 단순하다. 제2장에서 알아봤듯이 활동전위는 막극성의 반전을 수반한다. 신경자극이 뉴런 막의 한 부분에 도달하면 나트륨 통로가 열리고 나트륨이 뉴런으로 들어가서 막이 탈분극된다. 그 다음 칼륨 통로가 열려 칼륨이 뉴런에서 나가 막이 재분극된다. 이 극성이 음에서 양으로, 다시 음으로 바뀌면 막의 다음 부위에서 활동전위가 유발되고 또 다음 부위의 활동전위가 유발된다. 활동전위는 축구 경기장의 파도타기 응원처럼 뉴런을 따라 계속된다[그림 6-16].

국소마취제는 통각수용뉴런의 막에 있는 나트륨 통로를 차단하여 뇌로 올라가는 길에 있는 통증경로에서 뉴런을 따라 이동하는 신경자극을 막는다. 통증신호가 뇌로 도달하지 못하면 통증을 느끼지 못한다[그림 6-17].

국소마취제는 더 큰 운동뉴런보다는 주로 직경이 작은 구심성 통각수용뉴런의 전도를 차단한다. 즉, 운동 조절은 통증 지각보다 영향을 덜 받는다. 하지만 치과에서 국소마취를 한 후 음식을 먹거나 말을 하려고 하면 잘 안 되듯이, 시술의 종류와 약물의 용량에 따라 운동기능이 손실될 수 있다.

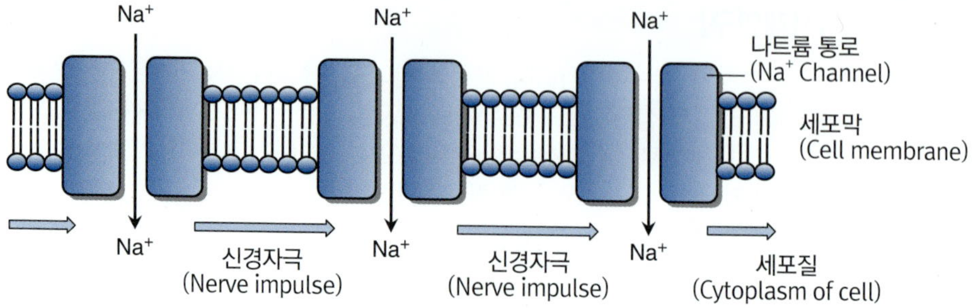

그림 6-16 세포막에 있는 나트륨 통로가 열릴 때, 신경자극은 뉴런을 따라 이동한다.

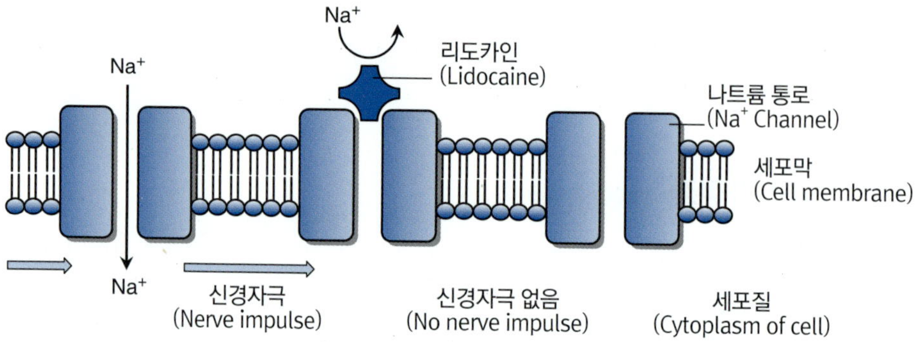

그림 6-17 국소마취제인 **리도카인**은 나트륨 통로를 차단하고 신경자극을 정지시킨다.

경막외 마취(epidural anesthesia)는 신체의 넓은 부위에 마취가 필요하거나 출산처럼 전신마취가 금기이거나 바람직하지 않은 경우 등 다양한 수술 상황에서 유용하다. 고관절치환술처럼 골반이나 다리 부위 수술에 사용될 수 있다. **리도카인**(lidocaine)과 **부피바카인**(bupivacaine)은 보통 감각신경은 고강도로, 운동신경은 중등도에서 고강도로 차단하는 농도로 사용한다. 분만 시 진통 목적으로는 외과수술보다 낮은 농도의 **부피바카인**을 사용하는데 운동기능을 덜 방해하기 때문에 많이 사용한다.

[임상에서]

경막외 마취제(epidurals)는 전신마취가 적합하지 않은 수술에 유용하다. 경막외 마취제를 척수를 둘러싸고 있는 경막외 공간에 투여한다. 경막외 마취는 전문적인 수련이 필요한 절차이며, 마취과 의사에 의해서 실시되어야 한다.

부작용(Side-effects) – 가장 심각한 부작용은 국소마취제가 순환계로 들어가서 발생하는 부정맥(arrhythmias)이다.

전신마취제 General anaesthetics

안전하고 믿을 만한 전신마취제의 발달과 살균 기술의 발전은 수술의 혁명을 일으켰다. 초기 마취 방법은 엄청난 양의 알코올을 마시게 해 취한 상태로 만드는 것이었다. 수술을 빠르게 마치는 속도에 따라 외과의사의 명성이 올라갔다. 수술 후 사망률이 높아 치료보다 질병이 더 낫다고 생각했다. 19세기 Joseph Lister가 개척한 무균 기술과 클로로폼(chloroform) 같은 마취제의 도입에 의해 환자의 예후가 개선되었다. 숙련된 마취과 의사가 담당하는 현대의 마취 덕분에 이전에는 불가능하다고 생각했던 복잡한 수술이 가능하다.

전신마취제는 마취과 전문의나 그들의 직접적인 감독 아래 수술실에서만 사용한다. 마취는 전문적인 영역이므로 여기서는 마취제의 기본 원리만을 다룰 것이다. 이 부분에 흥미를 느껴 더 알아보고 싶은 독자는 보다 전문적인 출판물을 찾아보기를 권한다.

효과적인 전신마취제의 목표는 첫째, 무의식 상태(최면 상태)를 유도해 환자가 수술과정을 모르게 하고, 둘째는 수술 중 통증이 없도록(무통) 해야 한다. 또, 진정 작용이 있어야 하고, 환자가 움직이지 않게 하며, 마취를 시작하고 나서부터 회복실에서 깨어날 때까지 무슨 일이 있었는지 기억나지 않도록(기억 상실) 해야 한다. 이러한 목적을 달성하려고 종종 여러 약물을 함께 사용한다.

전신마취제는 크게 정맥마취제와 흡입마취제로 나뉜다. 정맥마취제에는 **프로포폴**(propofol), **티오펜탈 나트륨**(thiopental sodium), **에토미데이트**(etomidate), **케타민**(ketamine)이 있다. 보통 마취를 유도하기 위해 사용하며, 그 후에는 흡입마취제를 통해 수술 과정 내내 마취 상태를 유지시킨다. **프로포폴**은 마취를 유지하는 데에 단독으로 쓰기도 한다.

흡입마취제에는 **데스플루란**(desflurane), **할로탄**(halothane), **이소플루란**(isoflurane), **세보플루란**(sevoflurane), **이산화질소**(nitrous oxide) 등이 있으며, 마취를 유지하기 위해 사용된다.

사람의 의식(consciousness)은 아직 완전히 이해되지 않았다. 따라서 전신마취제의 작용 기전도 완전히 밝혀지지 않았다. **케타민**과 **이산화질소**를 제외하고 앞서 언급된 마취제들은 모두 GABA (아형 A) 수용체, 즉 $GABA_A$에 결합하여 중추신경계(CNS)에 있는 GABA (감마 아미노부티르산, gamma-aminobutyric acid) 시냅스의 작용을 강화시킨다고 생각된다. $GABA_A$ 수용체의 하위 아형이 뇌의 여러 가지 다른 영역에 존재한다고 밝혀졌으며 이는 뇌에 대한 마취제의 다양한 작용을 설명해 준다. 예를 들어, 해마(*hippocampus*)와 편도체(*amygdala*)에 있는 $GABA_A$ 수용체에 결합하는 마취제는 기억 상실을 유발하는 반면 시상(thalamus)과 대뇌피질(cortex)의 $GABA_A$ 수용체에 결합하면 무의식을 유발한다. **케타민**은 척수에 있는 NMDA (N-메틸-D-아스파르트산, N-methyl-D-aspartate) 수용체의 비경쟁적 억제제로 통증 전달을 방해한다. **아산화질소**는 척수에서 내인성 아편유사제(endogenous opioid)의 작용을 높이는 효과가 있는 것으로 보이지만 정확한 작용기전은 잘 모른다.

[알고 있나요?]

아산화질소는 다행감(euphoria)과 키득거리는 웃음(giggling)을 유발하는 특성이 있어 '웃음 가스(laughing gas)'라는 별명이 붙었다. 19세기 초 James Watt가 마취제로 개발한 아산화질소는 영국 상류층에서 급속도로 인기를 얻어 한때 '웃음 가스 파티'가 유행하기도 했다.

이외에도 수술실에서 볼 수 있는 약물은 진정제인 **디아제팜**(diazepam), **로라제팜**(lorazepam), **미다졸람**(midazolam), **테마제팜**(temazepam) 같은 벤조디아제핀(benzodiazepine)이 있다. 이 약물은 환자가 수술에 들어가기 전 경험하는 불안과 두려움을 줄여준다. **알펜타닐**(alfentanil), **펜타닐**(fentanyl), **레미펜타닐**(remifentanil) 같은 아편유사 진통제는 작용 발현이 빠르며, 시술 도중 통증을 못느끼게 한다. **아트라쿠리움**(atracurium), **로쿠로니움**(rocuronium), **베쿠로니움**(vecuronium), **석사메토늄**(suxamethonium) 같은 근이완제는 수술 동안 근육경직을 예방해 주며, 인공호흡에 필요한 기관내 튜브(tracheal tube)의 삽입, 즉 삽관(intubation)을 원활하게 해 준다. 전신마취제와 마찬가지로, 이러한 보조 약물의 사용도 전문적인 영역이다.

[요약] 염증과 통증을 치료하는 약물

- 아편유사 약물은 손상 후 통증을 약화시키기 위해 통각수용뉴런 사이에 있는 시냅스에서 작용하는 자연 아편유사 펩티드를 모방한다.
- 신경병성 통증은 특발성인 경우가 많고, 치료도 어렵다.
- 두통은 진통제로 치료 가능하며, 편두통은 세로토닌(5-HT) 작용제에 반응할 수 있다.
- 국소마취제는 통각수용뉴런에서 나트륨 통로를 차단하며, 이는 통증신호가 뇌로 전달되는 것을 억제한다.
- 전신마취제는 중추신경계에 작용하여 진통, 최면, 기억 상실을 유발한다.

학습문제

여러분은 이 장을 끝냈다. 이제 얼마나 학습하고 이해했는지 알아볼 차례이다. 통증조절은 임상에서 중요한 부분이기 때문에 다양한 진통제와 마취제의 작용을 이해하는 것은 중요하다.

1. 통증의 일반적인 임상적 정의는 무엇인가?
2. 일반적으로 통증을 두 가지 유형으로 분류한다: 통각수용(nociceptive)과 __________
3. 통증을 분류하는 또 다른 방법이 있다: 급성(acute)과 __________
4. 통각수용뉴런을 활성화시키는 자극의 종류는 무엇인가?
5. 손가락에 가해진 통증자극이 뇌로 전달되는 통증신호의 경로를 설명하시오.
6. 아편유사 펩티드의 기능은 무엇인가?
7. 염증의 증상 중 중요한 다섯 가지를 나열하시오.
8. 프로스타글란딘과 트롬복산의 합성경로를 간단히 적어보시오.
9. 프로스타글란딘과 트롬복산 합성은 시클로옥시게나아제 효소에 따라 달라진다. 시클로옥시게나아제 효소는 두 가지 형태가 있는데, 염증에 관여하는 형태는 무엇인가?
10. 염증 시 프로스타글란딘 E_2의 역할은 무엇인가?
11. NSAID가 부작용으로 위장관 출혈을 유발하는 이유는 무엇인가?
12. 과량의 파라세타몰(paracetamol)이 위험한 이유는 무엇인가?
13. 아편유사 약물의 대표적인 부작용 다섯 가지를 열거하시오.
14. 간단한 외과적 시술을 하는 동안 리도카인(lidocaine)과 같은 국소마취제는 어떻게 통증을 예방하는가?
15. 전신마취제는 크게 두 종류로 나눌 수 있다. 그 두 가지를 적어보시오.

7장

소화기계 질환과 약물

Disorders and drugs of the digestive system

이 장은 소화기계의 구조와 기능, 소화기계 기능 장애와 질병 및 이들의 치료에 사용되는 주된 약물군의 작용에 대해 설명한다. 메스꺼움(nausea, 오심) 및 미로 장애가 구토를 유발할 수 있으므로 이러한 상태에 사용하는 약물이 이 장에 포함되었다.

CONTENTS

제7장은 간단한 사례연구들을 다루고, 학습문제를 통해 소화기계의 생리, 질환, 치료 약물에 대해 얼마나 이해했는지 확인하는 것으로 마무리 짓는다.

[임상에서]

임상의 어느 부서에서든지 소화기계 문제가 있는 환자를 만날 수 있다. 소화기계 질환은 일부 환자가 병원을 찾는 주요 이유지만 반면에 소화불량(indigestion), 속쓰림(heartburn), 변비(constipation) 같은 문제를 일반적인 증상으로 생각하고 처방전 없이(over-the-counter) 구입할 수 있는 일반의약품을 자가 복용하기도 한다. 흔히 소화기계 문제는 의료원성(iatrogenic; 치료의 직접적인 결과로 생긴 문제)이다. 약물로 인한 매스꺼움이나 장기간 입원으로 인한 변비가 그 예다. 원인이 무엇이든 소화기계 질환은 매우 흔하기 때문에 소화과정, 주요 소화기계 질환의 특징, 치료 약물에 대해 이해해야 한다.

의료원성(iatrogenic)은 치료로 인해 생긴 문제를 말한다. 예를 들면 메티실린 내성 황색포도구균(MRSA)과 같은 병원감염이나 임상적 절차, 약물로 인한 부작용이 있다.

개요

Introduction

푸딩을 한 입 더 먹고 후회한 적이 있는가? 패스트푸드 식당의 위생상태 때문에 아쉬운 점이 있다고 생각해 본 적 있는가? 휴가철 식단의 변화로 배가 더부룩하거나 장운동이 불규칙해졌다고 느낀 적이 있는가? 누구나 가끔 이런 문제를 겪으며, 불편한 증상을 해소하려고 소화제, 배변 완화제 같은 처방전 없이 살 수 있는 일반의약품(over-the-counter, OTC)을 복용했을 것이다. 일반적으로 위장관계 문제는 불쾌하지만 일시적이며 심각하지 않다. 보통 몇 시간이나 며칠 내에 저절로 해소되어 정상으로 돌아온다. 이러한 이유로 이 장에서는 소화불량, 변비, 설사 같은 일부 문제를 질병이라기보다는 기능장애로 언급하였다. 물론 일부 기능장애는 질병이라고 할 수 있을 만큼 더 심각해질 수 있다. 예를 들어, 설사는 원인이 다양하며 단지 불쾌한 문제지만 때로는 아주 어리거나 아주 고령인 경우에는 입원해서 정맥으로 수액을 보충해야 할 정도로 생명을 위협하는 위험일 수도 있다. 속쓰림은 많은 사람이 겪는 아주 흔한 증상이다. 동네 약국에서 제산제(antacid)를 사서 복용하면 증상이 완화되기 때문에 대부분은 사소하게 생각하지만 때로는 심각한 궤양성식도염(*ulcerative esophagitis*)으로 발전할 수 있다. 소화성궤양(*peptic ulcer*), 궤양성대장염(*ulcerative colitis*), 크론병(*Crohn's disease*) 등은 확실히 질병이라 할 수 있으며 전문적 치료가 필요하다. 이 장의 뒷부분에 언급된 일부 약물은 치료지침의 일부지만 사용에 대한 상세한 논의는 입문교재의 수준을 벗어나기 때문에 다루지 않았다.

[시작하기에 앞서]

이 장에서는 흔한 소화기계 장애(예: 소화불량, 변비 등)와 관련해서 소화기계에 대해 살펴볼 것이다. 여러분 중 대다수는 소화기계 기본 구조와 기능에 익숙할 것이다. 여러분의 사전지식을 확인해 보는 간단한 문제로 시작한다.

1. 음식을 입에서 위(stomach)로 이동시키는 근육으로 된 관의 이름은 무엇인가?

2. 십이지장(duodenum)으로 소화효소를 분비하는 기관은 무엇인가?

3. 담즙(bile)을 생산하는 큰 기관은 무엇인가?

4. 단백질은 중요한 영양소이다. 소화기계는 단백질을 단백질의 구성성분인 이것으로 분해시킨다. 이것은 무엇인가?

5. 위에서 내려가는 반 소화된 음식이 처음 만나는 장기는 대장(large intestine)인가? 소장(small intestine)인가?

만약 여러분이 다섯 문제를 모두 맞혔다면 이 장이 상대적으로 쉬울 것이다. 문제가 잘 풀리지 않았다면 이 장의 첫 부분에서 다루는 소화기계의 기초생리에 대해 잘 공부하는 것이 좋다.

7.1 소화기계 생리

The physiology of the digestive system

소화기계의 주요 역할은 섭취한 영양소를 우리 몸 안으로 이동시키는 것이다. 몸 안으로 들어온 영양소는 에너지와 단백질 생산, 전신조직 유지와 같은 과정을 위해 사용된다. 소화기계는 기본적으로 구강에서 항문까지 이르는 관이다[그림 7-1]. 음식이 소화관을 따라서 통과하는 동안, 음식을 구성요소로 분해하기 위해서 다양한 화학물질과 효소가 분비된다. 위장의 근육으로 된 내벽은 음식을 잘게 부수고 압축시켜 소화기계를 따라 밀어내어 분해과정을 돕는다.

소화기계에는 다양한 부속기관(accessory organ)이 있다. 췌장(이자, pancreas)은 소화효소(digestive enzyme)를 십이지장으로 분비하여 음식을 구성성분으로 분해하도록 돕는다. 간(liver)은 지질대사에서 가장 중요한 역할을 하며 지질저하제(statin) 같은 약물의 표직이 된다. 간에서 생산

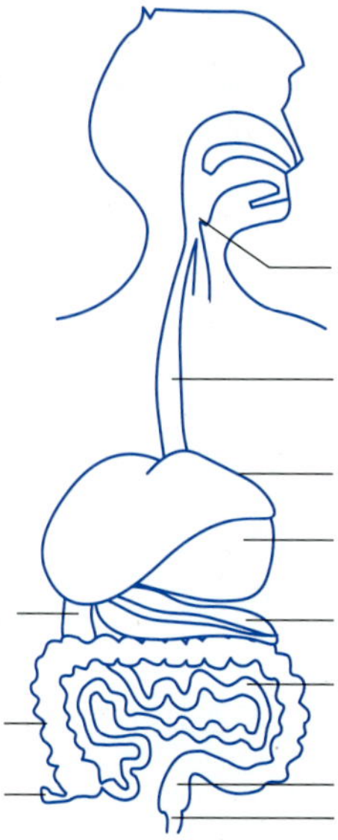

그림 7-1 소화기계 구조

된 담즙(bile)은 담낭(gall bladder)에서 저장되고 담관(bile duct)을 통해 십이지장(duodenum)으로 분비되어 지질의 소화를 돕는다.

제1장에서 세 가지 주요 영양소—탄수화물(carbohydrate), 단백질(protein), 지질(lipid)—에 대해 살펴보았다. 세포가 이 영양소들을 사용하기에 적합한 형태는 가장 작은 구성요소라는 것을 배웠다. 그래서 탄수화물과 같은 다당류(polysaccharide)는 포도당(glucose)과 같은 단당류(monosaccharide)로 분해되어야 하고, 단백질은 아미노산(amino acid)으로 분해되어야 한다. 지질대사는 꽤 복잡하지만 대부분 지방산(fatty acid) 분자로 분해되어 림프계를 통해 결국 혈류 속으로 들어간다. 여기까지가 소화기계의 주요 기능이다; 피자, 소시지, 샐러드, 감자튀김과 같이 흡수될 가망이 없는 덩어리인 유기물질을 내장(gut)에서 신체 곳곳으로 흡수될 수 있을 정도로 작은 분자로 분해한다[그림 7-2].

[중요한 사실]

소화기계(digestive system)는 신체에 필요한 영양소를 지속적으로 공급하면서 항상성(homeostasis)에 기여한다.

소화과정의 첫 번째 단계는 입에서 씹기 기능을 통한 기계적 소화(mechanical digestion)와 타액(saliva)의 효소에 의한 화학적 소화(chemical digestion)로 시작한다. 음식의 맛과 냄새에 반응하여 침샘에서 생산된 침은 여러 기능을 한다. 타액에는 다당류 녹말을 보다 단순한 당인 이당류

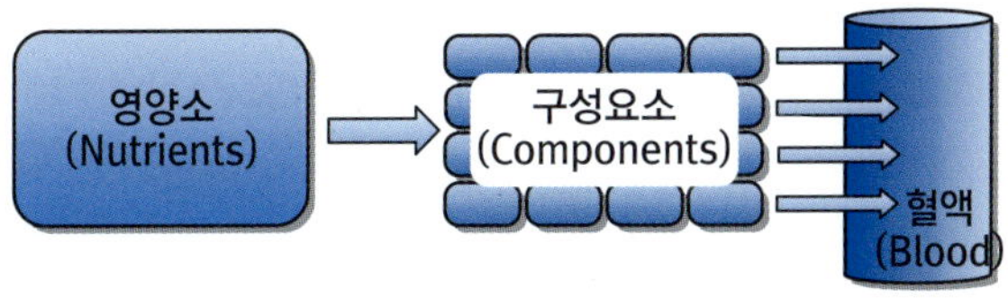

그림 7-2 영양소는 소화기계에서 주요 구성 요소로 분해되고 혈류로 흡수되어 신체의 세포로 운반된다.

(disaccharide)와 단당류로 분해하는 아밀라아제(amylase)가 포함되어 있다. 침은 또 음식을 촉촉하게 하여 쉽게 삼킬 수 있게 한다. 라이소자임이나 락토페린 같은 타액의 항균성 효소는 입안을 청결하게 하고 입안의 세균수를 유지한다. 침은 세균의 영양원이 될 수 있는 음식 찌꺼기를 씻어낸다. 씹고 난 음식을 삼키면 근육운동인 연동운동(peristalsis)에 의해 식도를 따로 위로 전달된다.

[임상에서]

타액 생성을 억제하는 질병이나 약물은 재발성 구강감염(recurrent mouth infection)을 유발할 수 있다. 특히 AIDS 환자들과 항암화학요법을 받는 환자들은 고위험군이다.

연동운동(peristalsis)은 왜 거꾸로 매달려도 음식을 삼킬 수 있는지 설명한다. 소화관 주위 근육은 파도타기처럼 연속적으로 수축해서 소화관을 따라 음식을 밀어낸다(심지어 중력에도 불구하고).

위는 본질적으로 음식을 저장한 뒤 최적의 소화와 흡수에 적합한 속도로 십이지장으로 점진적으로 보내는 근육질의 큰 주머니다[그림 7-3]. 위장의 근육수축은 음식을 기계적으로 분해하는데 도움이 되고 염산(hydrochloric acid, HCl)과 펩신(pepsin)은 단백질을 화학적으로 분해하기 시작한다. 위 내벽(lining of the stomach), 즉 위 점막(*gastric mucosa*)은 분비세포(secretory cell)에서 생성된 알칼리성 점액층을 통해 자체의 산성 소화액(HCl)으로부터 보호된다. 위 입구에 있는 위-식도 괄약근(*gastro-esophageal sphincter*), 다른 이름으로 분문괄약근(cardiac sphincter)은 음식물이 식도로 역류하는 것을 방지한다. 유문괄약근(*pyloric sphincter*)은 위와 십이지장 사이에서 음식물 통과를 조절한다. 괄약근은 수축하여 단방향 밸브를 형성한 근육세포로 이루어진 밴드다. 위에서 십이지장으로 넘어가는 산성의 걸쭉한 죽을 유미즙(chyme)이라고 한다.

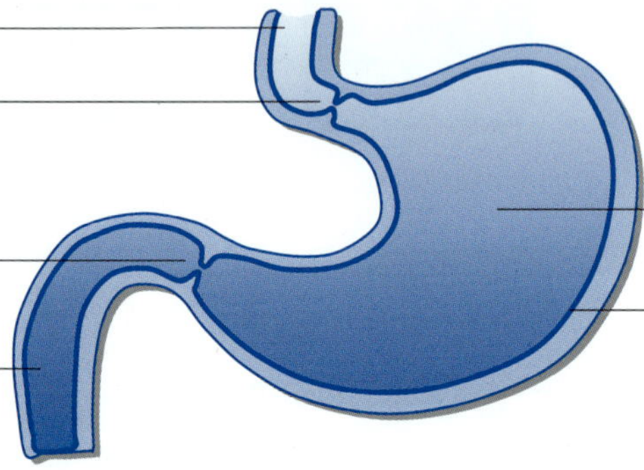

그림 7-3 위장의 절단면

[임상에서]

위 내강(lumen)에는 일반적으로 세균이 없다. 세균은 pH 2~3에서 죽기 때문이다. 그러나 한 종류, 헬리코박터 파일로리(*Helicobacter pylori*)는 강산성에서도 번성한다. 과거에는 별 해가 없다고 여겼지만 현재는 소화성 궤양의 주요 원인으로 알려졌다.

7.3절에서 살펴볼 주요 약물군의 기전을 이해하려면 위 점막이 염산을 생산하는 기전에 대해 알아야 할 필요가 있다.

염산(HCl)은 수소이온(H^+)과 염화이온(Cl^-)으로 구성된다. 위 점막의 벽세포(parietal cell)에서 별도로 분비된 수소이온과 염화이온은 위 내강에서 염산을 형성한다:

$$\text{수소이온}(H^+) + \text{염화이온}(Cl^-) = \text{염산}(HCl)$$

수소이온의 양전하가 염화이온의 음전하에 의해 상쇄되는 것에 주목해야 한다. 염산은 전하 표시(charge symbol)가 없다. 수소 이온은 꽤 중요한데, 왜냐하면 용액에서 수소이온의 농도가 그 용액의 산도를 결정하기 때문이다. 사실 pH의 H는 수소이온을 의미한다. 수소이온이 많이 녹아 있을수록 그 용액은 점점 산성이 된다. 또한 수소이온은 사실상 양성자이다. 제2장에서 이온(ion)에 대해 살펴보았다. 이온은 보통 음전하를 띠는 전자를 얻거나 잃어버리는 원자이다. [그림 7-4]는 하나의 양성자(proton)와 하나의 전자(electron)로 구성된 수소원자(hydrogen atom)와 양성자 하나인 수소이온(hydrogen ion)의 구조를 나타낸다.

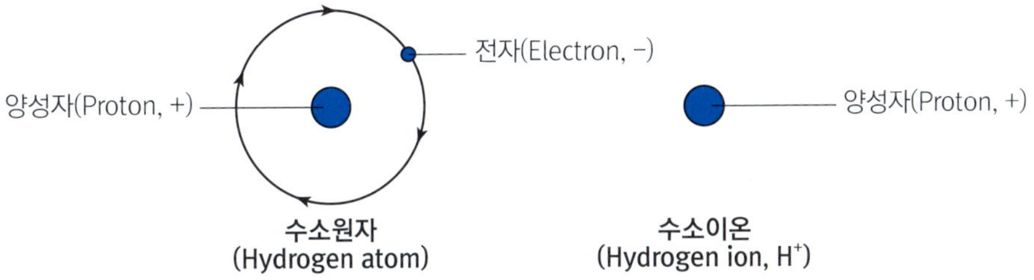

그림 7-4 양성자와 전자의 관계를 수소 이온과 비교하여 보여주는 수소원자

수소이온은 자신의 전자를 제공한 수소원자로, 양전하를 띠는 양성자만 가지고 있다. 수소이온은 위 점막의 벽세포에 의해 능동적으로 펌프질된다. ATP에 의해 움직이는 양성자 펌프(proton pump)를 통해서 위의 내강 속으로 들어간 양전하 수소이온의 이동은 음전하 염소이온을 같은 방향(위 내강 속 = 그들이 결합해서 염산을 형성하는 곳)으로 끌어당긴다.

[알고 있나요?]

산성 pH 농도가 수소이온 농도의 역수의 상용로그로 정의되는 것을 알고 있는가? pH의 H는 수소를 의미하나 p는 나라마다 각기 다르게 쓴다. 영국은 '*power*', 프랑스는 '*puissance*', 독일은 '*potenz*'라 쓴다. 그러나 모두 'p'로 시작하고, '힘'이라는 뜻을 가진다.

[기초 뛰어넘기] 위장에서 염산 생성

위 내강에서 염산은 위 점막 벽세포에서 내보낸 수소이온과 염소이온이 결합해 만들어진다. 수소이온은 탄산탈수효소(*carbonic anhydrase*)가 물과 이산화탄소를 결합해 탄산(H_2CO_3)을 형성한 다음 중탄산염(HCO_3^-)과 수소이온으로 해리될 때 생긴다.

$$CO_2 + H_2O \leftrightarrow H_2CO_3 \leftrightarrow HCO_3^- + H^+$$

위는 약 pH2를 띨 만큼 강산성이므로 위 내강의 수소이온 농도는 위 벽세포보다 수백만 배 높다. 위벽세포의 내강내 세포막에 있는 H^+/K^+ ATPases, ATP 구동 펌프는 수소이온을 내강으로 운반하는 동시에 칼륨이온을 내강에서 세포로 펌핑한다**[그림 7-5]**. 염화 이온은 칼륨 이온과 함께 염화이온을 세포 밖으로 운반하는 심포트 운반체(symport carrier)를 통해 세포에서 유출된다. 이 칼륨 이온은 다시 H^+/K^+ ATPases에 의해 다시 내부로 유입된다. 위 내강에서 염화이온은 수소이온과 결합하여 염산을 형성한다.

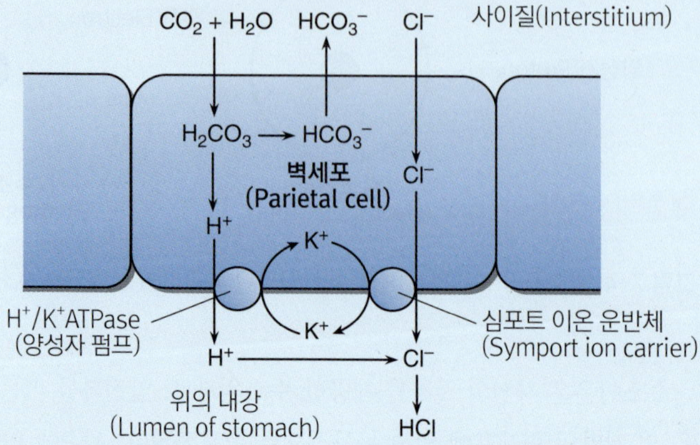

그림 7-5 위 벽세포의 염산생성과정

위에서 위산 분비 조절 Control of acid secretion in the stomach

부교감신경계는 특히 음식 섭취 후에 염산과 펩신의 분비를 증가시켜 소화를 자극한다. 위 점막의 분비세포에 있는 수용체는 부교감 신경전달물질인 아세틸콜린(acetylcholine), 가스트린(gastrin), 인접한 비만세포에 의해 분비되는 히스타민(histamine)에 의해 자극을 받는다[그림 7-6].

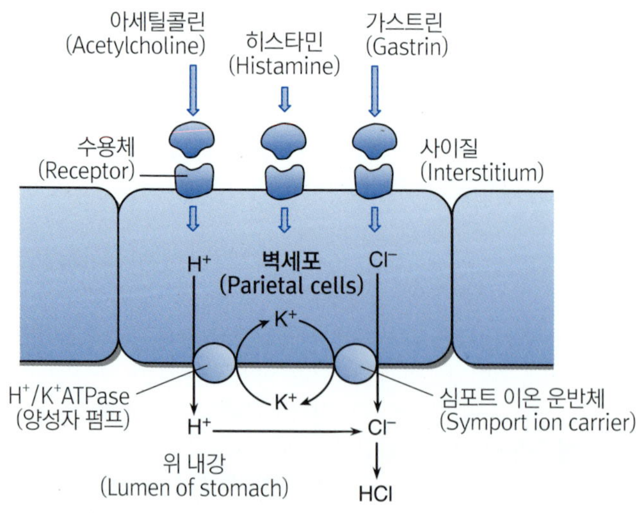

그림 7-6 아세틸콜린, 히스타민, 가스트린은 벽세포가 염산을 분비하도록 촉진한다.

[중요한 사실]

염산(HCl)의 분비는 히스타민, 가스트린, 아세틸콜린을 분비하는 부교감신경계에 의해 자극받는다.

이제는 십이지장(duodenum)과 췌장(pancreas)을 살펴보자. 췌장은 아밀라아제(*amylase*; 녹말 분해효소), 프로테아제(*protease*; 단백질분해효소), 리파아제(*lipase*; 지질분해효소) 등 다양한 효소를 십이지장 속으로 분비하는 소화기계의 중요한 부속기관이다. 아밀라아제는 탄수화물을 단순당으로 분해하고 프로테아제는 단백질을 아미노산으로 분해한다. 리파아제는 담즙(간에서 분비되어 담낭에 저장되어 있다가 십이지장으로 방출되는)의 도움을 받아 지방을 지방산으로 분해한다. 산성인 유미즙을 중화시키고 췌장의 효소에 더 적합한 pH를 만드는 알칼리성 중탄산염(bicarbonate)도 췌장에서 분비된다. 또한 췌장은 내분비 기능을 하며 혈당을 조절하는 호르몬인 인슐린(*insulin*)과 글루카곤(*glucagon*)을 분비한다.

췌장에서 분비하는 인슐린(insulin)과 글루카곤(glucagon)은 혈당을 조절한다. 혈당이 높으면 인슐린이 분비되고 혈당이 낮으면 글루카곤이 분비된다. 인슐린은 세포가 혈액에서 포도당을 흡수하도록 자극하여 혈당을 낮춘다. 글루카곤은 간(liver)에 저장된 포도당을 혈액으로 분비하도록 한다.

소장(작은창자, small intestine)은 십이지장(*duodenum*), 공장(빈창자, *jejunum*), 회장(돌창자, *ileum*)으로 구성된다. 대부분의 음식은 소장에서 가장 기본적인 구성요소로 분해된 다음 혈류로 흡수되어 체내의 조직과 세포로 분배된다. 소장 벽에는 영양소 흡수를 최대화하기 위해 표면적을 증가시키는 많은 주름(fold)과 돌기(projection)가 있다(표면적이 넓어질수록 흡수되는 속도가 더 빨라진다). 소장에서 소화되지 않고 남아 있는 물질들은 맹장(*caecum*), 결장(colon) 또는 대장(large intestine)으로 이동한다.

[알고 있나요?]

매끄러운 내벽과 비교했을 때 소장 내벽에 있는 주름과 돌기는 표면적을 500배 이상 늘린다는 사실을 알고 있는가? 소장의 길이는 약 6 m이지만, 주름과 돌기를 다 펼치면 거의 3 km가 된다(허리둘레에는 영향이 없음).

대장(큰창자, large intestine)의 주요 기능은 신체 밖으로 배설되기 전에 대변을 만들고 저장하는 것이다. 결장(colon)으로 들어가는 액체성 물질은 물 재흡수를 통해 더 단단한 대변으로 변한다. 장내세균(gut bacteria)에 의해 생성되는 혈액응고에 중요한 비타민 K 등 일부 비타민을 제외하고 대장에서 영양소 흡수는 거의 일어나지 않는다. 대변(feces)은 대부분 물(75%)이며 나머지는 소화될 수 없는 음식 찌꺼기, 세균, 소화관 벽에서 떨어져나온 죽은 세포다.

결장의 끝부분에 대변이 모이면 신전 수용체(stretch receptor)가 자극되어 배변반사(defecation reflex)가 일어난다. 대변은 배변반사에 반응하여 아래로 향하는 복근의 압력에 의해 배설된다.

[요약] 소화기계 생리

- 소화기계의 주요 기능은 영양소를 체내 세포에 골고루 분배하기 위해, 음식을 신체에서 쉽게 흡수할 수 있는 기본 구성요소로 분해하는 것이다.
- 탄수화물은 단순당으로, 지방은 지방산으로, 단백질은 아미노산으로 분해된다. 음식은 화학적·기계적으로 분해된다.
- 간과 췌장 같은 부속기관은 음식물 분해를 돕기 위해 효소와 다른 화학물질을 소화관으로 분비한다.
- 대부분의 흡수는 소장—십이지장, 공장(빈창자)와 회장(돌창자)—에서 일어난다.
- 대장에 있는 대변은 주로 소화되지 않은 음식, 세균, 소화관 내벽의 죽은 세포다.
- 대변이 대장을 통해 이동할 때 물과 장내세균에 생성된 비타민 K가 흡수된다.

7.2 소화기계 질환

Disorders of the digestive system

구강에서 항문까지 소화기계의 어느 부속기관이든지 질병의 영향을 받을 수 있다. 어떤 질환은 심각할 수도 있지만, 소화불량, 속 쓰림, 설사, 변비와 같이 대부분의 질환들은 상대적으로 덜 심각하지만 삶의 질을 저하시킬 정도로 충분히 불쾌하다.

상부 소화기계 질환 Disorders of the upper digestive system

위장질환은 원인이 불확실한 경우가 종종 있고 불편함(discomfort), 팽만감(bloating), 통증(pain), 오심(nausea) 등 증상 자체가 모호할 수 있다. 보통은 소화가 안 된다(indigestion), 속이 쓰리다(heartburn)라고 말하며 임상적으로 소화불량(*dyspepsia*), 위-식도역류(gastro-esophageal reflux)라고 한다. 일반적으로 위장질환을 치료하는 약물에 의존하기 전에 술을 줄이고, 건강에 나쁜 음식을 피하며, 체중을 줄이고, 금연 등 생활습관을 교정하도록 권고한다. 잠자리에서 베개를 사용해 상체를 올리면 위-식도역류가 줄어 환자가 더 잘 자는데 도움이 된다. 위-식도역류질환(gastro-esophageal reflux disease, GERD)은 거의 모든 사람이 살면서 경험하는 질환으로 위산이 위-식도괄약근을 통해 거꾸로 식도로 들어가서 생긴다. 위는 위점막이 있어 산(acid)에 견딜 수 있지만 식도는 이 보호막이 없어 위산이 역류하면 손상, 염증, 통증이 발생한다. 기침(coughing), 물건을 들어 올릴 때(lifting) 또는 특정 음식에 의해 증상이 악화될 수 있다. 일반적으로 소화불량(dyspepsia)과 위-식도역류질환(GERD)은 일시적인 문제지만 증상이 지속되는 경우에는 만성으로 진행할 수 있고 더 심각한 기저질환이 있을 수 있으니 추가 검진이 필요하다.

소화성 궤양(peptic ulcer)은 위와 십이지장에서 모두 발생할 수 있다. 이들은 위 점막의 미란에 의해 유발된다. 미란(erosion)은 위산에 의해 부식되어 기저조직(underlying tissue)이 노출된 것이다. 수년 전에는 스트레스와 매운 음식이 소화성 궤양의 주요 원인으로 꼽혔지만 최근에는 헬리코박터 파일로리(*Helicobacter pylori*)가 소화성 궤양의 70% 이상을 차지하는 것으로 알려져 있다. 제6장에서 설명한 비스테로이드성 항염증제(NSAIDs)도 소화성 궤양의 원인이 된다. 증상은 통증, 구토, 식욕감퇴, 체중감소가 있다.

[사례연구]

왕 씨 아주머니는 지난 몇 주 동안 악화되는 복부통증과 오심을 호소하고 있다. 그녀는 류마티스관절염이 있는데 주치의가 처방한 항류마티스 약물을 복용하지 않고, 처방전 없이 살 수 있는 이부프로펜(ibuprofen)을 정기적으로 복용하고 있다. 이번에도 시내의 약국보다 저렴한 슈퍼마켓에서 진통제를 사려고 한다. 그녀에게 어떤 조언을 해 줄 수 있는가?

사례연구 해설

왕 씨가 **이부프로펜(ibuprofen)**을 오랜 기간 정기적으로 복용했다면 이 약물은 소화성 궤양을 유발할 가능성이 있다. 처방전 없이 구입할 수 있는 약물로 자가 치료를 하는 것은 바람직 하지 않다. 특히 장기적인 문제를 가진 환자의 경우는 더욱 그렇다. 만약 왕 씨가 의사가 처방한 진통제를 약국에서 구입했다면 약사는 약물의 부작용과 상호작용을 확인했을 것이다. 왕 씨는 그녀의 주치의에게 그동안 복용한 약물을 확인하고 상담해야 한다. **파라세타몰(paracetamol)**이나 **에토리콕시브(etoricoxib)**와 같은 진통제는 위장 문제를 유발하지 않으면서 통증을 조절할 수 있다.

하부 소화기계 질환 Disorders of the lower digestive system

이제 하부 소화기계 질환에 대해 살펴보자. 거의 모든 사람은 평생을 살아가면서 한번쯤은 설사와 변비를 겪는다.

설사(diarrhea)는 묽은 변이 빈번하게 나오는 것을 의미한다. 설사는 약간의 불편감을 느끼는 정도에서 수액과 진해질 보충이 필요한 응급상황까지 중증도가 다양하다. 급성설사(acute diarrhea)는 위장염(*gastro-enteritis*)을 야기하는 식중독과 소화기계의 감염에 의한 염증 등을 포함해서 여러 가지 원인이 있을 수 있다. 이런 감염은 캄필로박터(*Campylobacter*), 살모넬라(*Salmonella*), 에쉐리히아속(*Escherichia*)과 같은 세균성 병원균(bacterial pathogen)과 노로바이러스(norovirus), 아스트로바이러스(astrovirus), 아데노바이러스(adenovirus), 로타바이러스(rotavirus)와 같은 바이러스성 병원균(viral pathogen)에 의해 발생할 수 있다. 만성설사(chronic diarrhoea)는 과민성대장증후군(*irritable bowel syndrome*, IBS), 크론병(*Crohn's disease*), 대장게실질환(*diverticular disease*), 특정 음식에 대한 과민증-우유(유당불내증, lactose intolerance)와 밀(만성소화장애증, *coeliac disease*)과 같이 다양한 원인에 의해 발생할 수 있다.

대장을 따라 내려가며 물이 대부분 재흡수되어 대변이 배설 준비가 완료되면 상당히 단단해진다(그러나 너무 단단해지지는 않는다). 설사는 대장의 운동성을 증가시켜 수분 흡수 시간을 부족하게 하거나, 대장으로 분비되는 수분의 양을 증가시키거나, 대장에서 흡수되는 수분의 양을 감소시켜 대변의 정상적인 처리 과정을 방해한다[그림 7-7].

변비(constipation)는 배변이 어렵거나 배변 횟수가 감소한 것을 의미한다. 원인은 다양한데, 일반적으로 대장의 운동성 감소나 탈수로 인해 변이 과도하게 딱딱해지기 때문에 생긴다. 이유가 어떻든 대변 정체(retention)는 문제가 될 수 있다. 복부수술 후나 치질이 있으면 배변 시 통증을 느끼기 때문에 배변을 주저하게 된다. 음식으로 인한 변비는 흔하다. 특히 식물의 소화 불가능한 부분인 셀룰로오스(cellulose), 즉 섬유소(fiber) 섭취가 부족하기 때문에 변비가 잘 생긴다. 운동 부족과 아편제와 진경제 그리고 일부 항우울제 같은 약물은 대장의 운동성을 억제하여 배변횟수를 감소시킬 수 있다.

[임상에서]

환자는 이동성이 제한되기 때문에 병원에서 변비는 매우 흔하다. 식사 메뉴도 평소와 다르고 수술 전에 수분 섭취도 변비를 악화시킬 수 있다. 약물의 부작용으로 변비가 발생할 수도 있다. 아편유사제, 칼슘 통로 차단제, 항콜린성 약물은 모두 장의 운동을 방해한다.

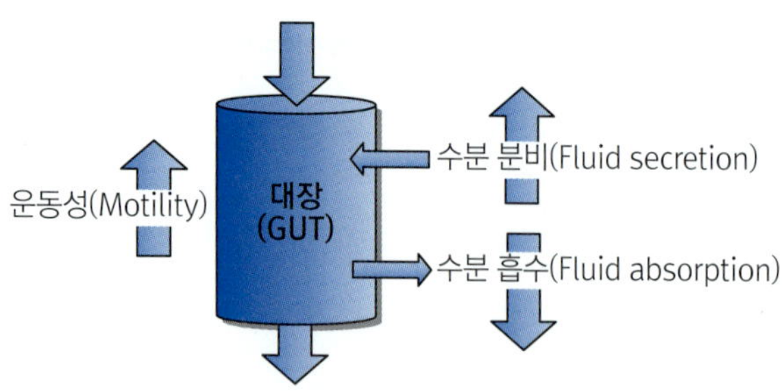

그림 7-7 설사가 발생하는 기전—운동성의 증가, 수분 분비 증가, 수분 흡수 감소

치질(hemorrhoids, piles)은 항문의 안쪽과 주위의 혈관이 확장되고 울혈되는 것이다. 치질은 흔하고 고통스러운 문제로 살면서 누구나 겪을 수 있다. 일반적으로 치질은 변비, 임신(pregnancy), 비활동성(inactivity)으로 인해 발생한다. 증상은 배변 시 통증, 변에 빨간 핏줄무늬, 가려움증이다. 치질은 불쾌하지만 그 자체로는 심각한 문제는 아니다. 일반적으로 대략 일주일 이내에 사라진다. 특히 흔한 원인인 변비로 인한 치질은 해결할 수 있다.

[사례연구]

안 씨는 몇 달 동안 만성 변비와 동반된 간헐적인 우울증으로 고생하였다. 안 씨의 식이습관은 그런대로 괜찮았지만, 처방받은 항우울제 약물인 아미트리프틸린(amitriptyline)이 항콜린성 효과를 나타낸다는 것에 주목해야 한다. 이 약물이 만성 변비에 원인이 될 수 있는가?

사례연구 해설

항콜린성 작용을 하는 약물은 아세틸콜린 수용체를 차단하거나 부교감활동을 감소시켜서 아세틸콜린의 작용을 억제한다. 소화운동과 분비는 부교감신경계에 의해 자극되기 때문에 **아미트리프틸린(amitriptyline)**과 같은 항콜린성 약물은 장 운동을 감소시킬 확률이 높다. 만약 변비가 생활습관의 변화로 해결되지 않는다면, 안 씨의 약물을 검토해 볼 필요가 있다. **아미트리프틸린**은 더 이상 우울증에 권장되지 않으며 **시탈로프람(citalopram)**, **플루오세틴(fluoxetine)**과 같은 더 최신의 항우울제는 변비를 덜 유발하기 때문에 더 적합할 수 있다.

과민성대장증후군(irritable bowel syndrome, IBS)은 변비나 설사가 동반된 복부 통증과 불편감이 특징인 상대적으로 가벼운 질환이다. 대장경(*colonoscopy*) 등의 검사에서 이상 소견은 관찰되지 않는다. 이 질환의 원인은 복합적일 수 있지만 아직 정확히 모른다. 음식 과민성(food intolerance), 스트레스, 면역 기능장애가 모두 관련되어 있다. 이 질환을 크론병(Crohn's disease)과 궤양성대장염(ulcerative colitis)이 포함된 염증성대장증후군(inflammatory bowel syndrome)과 혼동해서는 안 된다. 염증성대장증후군은 하부 소화기계에 궤양과 염증을 유발하고 극단적인 경우 대장 벽이 천공되어 임상적 응급상황이 발생할 수 있는 심각한 질환이다. 항생제 관련 대장염(*antibiotic-associated colitis*)은 항균성 약물에 더 민감한 경쟁 장내세균이 제거된 후에 번성하는 클로스트리듐 디피실리균(*Clostridium difficile*)에 의해 발생한다.

게실질환(diventricular disease)은 노인에게 특히 흔한 질환이다. 게실이라고 하는 작은 주머니가 대장벽에 발달하여 아랫배의 주기적인 통증을 유발한다. 식단에 섬유질이 많이 포함되도록 식습관을 바꾸면 규칙적인 배변 운동과 장벽에 가해지는 압력을 줄이는데 도움이 된다. 게실염(diverticulitis)은 덜 흔하지만 더 심각하다. 게실에 염증이 발생해 종종 대장 천공까지 유발한다.

대장경검사(colonoscopy)는 질병의 징후가 있는지 대장을 검사하는 절차이다. 대장을 깨끗이 비우기 위해 관장을 한 후에, 재생화면과 연결된 작은 비디오카메라와 불빛이 달린 카테터를 결장 속으로 집어넣는다.

[요약] 소화기계 질환

- 소화불량과 위-식도역류(소화불량과 속 쓰림)는 상부 소화기계에 영향을 미치는 매우 흔한 질환이다.
- 설사는 또 다른 흔한 질환이다. 종종 식중독으로 인한 급성설사와 음식 알레르기나 과민성대장증후군과 같은 질환으로 인해 발생하는 만성설사가 있다.
- 변비는 식이, 탈수, 비활동성, 아편유사제와 같은 약물에 의해 유발될 수 있다.
- 치질은 보통 변비에 의해 생긴다.
- 과민성대장증후군의 원인은 잘 밝혀지지 않았지만 상대적으로 흔한 문제이다.
- 염증성대장 질환은 대장에 염증과 궤양을 일으키는 심각한 문제가 될 수 있다.
- 게실질환은 노인층에서 특히 흔하지만, 게실염이라는 더 심각한 문제가 생길 수 있다.

7.3 소화기계 질환 치료 약물

Drugs used in the management of digestive system disorders

가볍고 간헐적인 속쓰림이나 소화불량은 살면서 거의 다 경험한다. 보통 이러한 증상에는 의사의 처방이 필요하지 않으며 약국에 다양하게 구비한 대부분 위의 산도 감소를 목표로 하는 염기성 염인 OTC 약품으로 해결한다.

[중요한 사실]

위-식도역류질환(gastro-esophageal reflux disease, GERD)과 소화불량(dyspepsia)을 치료하는 대부분의 약물은 위 내용물의 산도를 낮출 목적으로 투여된다.

제산제 Antacids

제산제는 일반적으로 알칼리성의 알루미늄이나 마그네슘 혼합물이 포함되어 있어 유미즙(chyme)의 pH를 높여 위액의 산도를 낮추고 식도에 미치는 자극을 줄인다. 일반적인 제제로는 **수산화 알루미늄**(aluminium hydroxide), **수산화 마그네슘**(magnesium hydroxide), **탄산 마그네슘**

(magnesium carbonate), **삼규산 마그네슘**(magnesium trisilicate)이 있다. 해초에서 추출한 알긴산(alginate)은 제산제와 결합하여 위 내용물의 위에 떠다니는 뗏목(raft)을 형성하여 역류를 감소시키고 위산으로부터 식도를 보호한다. 이런 제제 대부분은 처방전 없이 구할 수 있다. 액시데스® (Acidex®)와 개비스콘® (Gaviscon®) 같은 상품명은 이미 여러분에게 익숙할 것이다. **시메티콘**(simeticone)은 기포제거제로 알칼리염과 결합해 고창(flatulence)을 감소시킨다.

H_2 수용체 길항제 H_2 receptor antagonists

H_2 수용체 길항제는 위-식도역류질환(GERD), 소화성 궤양(peptic ulcer), 십이지장궤양(duodenal ulcer)을 치료하기 위해 사용된다. 이 약물군에는 **시메티딘**(cimetidine), **파모티딘**(famotidine), **니자티딘**(nizatidine), **라니티딘**(ranitidine)이 있다.

이름에서 유추할 수 있듯이 이 약물군은 위 점막의 H_2 수용체(H_2 receptor)를 차단하여 작용한다. 앞 장에서 살펴봤듯이 히스타민을 포함한 다양한 화학전령은 위의 분비를 자극한다. 히스타민은 위 점막의 벽 세포에 있는 히스타민 수용체의 아형인 H_2 수용체와 결합하여 염산(hydrochloric acid, HCl)의 분비를 자극한다. H_2 수용체 길항제는 히스타민의 H_2 수용체 자극 효과를 차단하여 염산의 분비를 감소시킨다[그림 7-8]. 그러면 위 내용물이 중화되어 불편한 증상이 완화된다.

[임상에서]

특별히 **시메티딘(cimetidine)**은 간에서 P450 사이토크롬효소(cytochrome enzyme, 제3장 참고)를 억제하여 다른 약물과 상호작용할 수 있다. 이 효소는 약물을 포함해 다양한 물질을 대사한다. 이 효소의 작용을 차단하면 **와파린(warfarin)**, **페니토인(phenytoin)**, **아미노필린(aminophylline)** 같은 약물의 혈청수치가 높아진다.

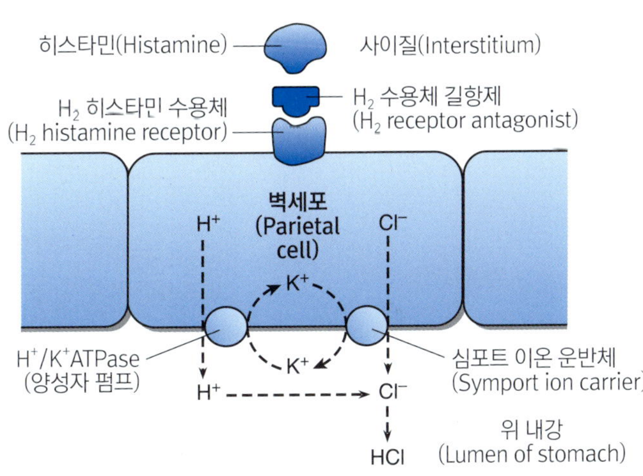

그림 7-8 H_2 수용체 길항제와 양성자 펌프 억제제가 위 점막의 벽세포에서 위 내강(lumen of stomach) 속으로 분비되는 염산을 감소시키는 기전을 보여준다.

양성자-펌프 억제제 Proton pump inhibitors

이 약물군은 소화성 궤양, 소화불량, 위-식도역류질환(GERD)을 치료하는 약물이다. 또한 헬리코박터 파일로리(*Helicobacter pylori*)를 박멸하는 항균성 약물과 함께 사용된다. 이 약물군에 해당하는 약물로는 **에스오메프라졸**(esomeprazole), **란소프라졸**(lansoprazole), **오메프라졸**(omeprazole), **판토프라졸**(pantoprazole), **라베프라졸**(rabeprazole)이 있다.

이 약물은 위 점막의 벽세포에 있는 양성자 펌프를 비가역적으로 억제하여 수소이온이 위 내강 속으로 펌프질 되는 것을 막아 염산의 생성을 늦춘다[그림 7-9].

양성자-펌프 억제제(PPI)는 위 점막의 벽세포에 선택적으로 축적되어 상대적으로 짧은 반감기에도 불구하고 수일 동안 효과를 나타낼 수 있다. 이 약의 가장 흔한 부작용은 위의 불편감과 메스꺼움이다. 칼슘 흡수에 대한 영향으로 골절이 발생할 수 있으므로 노인에게 PPIs 장기투여는 적합하지 않다.

소화성 궤양 치료 약물 Drugs used in the treatment of peptic ulcers

NSAIDs로 인해 유도되었건 헬리코박터 파일로리 균에 의한 결과이건 간에 소화성 궤양은 전문가의 진료가 필요하므로 치료에 필요한 약물의 작용 기전에 대한 자세한 설명은 생략하고 간단히 살펴볼 것이다. 제6장에서 살펴보았듯이 NSAIDs의 부작용 중 하나는 위 점막을 유지하는 프로스타글란딘의 생성을 억제하여 유발되는 위 자극이다. **미소프로스톨**(misoprostol)은 프로스타글란딘의 유사체로 특히 통증 완화를 NSAIDs에 의존하는 노인 환자에서 NSAIDs 유발 궤양을 예방하는 데 도움이 된다. **수크랄페이트**(sucralfate)는 알루미늄과 황산수크로스(sucrose sulphate)의 복합체로 염산과 반응하여 궤양 주변에 보호 장벽을 만든다. 헬리코박터 파일로리 감염에 의한 소화성

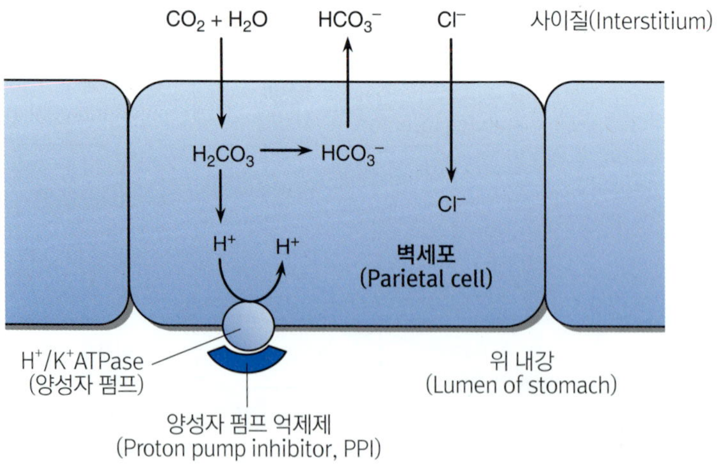

그림 7-9 양성자 펌프 억제제가 H^+/K^+ ATPase(양성자 펌프)의 작용을 차단하여 벽세포에서 염산 분비를 감소시키는 방법을 보여준다.

궤양 환자는 **아목시실린**(amoxicillin)과 **클라리트로마이신**(clarithromycin) 또는 **메트로니다졸**(metronidazole) 같은 두 가지 항균제와 란소프라졸(lansoprazole) 같은 양성자 펌프 억제제를 병합 사용하여 감염을 뿌리 뽑을 수 있는 치료법이 권장된다.

설사 치료 약물 Drugs used in the treatment of diarrhea

선진국에서 급성설사는 불쾌하지만 일반적으로 생명을 위협하는 질병은 아니다. 단, 신생아와 노인은 위험할 수 있다. 심하면 수분 보충(rehydration)이 필요할 수도 있지만 보통 며칠 내에 저절로 해결된다. 심한 세균감염의 경우를 제외하고 일반적으로 설사 때문에 항균 약물을 처방하는 것은 권장하지 않는다. 왜냐하면 설사의 원인이 정말 세균인지 결정하기 어려울 수 있고 대부분의 경우 스스로 회복되기 때문이다. 설사의 원인이 바이러스성이면 적합한 항바이러스 약물은 없다. 항운동성 약물(antimotility drug)은 단순 급성설사의 경우에 사용할 수 있지만, 어린아이에게는 권장하지 않는다.

항운동성 약물은 주로 부작용으로 변비가 있는 약물을 기반으로 한다. 이 약물군에는 **인산코데인**(codeine phosphate), **코-페노트로페**(co-phenotrope), **염산로페라미드**(loperamide hydrochloride)가 있다. 아편유사제는 변비를 유발한다고 잘 알려져 있다. 이 약물은 장의 운동성을 감소시켜 대장이 수분을 재흡수하는데 시간을 더 길게 해서 대변을 더욱 단단하게 하고 배변 횟수를 감소시킨다.

위에 언급된 제제 중 일부는 복합제다. **코-페노트로페**는 아편유사제인 **디페녹시레이트**(diphenoxylate)와 항콜린성약물인 **아트로핀**(atropine)의 혼합약물(combination)이다. **카올린**(kaolin)과 **모르핀**(morphine)은 수분을 흡수하여 장 내용물의 점성(viscosity)을 올리는 **카올린**과 아편류의 조합이다.

비교적 최근에 개발된 **라세카도트릴**(racecadootril)은 엔케팔리나제(*enkephalinase*) 억제제다. 이 효소를 차단하면 장에서 오피오이드 유사 엔케팔린 펩티드의 가용성이 증가하여 물과 전해질이 내강으로 분비되는 것을 억제한다. 이렇게 하면 대변을 덜 묽어져 배변 횟수가 감소한다.

변비 치료 약물과 성분 Drugs and preparations used in the treatment of constipation

변비는 종종 생활 방식 또는 직접적으로 위장관계와 관련이 없는 몸의 이상과 관련이 있다. 그래서 치료는 보통 가능한 한 먼저 생활 방식의 변화를 목표로 한다. 운동, 적절한 수분 섭취, 신선한 과일, 야채와 섬유질이 함유된 곡물 섭취와 같은 식이습관은 장이 규칙적으로 활동하고 변비를 예방하는 공식이다. 아편유사제와 항우울제 같은 많은 약물이 변비의 원인이라고 잘 알려졌지만 단기간에 투약 약물을 변경하는 것은 유용하지도 안전하지도 않다. 치질은 배변을 고통스럽게 해서 배변을 꺼리게 하므로 치질을 치료하면 변비가 완화될 수 있다. 약물 치료가 변비를 완화하는 유일한 방법일 때는 사용할 수 있는 다양한 완하제(laxative)가 있다.

- **팽창성 완하제**(bulk forming laxative) - 불용성 식물 셀룰로오스를 함유한 제제다. 예시로 **차전자피**(ispaghula husk), **스테르쿨리아**(sterculia), **메칠셀룰로오스**(methylcellulose)가 있다. 차전자는 차전자 씨앗에서 얻고, **스테르쿨리아**는 열대나무 *Sterculia urens*의 고무이다. 둘 다 장관에서 수분을 흡수하여, 대변량을 늘리고, 변을 연화하고, 연동운동을 촉진한다. 약한 완하제인 갈매나무에서 추출한 **프렌굴라**(frangula)를 **스테르쿨리아**와 복합제로 투여하기도 한다.
- **삼투성 완하제**(osmotic laxative) - 삼투압을 변화시켜 물을 결장 속으로 끌어당겨 대변을 부드럽게 하고 대변의 부피를 증가시킨다. 예시로 **락툴로오스**(lactulose), **마크로골**(macrogols = polyethylene glycols, 폴리에칠렌 글리콜)이 있다.
- **자극성 완하제**(stimulant laxative) - 대장 속으로 수분 분비를 증가시켜 변을 부드럽게 하고 연동운동을 자극한다. 예시로 **비사코딜**(bisacodyl), **단트론**(dantron), **도큐세이트**(docusate), **피코설페이트나트륨**(sodium picosulfate), **센나**(senna)가 있다. 좌약으로 투여되는 **글리세롤**(glycerol)은 자극성 완하제로도 작용한다.
- **5-HT_4 수용체 작용제** - **프루칼로프라이드**(prucalopride)는 5-HT (세로토닌)을 모방하여 내장의 부교감신경에 있는 5-HT_4 아형 수용체에 결합하여 대장에서 연동운동을 자극한다. 이는 차례로 연동운동을 자극하는 아세틸콜린의 분비를 촉진한다.
- **염소 통로 작용제** - **루비프로스톤**(lubiprostone)은 염소 통로를 열어 장으로 체액 분비를 촉진하고 운동을 촉진한다.
- **아편유사제 수용체 길항제** - 통증 완화를 위해 투여한 아편유사제의 변비 효과에 대항하기 위해 쓰는 약물이다. **메틸날트렉손**(methylnaltrexone bromide)과 **날록세골**(naloxegol) 모두 중추신경계에서 아편유사제의 진통 작용에 영향을 주지 않으면서 말초 아편유사제 수용체를 차단하는 작용을 한다.

치질 치료 약물과 성분

Drugs and preparations used in the treatment of haemorrhoids (piles)

변비는 치질의 흔한 원인이므로 생활 습관을 바꾸거나 앞서 언급된 약물과 제제를 사용하여 먼저 변비를 치료하는 것이 첫 번째 치료일 수 있다. 치질약은 대개 염증, 통증, 가려움증을 줄이기 위해 고안되었다. **하이드로코르티손**(hydrocortisone) 같은 항염증스테로이드, **리도카인**(lidocaine) 또는 **신초카인**(cinchocaine) 같은 국소마취제, **산화아연**(zinc oxide) 같은 연한 수축제(astringent)가 포함된 복합제로 판매된다. 모두 연고 또는 좌약 형태로 만들 수 있다.

과민성대장증후군 치료 약물 Drugs used in the treatment of irritable bowel syndrome

과민성대장증후군은 보통 약물에 의존하기 전에 다양한 생활 방식 교정으로 관리한다. 식이 습관의 변화는 종종 도움이 되지만 효과가 없으면 진경제인 **아트로핀**(atropine), **디사이클로베린**(dicycloverine), **하이오신**(hyoscine), 그리고 **프로판테린**(propantheline)을 사용할 수 있다. 운동성은 무스카린성 아세틸콜린 수용체의 부교감신경의 자극에 의해 촉진되기 때문에 이러한 수용체를 막으면 장 운동성이 감소한다. 분명한 이유로 변비는 이러한 약물의 흔한 부작용이다. 나이트세이드 계열(nightshade family)의 알칼로이드인 **아트로핀**과 **하이오신**은 부작용이 많아 인기가 떨어졌다.

알바린(alvarine), **메베베린**(mebeverine), **박하유**(peppermint oil)는 과민성대장증후군과 게실성 질환의 복부산통과 팽만감을 완화해 준다. 이 약물은 복부의 평활근을 이완시키지만 정확한 작용 기전은 확실하지 않다.

[요약] 소화기계 질환 치료 약물

- 소화불량과 위-식도역류는 일반적으로 위산을 알칼리성 물질로 중화시키거나 위산의 분비를 억제하여 위산을 감소시키는 약물로 치료한다.
- 위산의 분비를 억제하는 약물에는 **시메티딘(cimetidine)** 같은 H_2 수용체 길항제와 오**메프라졸(omeprazole)** 같은 양성자 펌프 억제제가 있다.
- 헬리코박터 파일로리 감염으로 의한 위궤양은 일반적으로 항균제를 병용하여 치료한다.
- 설사 치료에 사용하는 약물은 대개 부작용이 변비인 아편유사제다. 설사에는 유용한 부작용이다.
- 변비는 주로 생활 습관 교정으로 치료하지만 다양한 종류의 완하제가 도움이 된다.
- 치질은 항염증성 스테로이드, 국소마취제, 약한 수축제의 혼합 제제로 치료한다.
- 과민성대장증후군(IBS)의 치료는 보통 내장 운동성을 감소시켜 연축으로 인한 통증을 완화시키는 **다이사이클로베린(dicycloverine)**과 **하이오신(hyoscine)** 같은 항무스카린 약물을 사용한다.

7.4 오심 및 미로 질환에 사용하는 약물

Drugs for nausea and labyrinthine disorders

오심과 구토는 사람과 일부 동물에게 흔한 반응이다(강아지나 고양이를 키우면 알 것이다!). 오심(nausea, 메스꺼움)은 잠재적인 독성물질을 먹었다는 경고 신호이고 구토(vomiting)는 위에서 독성물질을 빠르게 배출해 더 큰 피해를 입지 않도록 도와주는 반사반응이다.

오심과 구토는 의료영역에서 흔한 문제로 원인이 다양하고 심각성 또한 다양하다. 멀미는 매우 흔하며 자동차 여행 중 어린아이에게 특히 더 하다. 수술 후 오심과 구토도 자주 발생하는데 수술 중 투

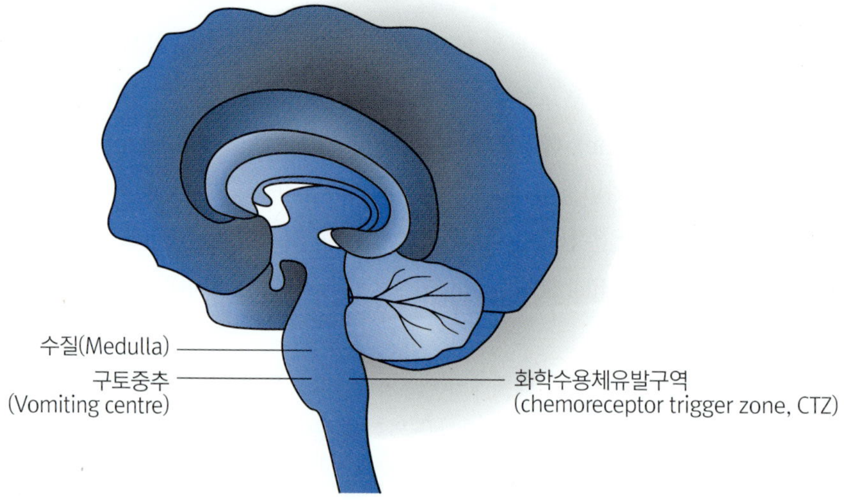

그림 7-10 뇌간의 수질에서 구토중추와 화학수용체유발구역의 위치를 보여준다.

여하는 마취제와 관련이 있다. **시스플라틴(cisplatin)** 같은 항암제가 포함된 화학요법은 오심과 구토의 원인으로 알려졌고 완화치료에서 사용하는 마약성 진통제도 오심과 구토를 유발한다. 메니에르병(Ménière's disease) 같은 미로 장애(labyrinthine disorders)도 오심, 구토, 현기증을 유발한다.

오심과 구토의 생리학적 기전은 복잡하다. 뇌간의 연수에 오심과 구토와 관련된 두 개의 주요 중추가 있다—화학수용체유발구역(chemoreceptor trigger zone, CTZ)과 구토중추다[그림 7-10].

CTZ는 뇌혈관장벽과 가까이 위치해서 혈액 내 독성물질을 쉽게 감지한다. CTZ에서 전송된 신호는 구토중추로 전달되어 구토를 자극한다[그림 7-11]. 위에서 오는 구심성 신호를 포함해 다양한 신경신호가 구토중추로 전달된다. 내이의 전정기관 신경신호는 멀미를 유발한다. 뇌의 '상위 중추'로 전달된 유해한 시각이나 후각 자극이 구토중추로 전달되어 구토를 촉진한다.

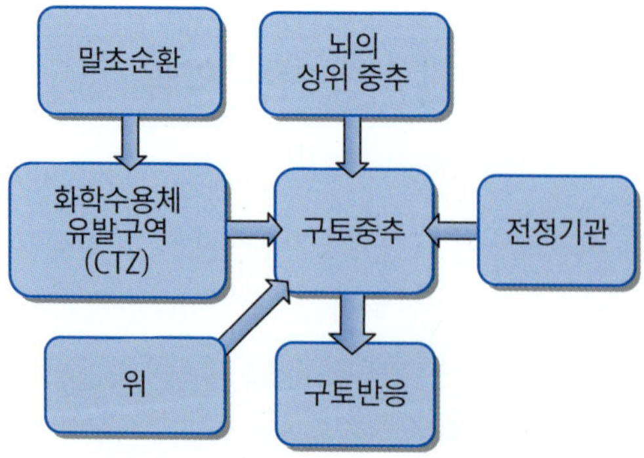

그림 7-11 신체의 다양한 부위에서 보내는 신호가 구토중추로 전달된다.

오심과 구토를 위한 약물 Drugs for nausea and vomiting

오심과 구토에 사용하는 대부분의 약물은 화학수용체유발구역(CTZ)이나 구토중추나 전정기관 및 위(stomach)에 있는 관련 수용체를 차단한다. 정확한 작용기전은 구토반사 만큼이나 이해하기 어렵다.

항히스타민제(antihistamines) – **신나리진**(cinnarizine), **사이클리진**(cyclizine), **프로메타진**(promethazine teoclate). 이 약물은 주로 여행 멀미나 미로질환의 증상을 완화하는 데 사용된다. 주로 내이의 전정기관에 있는 H_1 (히스타민) 수용체를 차단하여 구토중추로 전달되는 신호를 약화시킨다. 졸음이 주된 부작용이다.

항무스카린제(antimuscarinics) – **하이오신**(hyoscine hydrobromide). 구토중추의 무스카린성 아세틸콜린 수용체 길항제인 **하이오신**은 주로 멀미에 사용한다. 항히스타민제보다 진정효과는 적으나 구강 건조를 유발하고 시야가 흐릿해질 수 있다.

항정신병제(antipsychotic) (1세대) – **드로페리돌**(droperidol)과 **레보메프로마진**(levomepromazine). 드로페리돌은 수술 후 오심과 구토(post-operative nausea and vomiting, PONV)에 주로 쓰고, **레보메프로마진**은 주로 완화치료에 사용한다. 두 약물은 CTZ의 D_2 (도파민) 수용체 길항제지만 다른 정신건강 약물과 마찬가지로 다른 수용체도 함께 차단하여 많은 잠재적 부작용을 초래한다.

도파민 수용체 길항제(dopamine receptor antagonist) – **돔페리돈**(domperidone)과 **메토클로프라마이드**(metoclopramide hydrochloride). 두 약물은 모두 CTZ의 D_2 (도파민) 수용체 길항제다. **돔페리돈**은 뇌혈관장벽을 덜 통과하므로 **메토클로프라마이드**에서 발생하는 추체외로 부작용이 덜하다.

5-HT$_3$ 수용체 길항제(5-HT$_3$ receptor antagonist) – **그라니세트론**(granisetron), **온단스테론**(ondansteron), **팔로노세트론**(palonosetron). 이 약물은 CTZ의 5-HT (세로토닌) 수용체를 차단한다. 특히 방사선요법과 화학요법으로 인한 오심과 구토에 효과적이다. 변비, 설사와 두통이 흔한 부작용이다.

대마초제제(cannabinoid) – **나빌론**(nabilone). 나빌론은 주로 병원에서 화학요법으로 인한 오심과 구토를 완화하기 위해 쓴다. 나빌론은 합성 대마초 작용제이고 구토중추의 CB_1 수용체와 결합하며 오심과 구토를 막는다. 부작용은 졸음과 집중력 저하다.

뉴로키닌 수용체 길항제(neurokinin receptor antagonist) – **아프레피탄트**(aprepitant), **포사프레피탄트**(fosaprepitant). 이 약물은 CTZ와 구토중추의 NK1 (물질 P) 수용체 길항제이다. 화학요법으로 인한 오심과 구토에 쓰고, 부작용은 식욕부진, 무력증, 위장관장애다.

코르티코스테로이드(corticosteroid) – **덱사메타손**(dexamethasone). 덱사메타손은 화학요법으로 인한 구역구토와 PONV 치료에 쓴다. 기선은 명확하게 밝혀지지 않았으나 연수에 직접 작용, 세로토닌과 상호작용, 항염증작용 등이 포함된다.

학습문제

여러분은 이 장을 끝냈다. 이제 얼마나 학습하고 이해했는지 알아볼 차례이다.

1. 소장의 세 부분을 쓰시오.
2. 단백질은 구성요소인 __________ 로 분해된다.
3. 탄수화물을 분해하는 타액의 효소는 무엇인가?
4. 위에 있는 두 괄약근의 이름을 쓰시오.
5. 위로 분비되어 단백질을 변성시키는 소화효소의 이름을 쓰시오.
6. 염산 분비를 자극하는 화학전령의 이름을 세 가지 쓰시오.
7. 십이지장으로 소화효소를 분비하는 소화기관은 무엇인가?
8. 속 쓰림은 주로 어떤 질환을 나타내는가?
9. 대부분의 소화성 궤양의 원인이 되는 세균은 무엇인가?
10. 대장의 운동성 감소는 변비 또는 설사 중 어떤 것을 유발하는가?
11. 알긴산(alginate)은 어떻게 위-식도역류 증상을 감소시키는가?
12. 시메티딘(cimetidine)의 표적이 되는 수용체는 어떤 종류인가?
13. 양성자 펌프 억제제는 어떻게 위산을 감소시키는가?
14. 어떤 약물군의 부작용이 설사 치료에 유용한가?
15. 삼투성 완하제는 어떻게 작용하는가?

8장

감염과 항균약물

Infection and antimicrobial drugs

이 장은 기본적인 미생물학으로 시작하여, 특히 병원체의 특징과 분류에 대해 알아볼 것이다. 그 후에 감염의 결과, 미생물에 의해서 발생하는 질병, 마지막으로 미생물 감염을 치료하는데 사용되는 약물의 약리학적 기전에 대해서 살펴볼 것이다.

CONTENTS

제8장은 몇 가지 간단한 사례연구를 다루고 있으며, 미생물의 특성, 관련 질환 및 항미생물제의 약리를 얼마나 이해했는지 확인하는 학습문제로 마무리 짓는다.

[임상에서]

미생물 감염을 치료하는 약물은 일차 진료부터 상급 병원까지 대부분의 임상 영역에서 널리 사용된다. 일차 진료 현장에서 감염 질환은 매우 흔하다. 기침, 감기, 인후염, 독감, 방광염 같이 불쾌하지만 (노인 같은 취약한 환자들을 제외하고) 치명적이지는 않은 질병을 앓고 있는 환자와 만날 수 있다. 병원에서는 감염성 질병 환자를 치료하고 감염되지 않은 환자와 접촉을 막기 위해 상당한 노력을 기울인다. 임상 현장에서 담당한 환자가 감염병에 걸렸거나 감염 위험 있는 지역에서 근무할 수도 있다. 따라서 다양한 병원성 미생물의 특징, 미생물이 유발하는 질병 및 미생물 감염을 치료하는 약물의 작용기전에 대해 잘 아는 것이 중요하다.

개요

Introduction

이 책을 읽고 있는 모두가 삶의 어느 시기에 세균(bacterial), 바이러스(viral), 또는 진균(fungal) 감염으로 고생했을 것으로 확신한다. 우리의 환경에서 우리는 미생물(microbe)이라고 통칭하는 셀 수 없이 많은 작은 생물로 둘러싸여 있다. 이들 중 대부분은 완전 무해하지만 일부는 질병을 유발하고 붐비는 세상(crowded world)에서는 감염되기가 매우 쉽다. 미생물마다 다른 질병을 일으키기 때문에 감기(cold)에 걸렸다면 바이러스 중 아마도 상기도에 영향을 미치는 리노바이러스(rhinovirus, 머리에 뿔이 달린 커다란 아프리카의 동물이 아닌 코감기 바이러스)에 의해 감염되었을 것이다. 후두염(sore throat)에 걸렸다면 바이러스나 연쇄구균(*Streptococcus*)에 의한 세균감염일 것이다. 칸디다증(candidiasis), 흔히 아구창(thrush)라고 부르는 이 병은 칸디다 알비칸스(*Candida albicans*)라는 진균(fungus)이 원인이다. 이런 모든 유기체가 사람에게 질병을 유발할 수 있지만 이들은 모두 매우 다르다. 우리와 민들레가 다른 것처럼 세균은 진균이나 바이러스와 다르다. 이는 질병을 일으키는 방법에 차이가 있으므로 그들과 싸우는 데 사용하는 약물은 아주 다르다는 중요한 의미다. 따라서 항생제의 약리를 이해하려면 미생물 자체에 대해 알아야 한다. 미생물의 구조, 생식 방법, 확산 방법, 감염을 일으키는 방법을 이해할 필요가 있다.

이 장에서 다루게 될 또 다른 중요한 내용은 미생물, 특히 세균(bacteria)이 항생제에 대한 내성을 발전시키는 방법이다. 메티실린내성황색포도알균(meticillin resistant *Staphylococcus aureus*, MRSA)과 클로스트리듐 디피실레(*Clostridium difficile*) 같은 세균에 의해 발생하는 병원감염 뉴스는 끊임없이 나온다. 이들은 새로운 항균제에 대한 내성을 빠르게 발전시켜 심각한 문제를 일으키므로 이런 약물의 사용은 내성균주의 발생과 확산을 막기 위해 훨씬 더 신중하게 사용을 조절해야 한다.

항미생물제(*antimicrobial* drug)는 병원과 일차 진료에서 널리 사용되므로 항미생물제가 어떻게 작용하고 왜 신중하게 사용해야 하는지 이해하는 것은 중요하다.

항미생물제(antimicrobial drug) - 미생물(microbe)을 표적으로 하는 모든 약물을 의미한다. 특정한 미생물군을 표적으로 하는 약물은 이제 항균제(antibacterial drug), 항바이러스제(antiviral drug), 항진균제(antifungal drug) 같이 특정 이름으로 부른다. '항생제(antibiotic)'라는 용어는 요즘 덜 사용한다.

미생물을 다양한 군으로 세분화할 것이지만 먼저 용어를 정의하도록 한다. 미생물(microbe 또는 microorganism)은 현미경으로만 볼 수 있는 매우 작은 유기체다. 많은 종류의 미생물이 있지만 질병을 유발하는 미생물은 대부분 다음 군에 속한다.

- 세균(bacteria)
- 진균(fungi)
- 바이러스(virus)
- 원생동물(protozoa)

또한 질병을 유발하는 연충류(helminth) 같은 다른 작은 기생생물(parasitic organism)도 있지만 이것들이 정확히 미생물의 분류에 적합한가에 대해서는 아직 논란의 여지가 있다. 약리학적인 관점에서 보면 연충류도 감염의 원인이므로 일반적으로 약전에서 균, 세균, 바이러스와 함께 분류되기 때문에 이 장에 포함시킨다.

[시작하기에 앞서]

이 장에서는 미생물의 놀라운 세계, 미생물이 질병을 유발하는 기전, 마지막으로 항미생물제를 사용하여 미생물의 계획을 방해하는 방법에 대해 탐구해 볼 것이다. 인간생리에 대해 적절한 지식을 가지고 있어도, 미생물의 생리에 대해서는 공부한 적이 없을 것이므로, 늘 하던 대로 여러분의 사전지식을 확인해 보는 간단한 문제로 시작한다.

1. 칸디다 알비칸스(*Candida albicans*, 아구창을 유발하는 생물)는 세균, 진균, 바이러스 중에 무엇인가?

____

2. MRSA는 무엇을 의미하는가?

____

3. 세균과 바이러스 중에 어느 쪽이 더 큰 가?

4. 감기를 유발하는 생물의 종류는 무엇인가?

5. 페니실린(penicillin)은 감기의 최선 치료약으로 선택될 수 있는가?

미생물학은 일상적인 주제가 아니므로 모든 문제에 답을 하지 못했더라도 너무 걱정하지 않길 바란다. 하지만 미생물의 질병과 치료에 대해 이해하려면 기본적인 지식을 알아야 하며 다음의 몇 페이지는 여러분이 공부하는데 좋은 출발점이 될 것이다.

8.1 미생물이 살아가는 법

How do microorganisms fit into the scheme of life?

미생물 세포를 죽이는 데 매우 효과적인 살균제나 표백제 같은 많은 화학물질이 있으며 주변 환경, 특히 병원 등에서 세균을 제거하기 위해 광범위하게 사용된다. 불행하게도 질병을 일으키는 미생물 세포는 몸에서 사람 세포와 함께 살고 있으므로 살균제나 표백제 등은 미생물 세포뿐만 아니라 우리를 공격할 수 있으므로 좋은 약이 될 수 없다. 여기서 원칙은 항균약물은 반드시 사람 세포와 미생물 세포를 구별해야 한다는 점이다. 그렇지 않으면 사람세포가 약물에 의해 손상된다. 다행히 미생물 세포에서 사람세포와 달라 충분히 감별이 가능한 몇 가지 구조와 단백질이 있어 항균약물이 미생물 세포를 표적으로 작용할 수 있다. 미생물 군마다 구조와 표적이 다르기 때문에 군마다 살아가는 체계를 이해하는 것이 필요하다. 그래야만 이들을 처리하는 방법을 결정할 수 있다.

[그림 8-1]에서 볼 수 있듯이 지구상의 모든 생물은 다섯 가지 생물계(kingdom) 중 하나에 속한다. 세균은 가장 오래된 생물계며 약 30억 년 전에 지구상에서 처음으로 진화한 최초의 유기체 중 하나다. 지구상의 모든 다른 생물은 세균 조상에서 진화했다고 여겨진다. 식물, 동물, 진균 및 원생생물(protoctista)이라고 불리는 주로 단세포로 된 생물계는 더 최근에 진화했으며 이들은 세균보다 서로 훨씬 더 밀접하게 연관되어 있다.

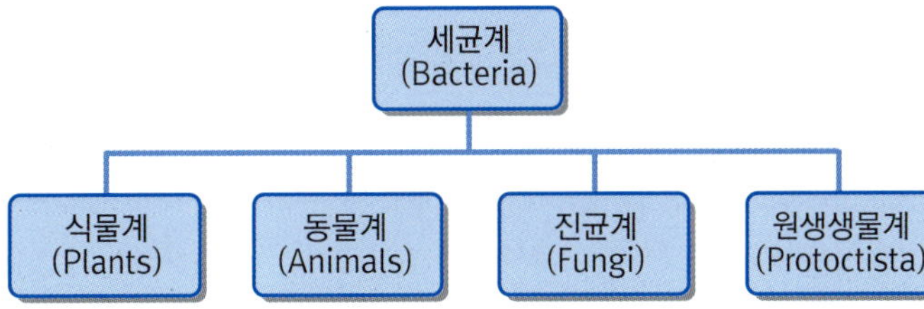

그림 8-1 지구상의 모든 생명체는 다섯 가지의 계 중 하나에 속한다.

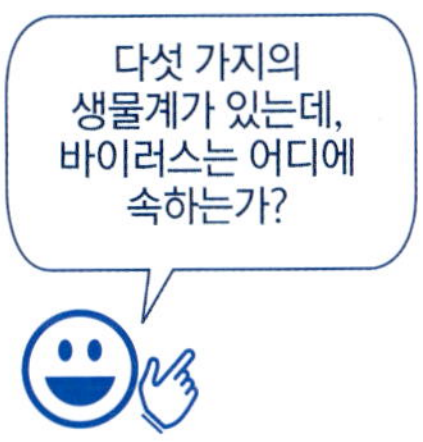

좋은 질문이다. 바이러스는 살아 있는 생명체로 분류될 수 있는지 아닌지에 대한 합의가 이루어지지 않았기 때문에 문제가 된다. 그래서 그들은 홀로 자체의 계를 갖고 있다. 또한 바이러스가 다른 다섯 가지 생물계와 어떻게 관련되어 있는지도 불확실하다.

다섯 가지의 계들로 생물을 분류할 뿐만 아니라, 세균과 다른 세포생물 사이에서 좀 더 근본적인 영역으로 분류할 수 있다. 세균은 모두 단세포생물이며 그들의 구조는 상대적으로 단순하다. 세균은 핵을 가지고 있지 않아서 원핵생물(prokaryote)이라고 부른다. 식물, 동물, 진균 및 원생생물과 같은 모든 다른 세포생물들은 핵을 가지고 있는 좀 더 복잡한 세포로 이루어져 있으며, 진핵생물(eukaryote)이라고 한다. 바이러스는 세포생물이 아니기 때문에 실제로 둘 중 하나의 분류에 들어맞지는 않는다. 이제 사람에게 대부분의 감염성 질병을 초래하는 생물의 다섯 가지 군에 대해 세균부터 공부해 보자.

원핵생물(prokaryote)은 '전 핵(pre-nucleus)'을 의미한다(karyon은 그리스어로 핵 nucleus을 의미한다). 진핵생물(eukaryote)은 '진짜 핵(true nuclues)'을 의미한다. 세균은 원핵생물에 속한다. 세포로 이루어진 다른 유기체들은(인간을 포함하여) 진핵생물에 속한다.

8.2 세균

Bacteria

세균은 의심할 여지없이 가장 성공적으로 지구상에서 진화해온 생물군이다. 거대한 공룡들은 수천만 년 동안 주권을 가지고 지배해왔지만, 그들의 지배기간은 세균과 비교해봤을 때 매우 짧다. 세균은 30억 년보다 더 오래 전부터 알려지지 않은 기원에서 출현하여 오늘날에도 여전히 존재한다. 세균은 지구상에서 (모든 열대우림을 합친 것보다 더 큰) 가장 거대한 생물집단(biomass)을 구성하고 있다. 그들은 지구상 거의 모든 곳—온천(hot spring)에서 꽁꽁 얼어붙은 툰드라(frozen tundra)까지, 가장 깊은 바다에서 가장 높은 산까지—에서 적응하여 살아가고 있다. 따라서 세균에게 인간의 몸이 내우 쾌적하고 편안한 안식처가 된다는 것은 놀랄 일이 아니다.

세균은 크기가 보통 1.0 ~ 2.0 ㎛ (1 ㎛ = 1/1000 ㎜)로 작아 맨눈으로는 볼 수 없다. 세균은 세포분열(cell division)을 통해 빠르게 성장한다. 하나의 세균이 두 개로 나뉘고, 이후 각각 다시 두 개로 나뉘는 과정을 계속 반복한다—이상적인 조건에서는 매 세포주기가 20분도 채 걸리지 않는다. 믿기 어렵겠지만 하나의 세균은 이론적으로 12시간 내에 36번을 넘게 분열할 수 있으며 대략 350억 개의 새로운 세포를 생성할 수 있다. 그래서 요리한 음식을 밤새도록 냉장하지 않은 채로 두는 것은 위험하다. 어제 음식에 있었던 수백 개의 세균은 다음날이 되면 수조 개의 세균으로 증식하기 때문이다. 소화효소와 위산은 수백 개의 세균을 처리하기에는 충분하지만 하룻밤 사이에 통제되지 않은 증식으로 인해 생성된 엄청난 세균의 수에 압도될 수 있다. 세균은 위를 통과하여 소장으로 들어가서 식중독(food poisoning) 증상과 함께 감염을 일으킬 수 있다. 물론, 앞서 설명한 지속적인 두 배의 증식속도는 실험실 밖에서는 거의 볼 수 없지만 적절한 환경에서 세균의 작은 집락(colony)은 빠르게 거대한 집락으로 증식할 수 있다.

냉장고에 음식을 보관하면 세균이 죽지는 않지만 세균대사(bacterial metabolism)가 느려져 증식 속도가 감소한다. 인체 방어체계는 매일 음식을 통해 불가피하게 섭취하는 적은 수의 세균은 처리할 수 있다.

세균의 구조 The structure of bacteria

세균의 종류는 다양하며 각기 다른 모양이지만 모두 몇 가지 공통적인 특성이 있다. 세균은 단세포 생물(single-celled organism)로 몇 개의 세균이 모이(aggregation)더라도 각각의 세포는 본질적으로 자급자족(self-sufficient)한다. 또한, 진핵세포(eukaryotic cell)와는 달리 세균은 미토콘드리아(mitochondria), 소포체(endoplasmic reticulum), 골지체(Golgi apparatus) 또는 핵과 같은 막과 결합된 소기관(membrane-bound organelles)이 없다. 세균은 단백질을 암호화하는 DNA가 있지만 핵막(nuclear membrane)으로 둘러싸인 핵(nucleus)으로 모이지는 않는다. 세포벽은 세균의 또 다른 독특한 특징으로 일부 약물의 중요한 표적이기 때문에 곧 좀 더 자세하게 설명할 것이다.

일부 세균은 운동성(motile; 움직일 수 있는 능력)이 있다. 길을 따라 걷는 여러분을 쫓아갈 수 있을 것 같진 않지만 더 괜찮은 영양소의 원천을 향해 몇 마이크로미터(㎛) 정도는 이동할 수 있다. 이 제한된 운동능력은 세균에게 추진력을 가하는 가느다란 채찍 모양의 구조인 편모(*flagella*)의 도움으로 생긴다. 일부 세균에서 볼 수 있는 가느다란 머리카락 모양의 구조인 섬모(*fimbriae*)는 이동을 위해 사용되지는 않지만 숙주의 조직에 부착될 때 관여하는 것으로 알려졌다. [그림 8-2]는 전형적인 세균의 구조를 보여준다.

클로스트리듐(*Clostridium*) 같은 일부 세균은 내생포자(*endospores*)라는 두꺼운 외투를 형성하여 일종의 겨울잠(hibernation)을 잘 수 있다. 이 휴면구조(dormant structure) 덕에 수분 없이도 장기간 생존할 수 있고 세제(detergent)와 소독제(disinfectant)로 세균을 근절하려고 해도 강력하게 버틸 수 있다. 이는 깨끗해 보이는 공간과 기구에도 질병을 일으킬 수 있는 완전하게 기능하는 병

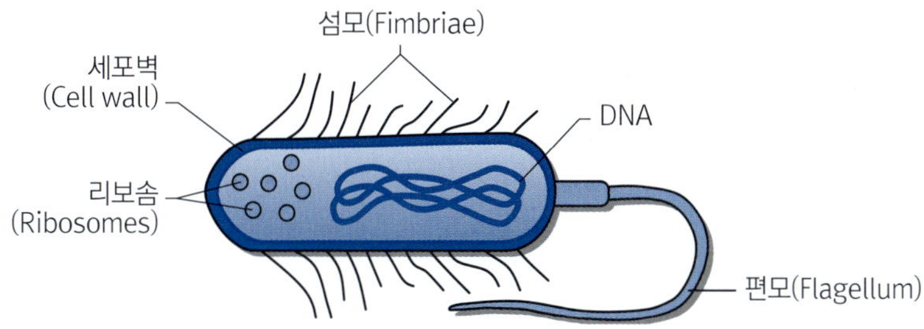

그림 8-2 전형적인 세균의 구조

원체로 갑자기 다시 나타날 수 있는 세균의 내생포자가 숨어 있을 수 있음을 의미한다.

대부분의 세균은 인간세포에 침입하지 않아 보통 피부나 점막을 두르는 상피세포에서 발견된다. 클라미디아(*Chlamydia*) 같은 소수의 세균들은 숙주의 세포 내부에서만 생식할 수 있는 절대세포기생충(obligate intracellular parasite)이다.

'절대(obligate)'는 아주 특정한 영양학적인 또는 환경적인 필요조건이 있는 미생물을 의미하며, 미생물학에서 자주 접하게 되는 단어이다. 결과적으로 절대세포기생충은 숙주세포 외부에서는 번식할 수 없다.

세균의 분류 The classification of bacteria

아마도 세균은 모든 생물 중에서 가장 다양하고 분류하기 어려울 것이다. 세균은 모두 비교적 단순한 단세포생물임에도 불구하고 구조와 대사가 매우 다양하다. 약전에 나열된 현재 사용 가능한 항균제의 목록을 보면 이러한 약물은 특정한 세균군을 표적으로 하는 경향이 있음을 알 수 있다. 그리고 이런 세균군은 연쇄상구균, 그람양성 또는 호기성 같은 특정 용어로 설명되므로 기본적인 세균의 분류를 이해하는 데 조금이라도 시간을 할애하는 것이 중요하다.

자연환경에는 많은 종류의 세균이 있으며 대부분의 세균은 비교적 해롭지 않지만 질병을 유발하는 능력(pathogenic)이 있는 세균도 상당히 많다. 대표적인 병원성균과 이로 인한 감염은 다음과 같다.

- 대장균(*Escherichia coli*) - 설사, 구토, 방광염
- 장구균종(*Enterococci* species) - 세균혈증(혈액에 있는 세균이다), 세균심내막염(심장의 감염을 일으킨다)
- 황색포도알구균(*Staphylococcus aureus*) - 상처감염, 패혈증
- 살모넬라종(*Salmonella* species) - 설사, 구토
- 연쇄구균종(*Streptococci species*) - 인후통, 성홍열, 류마티스열, 수막염

- 헬리코박터필로리(*Helicobacter pylori*) - 위궤양
- 녹농균(*Pseudomonas aeruginosa*) - 폐렴, 패혈증
- 클로스트리듐디피실레(*Clostridium difficile*) - 대장염
- 캄필로박터종(*Campylobacter* species) - 설사
- 클라미디아 트라코마티스(*Chlamydia trachomatis*) - 성매개감염
- 헤모필루스 인플루엔자(*Haemophilus influenzae*) - 폐렴, 세균수막염
- 임균(*neisseria gonorrhoeae*) - 성매개감염병

세균 중 일부는 질병이나 면역억제제에 의해 면역체계가 억제되어 있을 때 처럼 기회가 생길 때만 질병을 야기하기 때문에 기회감염병원체(*opportunistic pathogen*)라고 한다. 상처가 있으면 기회감염병원체가 정상적으로 피부로 보호되는 조직에 침투할 수 있다.

반면에 어떤 세균은 일반적으로 어떤 문제도 유발하지 않고 편리공생균(*commensals*)으로 몸 안팎에서 살아간다. 임상적인 관점에서 세균이 속한 군에 따라 사용할 항균제가 결정되기 때문에 각각의 군에 대해 아는 것은 중요하다. 이 책 전체를 세균의 분류를 설명하는 데 할애할 수 있지만 세균 세포벽부터 시작하여 사용되는 항균 약물의 유형과 관련된 약물군에 국한해서 살펴보도록 하겠다.

편리공생균(commensals)은 우리 몸에서 영양분을 얻기 위해 몸속과 표면에서 살지만 우리에게 아무런 해를 입히지 않는 세균이다. 이들은 병원균과 맞서 싸운다거나 내장(gut)에서 비타민 K와 같은 유용한 물질을 만들면서 때때로 우연찮게 우리에게 이익을 가져다준다.

세포벽에 따른 분류 Classification by cell wall

세균의 세포벽의 구조는 사용되는 항균제의 종류에 영향을 줄 수 있으며, 크게 두 가지 분류로 그람양성(Gram positive)과 그람음성(Gram negative)으로 나눌 수 있다. 덴마크의 미생물학자인 Christian Gram (1853~1938)이 세균을 염색하는 기술을 개발하였기에 광학현미경(optical microscope)을 통해 세균을 볼 수 있게 되었다. 정상적으로, 세균은 색이 없기 때문에 세균을 제대로 보기 위해서는 크리스탈 바이올렛(crystal violet)과 같은 화학색소로 염색해야 한다. Gram은 그가 시험해 본 모든 세균이 두 가지 그룹으로 나뉘는 것처럼 보인다는 사실을 발견했다; 그의 염색 기법에 염색이 되는 것들과 그렇지 않은 것으로. 이는 세균을 분류하는 데 있어서 유용한 도구임이 입증되었고, 그를 기리며 세균의 두 가지 군을 각각 그람양성과 그람음성으로 명명했다. 후일에 Gram의 염색에 대한 각 세균군의 반응이 다른 이유는 세균의 세포벽이 구조적으로 상당히 다르기 때문이라는 것이 밝혀졌다.

세균 세포벽은 세포벽의 통합성과 내구성을 결정하는 펩티도글리칸(peptidoglycan)이라는 독특한 물질을 함유하고 있다. 이 복잡한 분자는 긴 사슬 모양으로 배열된 당(sugar)과 그 사이를 연결하는 작은 단백질로 이루어져 있다. 그람양성균과 그람음성균의 확연한 구조적 차이는 특정 병원균을 표적으로 어떤 약물을 써야 할지를 결정한다.

그람음성균(Gram-negative bacteria)의 세포벽 구조는 두 인지질 막 사이에 얇은 펩티도글리칸이 있다[그림 8-3]. 막에 존재하는 포린(porin)을 통해 영양분 같은 친수성 분자와 노폐물이 세포 안밖으로 이동한다. 외막(outer membrane)의 바깥쪽 표면에 지질다당질(lipopolyscaccharide) 분자가 있어서 세포막 안정화와 숙주세포 부착에 관여한다. 일부 세균에서는 지질다당질이 면역반응을 일으킨다.

그람양성균(Gram-positive bacteria)은 세포벽 구조가 더 단순한데, 두꺼운 펩티도글리칸 아래 한층의 세포질막이 있다[그림 8-4]. 이런 구조로 인해 그람양성 세포벽이 베타락탐 항균제의 공격에 더 취약하다.

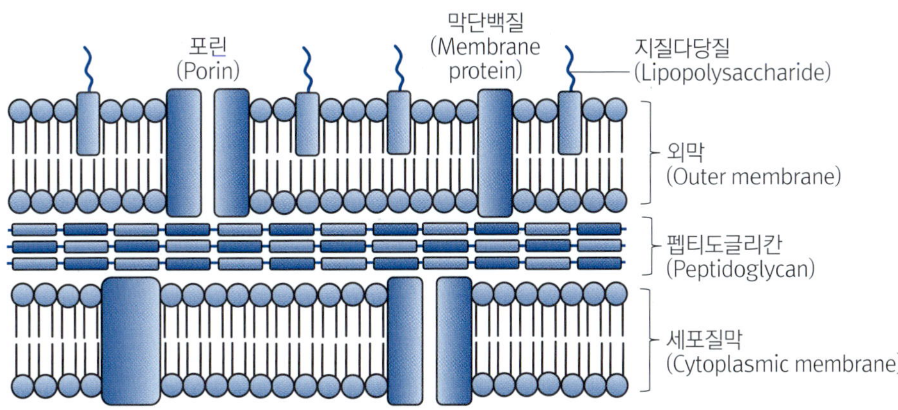

그림 8-3 세포 내막과 외막 사이에 끼워진 얇은 펩티도글리칸 층을 보여주는 그람음성세포벽

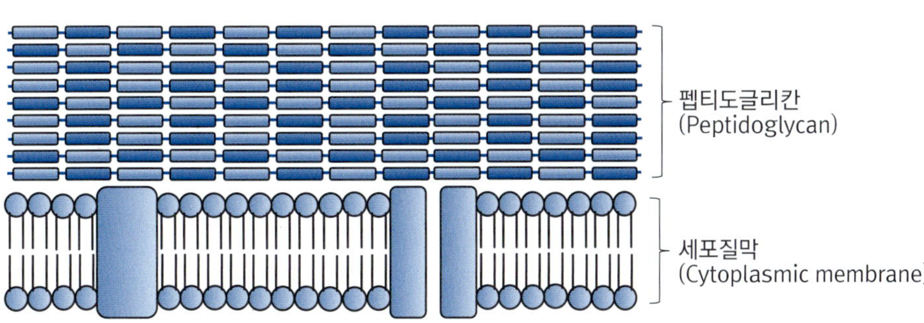

그림 8-4 펩티도글리칸의 두꺼운 층과 단일 내부 세포질 세포막을 보여주는 그람양성세포벽

[기초 뛰어넘기] 세균 세포벽

세균 세포벽에는 펩티도글리칸이 포함되어 있다. 이 당단백질은 작은 펩티드(아미노산 사슬)와 두 개의 당, 줄여서 순서대로 NAM와 NAG라고 하는 *N-acetylmuramic acid*와 *N-acetylglucosamine*로 이루어진 그물모양의 분자다. 이 당은 -NAM-NAG-NAM-NAG-NAM-NAG- 같이 번갈아가면서 배열되고 작은 펩티드와 교차결합 단백질에 의해 연결되어 있다**[그림 8-5]**. 펩티도글리칸은 세균 세포벽에 내구성을 제공하고 삼투압을 버틸 수 있게 도와준다. 펩티도글리칸은 세균의 고유한 성분이라 항균제의 이상적인 표적이 된다.

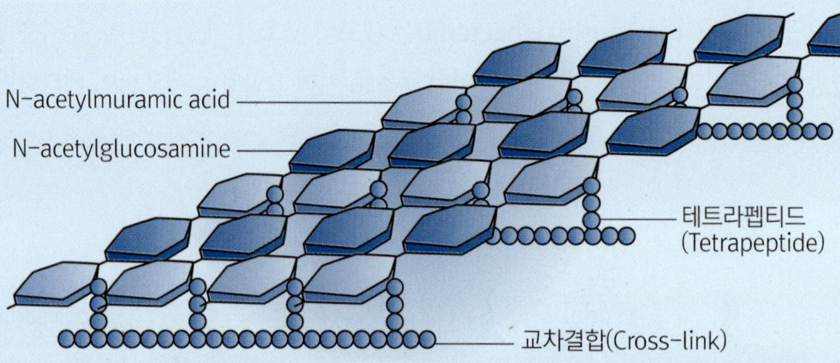

그림 8-5 펩티도글리칸, 세균 세포벽의 특별한 구조적 당단백질

트랜스펩티다제(transpeptidase)는 펩티도글리칸 생합성에 중요한 효소이다. 당단백질 사슬의 펩티드를 서로 연결시켜 페니실린(penicillin)이나 세팔로스포린(cephalosporin) 같은 베타락탐 항균제의 표적이 된다. 페니실린-결합 단백질(penicillin-binding proteins, PBPs)은 페니실린이 표적으로 삼는 트랜스펩티다제 효소를 설명할 때 쓰이나, 사실 대부분의 베타락탐 약물이 PBPs에 결합한다.

세포벽 구조와 약리학적 연관성은 일반적으로 그람음성균의 세포벽이 더 복잡해서 이로 인해 약물이 통과하기 어려워 항균약물에 선천적으로 더 내성이 있다는 점이다.

그람양성종(Gram-positive species)은 다음과 같다:

- 장구균종(*Enterococci* species)
- 황색포도상구균(*Staphylococcus aureus*)
- 연쇄구균종(*Streptococci* species)
- 클로스트리듐 디피실레(*Clostridium difficile*)

그람음성종(Gram-negative species)은 다음과 같다:

- 대장균(*Escherichia coli*)
- 살모넬라종(*Salmonella* species)
- 헬리코박터 파일로리(*Helicobacter pylori*)
- 녹농균(*Pseudomonas aeruginosa*)
- 캄필로박터종(*Campylobacter* species)
- 클라미디아 트라코마티스(*Chlamydia trachomatis*)
- 헤모필루스 인플루엔자(*Haemophilus influenzae*)

산소요구량에 따른 분류 Classification by oxygen requirement

약전에서 볼 수 있듯이 몇몇 항균제는 특별히 혐기성(anaerobic) 세균에 적합한 것으로 나와 있기 때문에 세균을 분류하는 이런 방법에 대해 간략하게 살펴볼 필요가 있다. 녹농균(*Pseudomonas*)과 같은 일부 세균은 산소가 필요하며 이를 호기성균(aerobes)이라고 부르는 반면에 클로스트리듐(*Clostridium*)과 클라미디아(*Chlamydia*) 같은 다른 세균들은 산소가 없는 환경이 필요하며, 이를 혐기성균(anaerobes)이라고 한다. 세균이 산소성인지 무산소성인지에 따라 항균제를 선택할 수 있다.

세균은 언제나 그렇듯이 명확하게 분류되지 않기 때문에, 부분적으로 산소성이면서 부분적으로 무산소성인 일부 세균들을 접하게 될 것이다. 이런 세균에는 유산균(*Lactobacillus*), 녹농균(*Pseudomonas*), 포도상구균(*Staphylococci*) 및 대장균(*Escherichia*)이 있으며, 산소의 존재유무에 따라 대사를 변경할 수 있는 조건무산소성균(*facultative anaerobes*)이라고 한다.

모양에 따른 분류 Classification by shape

세균은 모양이 다양해서 모양에 따라 분류하기도 한다[그림 8-6]. 세균은 크게 두 가지군—막대모양(rod)의 간균(bacilli)과 공모양(spherical)의 구균(cocci)—으로 나눌 수 있다. 구균은 응집하는 방법에 따라 자체적으로 더 분류될 수 있다. 쌍구균(diplococci)은 짝을 이루려는 경향이 있으며, 연쇄구균(streptococci)은 사슬을 형성하고, 포도상구균(staphylococci)은 포도송이처럼 보이는 집단을 형성한다.

[알고 있나요?]

'staphyl'이란 단어는 그리스어로 '포도송이'를 의미한다는 것을 알고 있는가? 포도상구균(staphylococci)은 전자현미경을 통해 보았을 때 포도송이처럼 보이는 집단으로 응집하는 구균이기 때문에 그렇게 불린다.

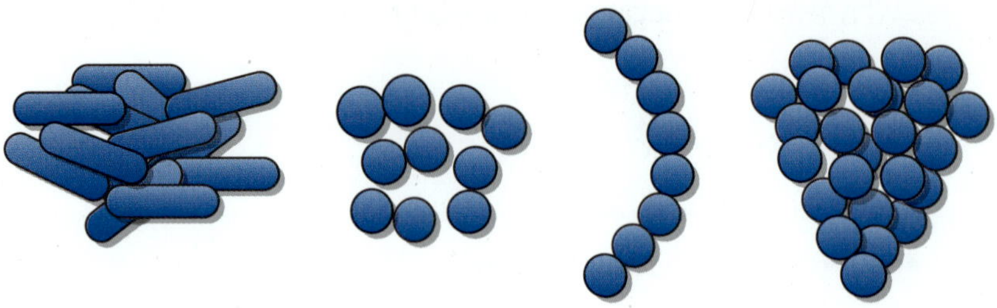

그림 8-6 세균의 몇몇 흔한 모양과 분류

세균이 질병을 유발하는 기전 How bacteria cause disease

많은 세균이 환경조건이 적합할 때 증식할 수 있는 기회감염병원체(opportunistic pathogen)라는 것을 알고 있지만, 실제로 이들은 어떻게 질병을 유발하는 것인가? 어떻게 세균처럼 작은 유기체들이 자신 크기의 수백만 배인 생물에게 불쾌한 질병을 유발할 수 있는 것인가? 포도상구균, 연쇄구균, 클로스트리듐과 같은 일부 세균들은 숙주세포(host cell)와 숙주의 막을 손상시키는 화학물질인 독소(toxin)를 분비한다. 다른 세균은 [그림 8-3]에 표시된 지질다당류와 같이 세포벽에 세균세포가 스스로 본질적으로 독성을 만드는 구성성분이고 있다. 이런 세균에는 대장균(*Escherichia*), 녹농균(*Psuedomonas*), 살모넬라균(*Salmonella*) 같은 여러 그람음성 균이 포함된다. 많은 세균에 있어서 질병을 유발하는 정확한 기전은 아직 완전히 알려지지 않았다.

[요약] 세균

- 세균은 세포분열에 의해 매우 빠르게 번식할 수 있는 단세포생물이다.
- 세균은 진핵(true nucleus)이 없는 원핵생물이다.
- 세균은 세포벽에 따라 그람양성종과 그람음성종으로 분류될 수 있다.
- 세균은 또한 모양, 운동성, 산소에 견딜 수 있는 능력에 따라 분류될 수 있다.
- 많은 세균이 편리공생균으로서 우리의 몸에 살고 있지만, 기회가 생기면 질병을 유발할 수 있다. 이들을 기회감염병원체라고 한다.

항균제 Antibacterial drugs

1928년 스코틀랜드 미생물학자인 Alexander Fleming은 런던의 성 마리아(St. Mary's) 병원에서 일할 때 우연히 최초의 효과적인 항균제인 페니실린(penicillin)을 발견했다. Fleming은 그가 배양한 황색포도상구균 중 일부가 푸른곰팡이인 페니실리움 노타툼(*Penicillium notatum*)에 의해 오염되어 죽은 것을 발견했다. 당시에는 곰팡이에 의해 생산된 항균물질을 대량으로 생산하는 것이 불가능했기 때문에, Fleming은 다른 연구를 하게 되었지만 나중에 그의 발견은 다른 두 연구원인 Howard Florey와 Ernst Chain에 의해 계속되었다. 그들은 현재 페니실린이라고 불리는 항균물질을 제2차 세계대전의 후반부에 수많은 연합군의 생명을 구하기에 충분한 양을 만드는데 성공했다. 1945년 Fleming, Florey, Chain은 페니실린을 발견한 공로를 인정받아 공동으로 노벨의학상(Nobel Prize in Medicine)을 수상하였다.

항균제 작용의 원리 Principles of antibacterial action

항균제는 인체 내에서 생존하고 생식하는 세균세포를 표적으로 하기 때문에, 이런 약물들이 세균세포만 죽이고 인간세포에는 손상을 입히지 않으려면 인간세포에는 없고 세균세포에서만 발견되는 구조를 약물의 표적으로 삼아야 한다. 약물이 숙주세포에 손상을 입히지 않으면서 해로운 세균을 죽이는 것을 '선택적 독성(selective toxicity)의 원리'라고 한다. 다행스럽게도 사람은은 진핵생물이며 세균은 원핵생물이기 때문에 표적으로 식별할 수 있는 몇 가지 상당한 차이점이 있다.

[중요한 사실]

항균제는 반드시 인간의 진핵세포에서 발견되는 구조와는 다른 세균의 세포구조를 표적으로 삼아야만 한다.

광범위(broad spectrum) 항균제는 그람양성균과 그람음성균을 모두 아우르는 광범위한 세균에 대해 효과적이다. 다른 항균제는 좁은 범위(narrow spectrum) 항균제로, 특정한 세균집단이나 군에 대해서만 효과가 있다.

[임상에서]

세균감염이 진단되었으나 감염을 유발한 세균의 종류를 아직 감별하지 못한 경우 광범위 항균제가 유용할 수 있다. 이런 종류의 처방을 종종 '눈먼 치료법(blind therapy)'이라고 한다.

살균작용과 정균작용 Bactericidal and bacteriostatic action

세균은 살균(bactericidal) 작용을 하는 약물로 인해 죽거나 정균(bacteriostatic) 작용을 하는 약물로 인해 성장이 억제될 수도 있다. 세균집락(bacterial colony)을 죽이는 것의 이익은 자명하지만, 세균의 성장을 억제하는 것은 비교적 덜 유익하다. 후자의 경우, 신체의 면역체계는 침입 세균이 증식할 때보다 성장이 멈추었을 때 세균집락을 더 잘 인식하고 파괴할 수 있다. 세포벽을 공격하는 약물은 살균작용을 하고 당연히 정균작용도 한다. 단백질합성을 억제하는 약물은 살균작용보다는 정균작용에 더 가깝다고 할 수 있지만, 고용량인 경우에는 살균작용을 한다.

항균제 1: 세포벽을 표적으로 하는 약물

Antibacterials 1: drugs targeting the cell wall

이 약물군은 종종 베타락탐(beta-lactam)이라고 불리기도 하며, 가장 널리 사용되고 흔히 처방되는 광범위 항균제 중 일부인 페니실린(penicillin), 세팔로스포린(cephalosporin), 카르바페넴(carbapenem)이 포함된다. 페니실린계 약물에는 **아목시실린**(amoxicillin), **암피실린**(ampicillin), **벤질페니실린**(benzylpenicillin), **펜옥시메틸페니실린**(phenoxymethylpenicillin), **플루클록사실린**(flucloxacillin), **피브미실리남**(pivmecillinam), **테모실린**(temocillin) 등이 있다. 세팔로스포린계 약물은 **세파클러**(cefaclor), **세파트록실**(cefadroxil), **세팔렉신**(cefalexin), **세픽심**(cefixime), **세포탁심**(cefotaxime), **세포라딘**(cefradine), **세프타지딤**(ceftazidime), **세프트리악손**(ceftriaxone), **세푸록심**(cefuroxime)이 있다. 이 두 약물군은 모두 패혈증(septicemia, 전신감염), 심내막염(endocarditis, 심장감염), 수막염(meningitis, 뇌 내부의 염증)과 같이 매우 심각한 질병들뿐만 아니라 후두염(throat infection), 편도염(tonsillitis), 중이염(ear infection), 요로염(urinary tract infection, UTI)과 같은 다양하고 흔한 세균감염의 치료에도 효과적이다. 베타락탐 약물인 **아즈트레오남**(aztreonam)도 이 약물군의 유일한 대표적인 약물로, 그람음성 호기성균에 효과적이다. 카르바페넴은 광범위 항균제로, **에르타페넴**(ertapenem), **메로페넴**(meropenem), **실라스타틴**과 함께 투여하는 **이미페넴**(imipenem)이 포함된다. **실라스타틴**은 직접적인 항균작용은 없지만 **이미페넴**을 대사하는 신장 효소인 디히드로펩티다제(dehydropeptidase)를 억제하여 약물의 치료작용 시간을 연장한다.

[사례연구]

뇌수막염(meningitis)의 전형적인 증상(목 경직, 발열, 구토, 두통 등)으로 매우 아파하고 있는 5세 아이가 엄마와 함께 병원에 왔다. 엄마는 아들이 페니실린에 알레르기가 있다고 말한다. 어떻게 할 것인가?

사례연구 해설

뇌수막염은 생명을 위협할 수 있기 때문에 아이를 가까운 병원으로 긴급 이송해야 한다. 즉각적인 항균제 투여가 필요하며, 이 경우에 **세포타심(cefotaxime)**과 같은 광범위 세팔로스포린으로 페니실린에 알레르기가 있는 문제를 해결할 수 있다. 이 약물은 빠른 효과를 보려면 정맥으로 투여해야 한다. 아이가 구토를 하고 있기 때문에 경구용 항균제는 적합하지 않다.

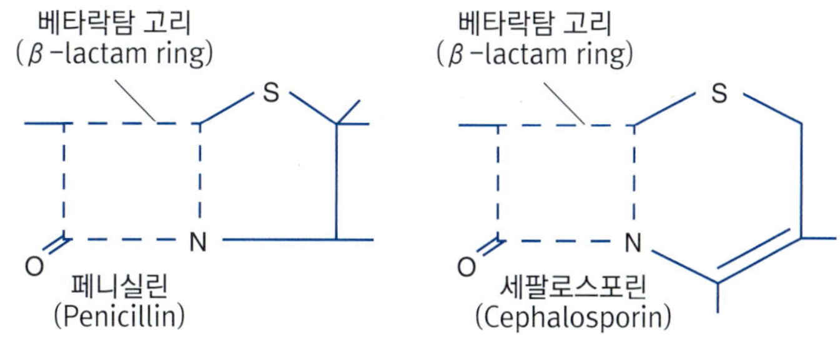

그림 8-7 베타락탐 고리(점선 표시)를 보여주는 페니실린과 세팔로스포린의 분자구조

페니실린, 세팔로스포린, 카르바페넴은 분자구조에 베타락탐 고리(β-lactam ring)라는 기능적 구조를 가지고 있기 때문에 베타락탐(β-lactam) 항균제라고 불리는 약물군에 속한다. 이 책에서는 너무 많은 분자구조의 내용은 피하려고 했지만, 베타락탐이라는 용어는 항균제를 언급할 때 자주 언급되는 용어이기 때문에 이것이 무엇을 의미하는지는 알고 넘어갈 필요가 있다. [그림 8-7]은 페니실린과 세팔로스포린의 기본구조를 보여주며, 둘 다 모두 베타락탐 고리가 포함된 비교적 단순한 분자구조를 갖는다는 것을 알 수 있을 것이다. 베타락탐 고리는 약리학적으로 중요한데, 왜냐하면 페니실린의 항균작용에 필수적인 요소라는 사실 외에도, 세균은 이를 비활성화시키는 교묘한 기작을 창안해내었기 때문이다.

세균세포와 인간세포 사이의 중요한 차이점은 세균 세포벽이 주요 구성요소 중 하나로 구조적인 분자인 펩티도글리칸(peptidoglycan)을 포함하고 있다는 것이다. 펩티도글리칸은 세균의 독특한 구조로, 인간세포에는 영향을 미치지 않기 때문에 항균제의 좋은 표적이 될 수 있다. 세균의 또 다른 고유한 특징은 트랜스펩티다제(transpeptidase)라는 세균효소의 도움을 받아 펩티도글리칸을 만든다는 것으로, 바로 이 효소가 베타락탐 항균제의 표적이 된다. 트랜스펩티다제를 억제하면 세포벽의 구조적 통합성이 저하되고 불안정해져 세균이 파열(burst)되어 죽는다.

[알고 있나요?]

페니실린은 소변에 변하지 않은 상태로 배설된다는 것을 알고 있는가? 초기에는 페니실린을 생산하기가 매우 어려웠기 때문에 의사들은 환자의 소변을 수집하여 추출한 페니실린을 다시 환자에게 주입했다.

베타락탐 항균제에 대한 세균내성 Bacterial resistance to the β-lactam antibacterials

베타락탐 항균제에 대해 더 살펴보기 전에, 세균내성(bacterial resistance)으로 잠시 주제를 전환할 필요가 있다. 항균제의 선택은 표적생물이 약물에 대해 내성을 가지고 있는지 여부에 따라 결정될 수 있기 때문에, 이에 대해 살펴봐야 한다.

우리는 세균내성을 비교적 최근의 현상으로 생각하는 경향이 있다. 사실 1940년대 초반에 초기 항균제에 대한 내성의 단독사례가 관찰되었다. 황색포도상구균(*Staphylococcus aureus*)의 균주는 가장 먼저 내성을 나타낸 균 중 하나였지만, 1980년대에 이르러 병원균 사이에서 내성이 점점 널리 퍼져서 특히 병원에서 심각한 문제를 야기했다.

세균은 유전적 변이(genetic mutation)를 하는 경향이 있어서 특정 종(strain)의 어느 집단에서든 특정 항균제에 저항을 보이는 소수의 세균들이 있게 된다. 정상적으로, 수조 개의 세균들 중에서 소수의 내성이 있는 세균은 상대적으로 그 수가 유의미하지 않기 때문에 문제를 유발하지 않아야 한다. 하지만 항균제를 사용하여 환자를 치료하고 그 약물에 내성이 있는 세균만을 남겨둔 채로 나머지 약물에 민감한 모든 세균을 죽일 때 무슨 일이 일어날까? 이 경우 내성이 있는 세균은 경쟁에 대한 압박 없이 증식하고 매우 빠르게 우세한 균주가 된다[그림 8-8]. 항균제는 이들을 죽이지 못하므로 내성이 있는 균주는 계속해서 질병을 유발하고 특히 병원에서 보았듯 이미 질병에 걸렸거나 감염에 취약한 환자에게 널리 퍼질 수 있다.

[임상에서]

약을 복용을 좋아하는 사람은 드물다. 환자 중에는 증상이 가라앉기 시작하면 항균제를 그만 먹는 사람이 있다. 이는 여러 문제를 야기할 수 있다. 첫째, 모든 병원체가 죽지 않는다면 재발하여 감염이 재발할 수 있다. 둘째, 남아 있는 세균은 약물에 가장 내성이 있는 세균일 수 있으므로 내성균주에 의해 재발하면 치료는 더 어렵다.

세균이 내성을 갖게 되는 여러 방법이 있지만 가장 흔한 기전 중 하나는 항균제를 불활성화시키는 효소를 생산하는 것이다. 이러한 효소로는 페니실린과 세팔로스포린 같은 베타락탐 약물을 불활성화 시키는 많은 내성 세균이 생산하는 베타락탐아제(β-lactamase)가 있다. 효소의 이름(베타락탐 고리를 표적으로 파괴시켜 약물의 효과를 없애버리는)은 베타락탐아제의 작용에 대한 단서를 준

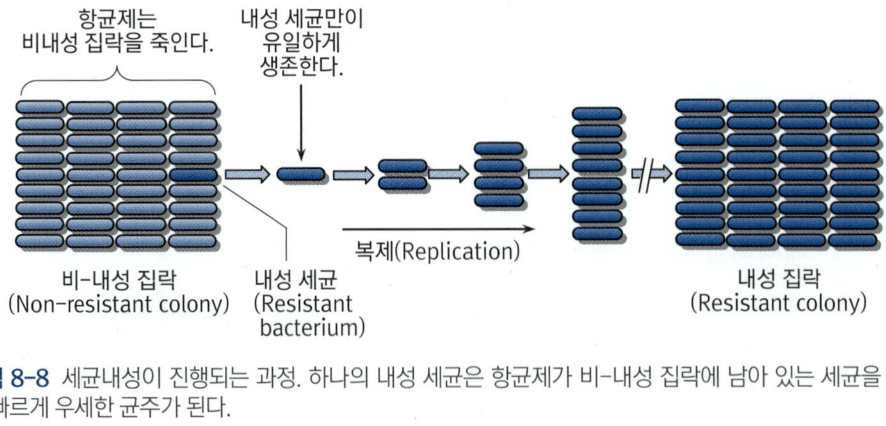

그림 8-8 세균내성이 진행되는 과정. 하나의 내성 세균은 항균제가 비-내성 집락에 남아 있는 세균을 죽일 때 빠르게 우세한 균주가 된다.

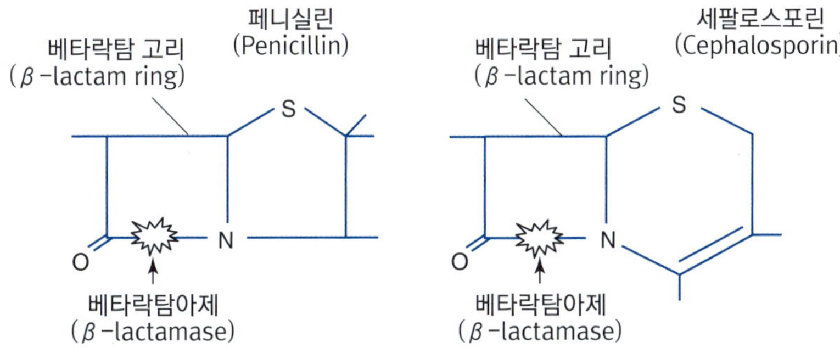

그림 8-9 세균의 베타락탐아제 효소는 페니실린과 세팔로스포린의 베타락탐 고리를 공격하여 약물의 효과를 없애 버린다.

다[그림 8-9]. 페니실린과 세팔로스포린에 친화력이 있는 베타락탐아제를 각각 페니실린분해효소(penicillinase)와 세팔로스포리나아제(cephalosporinase)라고 부른다.

> 페니실린분해효소(penicillinase)와 세팔로스포리나아제(cephalosporinase)는 일부 페니실린과 세팔로스포린을 표적으로 하고 변성시켜서 세균에 무해한 물질로 만드는 베타락탐아제(β-lactamase) 계열의 효소이다.

세균은 다양한 저항기전을 발전시켜 왔다. 황색포도상구균은 대부분의 베타락탐에 감지되지 않으면서 정상적인 트랜스펩티다제 처럼 기능을 하는 변형된 페니실린-결합 단백질을 만들어 저항성을 길렀다. 일부 세균은 약물을 세포 외부로 운반하는 ATP-유도 유출 펌프로 베타락탐의 작용에 저항한다. 다른 세균은 막 포린에 돌연변이를 일으켜 베타락탐이 세포벽을 투과하지 못하게 한다.

내성 세균에 효과적인 베타락탐 항균제

β-lactam antibacterials effective against resistant bacteria

내성 세균이 생산하는 베타락탐아제에 의한 공격으로부터 전적으로 면역성이 있는 베타락탐 항균제는 거의 없다. **플루클록사실린**(flucloxacillin)과 **테모실린**(temocillin)은 대부분의 베타락탐아제에 의해 비활성화되지 않기 때문에 일반적으로 내성이 있는 포도상구균종에 효과적이다. 이런 약물에 내성이 생길 위험 때문에 이 약물은 베타락탐아제-내성 균주에 의해 초래되는 감염에만 사용된다.

[임상에서]

일반적으로 'MRSA'라고 불리는 메티실린-내성 황색포도상구균(meticillin-resistant *Staphylococcus aureus*)은 수술 후 감염과 다른 상처감염을 일으킬 수 있기에 많은 병원에서 주요한 문제이다. 메티실린(meticillin)은 이제 사용되지 않지만, MRSA는 여전히 내성을 발달시키고 있어 상대적으로 MRSA에 효과적인 항균제는 거의 없다.

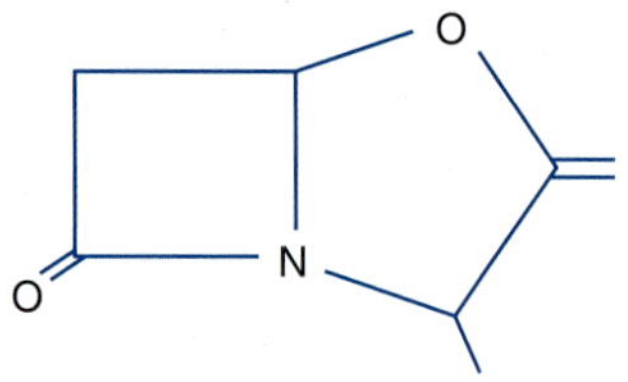

그림 8-10 클라부란산(clavulanic acid)의 분자구조

코-아목시클라브(co-amoxiclav)는 베타락탐아제를 생산하는 세균으로부터 세균내성을 극복하려는 현명한 약물의 조합이다. 이 약물은 (비록 페니실린분해효소에는 취약하지만) 효과적인 광범위 항균제인 **아목시실린**(amoxicillin)과 **클라부란산**(clavulanic acid)의 혼합물로 구성된다. 클라부란산은 직접적인 항균작용은 없지만 효과적인 세균 베타락탐아제 억제제이므로 아목시실린이 세균을 파괴하는 작업을 계속하도록 한다. [그림 8-10]에서 **클라부란산**의 분자구조를 보면 **페니실린**의 베타락탐 구조가 얼마나 유사한지 알 수 있다. 이러한 유사함이 베타락탐과의 친화성을 설명한다. 클라부란산은 **티카르실린**(ticarcillin)과 병용하여 녹농균 감염에 쓸 수 있다.

타조박탐(tazobactam)도 **클라부란산**처럼 세균의 베타락탐아제를 억제한다. 페니실린, **피페라실린**(piperacillin)과 세팔로스포린(cephalosporin), **세프토로잔**(ceftolozane)과 병용하여 쓸 수 있다.

베타락탐 항균제의 부작용 Side-effects of β-lactam antibacterials

아마도 페니실린의 가장 심각한 부작용은 알레르기성 과민증(allergic hypersensitivity)일 것이다. 인구의 10%가 **페니실린**(penicillin)과 이것의 유도체로 인한 이상반응(adverse reaction)에 취약하고 발진과 발열이 나타날 수 있다. 소수의 사람들에게는 이상반응이 더욱 심각하게 나타나서 아나필락시스(anaphylaxis)를 초래할 수 있지만, 다행히도 이는 매우 드물다. 이미 알레르기와 건초열, 천식을 앓았던 사람들에게는 과민반응으로 인한 위험이 더 크다.

> 아나필락시스(*anaphylaxis*)는 정상적으로 무해한 물질이 심각한 면역반응을 유발하여 전신의 혈관확장, 혈관 투과성 증가와 폐의 부종을 유발하는 상태다. 이로 인해 혈압이 떨어지고 호흡 곤란이 발생한다.

[임상에서]

때로는 항균제가 세균성 질병의 원인이 될 수 있다. 장내 클로스트리듐 디피실레(*Clostridium difficile*)는 다른 편리공생균(commensals)을 죽일 수 있는 많은 광범위 항균제의 영향을 상대적으로 덜 받아 경쟁을 하지 않고 번식할 수 있다. 클로스트리듐 디피실레(*C. difficile*) 증식은 장의 염증과 심지어 패혈증(septicemia)까지 유발한다.

항균제 2: 리보솜을 표적으로 하는 약물

Antibacterials 2: drugs targeting ribosomes

이 분류에는 테트라사이클린(tetracycline), 아미노글리코시드(aminoglycoside), **클로람페니콜**(chloramphenicol), **에리스로마이신**(erythromycin) 같이 유명한 항균제가 많다. 이런 모든 약물은 세균의 리보솜(ribosome)을 표적으로 하여 세균이 단백질을 생성하지 못하도록 한다.

단백질합성(protein synthesis) 과정은 제1장에서 간략하게 설명했다. 유전자(gene)라고 하는 DNA 분절 하나가 단백질을 암호화하고 세포가 특정 단백질을 생산하고자 할 때 유전자는 DNA에서 mRNA로 전사된다. 이 mRNA는 핵(nucleus)에서 리보솜이 mRNA를 단백질로 번역하는 곳인 세포의 세포질(cytoplasm)로 전달된다. mRNA에 포함된 암호는 리보솜에 단백질을 구성하는 아미노산의 순서를 알려준다. [그림 8-11]은 이 과정을 단순하게 묘사한 그림이다. mRNA 가닥을 따라가면서 암호를 번역하는 리보솜을 보여준다. mRNA의 각각 작은 분절에는 20개의 아미노산 중 하나의 암호가 들어있다. 리보솜은 암호를 번역한 후 세포질에서 행당 유리 아미노산을 선택하고 이를 자라나는 아미노산 사슬에 덧붙인다.

단백질 합성과정은 모든 생명체에 매우 중요하며 이 과정을 방해하는 약물은 해당 생물에게 주요한 문제를 일으킨다. 세포분열을 하려면 새로운 단백질을 만들어야 하기 때문에 리보솜을 표적으로 하는 약물은 특히 복제를 억제한다. 리보솜을 표적으로 하는 약물이 정균제(bacteriostatic)인 이유이다.

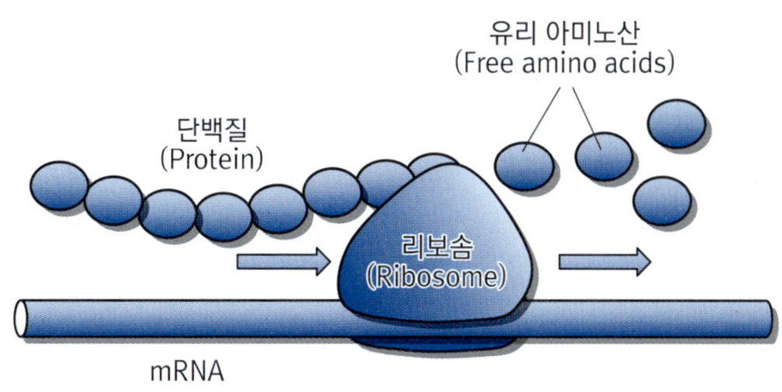

그림 8-11 리보솜은 mRNA의 한 부분에 포함된 암호를 번역하고 아미노산 사슬을 모아 단백질을 형성한다.

테트라사이클린(tetracyclines), 아미노글리코시드(aminoglycosides) 등과 같은 약물은 세균 리보솜이 사람의 진핵세포에서 발견되는 리보솜과 약간 다르기 때문에 세균의 리보솜을 표적으로 삼을 수 있다. 이 구조상의 차이는 비록 비교적 작지만 항균제의 표적이 되기에 충분하다.

[기초 뛰어넘기] 리보솜: 약물의 표적

리보솜은 항균제의 중요한 표적이다. 리보솜 작용을 억제하면 세균 단백질 합성이 억제되어 세포분열을 통한 번식 기능이 감소된다. 리보솜은 rRNA (ribosomal-RNA)와 단백질로 구성되고, 2개의 소단위(subunit)—큰 소단위와 작은 소단위—나뉜다. 이 소단위 구성과 크기가 원핵생물인 세균과 진핵생물인 인간이 다르다. 가장 확연한 차이는 크기인데, 리보솜은 스베드베리단위(Svedberg units-스웨덴 화학자 Theodor Svedburg의 이름에서 유래)로 측정된다. 세균의 소단위는 50S와 30S지만 사람은 그것보다 큰 60S와 40S다. 리보솜은 mRNA 코드를 읽고 지정된 아미노산을 번역하여 성장하는 폴리펩티드 사슬에 연결하며 아미노산을 합성한다. 리보솜을 표적으로 하는 약물은 리보솜의 다양한 부위에 특이적(specificity)으로 결합한다[그림 8-12]. 리보솜을 표적으로 삼는 약물에는 테트라사이클린(tetracycline), **겐타마이신(gentamicin)** 같은 아미노글리코사이드(aminoglycoside), **에리스로마이신(erythromycin)**, **클로람페니콜(chloramphenicol)**, **퓨시드 산(fusidic acid)**같은 마크롤라이드(macrolide)가 포함된다. 불행하게도 rRNA의 코드에 관여하는 유전자의 작은 돌연변이로 인해 앞서 언급된 대부분 약물에도 세균 저항성이 발생한다.

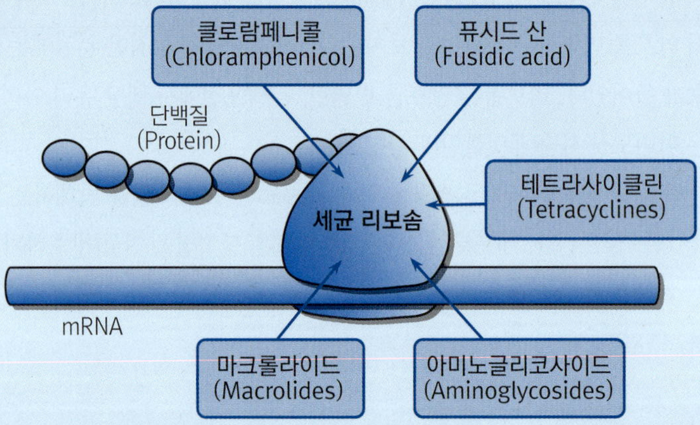

그림 8-12 많은 약물이 세균 리보솜 부위를 표적으로 삼는다.

[중요한 사실]

세균의 리보솜은 인간의 리보솜과는 약간 차이가 있기 때문에 항균제의 표적이 된다.

테트라사이클린계 Tetracyclines

이 약물군에는 **테트라사이클린(tetracycline)**, **데메클로사이클린(demeclocycline)**, **독시사이클린(doxycycline)**, **리메사이클린(lymecycline)**, **미노사이클린(minocycline)**, **옥시테트라사이클린(oxytetracycline)**, **타이제사이클린(tigecycline)**이 있다. 요로감염(urinary tract infection)과 호흡기감염(respiratory infection), 구강감염(oral infection) 같은 질병을 초래할 수 있는 다양한 미생물에 대항하는 유용한 광범위 항균제이다. 클라미디아감염(*Chlamydia* infection)과 세균성 수막염(bacterial meningitis)의 원인균인 수막염균(*Neisseria meningitidis*)에도 사용한다.

테트라사이클린은 30S 리보솜 소단위에 결합하여 새로운 아미노산이 펩티드 사슬에 추가되는 것을 막는다. 이것은 단백질 합성을 효과적으로 차단하여 테트라사이클린이 정균작용을 한다. 세균이 약물을 극복하는 새로운 방법을 찾음에 따라 테트라사이클린에 대한 내성은 점점 더 문제가 되고 있다. 많은 세균은 약물을 유출 펌프를 통해 세포 바깥으로 밀어낼 수 있으며 일부는 테트라사이클린의 효과로부터 리보솜을 방어하는 단백질을 생성하기도 한다. 다른 세균은 테트라사이클린을 변형시키는 효소를 생성하여 약효를 없애기도 한다.

[임상에서]

테트라사이클린(tetracycline)은 체내에서 칼슘 킬레이트제(chelating agent)로 작용한다. 다시 말해서 Ca^{2+}과 결합하여 생리학적 과정에서 Ca^{2+}의 사용을 방해한다. 테트라사이클린은 특별히 뼈 성장을 위해 많은 양의 칼슘을 필요로 하는 12세 이하 어린이와 임신 중이거나 수유 중인 여성에게는(태아나 신생아를 위해) 금기이다.

아미노글리코시드계 Aminoglycosides

이 약물군에는 **겐타마이신(gentamicin)**, **아미카신(amikacin)**, **네오마이신(neomycin)**, **토브라마이신(tobramycin)**이 있다. 약물이 리보솜 30S 소단위에 결합하면 리보솜이 mRNA를 오독하여(misread) 잘못된 아미노산을 끼워넣어 기능하지 못하는 단백질을 만들어, 결과적으로 세균의 단백질 합성을 억제한다. 이 약물군은 모두 구강으로는 잘 흡수되지 않아서 대개 정맥주사(IV) 또는 근육주사(IM)를 통해 투여된다. 이들은 그람양성·그람음성 호기성 세균에 효과적이고 세균성 수막염 등 심각한 전신감염에 사용한다. 모든 아미노글리코시드는 내이(속귀, inner ear)와 신장 네프론(nephron)을 손상시킬 수 있으므로, 신장질환자의 경우 신중하게 관찰해야 한다. **스트렙토마이신(streptomycin)**은 결핵(tuberculosis) 치료에 사용한다.

[사례연구]

판 씨는 최근 고관절치환술(hip replacement)을 받은 병원에서 퇴원한 후 열감과 배뇨시 심한 불편감을 호소한다. 가장 흔한 병원체 중 하나인 대장균(*E. coli*)으로 인한 요로감염(urinary tract infection, UTI)이 의심된다. 이에 적합한 치료는 무엇인가?

사례연구 해설

요로감염(UTI)이 병원에서 걸렸고 내성 균주일 가능성이 높다. 내성 세균에 효과적인 항균제는 내성을 확인할 때까지 아껴야 한다. **코-아목시클라브(co-amoxiclav)**는 내성이 단지 가능성일 경우에 적합한 선택일 수 있다. 왜냐하면 **클라부란산(clavulanic acid)**은 항균작용을 하지 않기 때문에 세균은 이 약에 대항해서 내성을 기를 수 없다.

마크롤라이드계, 린코사마이드계, 클로람페니콜계

Macrolides, lincosamides and chloramphenicol

이 약물군에는 **아지트로마이신**(axithromycin), **클라리트로마이신**(clarithromycin), 그리고 **에리스로마이신**(erythromycin) 등이 포함되며, 그 중 에리스로마이신이 가장 널리 사용되는 마크롤라이드계(macrolide) 약물이다. **페니실린**(penicillin)과 유사하기 때문에 페니실린에 알레르기가 있는 환자에게 유용한 대안이다. 이 약물은 50S 리보솜 소단위의 일부를 차단하여 단백질 합성을 억제하여 리보솜에서 펩티드 사슬의 방출을 억제한다.

클린다마이신(clindamycin)은 린코사마이드계(lincosamide) 약물의 유일한 대표 약물로, 그람양성 구균에 효과적이며, 포도상구균(staphylococcus)으로 인한 관절(joint)과 뼈(bone)의 감염, 복막염(peritonitis) 치료에 권장된다. **클로람페니콜**(chloramphenicol)은 강력한 광범위 항균제로, 일부 환자에서 골수를 심하게 억제하여 빈혈(anemia)을 유발하기 때문에 심각한 전신감염의 경우에 사용한다. 또한 **클로람페니콜**(chloramphenicol)은 눈과 귀의 점적약으로 국소적인 투여가 가능하다.

항균제 3: 플루오르퀴놀론 Antibacterials 3: fluoroquinolones

퀴놀론계(quinolone)로 불리는 이 광범위 항균제군에는 **시프로플록사신**(ciprofloxacin), **레보플록사신**(levofloxacin), **목시플록사신**(moxifloxacin), **날리디식산**(nalidixic acid), **노르플록사신**(norfloxacin), **오플록사신**(ofloxacin)이 포함된다. DNA 복제 혹은 mRNA 전사를 하는 동안 DNA 나선구조(helix)를 푸는 데 관여하는 국소이성화효소 Ⅱ (topoisomerase Ⅱ)를 억제함으로써 작용한다. 따라서, 플루오르퀴놀론(fluoroquinolone)은 세포분열과 단백질 합성을 모두 방해한다. 호흡기감염과 요로감염의 치료에 있어서 특히 그람음성 세균에 대항하여 작용한다. **시플로플록사신**(ciprofloxacin)은 임질(gonorrhoea)과 클라미디아(chlamydia) 같은 일부 성매개감염 치료에 사용된다.

DNA의 복제(replication)는 세포(이런 경우 세균)분열 동안 새로운 DNA를 생산하는 것이다. 전사(transcription)는 단백질 합성 동안 DNA의 한 구획을 mRNA로 복사하는 것을 의미한다.

항균제 4: 기타 항균제 Antibacterials 4: other antibacterial drugs

약전에 수록된 항균제는 여러 종류가 있다. 이 중 일부는 일반적인 질환에 정기적으로 사용되는 반면, 일부는 희귀 질환에 사용되거나 매우 특수한 적응증(indications)에 사용된다. 항균약물에 대한 내용만으로 책 한 권을 쉽게 채울 수 있지만 이 책에서는 한 장에 마쳐야 하므로 아직 언급하지 않았지만 임상현장에서 가장 자주 접하는 약물을 선택해서 간략히 요약하며 마무리한다.

반코마이신(vancomycin)과 **타이코플라닌**(teicoplanin)은 심내막염과 그람양성균으로 인한 심각한 감염을 치료하는 데 사용한다. 이런 약물은 펩티도글리칸 합성을 억제하여 세균의 세포벽을 파괴하지만, 베타락탐 항균제와는 다른 기전으로 작용한다. **반코마이신**과 **타이코플라닌**은 엔아세틸뮤라민산(N-acetylmuramic acid)의 짧은 펩티드에 결합하여 트랜스펩티다제 효소가 글리코단백질 폴리머 사이에 연결을 형성하는 것을 방해하여 펩티도글리칸(peptidoglycan) 합성을 억제한다.

트리메토프림(trimethoprim)은 요로와 폐 감염에 사용된다. 엽산 대사를 억제함으로 작용한다. 엽산은 DNA와 RNA 퓨린 뉴클레오티드, 구아닌, 아데닌 합성에 필수적이다. 사람은 엽산을 만들 수 있지만 식이, 특히 잎채소에서 대부분 섭취한다. 세균은 엽산을 새로 합성해야 한다. 트리메토프림은 이수소엽산을 퓨린 뉴클레오티드 합성의 중간물인 테트라하이드로엽산(*tetrahydrofolate*)으로 전환시키는 세균 효소인 이수소엽산 환원효소(*dihydrofolate reductase*)를 억제한다. 트리메토프림은 거의 대사되지 않고 그대로 소변으로 배출되므로 요로감염 치료에 이상적이다.

리팜피신(rifampicin)은 심내막염과 결핵, 리지오넬라병 같은 심각한 감염에 유용하다. 이 약은 DNA를 mRNA로 전사하는 세균 RNA 중합효소를 억제하여 단백질 합성을 중단시킨다. **리팜피신**은 약물을 대사하는 간 효소의 강력한 유도제(inducer)로 경구피임약 같은 다른 약물의 혈청 농도를 낮춘다.

메트로니다졸(metronidazole)은 헬리코박터(*Helicobacter*), 클로스트리디움(*Clostridium*), 박데리아성 질증(bacterial vaginosis), 하퇴궤양, 골반염증성질환(pelvic inflammatory disease) 등을 포함한 혐기성균 감염에 효과적인 광범위하게 사용되는 항균 약물이다. 또한 치과에서 종기나 궤양성 치은염에 사용된다. 항균 약물로는 드물게 원생동물에 의한 감염에도 효과적이다. **메트로니다졸**은 혐기성 세포에 있는 효소인 *pyruvate-ferredoxin oxidoreductase* (PFOR)에 의해 특이적으로 활성화되는 효과적인 전구약물(prodrug)이다. 활성화된 형태에서 메트로니다졸은 DNA, 단백질, 세포막을 공격한다. **메트로니다졸**은 알코올 대사를 억제하여 메스꺼움과 홍조를 일으킨다. 감염으로 인한 1주일 동안 절대 금주는 일부 환자에게 이중고일 것이다.

니트로푸란토인(nitrofurantoin)은 소변으로 그대로 배설되므로 요로감염 치료에 이상적이다. 작용 기전은 명확하게 알려지지 않았지만 세균세포 안에서 플라빈단백질(*flavoprotein*)에 의해 반응성이 높은 형태로 활성화되어 DNA와 리보솜 단백질 손상을 유발한다고 추측된다.

[요약] 항균제

- 항균제는 사람세포와 다른 세균의 구조를 표적으로 한다.
- 일부 항균제는 광범위 항균제로 넓은 범위의 세균을 표적으로 한다. 일부는 좁은 범위 항균제로 특정 세균군만을 표적으로 한다.
- 베타락탐 항균제에는 페니실린, 세팔로스포린, 카르바페넴이 있다.
- 베타락탐아제는 세균세포벽의 필수 성분인 펩티도글리칸의 생성에 관여하는 효소를 차단한다. 이 살균작용으로 세포벽이 파열된다.
- 세균 내성은 종종 베타락탐 항균제의 베타락탐 고리를 변성시키는 베타락탐아제 같은 세균이 생산하는 효소로 인해 발생한다.
- 테트라사이클린, 아미노글리코시드와 관련 약물은 세균의 리보솜을 표적으로 하여 단백질 합성을 억제한다. 이 정균작용은 복제를 방해한다.
- 플루오르퀴놀론(fluoroquinolone)은 세포분열과 단백질 합성을 모두 방해한다.
- 많은 다른 항균제가 사용 가능하며, 각각은 목표로 하는 박테리아에 대해 고유한 작용 기전이 있다.

8.3 진균

Fungi

진균은 종류가 다양하고 대다수가 비병원성이다. 일부는 실제로 매우 맛있고 먹기도 좋다. 효모 사카로미세스 세레비시아(*Saccharomyces cerevisiae*) 효모균 같은 다른 진균은 와인과 맥주를 양조하고 빵을 굽는 데 사용된다. 병원성 진균은 단세포 효모균인 칸디다 알비칸스(*Candida albicans*)처럼 진균의 크기 범위에서 가장 작은 크기에 해당한다. 흔한 병원성 진균은 다음과 같다:

- 칸디다 알비칸스(*Candida albicans*) - 아구창(질과 구강)
- 백선균(*Trichophyton*) - 무좀, 발백선증
- 아스페르길루스(*Aspergilus*) - 아스페르길루스증
- 머리백선증(*Tinea capitis*) - 두피와 머리카락의 백선(ringworm, 벌레가 아닌 곰팡이)
- 몸백선증, 샅백선증, 발백선증(*Tinea corporis*, *T. cruris*, *T. pedis*) - 피부와 손톱감염
- 크립토코쿠스 네오포르만스(*Cryptococcus neoformans*) - 효모균증

건강한 사람에게 진균감염은 일반적으로 국소적이며 생명을 위협하지 않는다. 백선(ringworm), 아구창(thrush), 무좀(athelete's foot)은 흔하며, 다음에서 논의될 항진균제에 반응하여 비교적 쉽게 치료된다. 진균감염의 주요 위험군은 이미 심각한 질병에 걸렸거나 면역이 약화된 환자들이다. 여기서 진균은 기회감염병원체로서 작용하고, 심각하고 생명을 위협하는 병적 상태를 초래할 수 있다. 예를 들어 칸디다 알비칸스(*Candida albicans*)는 여성에게 간헐적으로 나타나는 외음질칸디다증(vulvovaginal candidiasis), 신생아와 노인의 구강 칸디다증을 제외하고, 건강한 개인에게는 심각한 문제를 거의 초래하지 않는다. 하지만 사람면역결핍바이러스(human immunodeficiency virus, HIV)에 감염된 후천면역결핍증후군(acquired immuno-deficiency syndrome, AIDS) 환자나 면역억제제를 투여 중인 암환자처럼 면역이 억제된 사람에게는 침습적인 전신칸디다증(systemic candidiasis)이 발생할 수 있다. 전신칸디다증은 중환자실 밖에서는 거의 발생하지 않으며 여러 신체기관을 감염시키는 치사율이 높은 매우 심각한 질병이다.

진균은 진핵생물로 세포구조가 인간의 세포구조와 비슷하기 때문에, 이들을 표적으로 하는 약물을 만들기가 어렵다. 항균제 표적이 되는 세균 구조는 진균에서는 발견되지 않기 때문에 항균제는 진균에 아무런 효과가 없다. 하지만 항균제과 마찬가지로 항진균제는 인간세포에서 발견되는 구조와는 차이가 있는 진균만의 특이적인 구조를 표적으로 해야 한다. 두 가지 주요 차이점은 곰팡이 세포벽과 세포막이다. 포유류 세포에는 세포벽이 없기 때문에 세포벽은 분명한 차이가 있다. 세포막은 매우 비슷하지만 콜레스테롤보다는 곰팡이 스테롤인 에르고스테롤을 함유하고 있다.

[기초 뛰어넘기] 진균세포막

진균 종류에 따라 세포벽은 다양하나 대부분은 중합된 β-1,3 글루칸과 β-1,6 글루칸당, 키틴(chitin: N-acetylglucosamine 폴리머), 만난(mannan: 마노스당 폴리머)의 그물망으로 이루어져 있다**[그림 8-13]**. 세포벽 아래에 있는 세포막은 두 층의 인지질로 구성되어 인간 세포막과 비슷하다. 주요한 차이점은 콜레스테롤보다 안정된 스테롤인 에르고스테롤(ergosterol)의 출현이다. 에르고스테롤 합성경로는 사람 간세포에서 이루어지는 콜레스테롤 합성경로와 아주 유사하지만 진균의 일부 에르고스테롤-특이적 효소는 **플루코나졸(flucomazole)** 같은 약물의 표적이 된다.

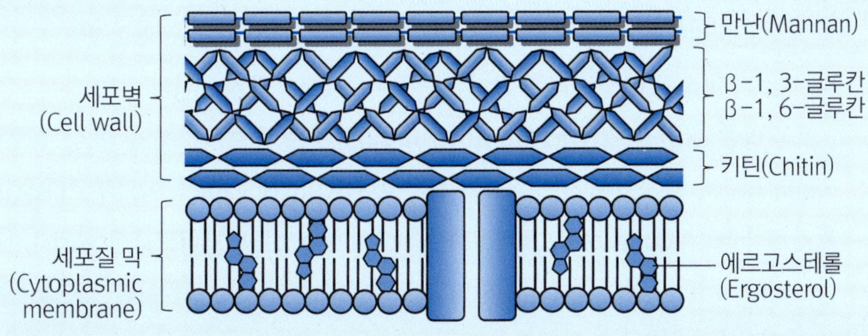

그림 8-13 진균세포막

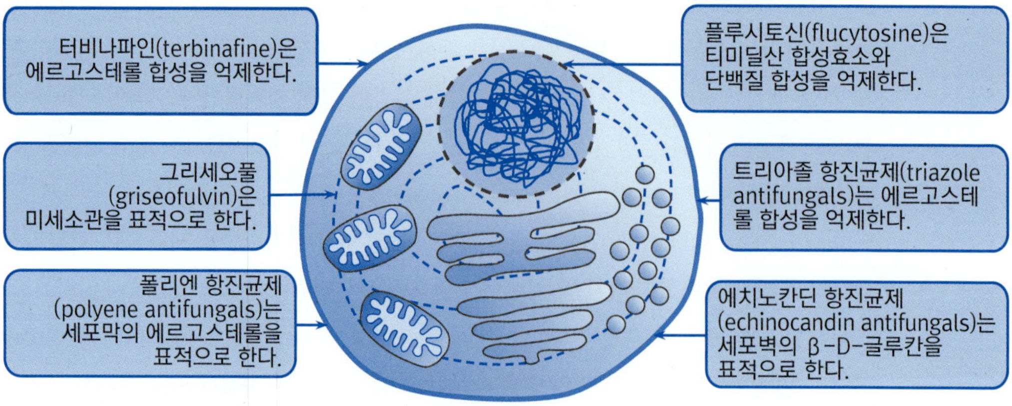

그림 8-14 항진균제의 표적 요약을 보여주는 진균 세포

[알고 있나요?]

백선(ringworm)은 벌레와는 아무 상관이 없고 진균류에 의해 유발된다는 것을 알고 있는가? 피부사상균증이라고 널리 불리는 질병은 반지 모양의 병변을 만드는 백선균의 피부 감염으로 나타나는 경우가 대부분이다.

항진균제의 표적에 대해 [그림 8-14]에 요약하였다.

항진균제 Antifungal drugs

폴리엔 항진균제(**암포테리신**)는 인간 세포막에서 발견되는 콜레스테롤(cholesterol)이 아닌 에르고스테롤(ergosterol)을 함유하고 있는 진균 세포막(fungal cell membrane)을 표적으로 삼는다. 콜레스테롤처럼 에르고스테롤은 세포막 안정성을 위해 필수적이다. **암포테리신**(amphotericin)과 니스타틴 같은 항진균제는 에르고스테롤에 친화적인 특성이 있어, 이에 결합하면서 세포막 통합성을 파괴하여 결국 세포는 용해되어 죽게 된다. **암포테리신**은 전신칸디다증과 크립토코쿠스증 같은 심각한 전신 진균감염에 사용한다. 독성이 꽤 있는 것으로 알려져 있으므로, 반드시 신중하게 투여해야 한다. **니스타틴**(nystatin)은 구강 칸디다증에 국소적으로만 사용한다.

트리아졸 항진균제(triazole antifungals)에는 에르고스테롤 합성 경로에서 *14α-sterol demethylase* 효소를 표적으로 하는 **플루코나졸**(fluconazole), **이사부코나졸**(isavuconasole), **이트라코나졸**(itraconazole), **포사코나졸**(posaconazole), **보리코나졸**(voriconazole) 등이 포함된다[그림 8-15]. 막 통합성이 상실되면 세포분열이 억제된다. 트리아졸 항진균제는 입과 질에 발생하는 칸디다증과 침습적인 칸디다증 그리고 아스페르길로스증 등 국소적이거나 전신적인 진균 감염에 폭넓게 사용된다.

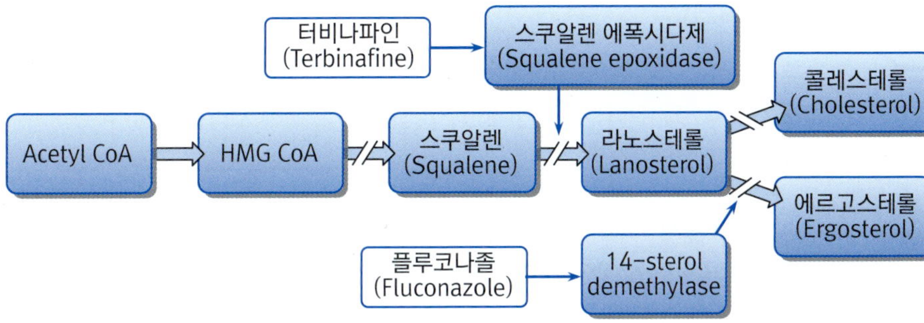

그림 8-15 에르고스테롤 합성 경로의 효소는 항진균제의 표적을 제공한다. 순서 화살표가 끊어진 모습은 경로에서 생략된 단계를 나타낸다.

케토코나졸(ketoconazole) 같은 **이미다졸 항진균제**(imidazole antifungals)는 트리아졸 항진균제와 작용기전이 동일하고 국소적으로 사용한다.

에치노칸딘 항진균제(echinocandin antifungals)는 상대적으로 최근에 도입된 약물로, **아니둘라펀진**(anidulafungin), **카스포펀진**(caspofungin), 그리고 **미카펀진**(micafungin)을 포함한다. 전신 칸디다증이나 아스페르길로스증 등의 심각한 진균 감염 치료에 사용한다. 진균 세포벽 필수 구성요소인 β-1,3-glucan polysaccharide 합성의 핵심 효소인 β-1,3-glucan synthase를 억제한다. 에치노칸딘은 분자량이 큰 복합체라 정맥주사로 투여해야 한다.

플루시토신(flucytosine)은 심각한 전신 감염에 사용되는 항진균제이다. 항암제인 **5-플루오로우라실**(5-fluorouracil)과 작용기전이 유사하나 진균만이 **플루시토신**을 세포 내로 섭취하는 수송체를 가지고 있다. 세포 내부에서 DNA 합성에 관여하는 곰팡이 효소인 *thymidylate synthase*를 억제하는 중간체로 전환된다.

그리세오풀빈(griseofulvin)은 진균의 미세소관(fungal microtubules)에 대항하여 작용하고 세포분열을 방해한다. 피부, 두피, 손톱 · 발톱 감염을 치료하는 데 사용된다.

터비나파인(terbinafine)은 ergosterol 합성 경로에서 스쿠알렌 에폭시다제(*squalene epoxidase*)를 표적으로 삼아 세포막을 손상시킨다. 백선, 피부나 손톱감염에 사용된다.

국소 항진균제 Topical antifungal drugs

폴리엔 항진균제인 니스타틴, 이미다졸 항진균제인 **클로트리마졸**(clotrimazole), **에코나졸**(econazole), **케토코나졸**과 **미코나졸**(miconazole) 같은 많은 국소 항진균제가 백선이나 무좀 또는 칸디다증 같은 국소적인 진균 감염에 사용된다.

항진균제 부작용은 보통 가벼운 편이고 오심, 구토, 설사, 발진과 같은 일반적인 부작용이 나타난다. 아졸계(azole) 일부 약물은 간 손상과 울혈성심부전 환자에게 신중하게 투여해야 한다. 또한 **암포테리신**(amphotericin) 주사 시, 아나필락시스(anaphylaxis) 등 주의해야 할 사항이 많다.

[사례연구]

최근에 HIV 감염을 진단받은 정맥 내 마약사용자가 혀와 잇몸에 생긴 하얀 플라크 때문에 진료를 받으러 왔다. 구강 칸디다증이 의심된다. 어떤 처방을 해줄 수 있는가?

사례연구 해설

플루코나졸(fluconazole)은 현재 선택할 수 있는 약물로 이 문제를 해결해 줄 것이다. 환자가 진균감염에 취약하다면, HIV 감염이 진행될수록 경각심이 더욱 필요할 것이다. 칸디다증과 크립토코쿠스증은 침습적이 되어, 면역이 억제된 환자들에게 심각한 문제를 일으킬 수 있기 때문이다.

8.4 바이러스

Viruses

바이러스는 대략 10~100 nm (1,000 nm = 1 ㎛) 정도로 매우 작아서 전자현미경을 통해서만 볼 수 있다. 바이러스는 절대세포기생충(obligate cellular parasite)으로 숙주세포에 침입한 후에만 생식할 수 있으며 언제나 숙주에 질병을 유발한다. 대부분의 생물은 바이러스 공격에 취약하다; 동물, 식물, 진균, 심지어 세균조차도 모두 바이러스의 표적이다. 바이러스는 숙주에 매우 특이적인 경향을 보이기 때문에, 예를 들어서 인간은 애완동물로부터 감기바이러스나 화분의 식물으로부터 수국모자이크바이러스(hydrangea mosaic virus)에 감염되지는 않는다.

흔한 병원성 바이러스는 다음과 같다:

- 리노바이러스(Rhinovirus) - 감기
- 오르소믹소바이러스(Orthomyxovirus) - 독감
- 파라믹소바이러스(Paramyxovirus) - 홍역
- 수두대상포진바이러스(Varicella-zoster) - 수두와 대상포진(shingles)
- 노로바이러스(Norovirus) - 위장염
- 로타바이러스(Rotavirus) - 설사(특히 어린이들에게 흔함)
- 아스트로바이러스(Astrovirus) - 위장염
- 유두종바이러스(Papillomavirus) - 생식기 사마귀
- 코로나바이러스(Coronavirus) - 중증급성호흡증후군
- 사람면역결핍바이러스(Human immunodeficiency virus, HIV) - 후천면역결핍증후군(AIDS)

[알고 있나요?]

바이러스는 다른 생물계와는 관련이 적고, 그들의 관계는 매우 문제가 많아서 Carl Linnaeus (1707~1778)가 고안한 명명법을 적용하지 못한다는 것을 알고 있는가? 이러한 이중이름은 속명(genus name)과 종명(species name)에 따라 각각 호모 사피엔스(*Homo sapiens*)와 대장균(*Escherichia coli*)처럼 생물을 구분한다.

바이러스는 종종 단순히 단백질주머니 또는 지질막 안에 한 가닥의 DNA나 RNA가 있는 매우 단순한 구조이다. [그림 8-16]은 주머니로 둘러싸인 바이러스의 전형적인 구조를 보여주지만, 구조적 다양성을 보여주지는 않는다는 것에 주의해야 한다.

바이러스는 숙주세포 내에서 번식하기 때문에 약물로 공격하기 어렵다. 소수의 약물이 바이러스 특이적 단백질 일부를 표적으로 개발되어왔지만, 주요 방어방법은 특정 바이러스에 대항하여 방어하기 위한 미리 프로그램된 예방접종(vaccination)이다. 일부 약물은 인플루엔자(influenza)와 호흡기세포융합바이러스(respiratory syncytial virus) 감염 치료에 사용되는데 주로 고위험 환자에게 사용한다.

사람면역결핍바이러스 Human immunodeficiency virus, HIV

사람면역결핍바이러스(human immunodeficiency virus, HIV) 감염은 후천면역결핍증후군(acquired immunodeficiency syndrome, AIDS)이라고 하는 면역 저하 환자에게 흔히 발생하는 일련의 질병과 함께 신체의 신체 면역반응을 약화시키는 복합적인 불치병을 유발한다. 이 질병은 거침없이 전 세계로 퍼져나가 특히 성교육이 부적절하거나 비효과적인 개발도상국가에서 수백만 명을 감염시켰다. HIV 퇴치를 목적으로 약물 개발은 꾸준히 진행 중이지만 아직 치료약은 없다. 그러나 HIV 감염의 진행을 늦추고 감염자의 삶의 질을 높이는 것은 가능해졌다. 다른 바이러스 감염을 치료하는 약물을 모두 합친 것보다 HIV에 사용하는 약물이 더 많다는 점은 HIV 치료제를 개발하기 위해

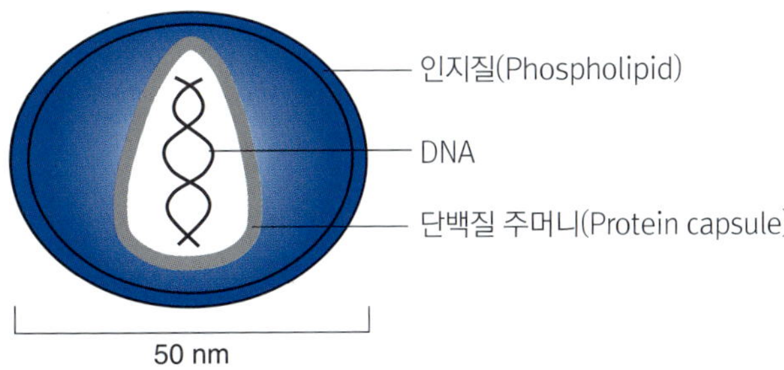

그림 8-16 캡슐로 된 바이러스의 전형적인 구조

그만큼 많은 노력을 기울였다는 증거이다. 일반적으로 항-HIV 약물은 감염된 세포에서 바이러스 복제와 관련된 바이러스 효소나 과정을 표적으로 삼는다. 약물은 항상 HAART(고강도 항레트로바이러스 치료법)라고 하는 병용요법으로 투여된다. HIV 치료는 고도로 전문화된 영역이므로 치료에 사용되는 약물 더 알고 싶으면 전문 간행물을 살펴보는 것이 좋다.

왜 HIV 예방접종을 하지 않나요?

백신이 효과를 나타내기 위해서는 표적으로 하는 바이러스가 면역체계에 의해 인식될 수 있는 안정적인 항체 마커를 가지고 있어야 한다. HIV는 레트로바이러스이며 이 그룹은 빠른 돌연변이가 특성 중 하나다. 백신 접종에 의한 방어가 HIV 항체 마커의 빠른 변이 속도로 인해 거의 즉시 무력화된다는 의미이다.

헤르페스바이러스감염 Herpes virus infections

이 감염은 헤르페스바이러스군에 의해 유발된다. 단순포진 바이러스(herpes simplex virus)는 입술헤르페스(cold sore), 결막염(conjunctivitis), 구강궤양(mouth ulcer) 및 생식기감염(genital infection)을 유발한다. 수두대상포진바이러스(varicella-zoster virus)는 대상포진(shingle)과 수두(chicken pox)를 유발한다. 헤르페스감염을 치료하는 약물은 바이러스 단백질을 생산하는 효소인 바이러스 RNA 중합효소(viral RNA polymerase)를 억제하는 **아시클로비르(aciclovir)** 계통이다. 이 약물은 단백질 합성과 바이러스 복제를 중단시킨다.

[사례연구]

채 씨는 콧물이 흐르는 코감기(streaming head cold)로 진료를 받으러 왔다. 몸이 아프다고 말하며, 몸이 나아지고 다시 일할 수 있도록 항생제 처방을 원한다. 어떻게 할 것인가?

사례연구 해설

채 씨의 문제는 바이러스로 인한 것으로 세균으로 인한 문제가 아니다. 항생제(antibiotic)는 항균제를 의미하는 단어로 널리 사용되며, 바이러스 감염에는 아무런 효과가 없다—사실상, 현재 감기(common cold)를 치료할 수 있는 약물은 없다. 질병이 감기라는 것과 채 씨가 합병증에 취약하지 않다는 사실을 다행으로 여기고, 집에 가서 몸을 따뜻하게 하고 증상이 없어질 때까지 일을 하지 말라는 조언을 해 줘야 한다.

8.5 원생동물

Protozoa

이 단세포생물군은 말라리아(malaria), 아메바증(amoebiasis), 리슈만편모충증(leishmaniasis) 등의 몇몇 불쾌한 질병을 유발한다. 다행히도 이런 질병 대부분은 보통 열대지방에서 발견되어, 열대병(tropical disease)을 전문으로 하는 임상환경 외에서는 거의 마주치게 될 가능성이 적다. 원생동물 감염은 다음의 두 가지가 흔하다.

- 질편모충증(trichomoniasis, 트리코모나스증)은 질편모충(trichomonasvaginalis, 트리코모나스균)에 의해 나타나는 꽤 흔한 성병이다. **메트로니다졸**(metronidazole)이나 **티니다졸**(tinidazole)을 사용하여 치료한다.
- 톡소포자충증(toxoplasmosis)은 원생동물인 톡소포자충(*Toxoplasma gondii*)에 의해 유발되는 질병이다. 일반적으로 자기국한병(self-limiting disease)이며 집에서 기르는 애완동물에 의해 걸릴 수 있다. 임산부와 면역력이 저하된 환자는 더 위험하며 감염병 전문의의 진료가 필요하다.

8.6 연충류(기생충)

Helminths (worms)

요충(threadworm, 혹은 *Enterobius vermicularis*)은 아마도 가장 흔한 기생충질환(helmintic disease)의 원인이다. 요충은 항문 주위에 낳은 기생충 알을 다시 섭취하는 순환주기를 거친다. 가려움증(pruritus)으로 인해 가려운 부위를 긁으면 기생충 알이 손톱 밑으로 들어가 입으로 이동되는 순환이 반복된다. 확실한 치료는 기생충 내 당 섭취를 억제하는 **메벤다졸**(mebendazole) 복용과 기초위생에 대한 철저한 교육이다.

[요약] 진균, 바이러스, 원생동물 및 기생충에 사용되는 약물

- 항진균제는 주로 인간세포에서 발견되는 콜레스테롤보다는 에르고스테롤이 포함된 진균 세포막을 표적으로 한다.
- 바이러스는 절대세포기생충으로 약물의 표적이 되기 어렵다. 예방접종은 바이러스감염을 예방하는 가장 효과적인 방법이다.
- 감기나 독감 같은 흔한 바이러스감염을 치료하는 항바이러스제는 상대적으로 거의 없다. 많은 약물이 HIV를 치료하기 위해 개발되었다.
- 성병인 트리코모나스증과 고양이처럼 집에서 기르는 동물에 의해 전파되는 질병인 톡소플라스모시스는 가장 흔한 원충감염이다.
- 요충은 비교적(특히 어린이에게) 흔하다. 요충은 철저한 위생관리와 함께 **메벤다졸**(mebendazole) 같은 약물을 복용하여 제거할 수 있다.

학습문제

여러분은 이 장을 끝냈다. 이제 얼마나 배우고 기억하는지 확인하기 위해 다음의 질문에 답해 보자.

1. 미생물감염을 유발할 수 있는 미생물의 네 가지 군을 나열하시오.
2. 지구상에서 가장 처음으로 진화한 미생물군은 무엇인가?
3. '원핵생물(prokaryote)'과 '진핵생물(eukaryote)'이라는 용어를 통해 무엇을 알 수 있는가?
4. 세균을 분류할 수 있는 세 가지 요소를 나열하시오.
5. 세균의 세포벽에서 발견되는 구조상 당단백질(glycoprotein)의 이름은 무엇인가?
6. 페니실린(penicillin)과 세팔로스포린(cephalosporins)은 세균을 어떻게 죽이는가?
7. 세균이 페니실린과 세팔로스포린에 대해 내성을 가지게 되는 주된 방법은 무엇인가?
8. 클라부란산(clavulanic acid)은 세균의 내성을 피하는 데 어떻게 도움이 되는가?
9. 살균제(bactericidal drug)와 정균제(bacteriostatic drug)의 차이점은 무엇인가?
10. 테트라사이클린(tetracycline)과 아미노글리코시드(aminoglycoside)는 세균의 어떤 구조를 표적으로 하는가?
11. 테트라사이클린이 임신부에게 금기인 이유는 무엇인가?
12. 항진균제(antifungal drug)의 주요 표적은 무엇인가?
13. 바이러스를 약물의 표적으로 삼는 것이 매우 어려운 이유는 무엇인가?
14. 바이러스 감염을 예방하는 가장 효과적인 방법은 무엇인가?
15. 원생동물 감염과 세균 감염을 모두 치료할 수 있는 약물은 무엇인가?

9장

호흡기계 질환과 약물

Disorders and drugs of the respiratory system

이 장은 호흡기계의 구조 및 기능을 살펴보는 생리학으로 시작한다. 그러고 나서 호흡기계와 관련된 기능장애와 병리에 대해 살펴보고, 최종적으로 이러한 기능장애와 질병의 치료에 사용하는 주요한 약물의 작용에 대한 약리학에 대해 알아볼 것이다.

CONTENTS

제9장은 간단한 사례연구를 제시하고 학습문제로 마무리 짓는다. 이를 통해 여러분은 호흡기계 생리, 관련 질환, 치료 약물의 약리작용에 대해 얼마나 잘 이해했는지 확인할 수 있다.

[임상에서]

임상 어떤 분야에 있든지 호흡기계 문제가 있는 환자를 접한다. 건초열은 수백 명에게 영향을 미치며 사소한 불편에서 심각한 문제까지 다양하다. 천식(asthma)은 일반적으로 어린 시절에 시작해서 때로 성인이 되어서도 지속되는 흔한 질환이다. 낭성섬유증(cystic fibrosis)은 폐에 영향을 미칠 수 있는 치료가 불가능한 유전질환이다. 천식보다는 드물지만 어린 시절에서 성인까지 지속될 수 있다. 기관지염(bronchitis)과 폐기종(emphysema)은 주로 노인들에게 영향을 미치는 상대적으로 흔한 만성 호흡기질환이다. 앞서 언급된 모든 질환은 수년간 지속될 수 있는 만성 문제인 경향이 있지만 단기간의 호흡기 문제도 많다. 폐렴(pneumonia) 같은 일부 질환은 특히 노인에게 매우 치명적일 수 있다. 다른 질환들은 불쾌하긴 하지만 보통은 심각하지 않다. 대부분의 사람은 살아가면서 언젠가는 기침(cough)이나 흉부감염(chest infection)에 걸리게 된다. 폐(lung)의 가스교환을 방해하는 모든 질환은 몸 전체에 심각한 영향을 미칠 수 있다. 그러므로 여러분이 폐의 기초 생리, 질환의 병리, 호흡기계 질환을 치료하는 약물의 약리작용에 대해 이해하는 것은 중요하다.

개요

Introduction

호흡은 우리가 태어나는 순간부터 삶의 마지막 순간(종종 '마지막 호흡'이라고 한다)까지 매 순간마다 삶에 필수적이다. 분당 약 13번 숨을 들이쉬고 내쉬며 호흡마다 신선한 산소가 포함된 공기가 폐로 들어오고 이산화탄소가 제거된다. 어떤 이유로든 호흡이 멈추면 결과는 매우 심각하다. 호흡이 멈춘 상태로 수분이 지나면 사망한다. 이보다 치명적인 문제는 없다! 건강한 폐는 개인의 안녕에 필수적이며 폐의 효율적인 기능을 손상시키는 모든 질환은 문제를 유발할 수 있다. 지난 수십 년간 영국의 폐질환 패턴은 경제상태, 건강, 생활양식의 변화를 반영하면서 변화했다. 기관지염(bronchitis)과 폐기종(emphysema) 같은 만성폐쇄폐질환(chronic obstructive pulmonary disease, COPD)은 원래 오염된 공장의 열악한 근무환경에 의해 발생하는 산업질환이었다.

더 깨끗하고 오염이 덜한 환경에서 폐 질환은 일반적으로 감소할 것이라고 생각하지만 역설적으로 단 한 가지 질환, 천식(asthma)은 꾸준히 증가하고 있다.

이 장에서는 먼저 호흡기계의 해부와 생리를 살펴보고 천식, 기관지염, 기침과 같은 몇몇 흔한 질환에 대해 공부할 것이다. 마지막으로 문제가 발생했을 때 정상 기능을 회복하는 데 도움이 되는 약물에 대해 알아볼 것이다. 또한 폐렴(pneumonia)과 같은 세균감염으로 인한 호흡기계 질환, 인플루엔자(influenza)와 중증급성호흡증후군(severe acute respiratory syndrome, SARS) 같은 바이러스 감염으로 인한 호흡기계 질환들은 전문적인 치료가 필요하며, 입문 교재의 수준을 벗어나지만, 제8장에서 이미 이런 감염질환들을 치료하는 몇 가지 항균약물에 대해 배웠다. 폐암(lung cancer)도 흡연에 의해 발생하는 매우 흔한 질환이다. 폐 감염과 마찬가지로 치료에는 전문적인 약물이 필요하며 이 내용은 제12장에서 다룰 것이다.

[시작하기에 앞서]

이 장에서는 호흡기계와 천식, 기관지염, 폐기종과 같은 흔한 질환을 치료하는 약물에 대해 공부할 것이다. 다행히 여러분은 이미 호흡기계의 기본 해부와 생리에 대해 배웠다. 여러분의 사전지식을 확인해 보는 간단한 문제로 시작한다.

1. 입에서 폐까지 이어지는 주요 기도의 이름은 무엇인가?

2. 들숨에서 산소와 이산화탄소 중 어떤 것을 들이마시는가?

3. 늑골이 올라가고 횡격막이 내려갈 때, 공기는 폐 안으로 들어오는가? 아니면 폐 밖으로 나가는가?

4. 가스교환이 일어나는 세기관지의 말단에 있는 작은 공기 주머니의 이름은 무엇인가?

5. 폐를 감싸는 막의 이름은 무엇인가?

이 장의 첫 번째 절에서 호흡기계의 기초에 대해 배우겠지만, 이 주제를 한 번 다시 다루어야겠다고 생각되면 생리학 교재를 통해 지식을 다시 새롭게 다져야 한다.

9.1 호흡기계 해부 및 생리

The anatomy and physiology of the respiratory system

호흡기계의 기능은 주로 대기(atmosphere)와 신체 사이에서 가스의 이동을 촉진하는 것이다. 신체의 모든 세포는 세포호흡 과정을 통해 에너지 분자 ATP를 만들기 위해 산소가 필요하다. 산소가 없으면 세포는 충분한 양의 ATP를 만들 수 없으며 산소가 부족한 세포는 곧 죽는다. 이산화탄소(carbon dioxide) 제거도 폐의 중요한 기능이다. 세포호흡 동안 생성된 이산화탄소는 혈액에 의해 조직에서 폐로 운반되며 폐에서 대기 중으로 배출된다. 폐에 문제가 생기면 가스교환에 빠르게 영향을 미쳐 결국 체내 가스 수치에도 영향을 미칠 것이 자명하다. 산소 수치 감소나 이산화탄소 수치 증가 모두 잠재적으로 심각한 문제이며 정상적인 가스 수준을 회복하기 위한 보상 기전이 신체에 존재한다. 이 두 기전 모두 정상적으로 기능하는 폐에 의존한다. 호흡기계는 신체 외부와 가스교환(gas exchange)이 일어나는 폐의 폐포(alveoli) 사이에서 공기 이동을 가능하게 한다[그림 9-1].

폐포 내의 가스교환 Gas exchange in the alveoli

가스교환은 폐포 내 공기와 모세혈관 내 혈액 사이에서 발생한다. 각 폐에는 수백만 개의 폐포가 있으며, 폐포는 모세혈관 그물망으로 둘러싸여 있다. 폐포의 벽은 인접한 모세혈관과 마찬가지로 두께가 세포 하나에 불과하므로 공기와 혈액이 1.0 ㎛보다 가깝게 인접해 있다. 이 영역을 호흡막(*respiratory membrane*)이라고 한다. 호흡을 통해 대기로부터 신선한 공기를 얻기 때문에 폐포 내 산소농도는 높다. 폐모세혈관(pulmonary capillary)은 조직세포가 세포호흡 과정에서 많은 양의 산소를 이용하기 때문에 혈중 산소농도는 낮다. 이는 폐포와 모세혈관의 혈액 사이의 확산기울기(*diffusion gradient*)를 초래한다. 산소는 이 기울기를 따라 폐포에서 혈액으로 확산된다. 이산화탄소 농도는 조직을 거쳐 나온 혈액에서 더 높아 산소와 반대되는 방향으로 혈액에서 폐포로 확산된다[그림 9-2].

> 확산기울기(*diffusion gradient*)는 투과성 막(permeable membrane)으로 분리된 가스(gas) 또는 이온(ion) 같은 물질의 농도(concentration) 차이이다. 물질은 막의 양쪽 영역의 농도가 같아질 때까지 고농도에서 저농도로 막을 가로질러 확산하는 경향을 보인다. 호흡은 이러한 기울기를 유지시키므로 호흡 막을 가로질러 산소와 이산화탄소가 지속적으로 확산된다.

> **[알고 있나요?]**
>
> 성인의 폐에는 거의 5억 개의 폐포가 있다는 사실을 알고 있는가? 평균 면적은 테니스 코트의 절반 크기로 대략 80 m^2이다. 이렇게 면적이 넓기 때문에 격렬한 운동을 할 때처럼 가스교환이 급격하게 증가할 때도 예비 용량(spare capacity)을 제공한다.

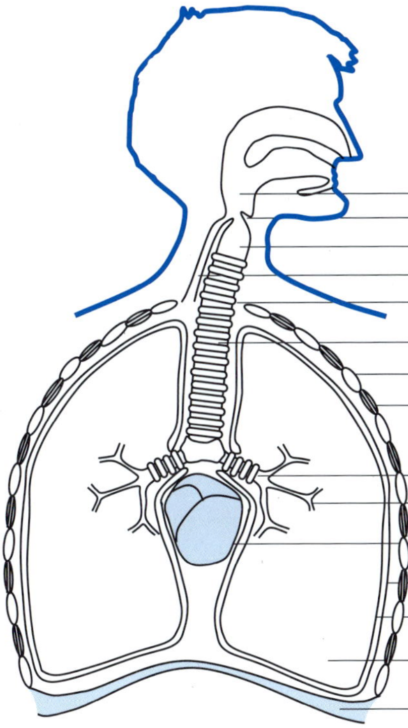

그림 9-1 호흡기계의 구조. 명확하게 표현하기 위해 세기관지의 많은 가지와 늑골을 생략했다는 것을 염두에 두어야 한다.

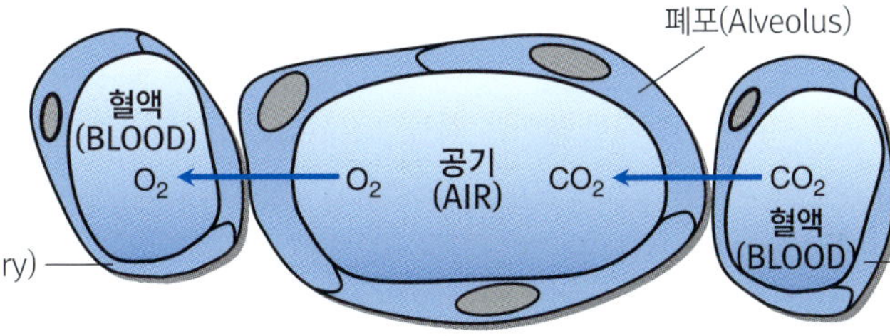

그림 9-2 모세혈관의 혈액과 폐포의 공기 사이의 호흡막을 통한 산소와 이산화탄소의 확산

[기초 뛰어넘기] 폐포와 혈액 사이의 확산

세포막을 가로지르는 가스 확산은 픽스 법칙(Fick's law)으로 정의한다. 간단히 말해 이 법칙은 세포막을 통과하는 확산 속도는 가스 농도 기울기, 표면적, 막 두께와 같은 요인에 의해 결정된다는 내용이다. 픽스 법칙은 다음 공식으로 설명할 수 있다.

$$V \alpha \frac{\Delta P.A}{t}$$

V = 확산 속도, ΔP = 막을 가로지르는 기체 부분압의 변화량, A = 표면적, t = 막 두께, 알파(α)는 확산 속도가 다른 변인에 비례한다는 것을 의미한다.

픽스 법칙은 호흡기 내과에서 시행하는 산소보충요법 같은 중재시술의 근거를 제공한다. 폐의 공기와 인접한 모세혈관의 혈액을 분리하는 막을 가로지르는 산소 기울기를 증가시키면 산소가 혈액으로 확산되는 속도가 증가한다.

또한 픽스 법칙은 기관지염(bronchitis)이나 폐기종(emphysema) 같은 질병이 왜 혈액으로 산소 확산 속도를 감소시키는지 설명한다. 두 질병 모두 점막을 두껍게 하고 혈액으로 산소확산 속도를 지연시키는 점액을 생성한다. 폐기종은 폐포 구조 파괴를 유발하며 픽스 법칙은 왜 표면적의 감소가 혈액으로 산소 확산 속도를 감소시키는지 설명한다.

[알고 있나요?]

Adolf Fick의 조카가 최초의 콘택트 렌즈를 발명했다는 사실을 알고 있는가?

호흡기의 방어와 유지 Respiratory defences and maintenance

폐의 기도(airway)에는 매일 불가피하게 호흡하는 과정에서 들이마시는 세균, 먼지, 노폐물을 제거하는 기전이 존재한다. 세기관지(bronchiole) 벽의 술잔세포(goblet cell)는 기관, 기관지, 세기관지의 내벽을 이루는 얇은 점액층을 생성한다. 이 점액(mucus)은 호흡기계의 내벽을 이루는 상피세포(epithelial cell) 위에 머리카락 같은 돌기(projection)인 작은 섬모(cilia)에 의해 끊임없이 위쪽으로 이동한다. 이 점액은 폐로 들어온 이물질(foreign matter)을 가두어 기관(trachea)의 맨 윗부분으로 이동한 뒤 거기서 대부분 식도로 삼켜진다[그림 9-3].

폐포에는 폐포대식세포(*alveolar macrophage*)라고 하는 백혈구가 폐포를 돌아다니면서 발견하는 모든 세균을 다 파괴한다.

점액(mucus)은 호흡기계, 소화기계, 생식기계의 점막(mucous membrane) 같은 신체의 점막을 가득 메우는 끈적이면서 미끈거리는 액체다. '점액(mucus)' 물질과 점액(mucus)을 분비하는 '점액질의(mucous)' 막(membrane)은 서로 철자가 다르다는 것을 주의해야 한다.

호흡의 조절 The control of breathing

정상적이고 규칙적인 호흡은 뇌간(뇌줄기)의 호흡중추를 통해서 유지된다. 호흡중추는 원심성 신경(efferent nerves; 내늑간근과 횡격막을 조절하는 신경)을 통해서 폐의 율동적인 호흡을 유지하는 안정된 리듬을 설정한다. 늑간근(갈비사이근)과 횡격막(가로막)이 끊임없이 수축하고 이완함에 따라 공기는 폐의 안팎으로 이동하면서 산소를 제공하고 이산화탄소를 제거한다. 운동할 때는 근육이 ATP

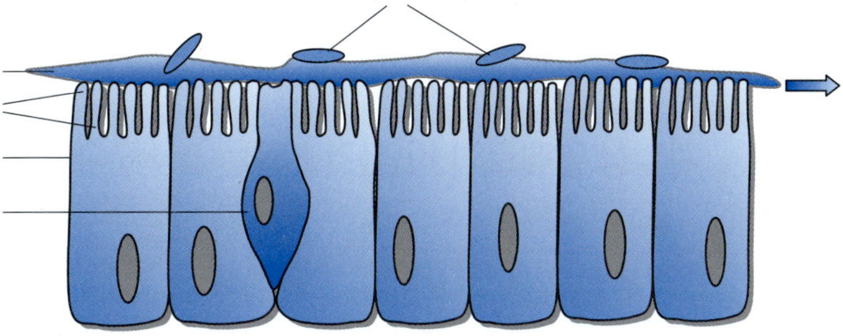

그림 9-3 상피세포에 있는 섬모는 호흡기계로부터 점액 속에 갇힌 세균을 제거한다.

를 만드는 데 더 많은 산소가 필요하고 그 과정에서 더 많은 이산화탄소가 생성된다. 호흡 속도의 증가는 산소 감소보다는 주로 혈액 이산화탄소 수준의 증가에 의해 주도된다. 운동을 중단하면 이산화탄소 수치는 떨어지고 호흡 속도와 깊이가 정상으로 돌아온다.

[중요한 사실]

혈중 이산화탄소 수치는 호흡의 주요 동력(main driver)이다. 운동은 이산화탄소(CO_2) 수치를 상승시키고, 이는 호흡의 속도와 깊이를 증가시킨다.

[요약] 호흡기계 해부 및 생리

- 폐의 주요 기능은 대기(atmospheric air)와 신체 사이의 가스교환이다. 폐는 대기에서 산소를 추출하고 대기 중으로 이산화탄소를 배출한다.
- 산소는 혈액을 통해 폐에서 몸의 세포로 운반되어 ATP 형태의 에너지 생산에 사용된다.
- 이산화탄소는 세포가 ATP를 만들 때 생성되고 혈액을 통해 폐로 운반되어 대기 중으로 배출된다.
- 종말 세기관지 끝에는 작은 공기 주머니인 폐포가 있다. 폐포는 공기와 혈액 사이의 가스교환이 일어나는 장소인 호흡막(respiratory membrane)을 형성한다.
- 폐는 대기로부터 들어오는 세균과 노폐물을 가두는 점액을 생성해서 깨끗한 상태를 유지한다. 점액은 호흡기 내벽을 따라 늘어선 섬모 상피세포에 의해 폐 밖으로 꾸준히 배출된다.
- 호흡의 주요 동력은 혈중 이산화탄소(CO_2) 수치다. 이 수치가 높아지면 이산화탄소를 체외로 제거하고 더 많은 산소(O_2)를 체내로 들여보내기 위해 호흡의 속도와 깊이가 증가한다.

9.2 호흡기계 질환

Disorders of the respiratory system

계절성 알레르기 비염(건초열) Seasonal allergic rhinitis (hay fever)

건초열은 매우 흔하고 영국에서 계절마다 수백만 명이 고통을 겪는다. 꽃가루에 대한 민감성으로 인해 염증 반응을 일으켜 콧물, 눈 가려움, 재채기를 유발한다. 건초열은(이름에서 알 수 있듯이) 풀의 꽃가루와 관련이 있다. 수분을 벌이나 다른 곤충에 의존하지 않는 식물은 엄청난 양의 꽃가루를 바람을 타고 방출시켜 번식한다. 그 중 극히 일부만이 수분에 성공하고 나머지는 코를 오염시키고 콧물이 나게 만든다. 다행스럽게 식물은 일 년에 몇 주만 꽃가루를 날리므로 이런 꽃가루 축제는 기간이 한정되어 있다.

천식 Asthma

천식은 기도 과민이 특징인 염증성 질환으로 주기적인 기관지연축(bronchospasm, 기도가 좁아짐)을 일으키는 질병이다. 영국에서 가장 흔한 호흡기 질환 중 하나로 약 5백만 명이 영향을 받고 있으며 그 중 대다수가 어린이다. 영국의 대기오염이 과거에 비해 줄어들고 의료서비스가 향상된 점을 고려하면 지난 수십 년간 천식의 발생률이 꾸준히 증가해왔다는 사실은 놀랄만한 일이다. 이 증가 이유가 완전히 밝혀지지는 않았지만 우리의 면역체계가 유아기에 질병을 야기하는 병원균(disease-causing pathogen)의 공격을 이전보다 덜 받고 있다는 사실과 관련이 있을 거라고 여겨진다. 예방접종은 한때 흔했던 디프테리아(diphtheriae), 홍역(measles), 폴리오(polio) 같은 많은 질병을 거의 제거했으며 가정환경은 대체로 깨끗하고 따뜻하다. 따라서 이제 아이들은 이전 세대에 비해 면역학적 공격에 노출되지 않으며 아무래도 이런 이유로 면역체계(immune system)가 건강에 실제적인 위협이 되지 않는 집먼지 진드기(dust mites)나 동물의 털(fur) 같은 물질에 더 민감하게 되었을 것이다. 이유가 무엇이든 천식은 매우 흔한 질병이고 천식환자의 삶에 도움이 되도록 약물이 개발되었다.

일반적으로 두 가지 유형의 천식이 알려져 있다.

- 아토피 또는 알레르기성 천식은 꽃가루, 동물의 털, 담배연기, 집먼지 진드기 같은 환경적인 항원에 의해 촉발된다.
- 비아토피성 천식은 항원이 아니라 찬 공기, 운동, 정서적 스트레스에 의해 유발된다. 이 천식의 병리기전은 명확히 알려지지 않았다.

알레르기성 천식은 특정 알레르기항원에 노출되면 기관지와 세기관지가 항원에 민감해지고 염증이 발생하며 천식발작(asthma attack)을 일으킬 수 있다. 알레르기항원은 기도로 운반되어 세기관지 내벽에 있는 면역계의 비만세포에 의해 인식되어 제6장에서 학습한 전형적인 염증반응 과정이 연속적으로 일어난다. 비만세포는 히스타민, 프로스타글란딘, 류코트리엔 같은 화학매개체를 분비[그

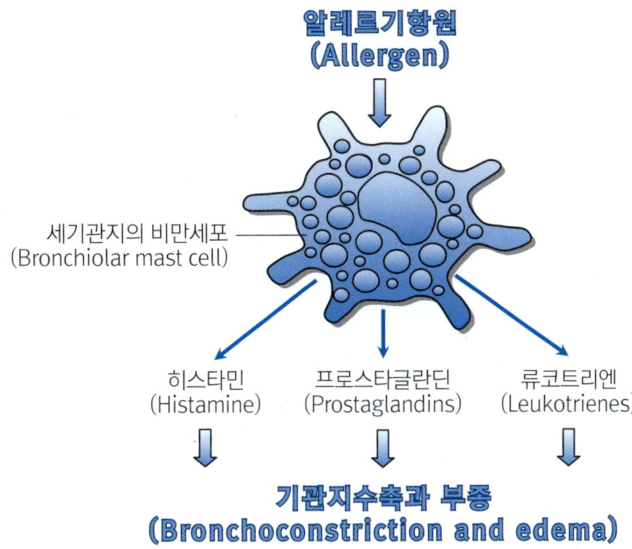

그림 9-4 알레르기항원에 의해 세기관지의 비만세포가 자극을 받으면, 비만세포는 히스타민, 프로스타글란딘, 류코트리엔을 분비하며, 이는 기관지수축과 부종을 초래한다.

림 9-4]한다. 그 결과 세기관지를 둘러싸고 있는 평활근이 수축하고 기관지 수축을 초래한다. 작은 혈관에서 혈장이 유출되어 부종이 생기고 세기관지의 상피에 있는 술잔세포(goblet cell)는 엄청난 양의 점액을 분비한다. 이 모든 것이 기도를 좁히고 신경말단을 흥분시키고 자극을 유발하는 효과가 있다. 기관지수축과 부종에 더해 류코트리엔은 염증반응을 증폭시키고 결국 세기관지 내벽 손상의 원인이 될 수 있는 백혈구인 호산구(eosinophi)를 끌어당기는 작용을 한다.

알레르기항원(allergen)은 알레르기반응을 일으키는 물질이다. 면역체계는 알레르기항원을 인식하고 이에 반응하여 부종, 재채기, 가려움증 같은 알레르기반응 증상을 유발하는 히스타민 같은 화학매개체를 방출한다.

[기초 뛰어넘기] 천식에서 면역반응

아토피성 천식에서 항원(allergen의 화학적 표지)은 세기관지의 상피 내벽에 있는 항원제시세포(antigen presenting cells, APCs)에 의해 감지된다. 항원제시세포는 B세포, 비만세포, 호산구를 포함한 다른 면역세포를 자극하는 화학신호분자인 사이토카인(cytokine)을 방출하는 CD4 보조T세포에 항원을 제시한다.

B 세포는 B 혈장세포로 확장되어 히스타민, 프로스타글란딘, 류코트리엔을 포함한 다양한 매개체를 방출하는 비만세포를 자극하는 면역글로불린E 항체를 방출한다. 히스타민과 프로스타글란딘은 부종과 기관지수축을 유발한다. 류코트리엔은 기관지수축을 유발할 뿐 아니라 호산구를 포함한 다른 염증세포를 끌어들인다. 천식에서 호산구는 세포독성 화학물질(일반적으로는 기생충을 파괴하려고 저장되어 있다)을 방출하여 기관지 상피세포를 손상시킨다. 이 복잡한 과정은 **[그림 9-5]**에 요약되어 있다.

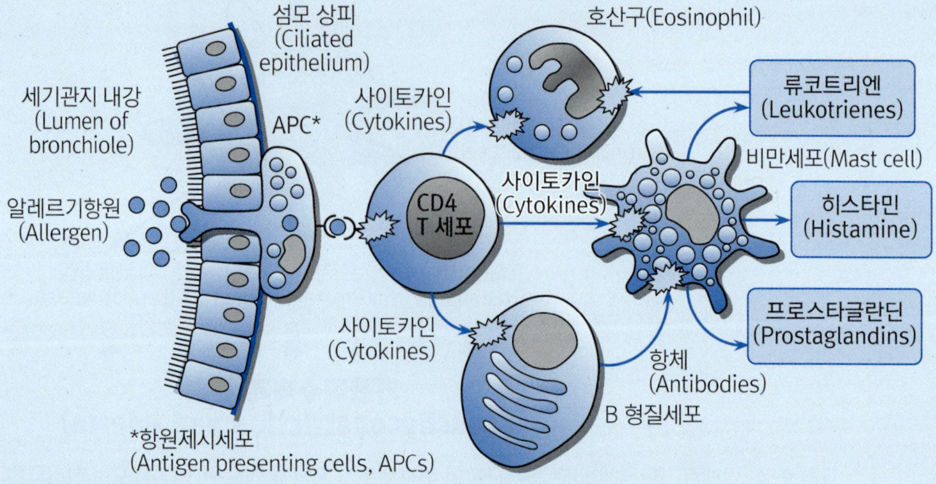

그림 9-5 항원이 천식의 복잡한 면역반응을 유발한다.

개인마다 증상은 다르지만 천식발작(asthma attack)이 시작되면 호흡곤란(dyspnea, 숨가쁨 shortness of breath), 가슴을 조이는 느낌(tightness), 기침(coughing), 천명음(wheezing)이 나타난다. 기관지수축(bronchoconstriction), 부종(swelling), 과다한 점액은 폐를 드나드는 공기의 흐름을 방해하고 이는 폐포에서 정상적인 가스교환을 방해한다. 혈액으로 산소 흡수와 이산화탄소 제거는 부정적인 영향을 받는다. 이산화탄소 수치가 올라가면 급박하게 호흡이 빨라진다. 불행하게도 기도가 좁아져 있기 때문에 환기가 방해를 받아 이는 천식발작 동안 숨가쁨과 호흡곤란을 유발한다. 초기 발작은 종종 몇 시간 후에 후기-단계 반응(late-phase response)으로 진행된다. 또한 이는 기관지수축과 기도의 민감성 증가를 동반하지만 그 기전은 잘 알려지지 않았다.

[임상에서]

기도가 좁아지면 호흡곤란이 발생한다. 아마도 폐의 효율성(efficiency)을 평가하는 가장 쉬운 방법은 최대유량계(peak flow meter)를 사용하는 것이다. 이는 환자가 숨을 세게 불어넣는 작은 휴대용 장치다. 눈금은 매분 호기되는 공기의 속도(L/min)를 리터 단위로 나타낸다. 판독값은 환자의 성별, 나이, 키의 표준치와 비교하여 확인한다.

만성폐쇄폐질환 Chronic obstructive pulmonary disease

만성폐쇄폐질환(COPD)은 기관지염(bronchitis)과 폐기종(emphysema)을 포함하며 수개월이나 수년에 걸쳐 폐의 안팎으로 공기의 흐름이 서서히 제한되는 것이 특징이다. 만성폐쇄폐질환은 천식처럼 일시적(episodic), 가역적(reversible)이라기보다는 영구적(permanent)으로 제한된다는 점에서 천식과 구분된다. 기관지염과 폐기종의 병리는 다소 차이가 있지만 모두 다음과 같은 호흡과 관련된 공통적인 증상 양상을 보인다.

- 만성기침
- 기침을 통한 가래 배출
- 운동 시 호흡곤란
- 호기능력의 지속적인 감소
- 흉부감염에 대한 감수성 증가

기관지염과 폐기종의 주요 원인은 다년간의 흡연이다. 담배의 독성 화학물질이 폐에 영구적인 손상을 입힌다. 기관지염에서 흡연은 만성염증을 유발하여 기도에 손상을 입힌다. 세균과 이물질을 폐 밖으로 내보내는 머리털 같은 돌기인 섬모가 손상되어 폐에 점액이 고인다. 점액선(mucous gland) 자체가 커져 점액이 과잉 생산된다. 폐렴연쇄구균(*Streptococcus pneumoniae*), 인플루엔자균(*Haemophilus influenzae*), 모락셀라 카타랄리스(*Moraxella catarrhalis*) 같은 세균이 폐에 축적되는 과도한 점액에 갇혀 흉부감염(chest infection)을 유발할 수 있다. 여기에 추가로 기도를 둘러싸는 평활근세포의 과도한 비대(*hypertrophy*)는 공기흐름을 더욱 제한한다. [그림 9-6]은 부종, 점액, 비대가 어떻게 세기관지 내강(lumen, 공기공간)의 크기를 줄일 수 있는지 보여준다.

> 내강(lumen)은 세기관지(bronchiole), 소장(small intestine) 또는 혈관(blood vessel)과 같이 속이 텅 빈(hollow) 기관들에 의해 둘러싸인 공간을 가리키는 용어이다.

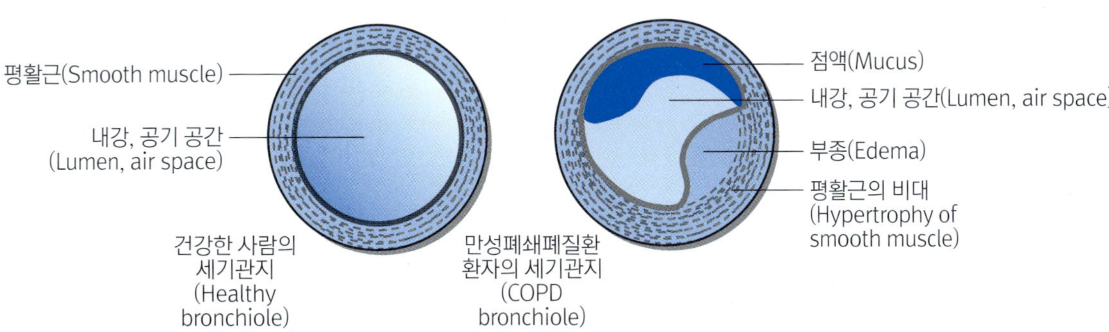

그림 9-6 평활근의 점액, 부종, 비대가 합쳐지면 세기관지 내강의 크기를 감소시킨다.

폐기종에서는 폐포벽이 파괴되어 호흡막의 표면적이 감소된다. 가스교환이 손상되어 산소 흡수가 줄어들고 이산화탄소 제거도 감소한다. 일부 개인은 유전적 요인으로 인해 폐기종에 감수성이 높을 수 있다. 기관지염은 폐기종의 흔한 합병증이다.

[기초 뛰어넘기] 폐기종의 병태생리학

폐기종에서 염증은 폐포의 백혈구를 자극하여 단백질분해 효소인 엘라스타아제(*elastase*)와 트립신(*trypsin*)을 생성한다. 이 효소는 폐 조직의 탄력성 유지에 필수적인 구조 단백질인 엘라스틴(*elastin*)을 손상시킨다. 건강한 폐는 알파 1-항트립신(α 1-antitrypsin, AAT)이 엘라스타아제와 트립신을 중화하여 폐를 보호한다. 흡연은 엘라스타아제와 트립신을 과도하게 생산하고 AAT의 생산은 억제한다. 이 효소들의 균형이 깨지면 폐포벽이 손상된다**[그림 9-7]**. 확산에 관한 픽스 법칙을 다시 살펴보면 표면적 손실은 필연적으로 남아 있는 막을 통한 가스교환 속도의 감소를 초래한다. 혈중 가스수치는 이산화탄소 농도는 정상보다 높게(고탄산혈증) 산소 농도는 정상보다 낮게(저산소증) 왜곡된다.

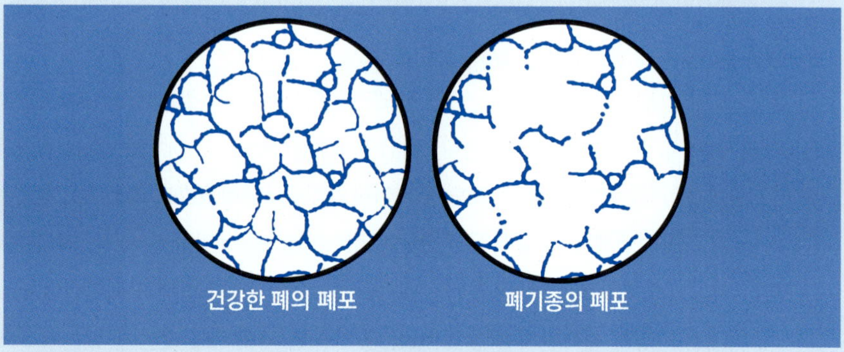

그림 9-7 건강한 폐와 폐기종 폐의 모의 폐포 현미경 사진

[사례연구]

55세 지 씨는 수 주간 기침으로 고생하다 병원에 내원했다. 가래(phlegm)가 많이 나온다고 하며 숨소리가 시끄러웠다. 계단을 올라갈 때 더 심해진다고 하소연한다. 담배를 끊었다고 말하지만 옷에 담배 냄새가 밴 걸로 봐서는 그 말을 믿기 힘들다. 여러분은 어떤 조언을 해 줄 것인가?

사례연구 해설

지 씨의 증상은 초기 만성폐쇄폐질환을 나타낸다. 최대호기량 검사로 그의 폐 상태를 어느 정도 알 수 있다. 지 씨는 자신의 흡연에 대해 솔직해야 하며 그를 금연클리닉(smoking-cessation clinic)에 의뢰해야 한다. 지 씨가 이제라도 담배를 끊을 수 있다면 질병의 진행이 중단되고 정상적인 신체활동을 회복할 수 있을 것이다.

기침 Cough

기침은 기도에서 이물질과 점액을 밖으로 내보내는 방어기전이다. 또한 염증과 감염으로 인한 기도의 자극(irritation)으로 유발될 수 있다. 자극은 보통 점액이 배출되지 않는 마른기침(dry cough)을 유발하는 반면에 감염 시 기침은 더 자주 점액을 생성한다. 제5장에서 살펴봤던 ACE억제제(ACE inhibitor) 같은 일부 약물은 세기관지를 자극하여 마른기침을 유발할 수 있다. 기침의 기전은 잘 알려지지 않았지만 아직 제대로 정의되지 않은 뇌간(brain stem)의 '기침중추(cough center)'를 통해서 작용한다고 여겨진다. 기침중추가 활성화되면 늑골(rib)의 늑간근(intercostal muscle)으로 가는 원심성 신경(efferent nerve)에 의해 공기를 더 빠르고 강력하게 배출시켜 익숙한 기침소리가 난다.

[요약] 호흡기계 질환

- 천식(asthma)은 기도에 과민반응을 일으켜 주기적인 기관지연축(bronchospasm)을 일으키는 염증성 질환이다.
- 천식의 증상은 호흡곤란, 기침, 천명음, 과도한 점액 생성이다.
- 천식의 병리는 기관지수축과 부종을 야기하는 히스타민, 프로스타글란딘, 류코트리엔의 생성을 포함한다.
- 만성폐쇄폐질환(COPD)은 기관지염과 폐기종을 포함하며 폐를 드나드는 공기의 이동에 영향을 주는 만성질환이다.
- 기관지염에서 과도한 점액과 여기에 갇힌 세균은 재발성 감염을 초래한다.
- 폐기종에서 폐포의 호흡막이 비가역적으로 파괴되어 가스교환이 손상된다. 혈중 산소수치는 낮아지고 이산화탄소 수치는 올라간다.
- 기침은 이물질을 기도 밖으로 내보내는 자연적인 방어기전이지만 감염과 염증에 의해 유발되기도 한다.

9.3 호흡기계 질환 치료 약물

Drugs used in the management of respiratory system disorders

호흡기계 질환을 치료하는 약물의 종류는 여러 가지다. 건초열 치료제는 주로 코의 염증 반응을 가라앉히는 항히스타민제다. 폐쇄성 질환에서는 세기관지를 둘러싼 평활근을 이완시키는 기관지확장제를 사용하여 세기관지를 통과하는 공기 이동을 원활하게 한다. 장기나 단기 작용 기관지확장제를 사용할 수 있다. 또 다른 접근법은 세기관지의 염증을 줄이는 것으로, 이는 기도(airway)를 덜 민감하게 만들고 부종과 점액 생성을 감소시키는 데 도움이 된다. 만성천식(chronic asthma) 환자는 질환을 효과적으로 관리하기 위해 최선의 약물 선택과 병용 방법에 대한 권장 프로토콜을 따른다. 급성, 중증의 천식발작(acute, severe asthma attack)은 생명을 위협할 수 있기 때문에 환사가 직질하게 호흡을 하지 못하면 보충 산소(supplemental oxygen) 투여와 함께 아래에 설명하는 특정 기관지확장제를 투여해야 한다.

약물군 1: 항히스타민제 Drug group 1: antihistamines

제6장에서 살펴보았던 대로, 염증반응은 비만세포가 자극을 받아 히스타민과 다른 염증 반응 매개체를 분비하면서 시작된다. 건초열은 꽃가루가 비만세포를 자극한다. 방출된 히스타민은 비강 상피의 H_1 수용체에 결합하여 콧물, 가려움, 재채기를 유발한다. 눈도 자주 영향을 받아 가렵고 눈물이 난다.

경구 항히스타민제는 진정과 비진정 항히스타민제 두 그룹으로 분류된다. 두 그룹 모두 H_1 수용체를 차단해 비강의 상피에서 히스타민에 의한 염증 효과를 감소시키는 길항제다.

보다 최근에 알레르기성 비염에 사용하는 항히스타민제는 **아크리바스틴**(acrivastin), **세트리진**(cetrizine), **데슬로라타딘**(desloratadine), **펙소페나딘**(fexofenadine), **레보세티리진**(levocetirizine), **로라타딘**(loratadine), **미졸라스틴**(mizolastine)이 포함되며, 이들은 혈관뇌장벽을 최소한으로 통과하여 졸음을 덜 유발한다. 더 오래되고 졸음을 더 유발하는 항히스타민제는 **클로페나민**(chlorphenamine), **클레마스틴**(clemastine), **사이프로헵타딘**(cyproheptadine), **케토티펜**(ketotifen), **프로메타진**(promethazine)을 포함한다. 이들 약은 또한 항무스카린 활성이 있어 점액 분비를 줄이는 데 도움이 된다. 항히스타민제의 주요한 부작용은 졸음이다.

건초열(hay fever, 꽃가루 알레르기) 치료에 사용되는 기타 제제는 **베클로메타손**(beclometasone), **부데소나이드**(budesonide), **플루니솔라이드**(flunisolide), **씨클레소나이드**(ciclesonide), **모메타손**(mometasone), **트리암시놀론**(triamcinolone) 등을 포함하는 코르티코스테로이드 비강 스프레이가 있다. 이들은 비강 비만세포들에 면역 억제 효과를 가져, 꽃가루 항원에 대한 민감도를 낮춰 히스타민 및 프로스타글란딘과 류코트리엔 같은 다른 염증 반응 매개체의 생성을 억제한다.

눈의 염증은 가렵고 눈물이 흘러 건초열의 고통을 더 가중시킨다. **안타졸린**(antazoline), **아젤라스틴**(azelastine), **에피나스틴**(epinastine), **케토티펜**(ketotifen), **올로파타딘**(olopatadine)은 점안 가능한 항스타민제이다.

약물군 2: 기관지확장제(적응증: 천식과 만성폐쇄폐질환)

Drug group 2: bronchodilators (indicated for asthma and COPD)

기관지확장제 1: 선택적 β_2 작용제

Bronchodilators 1: selective $beta_2$ adrenoceptor agonists

이 약물군에는 **살부타몰**(salbutamol), **테르부탈린**(terbutaline), **밤부테롤**(bambuterol), **포르모테롤**(formoterol), **인다카테롤**(indacaterol), **올로다테롤**(olodaterol), **살메테롤**(salmeterol)이 있다. 교감신경계 작용을 모방해서 때로는 교감신경유사약물(sympathomimetic)이라고 부른다.

이들의 적응증은 천식(asthma)과 만성폐쇄기도질환(chronic obstructive airway disease)이다. 살부타몰과 **테르부탈린**은 단기작용(short-acting) 기관지확장제로 급성 천식 발작 증상을 역전시킨다. **포르모테롤**과 **살메테롤** 같은 다른 약물은 장기작용(longer-acting) 약물로 만성 천식을 조절하는 데 사용한다. **인다카테롤**과 **올로다테롤**은 COPD에만 사용하는 기관지확장제다. **밤부테롤**은 흡입 치료가 어려울 때 경구 투여되는 지속성(long-acting) **테르부탈린** 전구체다.

자율신경계는 세기관지의 근긴장도(muscle tone)를 조절하여 세기관지가 수축하고 확장하게 한다. 기관지 평활근을 지배하는 부교감신경은 기관지수축을 유발한다. 폐에는 교감신경이 거의 없지만 교감신경계가 활성화되면 부신(adrenals)에서 순환 호르몬인 아드레날린(adrenaline)이 분비된다. 아드레날린은 세기관지 벽의 평활근세포에 있는 β_2 아드레날린 수용체(β_2 adrenergic receptor)와 결합하여 근세포를 이완시키고 세기관지를 확장시킨다[그림 9-8]. 이런 반응은 교감신경활동에 의해 시작되는 연속 반응 중 일부고 '투쟁 또는 도피(fight or flight)' 상황 동안 더 많은 공기(즉 산소)가 폐 안으로 들어가게 한다.

살부타몰과 **테르부탈린** 같은 선택적 β_2 작용제는 아드레날린의 작용을 모방하지만, 주로 세기관지의 평활근에 있는 β_2 아드레날린 수용체에 선택적으로 작용한다. 아드레날린 또는 β_2 아드레날린 수용체와 결합하는 아드레날린 작용제의 효과는 평활근을 이완시키고 세기관지를 확장시킨다. 이로써 공기는 더 쉽게 폐를 드나들며 숨이 찬 느낌은 완화된다[그림 9-9].

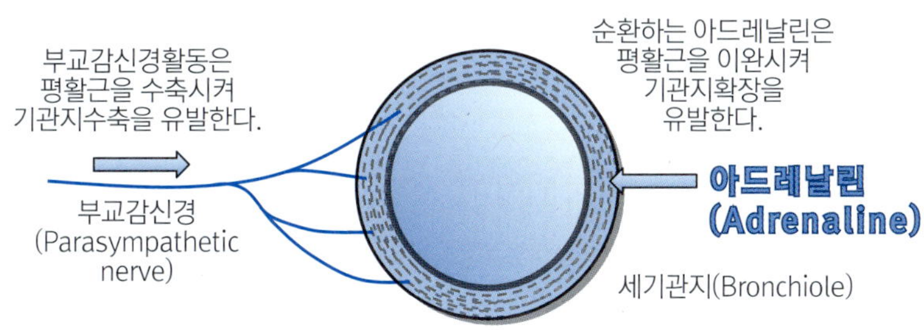

그림 9-8 세기관지에서 부교감신경과 아드레날린의 작용

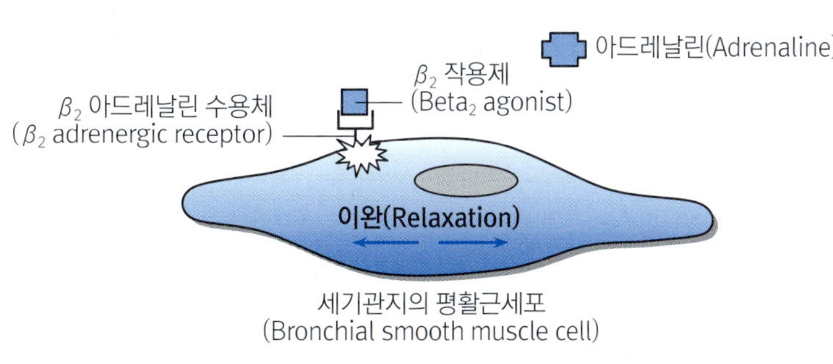

그림 9-9 살부타몰(salbutamol) 같은 β_2 작용제는 아드레날린을 모방하여 세기관지의 평활근을 이완시켜 기관지확장을 유발한다.

대부분의 선택적 β_2 작용제는 미리 결정된 양의 약물을 폐로 직접 전달하는 계량흡입기(metered dose inhaler)로 자가투여할 수 있다. **살부타몰**과 **테르부탈린**은 약물을 용액에서 에어로졸 미스트로 전환해주는 안면 마스크인 분무기로 투여할 수 있다. 분무기(nebuliser)는 흡입기보다 높은 용량의 약물을 전달할 수 있으며 급속하게 악화된 천식 환자에게 권장된다. 특별한 경우 선택적 β_2 작용제는 정제(tablet), 시럽(syrup), 주사(injection)의 형태로 투여될 수 있다.

부작용(Side-effects) – 선택적 β_2 작용제의 부작용은 주로 다른 아드레날린 수용체와 상호작용하면서 나타난다. 심장에 있는 β_1 수용체가 우연히 표적이 되어 빈맥(tachycardia)과 심계항진(palpitation)을 유발한다. 골격근세포에 있는 β_2 수용체와 결합하게 되면 미세한 진전(tremor)이 발생할 수 있다.

[기초 뛰어넘기] 천식에서의 β_2 아드레날린 수용체 작용제

살부타몰(salbutamol)과 **테르부탈린(terbutaline)** 같은 선택적 β_2 기관지확장제는 아드레날린의 작용을 모방한다. 기관지 평활근 세포의 β_2 아드레날린 수용체에 아드레날린이 결합하면 세포가 이완된다. 수용체에 결합한 아드레날린은 G-단백질 복합체의 결합 해체, 아데닐산 고리화효소(adenylyl cyclase)의 활성화, ATP를 단백질 인산화효소 A(protein kinase A)를 활성화시키는 고리형AMP(cyclic AMP)로 전환을 유발한다. 이는 다른 효소인 마이오신 경사슬 인산화효소(*myosin light chain kinase*, MLCK)를 인산화시켜 활성을 줄인다. MLCK는 근육세포의 수축성 단백질을 자극하는데 그 활성을 억제하면 근육이 이완된다[그림 9-10].

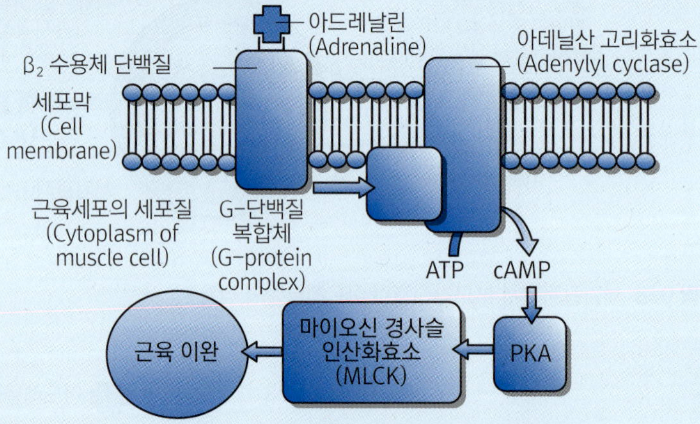

그림 9-10 아드레날린이 β_2 수용체에 결합하여 근육이완을 유발하는 과정

[임상에서]

흡입용 기관지확장제는 일반적으로 경구용 또는 비경구용보다 부작용이 더 적다. 약물이 폐에 있는 표적에 직접 전달되기 때문에 더 적은 용량을 투여할 수 있다.

기관지확장제 2: 항무스카린 기관지확장제

Bronchodilators 2: antimuscarinic bronchodilators

이 약물군에는 **이프라트로피움**(ipratropium), **티오트로피움**(tiotropium) 두 가지 약물이 있다. 이런 약물은 세기관지의 평활근세포에 있는 무스카린 아세틸콜린 수용체(muscarinic acetylcholine receptor)를 차단하는 길항제다. 부교감신경활동은 세기관지의 근긴장도를 증가시켜 효과적으로 기관지수축 작용을 한다. 길항제를 사용하면 무스카린 수용체에서 아세틸콜린 효과를 차단하여 기관지를 확장시킨다[그림 9-11]. 이 약의 이름에서 그 기원을 유추할 수 있다. 이프라트로피움에서 'atropi' 부분은 그들이 nightshade계의 일원인 벨라도나(belladonna)에서 유래한 강한 항무스카린제인 아트로핀(atropine)의 유도체임을 나타낸다.

항무스카린 기관지확장제의 가장 흔한 부작용 중 하나는 구강건조(dry mouth)이다. 부교감신경활동은 타액 분비를 포함한 소화과정을 자극한다. 그래서 부교감신경계의 억제효과 중 하나는 타액의 생성이 감소하는 것이다. 변비도 문제가 될 수 있다.

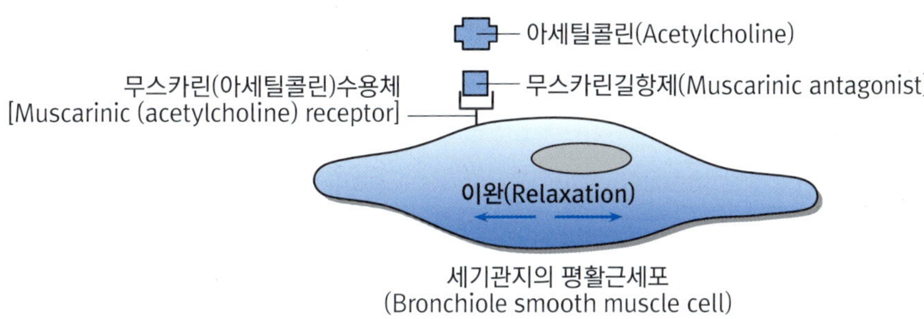

그림 9-11 세기관지의 평활근 세포에 대한 ipratropium 같은 무스카린성 길항제의 작용

[알고 있나요?]

항무스카린약물은 독성이 강해 별칭이 죽음의 밤그림자(deadly nightshade)인 *Atropa belladonna*에서 추출한 트로판 알칼로이드(tropane alkaloids)에서 유래했다. 이 식물의 이름인 '벨라도나(bella donna)'는 이탈리아어로 '아름다운 여인'이라는 뜻이다. 동공을 확장시키는 효과가 있어 베네시아 여성들은 안약으로 사용하여 동공을 확장해 더 매력적으로 보이게 했다고 한다.

[사례연구]

천식을 앓고 있는 5세 여아가 심한 호흡곤란으로 응급실로 내원했다. 숨쉬기 힘들어하고 있으며 아이의 엄마는 전에는 이렇게 심한 천식발작(severe asthma attack)을 일으킨 적이 없다고 한다. 어떻게 해야 하는가?

사례연구 해설

응급상황이므로 즉각적인 처치가 필요하다. 아이가 제대로 숨을 쉬지 못해 측정기에 숨을 제대로 불어넣지 못할 것이므로 최대유량계로 폐 기능을 평가하려는 시도는 아무 의미가 없다. 아이가 안정되고 스스로 호흡을 할 수 있을 때까지 보충산소(supplementary oxygen)를 투여하고, 가능하다면 **분무기(nebulizer)**로 **살부타몰(salbutamol)**이나 **테르부탈린(terbutaline)**을 투여해야 한다.

기관지확장제 3: 테오필린과 아미노필린

Bronchodilators 3: theophylline and aminophylline

테오필린(theophylline)은 카페인(caffeine)과 관련이 있는 잔틴(xanthine)으로 기관지확장제로 작용한다. 그 기전은 완전히 밝혀지지 않았지만 아마도 세기관지에서 평활근 이완과 일부 항염증 작용과 연관되어 있을 것이다. 테오필린은 초기와 후기반응(early and late phase response)을 모두 억제할 수 있고, β_2 작용제의 보조제(adjunct)로 사용할 수 있다. **아미노필린**(aminophylline)은 **테오필린**(theophylline)과 **에틸렌디아민**(ethylenediamine)의 혼합물이다. 에틸렌디아민은 제제의 용해도를 높이며 중증 급성 천식의 경우 주사 투여할 수 있다.

테오필린은 치료용량(therapeutic dose)과 독성(toxicity) 사이의 범위가 매우 좁으며, 간 기능 장애(hepatic impairment)와 흡연은 모두 혈장 농도에 현저한 영향을 미칠 수 있다. 테오필린은 항바이러스제(antivirals), 항우울제(antidepressants), 항간질제(antiepileptics) 및 다른 여러 약물과 상호작용한다.

?

[알고 있나요?]

현대의 기관지확장제가 개발되기 전에는 의사가 천식 치료에 아트로핀과 아드레날린을 사용했다는 사실을 알고 있는가? 천식환자에게 아트로핀을 비롯한 다양한 알칼로이드를 함유한 식물인 독말풀(*Datura stramonium*) 잎으로 만든 독말풀 담배(stramonium cigarette)를 처방했다. 남아메리카의 민족 공동체 사이에서 이 식물은 종교적인 의식에 사용되었고 1960년대에는 '환각 문화(psychedelic culture)' 동안 환각제로서 부활했다. 불행히도 독말풀의 트로판 알칼로이드는 독성이 있어 이러한 유흥적 사용으로 인한 사망이 발생했다.

약물군 3: 코르티코스테로이드 Drug group 3: corticosteroids

흡입용 항염증성 코르티코스테로이드(inhaled anti-inflammatory corticosteroid)는 주로 천식 치료에서 기관지 염증을 줄이기 위해 사용된다. 코르티코스테로이드에는 **베클로메타손**(beclometasone), **부데소니드**(budesonide), **시클레소니드**(ciclesonide), **플루티카손**(fluticasone), **모메타손**(mometasone)이 있다. **프레드니솔론**(prednisolone)은 특별한 경우에 구강으로 투여될 수 있다.

항염증성 코르티코스테로이드는 히드로코르티손(hydrocortisone)과 코르티코스테론(corticosterone)을 포함하는 부신(adrenal gland)에서 분비되는 스트레스호르몬(stress hormone)인 천연 글루코코르티코이드(glucocorticoids)와 관련이 있다. 스트레스를 받는 동안 분비되며 혈중 포도당과 지질 수치를 증가시키고 단백질의 분해를 촉진한다. 또한 염증을 감소시키고 면역억제제(immunosuppressant)로서 작용하며 이런 특성이 치료 목적으로 더 바람직하다. 글루코코르티코이드는 스테로이드(steroid), 즉 콜레스테롤의 유도체(derivatives of cholesterol)로 사실상 지질(lipid)이다. 그래서 세포막을 통과하여 세포 안쪽 깊숙한 곳에 있는 세포 내 수용체(intracellular receptor)와 결합하여 효과를 나타낸다. 모든 작용이 완전히 밝혀지지는 않았지만 항염증작용과 면역억제작용은 주로 인터루킨(*interleukin*)과 종양괴사인자-알파(*tumor necrosis factor alpha*, TNF-α) 같은 사이토카인(cytokine, 세포-신호 분자 cell-signalling molecule)의 분비를 억제하기 때문인 것으로 알려져 있다. 비만세포(mast cell)와 호산구(eosinophil)는 천식성 기도의 염증과 감작(sensitisation)에 영향을 미치는데 코르티코스테로이드는 이런 세포의 활동을 억제한다고 여겨진다. 이는 염증을 감소시키고 호산구의 활동을 억제하여 신체의 회복기전이 기도의 내피세포의 통합성을 회복할 수 있는 기회를 제공한다.

항염증성 코르티코스테로이드의 부작용은 일반적인 글루코코르티코이드의 다른 작용인 혈중 포도당 수치 증가, 단백질 대사 감소, 면역억제 등이다. 코르티코스테로이드의 장기간 경구 투여는 골다공증(osteoporosis), 당뇨병(diabete) 위험성 증가, 성장 억제 같은 문제와 관련이 있다. 성장 억제는 만성염증성질환(chronic inflammatory disease)을 앓고 있는 어린이에게 실제로 문제가 될 수 있다. 다행히 흡입용 코르티코스테로이드는 경구용보다 부작용이 훨씬 적다. 특히 천식이 적당한 용량으로 조절될 수 있는 경우 더욱 그렇다. 흡입용 글루코코르티코이드는 국소적으로 면역을 억제하여 칸디다 알비칸스(*Candida albicans*) 같은 기회감염병원체의 감염을 촉진하기 때문에 구강 칸디다증(oral candidiasis) 같은 문제를 일으킬 수 있다.

약물군 4: 면역억제제-단일클론항체

Drug group 4: immunosuppressants – monoclonal antibodies

오말리주맙(omalizumab)은 스테로이드나 베타 수용체 작용제로 조절되지 않는 심각하고 지속적인 알레르기성 천식을 겪는 환자에게 사용되는 인간화된(humanised) 단일클론항체다. B 형질세포에서 방출되어 비만세포를 활성화하는 IgE 항체에 결합하여 그 작용을 차단한다[그림 9-12]. 이는 비만세포에서 히스타민, 프로스타글란딘, 류코트리엔과 같은 염증성 매개체의 방출을 억제한다.

메폴리주맙(mepolizumab)과 **레슬리주맙**(reslizumab)은 중증 호산구성 천식에 사용하는 비교적 최근 약물이다. 이들은 CD4 T 세포와 비만 세포에서 방출되는 사이토카인인 인터루킨-5(IL-5)에 결합하여 그 작용을 차단하는 인간화된 단일클론 항체다[그림 9-13]. 인터루킨-5은 일반적으로는

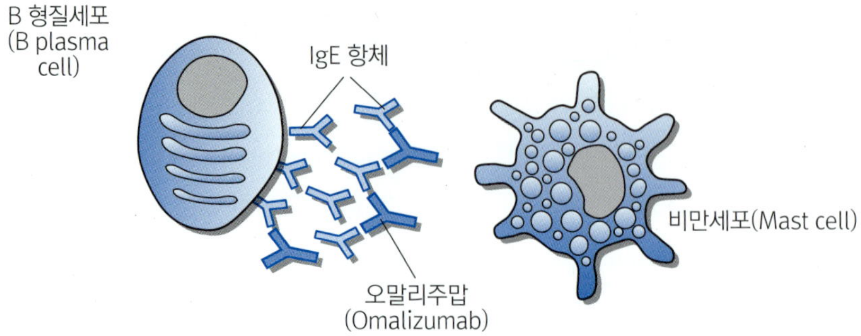

그림 9-12 오말리주맙은 단일클론항체로, 면역글로불린E 항체를 표적으로 삼아 이들이 비만세포와 결합해 활성화되는 것을 방지한다.

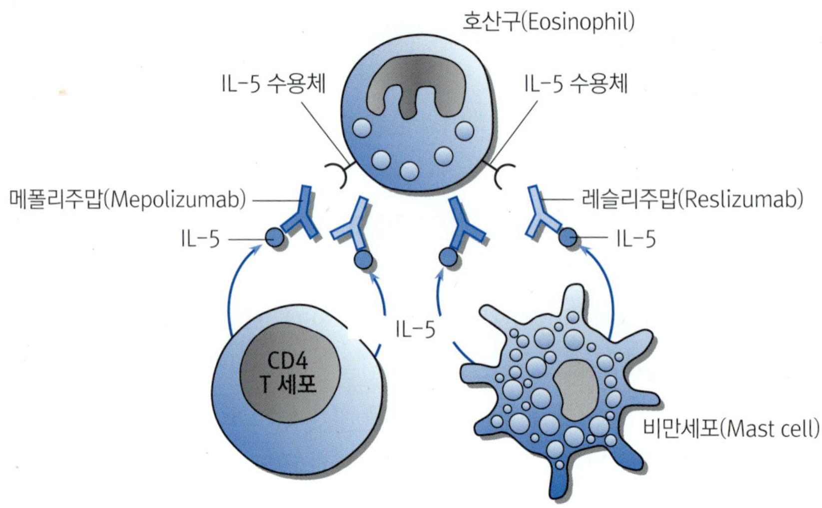

그림 9-13 CD4 T 세포와 비만세포에서 방출된 인터루킨-5는 염증성 호산구를 자극한다. **메폴리주맙**과 **레슬리주맙**은 인터루킨-5에 결합하여 이를 중화시키는 인간화 항체다.

기생충에 대항하는 여러 세포독성 효소를 방출하는 과립구인 호산구를 자극한다. 천식에서 호산구는 숙주세포를 손상시키고 염증성 손상을 가중시킨다.

오말리주맙, 메폴리주맙, 레슬리주맙은 다른 약과 마찬가지로 재조합 기술로 만들어졌으며, 상대적으로 가격이 비싸 제한적으로 사용한다.

인간화된(humanised) 단일클론항체는 유전자 재조합 기술로 생산된다. 마우스나 토끼의 잡종동물세포(hybrid animal cell)에서 환자의 질병 발달, 진행에 중요한 분자 표적에 고도의 특이성을 가진 항체를 생산한다. 동물 항체가 환자에게 면역반응을 촉진할 수 있기 때문에 인간 항체와 유사하도록 유전적으로 변형한다. 인간화된 단일클론항체는 이름 끝에 '주맙(zumab)'이 붙는다-**트라스투주맙, 오말리주맙**처럼.

천식 예방약: 기타 Asthma preventers: miscellaneous

크로모글리크산나트륨(sodium cromoglycate)과 **네도크로밀나트륨**(nedocromil sodium)은 운동유발성 천식(exercise-induced asthma)에 유용한 예방약이다. 작용기전은 불확실하지만 비만세포 안정화에 효과가 있다는 증거가 있다.

자파르루카스트(zafirlukast)와 **몬테루카스트**(montelukast) 같은 **류코트리엔 수용체 길항제**(leukotriene receptor antagonist)는 세기관지에 있는 시스테이닐 류코트리엔 수용체(cysteinyl leukotriene receptor)를 차단한다. 류코트리엔은 염증 시 생성되며 류코트리엔 수용체를 차단하면 기관지확장이 유도된다. 류코트리엔 수용체 길항제는 단기 기관지확장제로는 사용되지 않으며 베타$_2$ 작용제나 코르티코스테로이드 같은 다른 약물들에 비해 다소 덜 효과적이다. 하지만 부가적인 효과가 있기 때문에 다른 약물과 함께 사용할 때 유용하다.

COPD 약물: 기타 COPD drugs: miscellaneous

로플러미라스트(roflumilast)는 최근에 도입된 **포스포다이에스터레이즈 타입 4 억제제**(phosphodiesterase type-4 inhibitor)로, 만성적인 기관지염과 연관된 COPD에 사용이 허가되었다. 복잡한 기전에 의해 **로플러미라스트**는 세기관지에서의 염증반응 매개체인 TNF-α와 류코트리엔 분비를 억제한다.

점액용해제(mucolytic)는 COPD환자의 점액 점성도를 감소시켜 가래 배출을 좋게 해 주며 **카르보시스테인**(carbocisteine), **에르도스테인**(erdosteine), **메시스테인**(mecysteine)을 포함한다. 이 약물의 작용기전은 아직 완벽히 파악되지 않았다.

기침 완화제 Cough relievers

기침은 일시적인 상부 호흡기계 감염으로 인해 유발되거나 더 심각한 기저질환의 증상일 수 있다. 후자의 경우 기침을 억제하기 전에 주요 병리가 무엇인지 규명해야 한다. 만성 기관지염(chronic bronchitis) 같은 만성폐쇄폐질환(COPD)에서 기침 억제제는 기침을 완화시킬 수는 있지만 가래 정체(sputum retention)가 문제가 될 수 있고 감염의 위험성을 증가시킬 수 있다. 흡연자의 기침은 금연이 최고의 치료방법이다.

마른기침이나 고통스러운 기침에는 **인산코데인**(codeine phosphate)과 **폴코딘**(pholcodine)의 두 가지 약물이 권장된다. 둘 다 아편제제로 뇌간(brain stem)에 있는 '기침중추(cough center)'에서 불분명한 억제작용에 의해 효과를 나타낸다. 대용량을 복용하면 부작용으로 변비와 호흡억제가 나타난다.

거담제(expectorant)는 기관지분비물의 배출을 촉진하는 약물이다. 많은 종류의 상품화된 거담제와 기침치료제를 처방전 없이(OTC) 구입할 수 있다. 다양한 약물들을 병용해서 사용할 수 있으나 그 효능에 대한 근거는 불충분하다.

[요약] 호흡기계 질환 치료 약물

- 천식과 만성폐쇄폐질환(COPD)을 치료하는 접근방법은 두 가지다. 기관지확장제는 기도를 열고 호흡을 쉽게 하도록 도와준다. 코르티코스테로이드 같은 천식예방약물은 염증, 점액 생성, 부종을 감소시킨다.
- **살부타몰**(salbutamol)과 **테르부탈린**(terbutaline) 같은 선택적 β_2작용제는 아드레날린을 모방하여 세기관지의 평활근을 이완시켜 세기관지를 확장시킨다.
- **이프라트로피움**(ipratropium)과 같은 항무스카린성 기관지확장제는 아세틸콜린수용체를 차단하여 세기관지의 평활근을 이완시켜 세기관지를 확장시킨다.
- **베클로메타손**(beclometasone)과 같은 코르티코스테로이드는 면역억제제로서 작용하여 기도 내벽에 염증을 유발하고 장기간 손상을 입히는 비만세포와 호산구의 활동을 감소시킨다.
- 중증의 마른기침은 **코데인**(codeine)을 기초로 하는 약물을 사용하여 치료할 수 있다. 하지만 만성폐쇄폐질환 환자는 기침을 억제하면 객담이 정체되기 때문에 항상 바람직하지는 않다.

학습문제

여러분은 이 장을 끝냈다. 이제 얼마나 배우고 기억하는지 확인하기 위해 다음의 질문에 답해 보자.

1. 공기가 입에서 폐포까지 흘러가면서 통과하는 기도들을 나열하시오.
2. 폐포의 평균 면적은 어느 정도일까? (제곱미터 또는 테니스 코트로 계산해 보자)
3. 이산화탄소 수치가 올라가면 호흡의 속도와 깊이는 어떻게 되는가?
4. 중심화학수용체(central chemoreceptor)는 어디에 있는가?
5. 천식 발작에서 히스타민과 다른 염증 매개체를 방출하는 면역 세포는 무엇인가?
6. 기도에 있는 점액(mucus)의 정상적인 기능은 무엇인가?
7. 천식발작(asthma attack)을 유발할 수 있는 다섯 가지 요인은 무엇인가?
8. 호흡곤란(dyspnea)이란 무엇인가?
9. 폐기종(emphysema)과 기관지염(bronchitis)의 중요한 차이점을 설명하시오.
10. 폐기종과 기관지염의 주요 원인인자는 무엇인가?
11. 살부타몰(salbutamol)과 이프라트로피움(ipratropium)의 표적이 되는 세포는 무엇인가?
12. 이프라트로피움(ipratropium)의 주요 표적이 되는 수용체는 무엇인가?
13. 코르티코스테로이드가 천식에 유용한 이유는 무엇인가?
14. 어린이에게 장기간 전신 코르티코스테로이드 사용이 문제가 되는 이유는 무엇인가?
15. 코데인(codeine) 같은 기침 완화제로 인해 발생할 수 있는 흔한 부작용은 무엇인가?

10장

내분비계 질환과 약물

Disorders and drugs of the endocrine system

이 장은 내분비계의 생리학적 기능, 특히 혈당의 조절 그리고 갑상선의 기능과 여성의 생식주기의 호르몬 조절을 살펴보는 것으로 시작할 것이다. 그 이후에 당뇨, 골다공증, 그리고 갱년기 증상과 갑상선 기능장애를 포함한 내분비계와 관련된 기능 장애와 병리를 알아볼 것이다. 마지막으로 내분비계 장애의 치료, 그리고 피임 혹은 생식 장애의 치료에 주로 사용되는 약물의 약리에 대해 알아본다.

CONTENTS

제10장은 이전 장과 약간 다르게 구성되어 있다. 보통 신체계통의 생리, 관련 질환, 마지막으로 이런 질환과 관련된 약물에 대해 살펴봤다. 하지만 내분비계(endocrine system)는 신경계(nervous system)처럼 긴밀하게 통합된 체계가 아니다. 이 장에서 논의될 여러 호르몬은 모두 전신의 항상성 유지에 기여하지만 서로 밀접하게 연관되어 있지 않으면서도 다양한 생리적 과정을 조절한다. 결과적으로 혈당, 뼈, 생식, 갑상선 기능에 영향을 주는 관련 병리도 (내분비계와 연관되어 있다는 점 외에) 서로 연결고리가 거의 없다. 따라서 이 장을 더 일관성 있게 구성하기 위해서 주제별로 질병과 약물을 묶어서 살펴볼 것이다.

여느 장처럼 이 장도 간단한 사례연구를 살펴보고 내분비계의 생리, 관련 질환, 이런 질환을 치료하는 약물의 약리작용을 잘 이해했는지 확인하는 학습문제로 마무리 짓는다. 이 장에서 영국에서 가장 흔히 처방되는 약물군 중 하나인 호르몬 피임제에 대해 설명한다. 생식을 주제로 알아보는 동안 남성의 성적 장애를 치료하는 데 사용하는 약물에 대해서도 살펴본다.

[임상에서]

임상에서 어느 부서에 있든지 내분비계에 작용하는 약물을 처방받은 환자를 만나게 된다. 이 중 일부는 (영국에서 적어도 3.8백만의 사람들에게 영향을 주는 질병인) 당뇨병 환자일 것이다. 당뇨병이 아닌 다른 이유로도 환자와 접촉할 수 있지만 약물 상호작용 같은 잠재적인 문제를 피하려면 질병과 관련 약물을 모두 이해하고 있어야 한다. 호르몬 피임제는 가임기 여성이라면 누구나 처방받을 수 있는 또 다른 일반적인 약물군이다. 노년 여성의 폐경 후 증상을 치료하는 호르몬대체요법(hormone replacement therapy, HRT)에서 사용되는 약물이 밀접하게 관련되어 있다. 다른 약물에 의해 호르몬피임제의 효과가 훼손될 가능성이 있기 때문에 이들의 약리작용을 이해하는 것은 중요하다. 또한 호르몬피임제는 혈액응고에 영향을 미칠 수 있기 때문에 수술 환자에게는 투약 시 주의를 기울여야 한다.

개요

Introduction

내분비계와 신경계는 함께 대부분의 생리적 과정을 조정하고 조절한다. 제11장에서 신경계질환, 특별히 정신건강질환을 치료하는 약물들에 대해 배울 예정이다. 이 장에서는 내분비계 장애가 있는 환자를 치료하는 약물에 대해 학습한다.

다양한 문제가 내분비계의 선(gland)에 영향을 준다. 이런 이상의 대부분은 정상적으로 분비되는 호르몬의 과다 생산(overproduction) 또는 과소 생산(underproduction)을 가져와 항상성에 심각한 결과를 초래한다. 예를 들어, 갑상선(thyroid gland) 질환은 순환하는 갑상선호르몬의 수치가 비정상적으로 높은 갑상선기능항진증(hyperthyroidism)이나 순환하는 갑상선호르몬의 수치가 비정상적으로 낮은 갑상선기능저하증(hypothyroidism)을 유발할 수 있다. 췌장(pancreas)은 질병의 영향을 받을 수 있는 또 다른 선(gland)이다. 이는 종종 당뇨병의 원인인 인슐린 분비를 감소시킨다. 난소(ovary)는 스테로이드호르몬인 에스트로겐(estrogen)과 프로게스테론(progesterone)을 분비한다. 이 호르몬은 혈중 농도가 감소하기 시작하는 50세 즈음의 폐경(menopause)이 될 때까지 한 달 주기로 수치가 변동한다. 폐경은 안면 홍조(hot flushes; 일과성 열감) 같은 불쾌한 증상을 일으킬 수 있다.

이 장에서 내분비계에 영향을 미치는 문제에 대해 처방하는 여러 약에 대해 공부한다. 또한 질병 치료나 예방에 사용되지는 않지만 여성 생식능력(fertility)을 조절하고 원치 않는 임신(pregnancy)을 예방하는 안전하고 효과적인 방법으로 널리 사용되는 호르몬 피임제에 대해서도 알아본다.

[시작하기에 앞서]

이 장에서는 내분비계와 관련해서 흔한 몇 가지 질환(폐경 후 문제, 갑상선 장애, 당뇨병, 골다공증)에 대해서 학습한다. 대부분의 사람은 호르몬이 있다는 것은 알고 있지만 아마 호르몬의 작용에 대해서는 잘 모를 것이다. 여러분의 사전지식을 확인해 보는 간단한 문제로 시작한다.

1. 인슐린을 분비하는 선의 이름은 무엇인가?

____

2. 인슐린의 기능은 무엇인가?

____

3. 난소에서 생성되는 두 가지 호르몬의 이름을 쓰시오.

____

4. 갑상선호르몬은 대사(metabolism)를 증가시키는가? 아니면 감소시키는가?

____

5. 난포의 발달을 자극하는 뇌하수체호르몬은 무엇인가?

____

만약 최근에 인간 생물학을 공부하지 않았다면 이 질문에 답하기 어려웠을 것이다. 호르몬은 비타민과 상당히 유사하다—대부분의 사람이 호르몬의 이름을 알고 있지만 그 작용을 정확하게 설명하지 못한다. 만약 문제를 모두 맞혔다면 정말 잘한 것이다. 질문에 답하기 어려웠더라도 이 장을 통해서 문제에 언급된 모든 호르몬의 생리적 작용에 대해 배울 예정이니 걱정하지 않아도 된다.

10.1 내분비계 조절의 원리

Principles of endocrine control

신체를 제어하는 데 있어서 내분비계는 신경계를 보완한다. 내분비계와 신경계 모두 기관과 조직의 작용에 중요한 영향을 미치지만 일반적으로 신경계는 즉각적인 반응에 가장 적합하고 내분비계는 장기적인 조절에 가장 효과적이다. 속도가 필수적인 시력(sight), 언어(speech), 움직임(movement) 같은 기능은 신경계에 의해 가장 잘 조정되는 반면에 성장(growth), 생식(reproduction), 혈당 조절(regulation of blood glucose) 같은 과정은 호르몬 조절에 적합하다. 하지만 내분비계와 신경계는 긴밀하게 협동하며 심장과 혈관 같은 많은 조직은 호르몬과 신경자극 모두에 반응한다. 신경계와 내분비계가 함께 작용하는 예는 부신에서 분비되어 순환하는 아드레날린(adrenaline)에 의해 교감신경계(sympathetic nervous system)가 재강화되는 위험한 상황에 대처하는 이른바 '투쟁 또는 도피(fight or flight)' 반응이 있다. 뇌하수체(pituitary)와 같은 일부 내분비선은 신경계의 직접적 통제를 받는다.

내분비계는 혈류 속으로 호르몬을 분비하는 선(샘, gland)과 조직의 집합이다. 이 호르몬은 세포 표면과 내부에 있는 수용체 단백질과 만날 때까지 인체를 순환한다. 이런 호르몬 수용체의 대부분은 이전 장에서 논의한 약물의 표적이다. 호르몬이 수용체에 결합하면 그 세포에 영향을 미치는데 그 효과는 호르몬의 종류, 수용체의 유형 및 세포의 위치에 따라 달라진다. 제2장에서 수용체에 대해 자세히 알아봤다. 각 조직은 자체 수용체 집합을 발현하고 결과적으로 그 수용체에 특이적인 호르몬에만 반응한다는 것을 배웠다.

[표 10-1]은 약리적으로 중요한 호르몬의 목록이다. 수용체가 약물의 표적이 되거나 약물이 호르몬 생산을 방해한다.

호르몬은 세 가지 부류로 나눌 수 있다.

- **펩티드(단백질)호르몬**[peptide(protein) hormones]
  (예) 인슐린(insuline)
- **스테로이드호르몬**(steroid hormone)
  (예) 에스트로겐(estrogen), 프로게스테론(progesterone)
- **아민호르몬**(amine hormone)
  (예) 아드레날린(adrenaline), 갑상선호르몬(티록신)[thyroid hormone(thyroxine)]

다양한 종류의 호르몬의 작용기전은 호르몬 유형에 따라 달라진다.

표 10-1 내분비선에서 분비되는 호르몬과 그 작용

샘 또는 조직	호르몬*	표적	효과
뇌하수체 후엽(Posterior pituitary)	항이뇨호르몬 – 바소프레신[Antidiuretic hormone (ADH) – vasopressin]	신장과 소동맥(Kidneys and arterioles)	소변의 생성을 억제하여 수분을 보존한다. 혈관수축은 혈압을 유지하도록 한다.
뇌하수체 전엽(Anterior pituitary)	난포자극호르몬(Follicle-stimulating hormone, FSH)	난소(여성)[Ovaries (female)] 고환(남성)[Testes (male)]	여성에게 난포를 자극하고, 남성에게 정자 생성을 자극한다.
뇌하수체 전엽(Anterior pituitary)	황체형성호르몬(Luteinizing hormone, LH)	난소(여성)[Ovaries (female)] 고환(남성)[Testes (male)]	여성에게 배란을 유발하고, 남성에게 테스토스테론의 분비를 유발한다.
난소(Ovaries)	에스트로겐(Estrogens)	뇌하수체 전엽(Anterior pituitary) 유방(Breasts) 자궁(Uterus)	생식주기를 조절하고 이차 성징을 유지한다.
난소(Ovaries)	프로게스테론(Progesterone)	뇌하수체 전엽(Anterior pituitary) 자궁(Uterus)	생식주기를 조절하고 임신을 유지한다.
갑상선(Thyroid)	갑상선호르몬(Thyroid hormone)	다양한 조직(Various tissues)	대사 속도를 조절하고 신체 성장을 촉진한다.
부신 피질(Adrenal cortex)	알도스테론(Aldosterone)	신장(Kidneys)	신체의 나트륨 균형을 조절하여 궁극적으로 혈압을 조절한다.
부신 피질(Adrenal cortex)	코티솔(Cortisol)	간을 포함한 다양한 조직(Various tissues including the liver)	혈액 속으로 포도당, 아미노산, 지방산을 분비한다.
부신 수질(Adrenal medulla)	아드레날린(에피네프린)[Adrenaline (epinephrine)]	다양한 조직 – 심장, 혈관, 세기관지(Various tissues – heart, blood vessels, and bronchioles)	혈압과 혈당을 상승시키고, 기관지를 확장시킨다.
췌장(Pancreas)	인슐린과 글루카곤(Insuline and glucagon)	다양한 조직 – 간과 지방세포(Various tissues – liver and fat cells)	혈당을 조절한다.

*호르몬의 요약된 목록이라는 점에 주목해야 한다. 약리학과의 관련성이나 다른 장들에서 살펴본 생리학적 신체계통에서의 중요성을 고려하여 선택하였다.

펩티드호르몬(*peptide hormone*) - 친수성(hydrophilic; 물과 쉽게 결합하는 성질)으로 물에 용해된다. 따라서 지질과 결합하지 않는 특징(lipophobic)이 있어 지질에 용해되지 않는다. 세포막은 본질적으로 지질이므로 펩티드호르몬은 세포막을 통과할 수 없어 세포 표면의 수용체와 결합하여 세포에 영향을 미친다. 이들 수용체 중 상당수가 제2장에서 논의된 G-단백질 연결 수용체(G-protein coupled receptor, GPCR)에 속한다[그림 10-1].

스테로이드호르몬(*steroid hormone*) - 모두 콜레스테롤에서 파생되며 본질적으로 지질이기 때문에 지질과 쉽게 결합하는 성질(lipophilic)이 있고 세포막을 통과한다. 스테로이드호르몬은 세포 내부에서 수용체와 결합하고 세포 내에서 효과를 일으키며 종종 단백질합성을 시작한다[그림 10-2]. 예를 들어 테스토스테론(testosterone)은 근육 단백질의 생성을 자극한다(그래서 일부 운동선수는 근육 부피를 늘리기 위해서 합성스테로이드를 불법으로 사용한다).

아민호르몬(*amine hormone*) - 티로신에서 유래되며 작용이 다양하다. 예를 들어 아드레날린은 펩티드호르몬처럼 작용하는 반면에 갑상선호르몬은 스테로이드호르몬처럼 작용한다.

[요약] 내분비계 조절의 원리

- 내분비계는 혈류 속으로 호르몬을 분비하는 다양한 선과 조직으로 구성된다.
- 호르몬은 혈액을 타고 이동하다가 조직 속으로 확산되어 세포의 표면과 안에 있는 수용체와 결합한다.
- 조직에 결합한 호르몬의 효과는 호르몬의 종류, 수용체의 분류, 세포의 위치에 따라 달라진다.
- 호르몬은 펩티드, 스테로이드, 아민 세 종류로 분류된다.

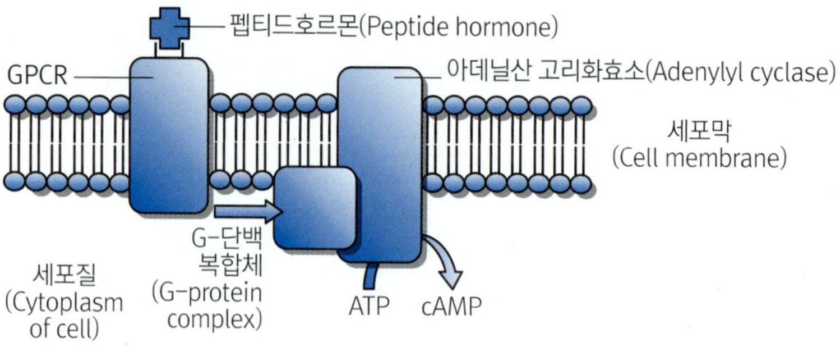

그림 10-1 펩티드호르몬은 세포 표면에 있는 G-단백질 연결 수용체(G-protein coupled receptor, GPCR)에 결합하여 세포 내 이차전령인 고리형AMP(cyclic AMP) 방출을 일으킨다.

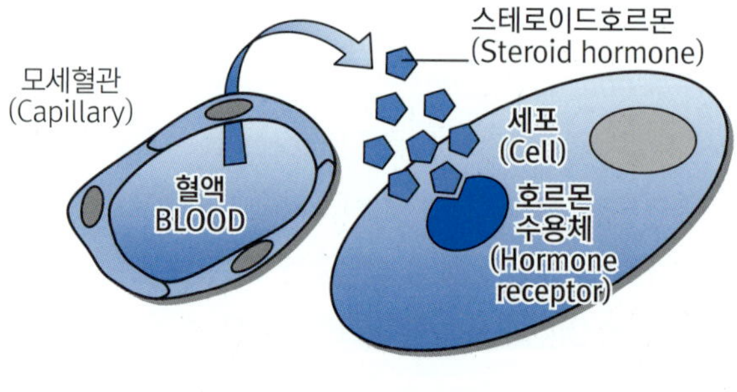

그림 10-2 스테로이드호르몬은 세포 안에 있는 수용체와 결합하고 일반적으로 단백질 합성을 시작한다.

10.2 혈당 조절 장애와 관련 약물

Disorders of glucose regulation – and associated drugs

혈당 조절 The regulation of blood glucose

단당류(monosaccharide)인 포도당(glucose)은 신체가 에너지를 생성하는 데 중요한 에너지원 중 하나이다. 제1장에서 보았듯이 포도당은 세포 안에서 분해되어 매초마다 체내에서 일어나는 수백만 개의 생화학 반응에 동력을 공급하는 에너지 공급 분자(energy-providing molecule)인 아데노신 3인산(adenosine triphosphate, ATP)을 생산한다.

우리는 섭취한 음식 중 주로 감자, 밥, 빵, 파스타 같이 탄수화물이 풍부한 음식에서 포도당을 얻는다. 소장에서 포도당은 혈액 속으로 흡수되고 간문맥(hepatic portal vein)을 통해 간으로 이동한다. 간세포(hepatocyte)는 새로 들어온 포도당의 대부분을 흡수하여 포도당의 불용성 중합체인 글리코겐(glycogen)으로 전환한다. 글리코겐은 간세포에 저장되며 혈당이 떨어지면 포도당으로 전환된다.

모든 세포는 에너지를 생성해야 하며 대부분의 세포는 당(sugar)뿐만 아니라 지질(lipid)도 에너지원으로 사용할 수 있다. 하지만 신경세포는 에너지원으로 거의 포도당만 사용한다. 그래서 신경계가 적절히 기능을 하려면 적절한 혈중 포도당 농도 유지가 필수적이다. 저혈당증(hypoglycemia; 낮은 혈중 포도당 농도)에서는 뇌의 신경학적 과정이 손상될 수 있다. 대부분의 사람은 어쩌다 식사를 거르면 저혈당 증상(현기증이 나고 집중력이 떨어지는 증상)을 경험한다. 또한 고혈당증(hyperglycemia; 높은 혈중 포도당 농도)은 흐릿한 시야(blurred vision)와 두통(headache) 같은 신경학적 장애를 유발할 수 있다. 당뇨병(diabetes mellitus)의 일반적인 특징인 만성고혈당증은 죽상경화증(atherosclerosis), 눈 문제(eye problem), 신경학적 문제(neurological problem), 신부전(renal failure)의 원인이 된다.

혈당 수치는 24시간 내내 섭취한 음식 섭취에 따라 오르내리면서 변동한다. 식사 후에 신체는 소화기계에서 영양소를 흡수하고 일부가 포도당 저장소인 간에 저장되더라도 혈당수치는 올라간다. 소화가 끝나고 영양소가 모두 흡수되면 혈당수치는 내려간다. 이런 잦은 변동에도 불구하고 신체는 일정 범위 내에서 혈당수치를 유지해야 한다. 뇌는 에너지를 포도당에만 의존하고 자체 포도당 저장 용량이 거의 없기 때문에 혈당수치 하강에 특히 민감하다. 공복 시 혈당의 정상범위는 3.3~6.1 mmol/L이며 이 범위를 벗어난 결과는 당뇨병처럼 포도당 조절 기능장애가 있음을 의미한다.

[임상에서]

일반적으로 공복혈당수치가 7.0 mmol/L 이상이면 당뇨병일 가능성을 강하게 나타낸다. 혈당수치를 정확한 평가하려면 지난 몇 주간의 혈장 포도당 농도를 나타내는 당화 헤모글로빈(HbA1c)을 재는 것이 일반적이다. HbA1c의 수치가 6.5퍼센트를 넘기면 보통 당뇨병 치료를 시작한다.

췌장 The pancreas

췌장은 위(stomach) 바로 아래에 위치하여 혈당 조절에 중요한 역할을 하는 커다란 선(gland)이다. [그림 10-3]은 인접한 장기와 상대적인 췌장의 위치를 보여준다. 췌장은 이중 역할을 한다. 췌관(pancreatic duct)을 통해 소화효소를 십이지장으로 분비하고 혈당 조절에 중요한 두 가지 핵심 호르몬인 인슐린과 글루카곤(glucagon)을 혈액으로 방출한다. 이 두 호르몬은 랑게르한스섬(islets of Langerhans)이라는 작은 선세포(glandular cell)의 집합체에서 분비된다.

신체가 혈당 상승에 반응하는 방법

How the body responds to an increase in blood glucose

식사 후 혈당수치가 증가되면 랑게르한스섬의 베타(β)세포에 의해 감지되어 더 많은 인슐린이 혈액 속으로 분비된다. 인슐린은 세포, 특히 지방세포(adipose cell)와 근육세포가 혈액에서 포도당을 흡수하도록 자극한다. 포도당은 비교적 큰 분자라서 세포로 들어가려면 막횡단 포도당수송체(transmembrane glucose transporter)가 필요하다. 인슐린이 인슐린수용체와 결합하면 세포가

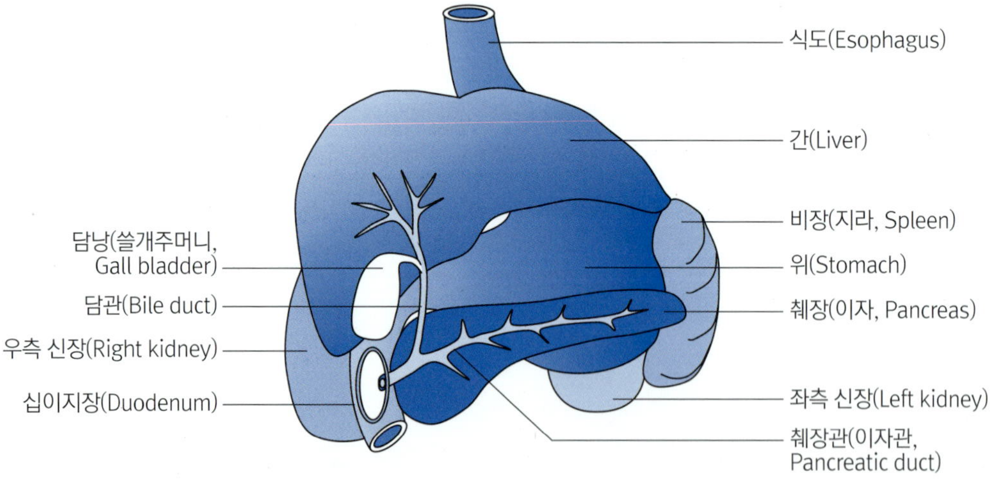

그림 10-3 인접한 기관들과 관련지어 본 췌장의 위치(여기에서는 그림으로 묘사하기 위해서 췌장을 위의 앞에 두었다는 점에 주의해야 한다)

자극되어 세포막에 있는 포도당수송체의 개수를 증가시키는데 이 과정을 전위(*translocation*)라고 한다. 더 많은 수송체가 동원될수록 더 많은 포도당이 세포 안으로 운반되며 이에 따라 혈당이 낮아진다.

> 전위(translocation) – 세포질에 있던 포도당수송체가 이동하여 세포막 속으로 삽입된다. 포도당은 포도당수송체를 통해서 세포 안으로 들어갈 수 있다.

인슐린은 또한 신체 세포에 다른 영향을 미치며 이 모든 작용은 포도당의 사용과 저장을 증가시켜 결국 혈당을 감소시킨다.

[기초 뛰어넘기] 인슐린과 포도당 조절

췌장 랑게르한스섬의 β 세포는 GLUT2 포도당수송체를 통해 혈액에서 포도당을 섭취한다. 이 포도당은 ADP를 ATP로 인산화하는 세포호흡 과정에 연료를 공급한다. 세포로 들어가는 포도당이 많을수록 ADP에 대한 ATP의 비율이 높아져 세포막에서 ATP-민감성 칼륨 통로를 닫는다. 칼륨은 주로 세포 내 주요 양이온으로 칼륨농도가 증가하면 세포 내부는 더욱 양전하를 띤다. 이러한 막전위의 변화(세포막 안팎의 전압)는 칼슘 통로를 열어 Ca^{2+}이 세포 내부로 들어오게 한다. Ca^{2+}이 세포 내로 유입되면 β 세포를 자극해서 인슐린이 포함된 소포(vesicle)를 혈류로 방출한다**[그림10-4]**.

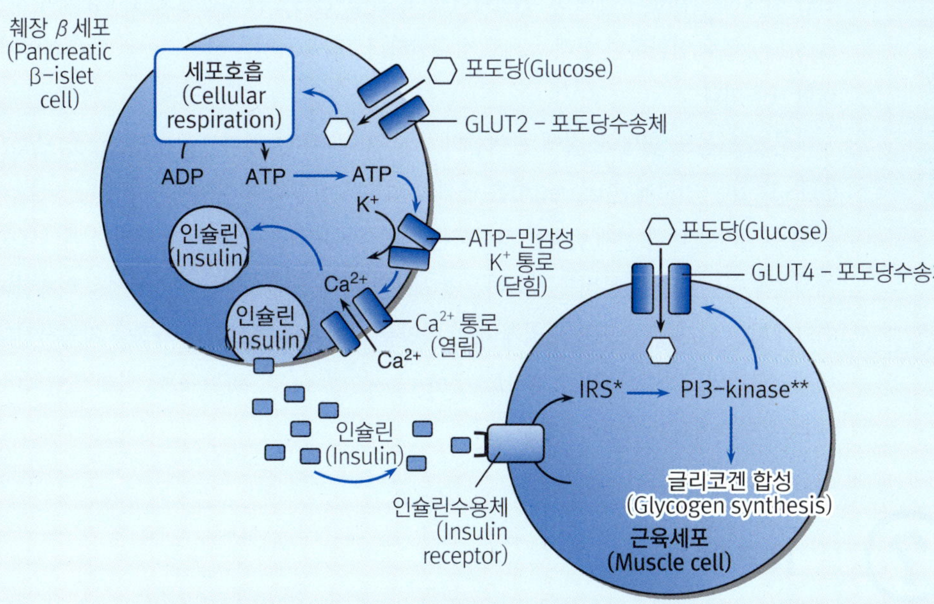

*인슐린 수용체 기질 단백질(Insulin receptor substrate protein)
**포스파티딜이노시톨 3-인산화효소(Phosphatidylinositol 3-kinase)

그림 10-4 인슐린에 의한 혈당 조절

인슐린은 근육과 지방세포의 인슐린 수용체에 결합하여 인슐린 수용체 기질(insulin receptor subtrate, IRS) 단백질을 인산화시킨다. 이 단백질은 포스파티딜이노시톨 3-인산화효소(*phosphatidylinositol 3'-kinase*, PI3-kinase)를 활성화시켜 아직 기전이 잘 알려져 있지는 않지만 GLUT4 포도당수송체의 발현을 상향 조절하는 전위(*translocation*)를 일으킨다. 이제 포도당이 세포 내부로 들어와 혈당 수치가 낮아진다. PI3-kinase는 또한 포도당을 글리코겐으로 전환하는 중합작용을 촉진한다.

[중요한 사실]

혈당수치가 올라가면 신체는 더 많은 인슐린을 분비하여 세포가 혈액에서 더 많은 포도당을 흡수하게 한다.

신체가 혈당 하강에 반응하는 방법

How the body responds to a decrease in blood glucose

식사 후 수 시간이 지나 소화가 완전히 끝나고 혈당과 인슐린 수치가 떨어지면 췌장 알파(α)세포에서 글루카곤이 분비된다. 글루카곤은 혈당수치를 상승시키고 포도당 사용을 절약하는 과정을 촉진한다는 점에서 인슐린과 반대 효과를 나타낸다. 글루카곤은 주로 간세포에 작용하여 저장된 글리코겐을 포도당으로 전환하여 혈액 속으로 방출한다. [그림 10-5]는 글루카곤과 인슐린의 대조 작용을 요약한 내용이다.

다른 호르몬도 혈당 조절에 관여한다. 글루카곤-유사 펩티드-1(*glucagon-like peptide-1*, GLP-1) 같은 인크레틴(incretin)은 음식의 섭취에 반응하여 장에서 방출된다. 이들의 기능은 영양분 흡수 증가에 대한 신체 반응을 강화하는 것이다. 인크레틴 펩티드는 췌장의 베타세포 GLP-1 수용체에 결합하여 인슐린 분비를 자극하는 동시에 알파세포에서 글루카곤 생성을 억제한다[그림 10-6]. 인크레틴은 위 배출 속도를 느리게 하여 영양분이 혈류로 전달되는 과정을 지연시킨다. 인크레틴은 디펩티딜펩티드가수분해효소-4 (*dipeptidylpeptidase-4*, DPP-4)에 의해 조절되며 이 효소에 의해 빠르게 분해되고 반감기가 2분이다.

[알고 있나요?]

인슐린은 랑게르한스섬에서 분비된다. '인슐린'이 라틴어로 섬인 'insula'로부터 유래된 것을 알고 있는가? Paul Langerhans는 19세기 독일 생리학자로 인슐린 분비를 책임지는 췌장 섬 세포를 처음으로 확인했다.

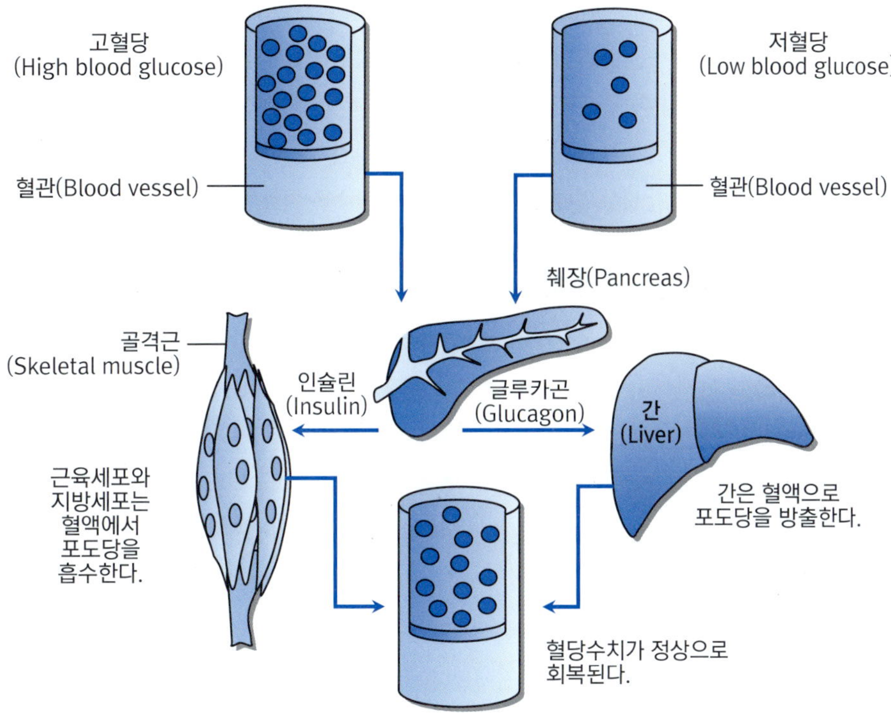

그림 10-5 혈당 조절에서 인슐린과 글루카곤의 작용을 요약한 도식

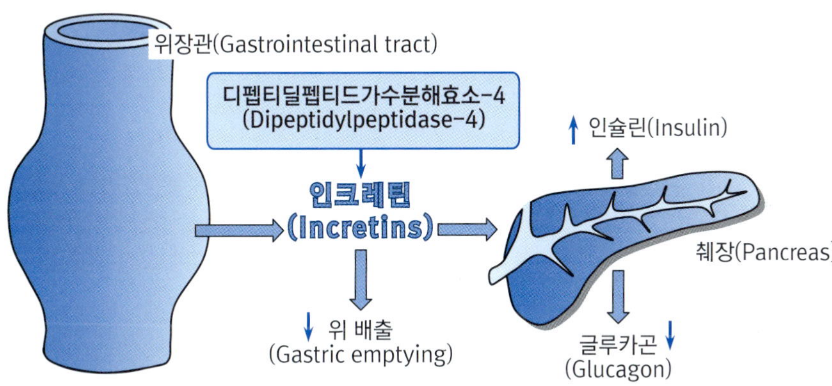

그림 10-6 위장관에 있는 음식은 인슐린 분비를 촉진하는 인크레틴 분비를 자극하는 반면에, 글루카곤 분비를 억제하고 위배출 시간을 지연시킨다. 디펩티딜펩티드가수분해효소-4(dipeptidyleptidase-4)는 인크레틴을 분해하는 효소이다.

혈당 조절 장애: 당뇨병 Disorders of blood glucose regulation: diabetes mellitus

매우 흔한 질환인 당뇨병은 두 가지 주요 유형—제1형과 제2형 당뇨병—이 있다. 두 가지 유형의 당뇨병 모두 매년 증가하고 있다. 제2형 당뇨병은 가장 흔한 유형으로 당뇨병의 거의 90%를 차지한다. 주로 풍족한 사회에서 발생하는 질병이지만 역설적으로 당뇨병의 주요 위험인자 중 하나인 비만이 가장 만연한 경제적 지위가 낮은 사람에게 더 흔하다. 이 계층은 당뇨병 예방에 도움이 되는 운동을 할 가능성도 적어 문제를 더 악화시킨다. 가족력도 당뇨병의 소인이 될수 있으며 아시아와 아프리카계 카리브해인이 더 고위험군에 속한다. 당뇨병은 근본적으로 포도당 조절 기능에 장애가 있는 질환이다. 흔한 질환이기 때문에 많은 연구가 수행되었지만 아직 질병의 근본적인 기전은 완전히 알려지지 않았다. 하지만 당뇨병에 대한 지식이 향상될수록 치료법도 발전할 가능성이 높아지고 완치도 가능하게 될 것이다.

제1형 당뇨병은 주로 젊은 사람의 질병이며 췌장에서 인슐린을 생성하는 β 세포의 자가-면역 파괴의 결과다. 인슐린 생산이 심각하게 억제되므로 혈당을 조절하기 위해서 정기적인 인슐린 주사가 필요하다.

제2형 당뇨병은 한때 중년의 질병이었지만 소아 비만이 증가하면서 젊은 연령층에서 많이 발병하고 있다. 당분이 풍부한 음식의 소비 증가가 일차적인 원인으로 꼽히고 있다. 이것은 장기간 인슐린 수치를 상승시켜 결과적으로 조직이 인슐린의 작용에 저항하게 되고 결국 인슐린 생산 자체가 감퇴한다. 포도당을 세포 안으로 들여보내는 기전이 손상되어 고혈당(hyperglycemia)이 발생한다. 제2형 당뇨병 초기에는 식습관 개선으로 혈당을 조절할 수 있지만 많은 당뇨병 환자가 당뇨병치료제와 인슐린주사가 필요한 상태까지 진행된다.

두 가지 유형의 당뇨병은 혈당이 보통 11 mmol/L 이상인 비정상적으로 높은 혈당수치를 보인다. 이는 신장에서 포도당 재흡수를 압도하여 소변에서 포도당이 나오는데 이런 상태를 당뇨(*glycosuria*)라고 한다. 당뇨병의 다른 증상으로는 갈증 증가, 소변 증가, 무기력이 있다.

[알고 있나요?]

단어 'mellitus'는 벌꿀이라는 뜻의 라틴어 'mel'에서 유래되었다는 사실을 알고 있는가? 당뇨병은 소변에서 포도당이 나타나 소변을 달게 만든다. 옛날에는 의사가 환자의 소변을 직접 맛보아서 당뇨병을 검사했다고 한다. 현대 검사방법에 감사해야 한다.

제1형 당뇨병에서 당뇨성 케톤증(diabetic ketosis, DKA)이 발생할 수 있다. 역설적이게도 이는 세포가 포도당에 굶주려서 발생한다. 세포는 혈액에서 포도당을 얻기 위해서 인슐린이 필요하다. 인슐린이 없으면 혈액에는 포도당이 풍부한 반면에 세포 자체는 필수적인 에너지 분자인 포도당에 굶주리게 된다. 에너지 생산을 유지하기 위해 세포는 주요 에너지원을 지질로 전환한다. 그 결과 대사산물로 산성의 케톤(ketone)이 생성되어 케토산증(ketoacidosis)을 초래할 수 있다. 당뇨병은 신장질환(신장병증, nephropathy), 망막질환(망막병증, retinopathy), 심혈관질환을 포함해서 여러 가지 만성질환의 원인 또는 위험요인이 된다.

[사례연구]

안 씨는 14세인 딸 소희가 요즘 들어 피곤하고 무기력해 보여서 걱정이다. 소희는 확실히 약간 과체중이며 또래 여자아이처럼 운동을 지루하다고 생각한다. 외출은 거의 하지 않고 SNS에서 친구를 만나기를 더 선호한다. 소희의 이모는 25세에 제2형 당뇨병이 발병했다. 안 씨는 당뇨병이 가족에게 문제가 될까 봐 걱정하고 있다. 안 씨는 걱정할 필요가 있을까?

사례연구 해설

소희는 또래의 다른 여자아이에 비해 행동이 유별나지는 않다. 지치고 무기력하다고 꼭 당뇨병과 관련이 있다고 볼 수는 없다. 이모가 비교적 젊은 나이에 제2형 당뇨병이 발병했다는 사실은 질병에 대한 가족의 소인을 나타낼 수 있지만 요즘 14세는 당뇨에 걸리기에 어린 나이는 아니다. 부모가 청소년의 생활 습관에 영향을 미치기는 상당히 어렵지만 안씨는 가족이 규칙적으로 채소와 복합 탄수화물이 풍부한 건강한 식사를 할 수 있게 해야 하며 소희가 좀 더 활동적인 생활할 수 있도록 설득해야 한다. 돈이 들더라도 무용이나 피트니스 클럽에 등록하는 것이 좋다. 만약에 소희가 물을 많이 마신다든지 하는 행동 변화가 있으면 반드시 의사에게 당뇨에 대한 진단 검사를 받아야 한다.

[요약] 혈당 조절과 당뇨병

- 혈중 포도당 수치는 너무 낮아지거나 너무 높아지지 않도록 조절해야 한다.
- 식후에 포도당 수치가 올라가면 췌장은 인슐린을 분비하여 근육세포와 지방세포가 혈액에서 포도당을 흡수하도록 촉진한다.
- 식사 사이에 포도당 수치가 낮아지면 췌장은 글루카곤을 분비한다. 이 호르몬은 간을 자극하여 포도당을 분비하고 혈당수치를 올린다.
- 식사 후 소화기계에서 생성되는 인크레틴은 인슐린 분비를 자극하고 글루카곤 분비를 억제하며 위 배출을 지연시킨다.
- 제1형 당뇨병은 췌장의 인슐린 생산 세포를 파괴하는 자가면역질환이다. 제1형 당뇨병 환자는 인슐린을 생산할 수 없어 인슐린 주사를 맞아야 한다.
- 제2형 당뇨병은 보통 나이가 들어 발병하고 비만 같은 요인이 원인이 된다. 제2형 당뇨병 환자는 식이요법과 약물요법을 통해서 당뇨병은 조절할 수 있지만, 때로는 인슐린 주사가 필요하다.

당뇨병 치료약물 – 인슐린 Drugs used in diabetes mellitus – insulins

당뇨병 치료에는 두 가지 접근방식이 있다. 제1형 당뇨병의 일반적인 치료는 인슐린을 피하 주사로 투여하는 것이다. 이는 내인성 인슐린 생산이 적거나 없을 때 체내의 자체 인슐린 결핍을 대체하는 방법이다. 제2형 당뇨병 치료는 중증도와 특성에 따라 치료법이 달라질 수 있어서 더 복잡하다. 경구용 당뇨병치료제는 다양한 기전에 의해 작용하는데 일반적으로 췌장 베타세포에 남아 있는 인슐린 분비를 자극하거나 근육세포와 지방세포가 혈액에서 포도당을 흡수하도록 촉진한다. 일부 제2형 당뇨병 환자는 인슐린을 보충할 필요가 있다.

[임상에서]

제2형 당뇨병에서 경구용 당뇨병치료제를 처방받기 전에, 보통 적어도 세 달 이상 식이요법과 운동량 증가를 통해 질병 조절을 시도한다. 당을 서서히 분비하는 복합 탄수화물을 적당량 섭취하면 안정적인 혈당 유지에 도움이 된다. 운동은 세포의 포도당 흡수를 증가시키고 인슐린 생산을 조절한다.

주사제로 사용 가능한 인슐린 종류는 다양하다. 이 모든 약은 소의 췌장에서 추출한 인슐린을 당뇨병 환자를 치료하는 데 처음으로 사용한 1920년대부터 이어진 오랜 기간 연구 끝에 개발된 결과다. 현대 인슐린의 세 가지 공급원은 변형 돼지(porcine), 소(bovine), 유전자 조작(genetically engineered) 인간 인슐린이다. 인간 인슐린은 사람에서 추출하지 않고 유전공학을 이용해서 세균과 효모에서 만든다. 인간 인슐린을 암호화하는 유전자를 세균과 효모균에 삽입하여 인슐린 단백질을 대량으로 생산한다. 이런 방법으로 생산된 단백질은 약품으로 사용되기 전에 더 많은 정제과정과 변형과정이 필요하다. 인간 인슐린의 장점은 명백하게 환자 자신의 인슐린과 구조가 더 비슷하므로 거부반응이 일어날 가능성이 적다.

인슐린은 추가로 변형하여 흡수속도에 영향을 미칠 수 있어 약효 발현 시간을 늦추고 효과 지속 시간을 늘릴 수 있다. 아연이나 다른 잔류물을 인슐린 분자에 붙이거나 유전적으로 인슐린을 약간 다른 아미노산 서열로 조작하여 변형한다. 현재 사용 가능한 다양한 인슐린은 작용 시작 속도와 작용 시간에 따라 분류된다.

- **속효성인슐린(단기작용**, short-acting insulin)은 효과가 30~60분 안에 빠르게 나타나며 2~4시간 후에 최고 정점에 이르고 8시간까지 지속된다. 이런 인슐린에는 **인슐린**(insulin), **인슐린아스파트**(insulin aspart), **인슐린글루리신**(insulin glulisine), **인슐린라이스프로**(insulin lispro)가 있다.
- **중간작용인슐린과 지속성인슐린**(intermediate and long-lasting insulin)은 1~2시간 안에 효과가 나타나며 4~12시간 사이에 최대의 효과를 나타내고 16~35시간 동안 지속된다. 이런 인슐린에는 **인슐린디터머**(insulin detemir), **인슐린글라진**(insulin glargine), **인슐린 아연 현탁액**(insulin zinc suspension), **아이소판 인슐린**(isophane insulin), **인슐린 데굴르덱**(insulin degludec), **프로타민 아연 인슐린**(protamine zinc insulin) 있다.
- **이상인슐린**(biphasic insulin)은 중간과 속효성 인슐린의 혼합물로 효과가 빠르게 나타나지만 오래 지속된다. 이런 인슐린에는 **2상 인슐린 아스파르트**(biphasic insulin aspart), **2상 인슐린 리스프로**(biphasic insulin lispro), **2상 아이소판 인슐린**(biphasic isophane insulin)이 있다.

[알고 있나요?]

인슐린은 단백질이고 단백질은 장내 소화효소에서 살아남을 수 없기 때문에 인슐린은 주사제로 투여해야 한다는 사실을 알고 있는가? 몇 년 전 흡입용 인슐린이 시험적으로 사용되었지만 안전성에 대한 우려로 철회되었다. 현대의 인슐린 주사장치는 만년필 모양으로 비교적 쉽고 고통스럽지 않게 인슐린을 자가주사(self-injection) 할 수 있다.

당뇨병 치료약물-항당뇨병 약물

Drugs used in diabetes mellitus – antidiabetic drugs

이런 약물은 식이요법과 운동요법만으로 혈당 조절을 실패했을 때 제2형 당뇨병을 치료하는 데 사용한다.

1. 바이구아니드 Biguanides

메트포르민(metformin)은 현재 사용 가능한 유일한 바이구아니드 약물이다. 간에서 포도당 합성을 억제하고 말초 조직에서 세포 내로 포도당 흡수를 증가시켜 작용하지만, 췌장에 인슐린의 생산 능력이 남아 있어야만 작용한다. 메트포르민은 특히 과체중 제2형 당뇨병 환자 치료에 첫 번째 선택(first choice)약으로 주로 사용된다.

2. 인크레틴 경로에 작용하는 약 Drugs acting on the incretin pathway

글립틴제(gliptins)와 DPP-4 억제제는 이 장의 앞부분에서 설명한 인크레틴 경로에 작용하는 비교적 최신약물로 최근 10년 동안 도입되었다.

글루카곤-유사 펩티드-1 (glucagon-like peptide-1, GLP-1) 수용체 작용제는 **알비글루티드**(albiglutide), **둘라글루티드**(dulaglutide), **엑세나타이드**(exenatide), **리라글루티드**(liraglutide), **릭시세나티드**(lixisenatide)가 있다. 이들은 식사 직후에 위장관에서 분비되는 인크레틴 계열에 속하는 GLP-1의 작용을 모방한다. 인크레틴은 췌장 베타세포의 인슐린 분비를 촉진하고 알파세포의 글루카곤 분비를 억제하며 위 배출(gastric emptying)을 지연시킨다. 이 약물은 췌장 베타 세포의 잔여 인슐린 분비 능력에 의존하므로 주로 **메트포르민**(metformin)과 설포닐유레아(sulfonylurea)와 병용하여 제2형 당뇨병 치료에만 쓰인다.

디펩티딜펩티드가수분해효소-4 (dipeptidylpeptidase-4, DPP-4) 억제제는 **알로글립틴**(alogliptin), **리나글립틴**(linagliptin), **삭사글립틴**(saxagliptin), **시타글립틴**(sitagliptin), **빌다글립틴**(vildagliptin)이 있다. 이들은 흔히 글립틴(gliptins)이라고 부르는데 인크레틴을 빠르게 분해하는 효소인 DPP-4(dipeptidylpeptidase-4)를 차단한다. 글립틴은 DPP-4를 차단해 인크레틴 수치를 증가시켜 인슐린 분비를 촉진하고 글루카곤 생산을 억제한다. **엑세나티드**와 **리라글루티드**와 마찬가지로 'gliptins'는 제2형 당뇨병 치료에만 쓰인다. 대부분의 글립틴은 **메트포르민**이 포함된 복합 정제로 사용한다.

[알고 있나요?]

엑세나티드(exenatide), **리라글루티드(liraglutide)** 같은 GLP-1 수용체 작용제는 *Gila monster*라고 하는 미국 사막 독도마뱀(*Heloderma suspectum*)의 타액에서 처음 분리된 호르몬인 *exendin-4*의 합성형(synthetic form)이다. 이 동물은 평판이 무시무시하지만 항상 사람과 접촉을 피하고 자극받을 때만 문다. 특히 연구원이 침을 추출하려고 입을 찌를 때만 그렇다.

3. 나트륨-포도당 공동수송체 2 억제제

Sodium-glucose co-transporter 2 inhibitors (SGLT2 inhibitors)

비교적 최근에 도입된 이 약물은 **카나글리플로진**(canagliflozin), **다파글리플로진**(dapagliflozin), **엠파글리플로진**(empagliflozin)이 있다. 이 약물은 혈당 수치를 낮추지만 다른 제2형 당뇨병 제제와는 달리 췌장 베타세포의 잔여 인슐린 분비 능력이 필요하지 않다. 포도당은 SGLT2를 통해 신장의 네프론에 있는 여과액에서 재흡수된다. SGLT2 억제제로 이 수송체를 막으면 재흡수되는 포도당이 현저하게 줄어 매일 소변으로 100 g 이상의 포도당이 추가로 배설된다.

그러나 이 약물은 하지, 특히 발가락 절단 위험을 증가시키는 경향에 대한 우려가 있다. 소변의 과도한 포도당은 요로감염을 일으키기도 한다.

[기초 뛰어넘기] SGLT2 억제제

수용성인 포도당은 신장 네프론의 사구체에서 여과되어 여과액 속으로 나간다. 이 귀중한 자원은 신장 네프론의 근위세뇨관 안 여과액에서 약 99퍼센트가 혈액으로 재흡수되어 보존된다. 포도당 회수 과정은 세뇨관세포 내 나트륨 이온 농도를 낮추는 세뇨관세포(tubule cell)의 바닥가쪽(basolateral) 세포막에 있는 나트륨/칼륨 이온 ATP(Na^+/K^+ ATPase)펌프에 의해 일어난다**[그림 10-7]**. 세포 내 나트륨 이온이 낮으므로 여과액에서 정단막(apical membrane)의 SGLT2를 통해 관강내 세포(luminal cell)로 나트륨 이온을 끌어당긴다. 이 공 수송체는 나트륨과 함께 포도당을 관강 세포로 전달한다. 포도당은 GLUT2 포도당 수송체를 통해 세관 세포에서 나간다. **카나글리플로진(canagliflozin)** 같은 SGLT2 억제제는 포도당 재흡수를 억제하여 혈당을 현저히 떨어뜨리고 당뇨(glycosuria)를 유발한다. SGLT2 억제제는 또한 근육세포를 인슐린에 민감(sensitise)하게 만드는 것으로 보인다.

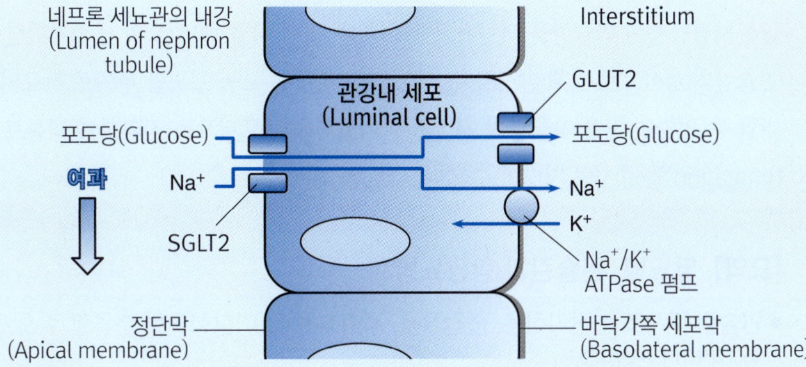

그림 10-7 SGLT2 억제제의 표적이 된 네프론 내 포도당 재흡수 기전

4. 기타 항당뇨병 약물 Other antidiabetic drugs

1. **설포닐우레아**(sulphonylureas)–단기 작용 설포닐우레아(sulphonylureas)에는 **글리클라지드**(gliclazide), **톨부타마이드**(tolbutamide)가 있다. **글리벤클라미드**(glibenclamide), **글리메피리드**(glimepiride), **글리피지드**(glipizide)는 장시간 작용제로 간헐적인 저혈당증 같은 부작용이 더 많다. 모든 설포닐우레아는 췌장의 β 세포의 세포막에 있는 칼슘 통로를 개방해 인슐린 분비를 자극한다. 이런 약물은 β 세포에 인슐린 분비 능력이 남아 있는 제2형 당뇨병에만 사용하기에 적합하다.

2. **아카보즈**(acarbose)는 탄수화물 소화에 중요한 역할을 하는 장내 α-글루코시데이스(α-*glucosidase*) 효소를 억제한다. 이 약은 탄수화물 분해 속도를 감소시켜 결과적으로 포도당이 흡수되는 속도를 낮추어 식후 고혈당 위험을 줄인다. 불행하게도 장내 소화되지 않은 당분은 가스를 생성하는 세균의 먹이가 되어 부작용으로 고창(flatulence)이 나타난다. 이는 놀랄 것도 없이 많은 환자가 이 약 사용을 중단하는 원인이 된다.

3. **메글리티니드계**(meglitinides)는 현재 **나테글리니드**(nateglinide)와 **레파글리니드**(repaglinide) 두 가지 약물이 대표 약물이다. 설포닐우레아와 매우 유사한 기전으로 작용한다. 제2형 당뇨병에서 췌장 β 세포의 인슐린 분비를 자극한다.

4. **티아졸리디네디온계**(thiazolidinediones)는 **피오글리타존**(pioglitazone)뿐인데 최근 방광암과 심부전 위험이 있는 환자에 대한 사용에 주의하라고 발표되었다. **피오글리타존**의 작용기전은 복잡하여 명확히 밝혀져 있지 않다. 지방세포에서 인슐린 신호를 증폭시켜 혈액에서 포도당 흡수를 촉진하는 것으로 보인다.

저혈당증 Hypoglycaemia

급성저혈당증은 인슐린을 과량으로 투여했을 때 나타날 수 있으며 만성저혈당증은 과도한 내인성 인슐린의 생산으로 인해 발생할 수 있다. 저혈당증은 보통 포도당 투여로 치료되지만 설탕을 경구투여할 수 없다면 간을 자극하여 저장된 글리코겐을 포도당으로 전환하여 혈류로 방출하는 글루카곤(glucagon)을 주사로 처방할 수 있다.

[요약] 당뇨병, 인슐린과 항당뇨병제

- 인슐린 주사제는 단기작용, 중간작용, 지속작용 및 이상성으로 분류할 수 있으며, 발현시간과 지속시간이 다양하다.
- 항당뇨병제는 제2형 당뇨병 치료에만 사용된다.
- 설포닐우레아(sulphonylureas), 메글리티니드계(meglitinides) 약물은 인슐린을 분비하도록 췌장을 자극한다(잔여 인슐린 분비능력이 있는 경우).
- **엑세나티드(exenatide)**, **리라글루티드(liraglutide)** 같이 인크레틴 경로에 작용하는 약물은 천연 인크레틴을 모방해 인슐린 방출을 증가시키고 글루카곤 방출을 억제하며 위 배출 시간을 지연시킨다.
- **시타글립틴(sitagliptin)**, **빌다글립틴(vildagliptin)** 같은 DPP-4 억제제는 인크레틴을 빠르게 분해하는 디펩티딜펩티드가수분해효소-4의 억제제다. 이 효소를 억제하면 자연 인크레틴 수치가 증가한다.
- **메트포르민(metformin)**과 **피오글리타존(pioglitazone)**은 세포의 포도당 흡수를 증가시킨다.
- **아카보즈(acarbose)**는 포도당이 장에서 흡수되는 속도를 감소시킨다.
- **카나글리플로진(canagliflozin)**, **다파글리플로진(dapagliflozin)** 같은 **나트륨-포도당 공동수송체 2 (sodium-glucose co-transporter 2, SGLT2) 억제제**는 소변으로 포도당 배출을 증가시켜 혈당을 낮춘다.

10.3 생식 관련 호르몬 조절과 약물

Hormonal regulation of reproduction and associated drugs

1960년대 여성호르몬 피임약인 '더 필(the pill)'의 도입은 성생활에 혁명적인 변화를 일으키고 사회 전체를 영원히 바꿔놓았다. 처음으로 여성은 스스로 생식능력(fertility)을 관리할 수 있게 되었고 수백만 건의 원치 않는 임신(pregnancy)을 방지했다. 피임약은 안전하고 (올바르게 사용하면) 99퍼센트의 성공률을 보이는 효과적인 피임방법임이 입증되었으며, 지난 40년이 넘는 기간 동안 제형은 다소 달라졌지만 기본적인 약리작용은 여전히 동일하다. 이 약물은 피임 외에 다른 목적으로 사용되어 생식주기 중 고통스러운 기간을 예방하는 데 도움이 되고 많은 노년 여성이 경험하는 폐경 후 증상을 완화시킨다.

28일의 여성 생식 주기는 임신(conception)을 준비하는 여성의 몸에 변화를 일으킨다. 한 달 동안 자궁내막(endometrium, 자궁의 내벽)은 영양분이 풍부한 구조로 발달하여 생식주기 중간에 난소에서 방출되는 난자를 받아들일 준비를 한다. 수정이 되면 수정된 난자가 자궁벽에 착상되고 배아가 발달하는 놀라운 과정이 시작되고 9개월 만에 새로운 사람이 탄생한다. 이 기간 동안 여성이 임신하지 않으면 자궁내막은 월경혈의 흐름으로 흘러내리는데, 여기까지가 '생식주기(period)'다. 주기가 끝나면 이 과정은 처음부터 다시 시작된다. 생식주기는 뇌하수체 전엽(anterior pituitary)에서 분비되는 다음 두 가지 호르몬의 복잡한 상호작용에 의해 조절된다.

- 난포자극호르몬(follicle-stimulating hormone, FSH)
- 황체형성호르몬(luteinizing hormone, LH)

그리고 난소(ovary)에서 분비되는 두 가지 호르몬

- 에스트로겐(*estrogen*)
- 프로게스테론(*progesterone*)

생식주기는 [그림 10-8]에서 보듯이 세 개의 시기로 나뉜다.

에스트로겐(*estrogen*)과 프로게스테론(*progesterone*)은 난소에서 분비되는 두 가지 유형의 호르몬을 총칭한 이름이다. 실제로 에스트로겐은 에스트라디올(estradiol), 에스트리올(estriol) 및 에스트론(estrone)을 포함하여 여러 종류가 있다. 프로게스테론은 프로게스토겐(progestogen)군 중 주요 순환 형태다.

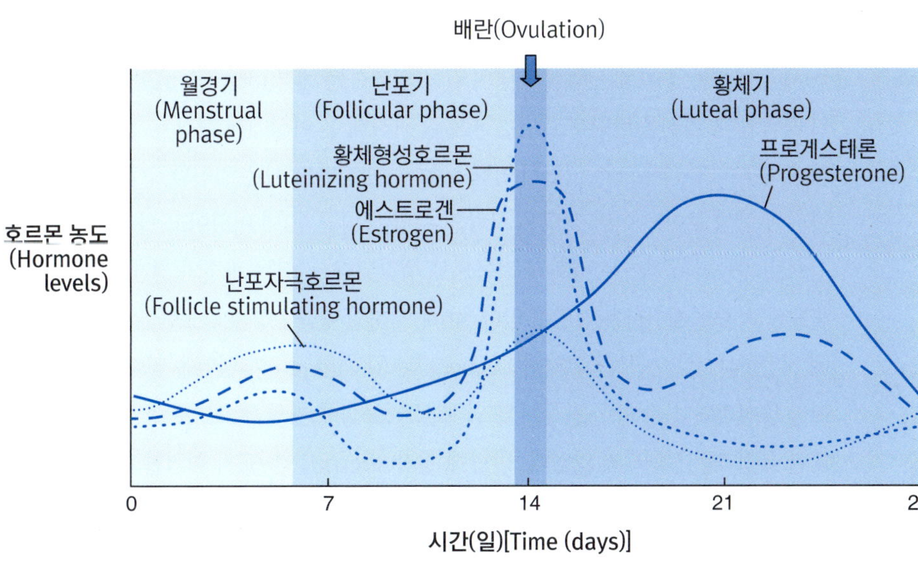

그림 10-8 28일 생식주기 동안 호르몬의 농도 변화를 보여주는 간략한 그래프(호르몬 농도 단위는 임의로 설정되었다)

1. **월경기**(menstrual phase) – 월경(menstruation) 첫째 날부터 4~6일 동안 지속된다. 이 단계에서 자궁 내벽은 탈락되어 혈액으로 흐른다.

2. **난포기**(follicular phase) – 다음 8~10일 동안 난포자극호르몬(FSH)은 성숙하는 난자(ovum)가 들어 있는 난소(ovary) 중 한쪽에서 난포(follicle) 하나의 발달을 촉진한다. 난포가 발달하면서 에스트로겐을 생산하기 시작하여 난포 자체가 커지면서 에스트로겐 양도 꾸준히 증가한다. 난포기 말기에 에스트로겐이 증가하여 황체형성호르몬(LH)을 급증(LH surge)시키면 난포가 난자를 방출한다. 이 과정을 배란(*ovulation*)이라고 한다. 난자는 들어오는 정자와 만나 수정이 될 가능성이 있는 난관을 따라 난소에서 자궁으로 이동한다.

3. **황체기**(luteal phase) – 이 마지막 단계는 난자가 수정되었는지에 따라 상당히 달라진다. 수정이 되면 자궁내막에 착상된 배아(embryo)는 난소로 호르몬신호를 보낸다. 이는 배란 직후에 높아진 프로게스테론을 고농도로 유지한다. 프로게스테론은 자궁내막의 구조적 통합성을 유지하고 더 이상의 월경을 막는다. 만약 수정이 되지 않으면 프로게스테론 농도는 차츰 감소하고 자궁내막에서 지지체가 제거되어 월경 혈액으로 배출된다.

생식주기 조절은 뇌하수체호르몬과 난소호르몬 사이에 복잡한 상호작용을 수반한다. 호르몬 수치가 변하면 뇌하수체와 난소에 호르몬 분비를 수정하라는 신호를 보내 복잡한 호르몬 균형에 더 많은 변화와 반응을 초래한다. 합성에스트로겐과 합성프로게스테론으로 호르몬 농도를 인위적으로 변화시키면 생식주기를 방해하고 배란과 임신을 억제한다.

폐경 후 문제와 호르몬대체요법

Post-menopausal problems and hormone replacement therapy

50세쯤 대부분의 여성은 생식 수명의 끝을 의미하는 폐경(menopause)이라고 하는 변화 단계를 겪기 시작한다. 자신을 탄탄하고 건강하게 잘 관리해 온 여성에게 폐경은 특히나 불공평한 시간처럼 보인다. 왜냐하면 배우자는 여전히 아빠가 될 수 있지만 여성은 임신할 수 없기 때문이다. 겉보기에 대단히 부당해 보이는 이런 상황은 사람의 수명이 평균 40세 이하이고 살기 험난한 시대였던 수만 년 전으로 거슬러 올라가는 진화적 적응으로 생각된다. 진화는 과정의 경제성에서 무자비할 정도로 불필요한 지출을 제거하는 경향이 있다. 40세 이하인 평균수명에 필요한 수보다 많은 난자를 여성의 몸에 저장하는 것은 아무런 선택이익(selective advantage)이 없었을 것이다. 40세가 넘은 여성은 아이를 출산하거나 그 아이를 돌보기 위해 살 가능성이 거의 없으므로 그 당시 '노년기'에 생식능력에 대한 유전자는 선택되지 않았다. 반면에 정자(sperm)는 비교적 저렴한 자원이기 때문에 (물론 정자 생산도 나이가 들면 약간 감소하지만) 정자 생산을 제한해야 할 진화의 선택 이익은 거의 없다.

진화역사와 별개로 21세기에 40대 중반의 많은 여성이 여전히 우수한 신체 상태를 유지하고 있으며 건강하고 생산적인 또 다른 40년의 삶을 기대하고 있다. 따라서 순환 호르몬 수치 변화가 매우 불편한 증상을 유발할 수 있기 때문에 폐경이 꽤 고통스러울 수 있다는 사실은 이런 여성에게 불행한 일이다.

초경(menarche, 월경의 시작)부터 폐경까지 기간 동안 에스트로겐 농도는 에스트로겐을 생산하는 난포(*ovarian follicles*)의 활동에 의해 유지된다. 난소에 있는 난포 수가 한정되어 있고 매달 성숙과 배란의 주기가 반복되다 보면 난포 공급이 고갈되는 시기가 와서 폐경이 발생한다. 난포가 고갈되면 에스트로겐 공급은 일부 에스트로겐을 계속 생산하지만 덜 강력한 형태로 생산하는 부신(adrenal gland)에 의존한다. 폐경 전 에스트로겐의 수치가 상대적으로 높을 때는 FSH와 LH를 억제하는 효과가 있는데 에스트로겐 농도가 폐경과 함께 감소하면 FSH와 LH의 수치는 상승한다. 이런 호르몬 수치 변화는 안면홍조(hot flush), 질 건조(vaginal dryness), 성욕감퇴(loss of sexual drive), 기분 변화(mood swings), 심혈관질환과 골다공증(osteoporosis, 뼈가 얇아짐)에 대한 감수성(susceptibility) 증가 같은 폐경과 관련된 증상을 유발한다.

> 난포(*ovarian follicles*)는 난소에서 매달 형성되는 발달 중인 난자를 포함하는 액체로 가득 찬 작은 주머니다. 이름도 적절한 난포자극호르몬(FSH)에 의해 난포의 발달이 자극되고 생식주기 중간에 황체형성호르몬(LH)이 배란기 동안 난자의 방출을 유발한다.

호르몬대체요법 Hormone replacement therapy (HRT)

폐경 후 문제는 호르몬 수치 저하로 나타나므로 약리학적 해결책은 부족한 호르몬을 인공적으로 대체하는 것이다. 호르몬을 폐경 전 수준으로 회복시키면 안면홍조처럼 많은 여성에게 꽤 심한 고통을 유발하는 문제를 상당히 줄일 수 있다. 에스트로겐과 프로게스테론을 조합한 다양한 호르몬대체제가 사용 가능하다. **에스트라디올**(estradiol) 형태의 저용량 에스트로겐을 지속 투여하면서 **노르에치스테론**(norethisterone) 또는 **레보노르게스트렐**(levonorgestrel) 같은 합성프로게스테론을 생식주기 후반부에 12~14일 동안 추가적으로 투여하여 자연적인 난포기와 황체기에서 만들어지는 호르몬 환경을 모방한다. 이 요법은 자연적인 주기를 모방한 것이기 때문에 프로게스테론 역할이 모두 종료되면 쇠퇴성출혈(withdrawal bleeding)이 발생한다. 마지막 월경기 이후 12개월이 지나면 많은 여성이 지속적인 저용량 에스트로겐과 프로게스테론 혼합 요법으로 전환하여 매월 출혈로 인한 불편함 없이 폐경 후 증상을 완화할 수 있다.

호르몬대체요법은 구강 또는 경피적 패치를 통해 투여한다. 스테로이드호르몬인 에스트로겐과 프로게스테론은 피부를 통해 쉽게 흡수된다. 프로게스테론은 간에서 초회-통과대사에 의해 거의 완전히 대사되기 때문에 경구투여는 적합하지 않아 합성프로게스테론을 경구피임제로 사용한다.

티볼론(tibolone)은 합성에스트로겐과 프로게스테론의 복합제처럼 작용한다. 폐경 후 단기 치료에 사용한다.

호르몬대체요법: 부작용과 안전
Hormone replacement therapy: side-effects and safety

오심과 구토 같은 호르몬대체요법(HRT)의 흔한 단기 부작용 외에도 호르몬 수치의 정상적인 주기적 변화와 관련된 증상(더부룩함, 복부경련, 유방의 압통, 물론 매달마다 월경을 다시 함)을 유발한다. 이런 증상들은 불쾌한 정도지만 에스트로겐 장기 노출에 대한 우려가 있다. 특히 작지만 유방암, 자궁내막암, 난소암의 발병위험이 유의하게 증가하며 더하여 뇌졸중과 정맥혈전증 발생 위험이 높아진다. 의약품안전성위원회(Committee on Safety of Medicine, CSM)는 임상시험의 증거를 기반으로 한 HRT의 안전성에 관한 일련의 보고서를 발표했다. 모든 경우에 특히 에스트로겐과 프로게스테론을 혼합한 HRT의 경우 위험 증가는 낮으며 폐경 후 증상 완화에 대한 이점이 더 크다. 그러나 의약품안전성위원회는 저용량의 HRT를 가능한 최대한 짧은 기간 동안 사용을 권장한다. **티볼론**(tibolone)도 유방암의 위험을 증가시키지만 혼합 HRT만큼 크지는 않다.

[요약] 여성 생식주기의 호르몬조절과 호르몬대체요법

- 28일 여성 생식주기는 뇌하수체호르몬과 난소호르몬에 의해 조절된다.
- 뇌하수체호르몬인 난포자극호르몬(FSH)은 난포의 발달을 촉진하고 황체형성호르몬(LH)은 배란을 촉진한다.
- 난소호르몬인 에스트로겐은 난포기를 조절하는 데 중요한 역할을 하고 프로게스테론은 자궁이 임신을 준비하도록 한다.
- 폐경이 되면 난소에서 에스트로겐과 프로게스테론의 생산이 줄어든다.
- 이런 호르몬 수치 감소는 안면홍조, 질 건조, 성욕감퇴, 기분 변화 같은 증상을 야기한다.
- 에스트로겐과 프로게스토겐을 혼합한 호르몬대체요법은 호르몬 수치를 폐경 전 상태로 되돌린다.
- 호르몬대체요법(HRT)은 유방암, 자궁내막암, 난소암이 발생할 수 있는 약간의 추가 위험이 있으며 뇌졸중, 정맥혈전증의 위험이 증가한다.

골다공증 Osteoporosis

골다공증은 주로 노인이 걸리는 질병으로 남성은 가끔 발생하지만 에스트로겐 감소가 주요 원인인 폐경 후 여성에서는 흔히 발견된다. 골밀도(bone density)는 20세에서 30세 사이에 절정에 이르며 그 이후에 처음에는 알아채지 못하게 지속적으로 감소한다. 정상적인 생리적 노화과정이지만 골밀도가 뼈의 구조적 통합성을 유지하지 못할 정도로 감소하면 골다공증이 생긴다. 골밀도는 호르몬 요인과 생활습관에 의해 유지된다. 운동과 좋은 식단은 뼈를 건강하게 유지하는 핵심 요소다. 운동 특히 달리기, 테니스, 체조 같이 고강도 운동과 과일, 채소, 칼슘(뼈와 치아 모두의 중요한 구성성분)이 풍부한 식이는 뼈를 강화시킨다. 기름기 많은 생선, 고기, 달걀에서 얻거나 피부가 햇빛에 노출될 때 체내에서 생성되는 비타민 D는 칼슘 흡수와 뼈 건강에 중요하다. 안타깝게 대부분의 노인은 운동을 하지 않고, 스포츠에 참여하는 사람도 적으며, 대체로 영양 부족상태다. 이 모든 점이 골다공증 발병 위험을 높인다.

[알고 있나요?]

단지 걷기만 해도 뼈가 튼튼해질 수 있다는 사실을 알고 있는가? 인류가 처음으로 우주에서 긴 시간을 보내기 시작한 1970년대에 지구로 돌아온 우주비행사는 무중력상태에서 수개월을 지내면서 골밀도가 크게 감소함을 발견하였다. 오늘날 우주비행사는 우주에 있는 동안 뼈에 스트레스를 주고 건강을 유지하기 위해서 운동을 한다.

노화와 폐경으로 인해 정상적인 골밀도 감소 속도가 빨라진 경우 외에도 부갑상선항진증(*hyperparathyroidism*)과 갑상선중독증(*thyrotoxicosis*) 같은 질병과 알코올 남용처럼 스스로 자초하는 문제도 골다공증을 악화시킨다. 류마티스관절염(rheumatoid arthritis) 같은 질병에 대한 코르티코스테로이드의 장기간 사용도 골다공증을 유발할 수 있다.

부갑상선항진증(*hyperthyroidism*)은 갑상선(thyroid)의 뒤쪽에 있는 부갑상선에서 분비되는 부갑상선호르몬(PTH)이 과잉으로 분비되는 상태다. PTH는 칼슘조절에 중요한 역할을 하기 때문에 PTH 수치가 상승하면 칼슘이 뼈에서 빠져나가 골다공증으로 이어질 수 있다.

치료에 사용되는 약물과 그 약리학적 작용을 살펴보기 전에 골밀도가 유지되는 기전과 골다공증에서 이 기전이 어떻게 망가지는지에 대해 조금 더 자세히 알아야 한다.

일부 사람이 생각하는 것과 달리 뼈(bone)는 복잡하고 살아있는 조직으로 근육을 지지하는 무기질 지지대(inorganic scaffolding)로 비교적 비활성화 부위(inert section)다. 다양한 세포가 뼈바탕질을 유지하는 데 관여하지만 약리학적으로 중요한 세포는 골세포(*osteocyte*), 골모세포(*osteoblast*), 파골세포(*osteoclast*)다. 대부분의 조직과 달리 뼈는 뼈의 작은 부분을 파괴하는 파골세포 집단과 재건하는 골모세포 집단에 의해 끊임없이 재형성(remodel)된다. 이 과정이 끝나면 뼈 속에 남아 있는 골세포의 대사활동으로 뼈바탕질(bone matrix)의 통합성이 유지된다[그림 10-9].

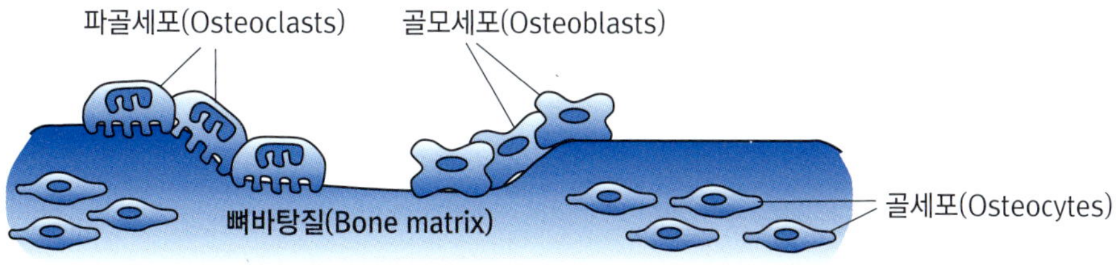

그림 10-9 파골세포와 골모세포에 의한 뼈바탕질의 재형성

[다르게 바라보기]

파골세포와 골모세포를 건물의 모든 오래된 벽돌을 새것으로 바꾸는 작업을 하는 건축업자 팀이라고 상상해 보자. 파골세포는 철거를 전문으로 하는 반면 골모세포는 벽돌공이다. 파골세포가 남긴 구멍을 골모세포가 계속 채우면서 팀이 서로를 따라 가면 결국 건물 전체가 새로운 벽돌로 교체된다.

골다공증은 주로 노인이 걸리는 질병으로 순환 에스트로겐 수치가 낮아지는 폐경 후 여성에게 가속화된다. 세포 수준에서 골다공증 뼈에서 발견되는 변화는 낮은 골밀도, 해면 모양의 뼈, 부서지기 쉬움 등이 있으며, 이런 변화는 골밀도를 유지하는 데 관여하는 세포 활동 변화에 기인한다. 본질적으로 파골세포와 골모세포의 활동 사이에 불균형이 있을 때 발생한다. 파골세포를 철거팀으로, 골모세포를 벽돌공으로 한 비유를 상기해 보면 벽돌공이 파업하는데도 철거팀이 계속해서 작업을 한다면 어떤 일이 벌어질지 상상할 수 있다. 이는 골다공증에 걸리면 나타나는 현상을 효과적으로 설명해 준다. 폐경 후 저하된 에스트로겐의 농도는 파골세포에는 미미한 영향을 주지만 골모세포의 활동을 현저히 감퇴시킨다. 두 세포 사이의 정상적인 균형이 무너지면 뼈 형성은 뼈 파괴를 따라가지 못하고 결국 뼈바탕질은 해면 모양이 되어 부서지기 쉬워져서 가벼운 충돌이나 낙상에도 골절(fracture) 위험이 증가한다.

뼈바탕질(*bone matrix*)은 뼈를 강하고 단단하게 하는 뼈의 비세포 부분으로 콜라겐(*collagen*)이라는 결합조직(connective tissue)에 파묻힌 무기인산칼슘으로 구성된다. 인산칼슘은 뼈를 단단하게 만들며 콜라겐은 뼈를 튼튼하게 만들고 부서지지 않게 만든다.

골다공증을 치료하는 약물이 있지만 이상적으로 뼈를 건강하게 유지하는 개인의 생활습관을 통해 골다공증을 예방해야 한다. 여성은 폐경 전에 에어로빅이나 조깅 같은 규칙적인 고강도 운동과 칼슘 및 비타민 D (음식에서 칼슘을 효과적으로 흡수하는 데 필수적인 비타민)가 풍부한 음식으로 이루어진 건강한 식단을 채택해 골밀도를 극대화하도록 노력해야 한다. 뼈가 튼튼한 상태에서 폐경으로 접어들고 폐경 후에도 건강한 생활습관을 유지하는 것이 확실히 골다공증의 발병을 늦추는 가장 좋은 방법이다.

골다공증 치료에 약물치료가 필요한 경우 비스포스포네이트(bisphosphonate), 특히 **알렌드론산**(alendronic acid)과 **리세드론산나트륨**(risedronate sodium)이 선택 약물(drugs of choice)이다. **이반드론산**(ibandronic acid)과 **라넬산스트론튬**(strontium ranelate)도 골다공증 치료에 허가를 받았지만 일반적인 사용에는 권장되지 않는다.

비스포스포네이트는 칼슘과 친화력이 있어 자연스럽게 뼈바탕질 속으로 흡수된다. 재형성과정 동안 파골세포는 뼈를 흡수하고 비스포스포네이트도 흡수한다. 이는 파골세포의 세포자멸사(*apoptosis*; 세포자살의 형태)를 유도하기 때문에 재형성의 균형은 뼈를 형성하는 골모세포 쪽으로 이동시켜 골밀도를 유지하는 데 도움이 된다[그림 10-10].

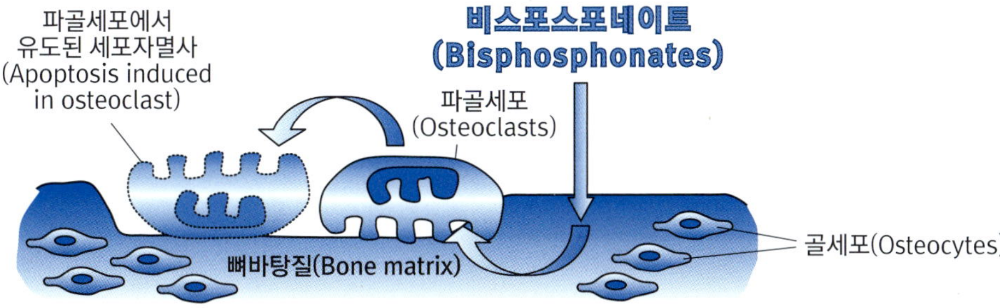

그림 10-10 뼈바탕질로 흡수된 비스포스포네이트는 파골세포에 의해 흡수되어 세포자멸사를 유도한다.

세포자멸사(*apoptosis*)는 '세포 자살(cell suicide)'의 한 형태로, 예정된(programmed) 세포의 죽음이다. 세포는 외부 또는 내부의 신호에 의해 통제된 방법에 따라 죽도록 유도된다. 이를 통해 암세포나 바이러스에 감염된 세포가 질병이 확산되기 전에 제거될 수 있기 때문에 다세포생물에게 매우 유용하다.

[임상에서]

비스포스포네이트는 복용 방법에 대해 세밀한 지도가 필요하다. 비스포스포네이트는 식도에 자극과 궤양을 일으킬 수 있으므로 충분한 양의 물과 함께 섭취해야 한다. 그런 다음 약물이 식도를 통과했는지 확인하기 위해 최소 30분 이상 서 있거나 똑바로 앉아 있어야 한다.

기타 골다공증 치료약물 Other drugs for osteoporosis

비스포스포네이트가 골다공증 치료에 사용되는 주요 약물이지만 또 다른 접근은 순환하는 에스트로겐의 수치를 증가시켜서 뼈가 손실되는 속도를 늦추는 것이다. 호르몬대체요법은 앞서 언급하였으며 폐경 후 증후군(post-menopausal symptom)을 완화하는 데 효과적이지만 일반적으로 골다공증의 일차치료제로 권장되지는 않는다.

부갑상선호르몬(parathyroid hormone, PTH)은 골다공증 치료에 허가를 받은 호르몬이다. 칼슘 균형에 관여하며 갑상선 후면에 있는 부갑상선에서 분비된다. PTH는 정상적으로 파골세포에 의한 뼈의 재흡수를 촉진시키기 때문에 항골다공증제로 권장되지 않는 후보다. PTH는 뼈를 희생시켜 혈중 칼슘 농도를 증가시키고 만성적으로 PTH 수치가 높으면 (부갑상선항진증에서 봤듯이) 골다공증을 유발할 수 있다. 하지만 PTH의 박동성(*pulsatile*) 분비는 반대 효과를 나타내어 골모세포 활동을 촉진시킨다. PTH를 매일 피하 주사하면 수치에 변동이 생겨 균형이 뼈 형성으로 향해 골밀도를 증가시킨다. **테리파라타이드**(teriparatide)는 골다공증을 치료에 허가를 받은 비교적 최근의 재조합 형태의 PTH이다.

칼시토닌(calcitonin)은 파골세포 활동을 억제함으로써 뼈를 보존하는 역할을 한다. 약물 **칼시토닌**(합성(synthetic) 또는 재조합(recombinant) 연어 칼시토닌(salmon calcitonin))은 더 이상 골다공증 예방에 권장되지 않지만 장기간 부동 상태인 환자에게 사용할 수 있다.

데노수맙(denosumab)은 비교적 최근 약물로 비스포스포네이트 적합하지 않은 골다공증 치료에 사용한다. 기전은 꽤 복잡한 편이나 본질적으로 파골세포 활동을 억제하는 단일클론항체다.

[기초 뛰어넘기] 데노수맙

데노수맙(denosumab)은 RANK(receptor activator of nuclear factor kappa-β)의 내인성 리간드인 RANKL(receptor activator of nuclear factor kappa-β ligand)에 결합하는 인간화 항체(humanized antibody)다. 이 수용체는 뼈를 재흡수하는 파골세포에서 발견된다. 자연 리간드인 RANKL에 의한 RANK 수용체가 활성화되면 전-파골세포(pre-osteoclast)가 파골세포로 성숙하도록 자극한다**[그림 10-11]**. **데노수맙**이 RANKL을 차단하면 이 과정이 억제되어 파골세포 활동이 약화되어 골다공증 환자에서 골기질 통합성이 보존된다.

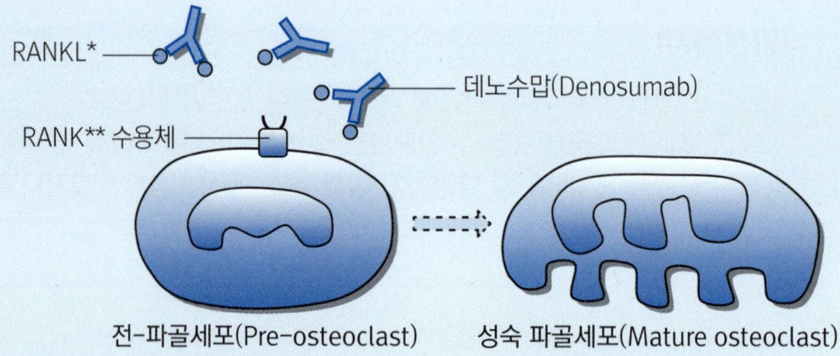

*RANKL (receptor activator of nuclear factor kappa-B ligand)
**RANK (receptor activator of nuclear factor kappa-B)

그림 10-11 데노수맙은 RANKL에 결합하여 전-파골세포 위의 RANK 수용체와 결합을 방지한다. 이는 전-파골세포가 파골세포로 성숙하는 것을 억제한다.

[알고 있나요?]

저체중이 골다공증의 위험요인이고 과체중은 뼈에 자극을 주어 튼튼하게 만들 수 있다는 사실을 알고 있는가? 불행하게도 비만은 심혈관질환과 당뇨병의 위험요인이기 때문에 뼈와 심장을 건강하게 유지하려면 생크림 케이크를 먹지 말고 운동화를 신어야 한다.

[요약] 골다공증

- 폐경 후 여성은 뼈 형성을 도와주는 호르몬인 에스트로겐의 수치가 낮아지기 때문에 특히 골다공증에 걸리기 쉽다.
- 뼈는 뼈를 파괴하는 파골세포와 뼈를 만드는 골모세포의 균형적인 활동에 의해 끊임없이 재형성된다.
- 골다공증은 파골세포 쪽으로 균형이 쏠리면서 뼈가 점점 약해진다.
- 비스포스포네이트(bisphosphonate)는 파골세포의 세포자멸사(세포 죽음)를 유도한다.
- 칼시토닌과 부갑상선호르몬은 천연 호르몬 작용을 모방하여 파골세포와 골모세포 활동의 균형을 뼈 형성 쪽으로 조절하는 약물로 사용된다.
- 데노수맙(denosumab)은 전-파골세포가 파골세포로 성숙하는 것을 억제하는 단일클론항체다.

경구피임제 Oral contraceptives

경구피임제는 사용하기 쉽고 믿을 수 있는 인기 있는 임신 예방방법이다. 여러 유형이 있으며 그 중에서 에스트로겐과 프로게스토겐을 혼합한 복합경구피임제는 가장 대중적으로 사용된다. 에스트로겐은 혈전 유발 효과가 있으므로 정맥혈전색전증(thromboembolism)의 위험을 낮추기 위해 복합호르몬피임제는 정규 대수술(major elective surgery), 다리수술, 하지를 고정하는 수술 4주 전에는 중단하는 것이 권고된다. 에스트로겐은 또한 수유(lactation)를 방해하기 때문에 산후 모유수유(breast-feeding) 기간 동안에는 권장되지 않는다. 두 가지 상황 모두 프로게스테론 피임제는 사용 가능하고 효과가 있지만 혼합호르몬피임제 만큼 효과적이지는 않다.

경구피임제는 주로 LH와 FSH, 두 뇌하수체 호르몬의 분비를 억제함으로써 작용한다. 이는 난포의 발달을 억제하고 배란을 막는다. 정상적인 임신(여기서 배란은 억제됨) 시와 동일한 에스트로겐과 프로게스테론의 농도에 해당하며, 난자가 배출되지 않으면 수정(fertilization)과 임신(conception)도 일어나지 않는다.

복합호르몬피임제(combined hormonal contraceptive)는 에스트로겐과 프로게스토겐이 함유되어 있다. 에스트로겐(estrogen)은 보통 **에티닐로에스트라디올**(ethinyloestradiol)이고 프로게스토겐(progestogen)은 **노르에티스테론**(norethisterone), **레보노르게스트렐**(levonorgestrel), **게스토덴**(gestodene), **노르게스티메이트**(norgestimate), **데소게스트렐**(desogestrel)일 수 있다. 프로게스토겐과 에스트로겐의 전형적인 비율은 5:1이지만 이는 특정 제제에 따라 다르다. 경구피임제 과정은 보통 21일 동안 지속적으로 복용하고 마지막 피임제 복용 후에 혈중 에스트로겐과 프로게스테론 수치가 낮아지고 월경 기간과 비슷한 쇠퇴성 출혈(withdrawal bleeding)이 발생한다.

복합 경구피임제의 에스트로겐은 FSH 분비를 억제하여 난포발달을 억제한다. 피임제의 프로게스토겐 성분은 LH를 억제하고 배란을 억제한다. 거기에 프로게스토겐은 자궁경부 점막을 두껍게 하여 정자가 살기 힘들 곳으로 만들고 자궁에 도달하지 못하게 막는다. 또한 자궁내막의 발달과 성숙을 억제하여 수정란의 착상을 방해한다.

혼합피임제의 원치 않는 효과(부작용)로는 수분정체(fluid retention), 체중증가(weight gain), 오심(nausea), 구토(vomiting), 두통(headache), 유방압통(breast tenderness) 등이 있다.

경구피임제 사용은 나이, 가족력 및 생활방식에 따라 특정 개인에게 혈전색전증, 유방암, 고혈압의 위험을 약간 증가시킬 수 있다. 하지만 그에 상응하는 방어효과(난소암과 자궁내막암에 저항하는 효과)도 있다. 또한 임신 그 자체도 비교적 안전한 이 피임법에 따라오는 작은 위험과 비교해야 하는 위험요소다.

복합 피임제는 다른 약물과 상호작용하면 그 효과가 감소된다. 이런 약물에는 **리팜피신**(rifampicin), **리파부틴**(rifabutin), **카르바마제핀**(carbamazepine), **그리세오풀빈**(griseofulvin), **페니토인**(phenytoin) 및 세인트 존스 워트(St. John's Wort)라는 약초로 만든 항우울제가 있다. 특히 **리팜피신**과 **리파부틴**은 간 효소 활동을 유도하여 호르몬 피임제가 더 빨리 대사되도록 하여 피임제의 혈중 농도를 낮춘다. 이는 원치 않는 결과가 초래될 수 있다. **암피실린**(ampicillin) 같은 광범위 항생제도 기전은 다르지만 유사한 효과를 보인다.

프로게스토겐-단일 피임제 Progestogen-only contraceptives

이 약물군은 혼합 피임제보다 피임 실패율이 높지만 에스트로겐 사용이 금기인 경우 대체 형태의 경구피임제를 제공한다. 예를 들어, 프로게스토겐-단일 피임제는 에스트로겐보다 응고를 덜 유발하기 때문에 수술이 예정된 여성에게 적합하다. 골초(heavy smoker), 당뇨병 환자, 고혈압환자 같이 심혈관질환의 위험이 높은 여성은 에스트로겐이 함유된 혼합 피임제보다 프로게스토겐-단일 피임제가 우선적으로 처방된다. 에스트로겐과 달리 수유에 지장을 주지 않기 때문에 출산 직후에도 유용하다. 여기에는 **노르에치스테론**(norethisterone), **레보노르게스트렐**(levonorgestrel), **데소게스트렐**(desogestrel)을 함유하는 제제가 포함된다.

프로게스토겐-단일 피임제가 배란에 미치는 영향은 가변적이고 주요 피임효과는 자궁경부 점액을 두껍게 하여 정자가 살기 힘든 환경을 만드는 것이다. 또한 자궁내막이 수정란의 착상에 덜 민감하게 만든다.

비경구투여 프로게스토겐-단일 피임제는 매일 약을 지속적으로 먹는 것이 어려울 때 장기적으로 임신을 예방하는 방법으로 사용될 수 있다. **노르에치스테론 에나테이트**(norethisterone enantate)와 **메드록시프로게스테론 아세테이트**(medroxyprogesterone acetate)는 주사를 통해 각각 대략적으로 두 달과 세 달간 임신 예방을 제공한다. **에토노르게스트렐**(etonorgestrel) 임플란트는 상완의 피부 아래에 삽입되어 3년간 임신 예방을 제공한다.

응급 또는 성교 후 피임 Emergency or post-coital contraception

응급 피임은 무방비 상태로 성교(sexual intercourse)한 후 가능한 한 빨리 단일 고용량의 **레보노르게스트렐**(levonorgestrel) 혹은 **울리프리스탈 아세테이트**(ulipristal acetate)를 복용하는 것을 포함한다. **레보노르게스트렐**의 주요 작용은 배란을 억제하고 가능한 한 착상을 막는 것이다. 이는 무방비 상태의 성교 이후 72시간 안에만 효과를 나타낸다. **울리프리스탈 아세테이트**는 선택적인 프로게스테론 수용체 억제제(*selective progesterone receptor modulator*, SPRM)로 배란을 억제하고 자궁 내막의 성숙을 지연시킨다. **울리프리스탈**은 무방비의 성교 이후 120시간 정도까지 효과가 있다.

발기부전 치료제 Drugs for the treatment of erectile dysfunction

발기부전은 매우 흔한 문제이지만 약물치료를 하기 이전에 심리적이거나 생리적 원인을 제거하는 것이 반드시 필요하다. **알프로스타딜**(alprostadil)은 음경에 주사되는 프로스타글란딘 E_1 (PGE_1)으로 발기를 일으키는 혈관 확장제 역할을 한다. 다른 약물은 제5형 포스포디에스테레이스(*phosphodiesterase type-5*) 억제제로 **아바나필**(avanafil), **실데나필**(sildenafil), **타달라필**(tadalafil), **발데나필**(vardenafil)이 있다. 이들은 음경 해면체에 있는 혈관의 평활근 세포를 이완시켜 혈류를 증가시켜 발기를 촉진한다.

[요약] 경구피임제와 발기부전 치료제

- 혼합호르몬피임제는 에스트로겐과 프로게스테론이 함유되어 있어 임신 시 농도와 유사하게 호르몬 농도를 높인다.
- 이는 LH와 FSH의 분비를 억제하여 난포 발달과 배란을 모두 억제한다. 난자가 방출되지 않아 수정은 일어나지 않는다.
- **리팜피신(rifampicin)**과 **리파부틴(rifabutin)** 같은 많은 약물이 혼합피임제와 상호작용하여 피임효과를 감소시킨다.
- 프로게스토겐-단일 피임제는 출산 후 및 정규 수술 전에 유용하다. 주요 작용은 자궁경부의 점막을 두껍게 하는 것이다.
- 응급피임제는 배란을 억제하는 단일 고용량의 **레보노르게스트렐(levonorgestrel)** 혹은 **울리프리스탈(ulipristal)**을 포함하며 두 가지 모두 배란을 억제한다.
- 발기부전을 치료하는 데 사용되는 약물들은 모두 음경 해면체의 혈관 확장을 촉진한다.

10.4 갑상선: 생리학, 병리학 그리고 관련 약물

The thyroid gland: physiology, pathology and associated drugs

갑상선은 목, 기관(trachea) 앞, 갑상연골(thyroid cartilage) 바로 아래에 위치한 상당히 큰 선(gland)으로, 남자는 '아담의 사과(Adam's apple)'로 알려진 융기(protuberance)된 부위다. 갑상선 모양은 두 개의 엽으로 이루어져 있고 나비처럼 보인다[그림 10-12].

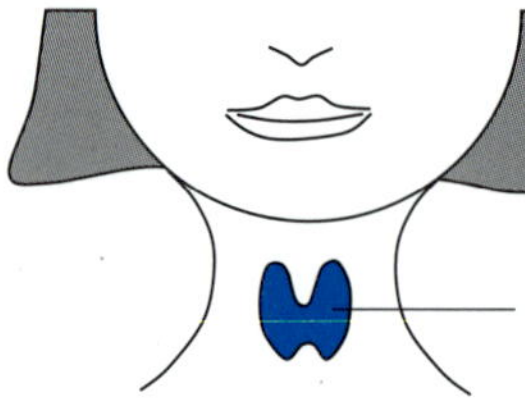

그림 10-12 갑상선의 위치

갑상선은 다양한 호르몬을 분비한다. 약리학적으로 가장 중요한 호르몬은 티록신(thyroxine, T_4)과 더 활성화된 형태인 삼요오드티로닌(triiodothyronine, T_3)이 있다. 티록신(T_4)은 삼요오드티로닌(T_3)보다 반감기(half life)가 훨씬 더 긴 주요 순환 갑상선호르몬이다. 하지만 T_4는 상대적으로 활성화 정도가 약하고 인체 세포 내에서 T_3로 전환되어야 하기 때문에 실제로는 프로호르몬(prohormone)이다. 요오드(iodine)는 이 두 가지 호르몬의 필수 구성요소이며 전신 요오드의 99.9% 이상이 갑상선에 집중되어 있다. 갑상선호르몬 분비는 인접 시상하부(hypothalamus)의 조절하에 있는 뇌하수체전엽(anterior pituitary gland)에서 분비되는 갑상선자극호르몬(*thyroid stimulating hormone*, TSH)에 의해 조절된다.

갑상선호르몬은 신진대사의 중요한 조절자다. 에너지를 생성하기 위해 탄수화물과 지질 사용을 증가시키고 체온을 유지한다. 갑상선호르몬은 단백질합성의 중요한 촉진자(promoter)이므로 어린이의 정상적인 성장에 필수적이다.

갑상선기능장애 Disorders of thyroid function

기본적으로 갑상선호르몬 생산을 증가시키는 군과 억제시키는 두 가지 군으로 분류된다.

갑상선항진증(hyperthyroidism)은 갑상선에서 비정상적으로 많은 양의 갑상선호르몬이 혈액 으로 분비되는 상태다. 여러 유형이 있는데 가장 흔한 질병은 자가면역질환(auto-immune condition)인 그레이브스병(*Grave's disease*)과 갑상선 내의 비암성 증식인 양성 선종(*adenomas*)이다. 이 두 상태 모두 갑상선종(*goitre*)이라고 하는 갑상선의 가시적인 비대(enlargement)를 초래할 수 있고 어떤 경우는 안구돌출증(*exophthalmia*, 튀어나온 안구)도 발생한다. 갑상선항진증 환자는 심장 박동수와 체온이 상승하고, 신경이 과민해지며, 식욕이 증가하지만 역설적으로 체중은 감소한다.

심한 갑상선항진증은 갑상선중독증(thyrotoxicosis)이라고 하며 갑상선중독발작(thyrotoxic crisis) 또는 '갑상선급성발작(thyroid storm)'으로 이어질 수 있다. 치료는 전문영역으로 정맥 내로 수액과 코르티코스테로이드와 항갑상선제를 투여한다.

갑상선저하증(hypothyroidism)은 갑상선호르몬의 분비를 감소시키는 갑상선의 또 다른 자가면역질환이다. 극단적인 경우 점액부종(*myxedema*)이라는 상태를 유발할 수 있다. 환자는 신진대사가 감소하고 무기력해지며 종종 말이 아주 느려진다. 갑상선저하증은 요오드가 심하게 부족한 식단으로 인해 발생할 수도 있지만 요즈음은 거의 볼 수 없다.

갑상선기능장애 치료약물 Drugs used to treat disorders of thyroid function

장기간 갑상선항진증 치료에 사용되는 약물은 **카르비마졸**(carbimazole)과 **프로필치오우라실**(propylthiouracil) 두 가지다. 이런 약물은 갑상선호르몬 분비를 억제하고 약 4주에서 8주 안에 호르몬 농도를 정상에 가깝게 되돌릴 수 있다. 이들의 기전은 정확히 알려지지 않았지만, 갑상선에서 갑상선호르몬 생성에 관여하는 효소를 억제한다고 알려져 있다.

요오드/요오드화물(iodine/iodide)은 갑상선중독증을 치료에 사용할 수 있는 또 다른 약물이다. 또한 부분 갑상선절제술(partial *thyroidectomy*; 갑상선의 일부를 절제함)이 예정된 정규 수술(elective surgery) 전에 사용한다. 체내에서 요오드는 이온형태인 요오드화물(I^-)로 전환되고 고농도의 요오드화물은 갑상선의 조절기전을 방해하여 갑상선호르몬의 분비를 감소시키는 것으로 보인다.

갑상선저하증은 합성갑상선호르몬인 **레보티록신나트륨**(levothyroxine sodium) 혹은 **리오티로닌나트륨**(liothyronin sodium)을 사용하여 치료한다. 현재 갑상선호르몬 생성 자체를 증가시키기 위해 신체를 자극하는 약물은 없다. **리오티로닌**(liothyronine)은 **레보티록신**(levothyroxine)보다 작용이 빨라서 심각한 갑상선저하증의 응급상황에서 사용한다.

[요약] 갑상선 질환 관련 약물

- 갑상선호르몬인 T_3와 T_4는 신체 대사율의 중요한 조절자다.
- 갑상선항진증의 가장 흔한 형태인 그레이브스병에서 갑상선호르몬의 수치가 상승하면 갑상선종, 안구돌출증, 신경과민, 체중감소를 초래할 수 있다.
- **카르비마졸(carbimazole)**과 **프로필치오우라실(propylthiouracil)**은 갑상선에서 갑상선호르몬의 분비를 억제한다.
- 갑상선저하증에서 대사율은 현저히 감소되어 무기력 상태(lethargy)가 된다. 주로 **레보티록신**, 효과적으로는 티록신(T_4)에 의해 치료한다.

학습문제

여러분은 이 장을 끝냈다. 이제 얼마나 배우고 기억하는지 다음의 질문에 답해 확인해 보자.

1. 펩티드호르몬은 세포와 어떻게 상호작용하는가?
2. 어떤 분류의 호르몬이 세포 내 수용체와 결합하는가?
3. 간은 어떻게 포도당을 저장하는가?
4. 포도당 조절에서 글루카곤(glucagon)의 역할은 무엇인가?
5. 제1형 당뇨병과 제2형 당뇨병의 중요한 차이점은 무엇인가?
6. 케토산증은 세포에 당이 부족할 때 나타나는 합병증으로, 혈당 농도가 높은 당뇨환자에게서 발생할 수 있다. 이 명백한 이상 증상에 대해 설명하시오.
7. **글리클라지드(gliclazide), 톨부타마이드(tolbutamide), 메트포르민(metformin)** 같은 약물을 제1형 당뇨병에 사용할 수 없는 이유는 무엇인가?
8. 여성 생식주기의 난포기와 황체기에서 우세한 호르몬은 각각 무엇인가?
9. 폐경 후 여성에게 흔히 나타나는 증상은 무엇이 있는가?
10. 골다공증에서 골모세포와 파골세포의 역할은 무엇인가?
11. 비스포스포네이트(bisphosphonate)는 어떻게 골다공증의 진행을 감소시키는가?
12. 복합 경구피임제는 어떻게 임신을 예방하는가?
13. 출산 직후 복합 경구피임제를 권장하지 않는 이유는 무엇인가?
14. 복합 경구피임제를 복용하는 여성에게 항균제를 처방할 때 어떤 잠재적인 문제들이 있는가?
15. 갑상선항진증에서 발생할 수 있는 관찰 가능한 두 가지 증상은 무엇인가?

11장

정신건강과 신경계질환 치료 약물

Drugs for mental health and neurological disorders

이 장에서는 정신건강 문제와 신경장애에 관한 생리학적 기초와 이러한 문제의 치료에 사용되는 주요 약물 군의 작용에 대해 알아본다.

CONTENTS

제11장은 몇 가지 간단한 사례연구를 제시하며 정신건강 문제의 신경생리학적 특징, 일반적인 신경장애, 이런 장애를 치료하는 데 사용되는 약물의 약리학을 얼마나 잘 이해했는지 도움이 되는 학습문제로 마무리 짓는다.

[임상에서]

정신건강 문제는 많은 사람이 생각하는 것보다 더 흔하다. 정신질환은 경한 불안(mild anxiety)에서부터 조현병(정신분열증, schizophrenia)과 양극성장애(조울증, bipolar disorder; manic depression) 같은 심한 문제까지 다양하다. 섭식장애(eating disorder)와 산후우울증(postnatal depression)도 정신건강 문제의 범주 안에 포함된다. 고령인구의 증가에 따라 점점 흔해지고 있는 파킨슨병(Parkinson's disease)과 알츠하이머병(Alzheimer's disease)은 뇌에 생리적 영향(종종 심리적인 영향)을 미치는 것과 밀접하게 관련된 질환이다. 뇌전증(간질, epilepsy)은 뇌에 영향을 미쳐서 주기적인 발작을 야기하는 또 다른 흔한 질환이다.

임상 어느 분야에 근무하든지 환자와 보호자 중 일부는 정신건강 문제나 신경학적 문제가 있고, 그 문제에 대한 약물을 복용하고 있을 가능성이 높다. 정신건강 문제가 있는 사람을 치료하는 방법으로 상담과 심리요법 같은 비약물 요법도 있지만 향정신병(psychoactive) 약물이 가장 광범위하게 쓰인다. 뇌의 신경학적 장애를 치료하는 약물은 정신건강 장애를 치료하는 약물과 유사한 점이 많다(두 약물을 하나의 장에 포함시킨 이유다). 모든 임상 근무자는 정신건강과 신경학적 문제가 있는 사람을 치료하는 데 쓰이는 다양한 약물과 이러한 약물이 초래할 수 있는 많은 부작용과 상호작용에 대한 지식을 갖춰야 한다.

개요

Introduction

선사시대 이전부터 사람은 정신상태의 변화를 일으키고자 향정신성 약물을 사용해왔다. 이러한 약물은 주로 주변에서 자라는 식물이나 균류에서 얻었으며 때로 신성한 힘을 부여하는 종교의식과 행사에 사용되었다. 우리의 지각에 변화를 초래하는 유기 물질의 이러한 능력은 시대를 이어내려 오늘날까지 전달되었다. 아편(opium)과 코카인(cocaine) 같은 고대 약물 중 일부는 이제 불법 마약으로 분류되어 이를 취급하는 사람은 중대한 처벌을 받는다. 그러나 이는 꽤 최근의 현상이며 20세기 초반에는 아편과 코카인 모두 의약품으로 수없이 많은 특허를 받아 처방 없이 대량으로 판매되곤 했다. 코카인은 (지금은 내용물에 포함되지 않지만) 인기 있는 미국 무알코올 탄산 음료의 원래 제조 공식의 일부였고 여전히 약물의 흔적이 이름에 남아 있다.

정신건강 문제에 대한 이러한 약물의 치료적 사용은 역사를 거슬러 올라간다. 18세기 영국에서는 아편과 알코올의 혼합물인 라우다눔(laudanum)을 우울감(melancholy)에 권장했고, 오스트리아의 정신분석가인 Sigmund Freud는 우울증(depression)에 코카인을 사용하였다. 현대의 합성 정신건강 약물은 마약성 유도체(narcotic derivative)와는 거리가 멀고 적응증도 훨씬 구체적이지만 바비튜레이트(barbiturate)나 암페타민(amphetamine) 같은 여러 약물이 유흥목적으로 계속 불법으로 사용되고 있다.

정신건강 문제는 경한 우울증(mild depression)부터 심각한 정신병(severe phycoses)까지 범위가 넓고 이러한 문제에 도움이 되는 약물도 다양하다. 이 장에서 살펴보겠지만 뇌 기능에 대한 지식에 한계가 있기 때문에 이러한 약물의 정신생리학적 작용에 대한 이해도 제한적이다. 개인의 심리적 건강에 영향을 미치는 요소는 많으므로 약만이 정신건강 문제가 있는 사람을 돕는 최선이자 유일한 방법이라고 주장하는 사람은 없다. 그러나 이제 논의될 약물은 치료에 중요한 역할을 하며 많은 사람이 이 치료적 정신역동 약물(psychoactive drug)에 의지하여 합리적이고 정상적이고 생산적인 삶을 살아간다.

[시작하기에 앞서]

이 장에서는 정신건강 장애, 뇌에 영향을 미치는 신경 장애 및 관련 약물의 생리학적 기초를 알아본다. 뇌에 영향을 미치는 대부분의 문제와 치료에 사용되는 약물의 기전은 완전히 밝혀지지 않았다. 그러나 사전지식을 확인하는 간단한 문제로 시작한다.

1. 고급 사고과정을 담당하는 뇌의 바깥층의 이름을 쓰시오.

2. 공포 같은 감정은 뇌의 안쪽과 바깥쪽 영역 중 어디에서 발생하는가?

3. 노르아드레날린(noradrenaline)과 도파민(dopamine)은 어떠한 종류의 화학물질인가?

4. 5-하이드록시트립타민(5-hydroxytryptamine)의 다른 이름은 무엇인가?

5. 뉴런(neuron) 사이에 신호를 전달하는 구조의 이름은 무엇인가?

문제가 다소 어렵더라도 걱정하지 않아도 된다. 뇌는 매우 복잡한 구조, 아마도 가장 복잡한 구조이므로 관련된 신경생리학 또한 복잡하다. 그러나 정신건강과 관련된 약물의 작용을 파악하려면 이런 기본지식을 이해해야 하기 때문에 이 장에서 기본 지식을 다룰 것이다.

11.1 정신건강과 신경계 질환의 기초 신경생리학

The neurophysiological basis of mental health and neurological disorders

대부분의 정신건강 문제의 기원과 기전은 아직 잘 모른다. 알츠하이머병(Alzheimer's disease)과 파킨슨병(Parkinson's disease) 같은 일부 신경학적 장애는 뇌의 특정 영역에서 비정상적인 단백질 생성이나 뉴런 퇴행과 같은 확인할 수 있는 병리소견이 있다. 그러나 대부분의 정신건강 장애는 명백한 생리학적 징후가 없으며 환자의 뇌에서 채취한 조직 표본은 정상인의 뇌조직과 거의 다르지 않다. 때때로 특정 수용체가 과대 또는 과소 발현되거나 뇌의 특정 영역에서 신경 조직 밀도가 약간 차이가 있다는 보고가 있지만 이러한 작은 차이의 관련성은 아직 잘 이해되지 않고 있다. 유전, 인생 경험, 관계, 불법 약물, 심지어 처방 약물에 대한 의존까지 모두 우리의 정신건강에 영향을 미칠 수 있다. 그러나 이런 영향의 정확한 특성과 결과는 개인마다 다르며 이러한 요인이 어떻게 정신 문제를 일으킬 수 있는지 예측하기는 거의 불가능하다.

[다르게 바라보기]

뇌는 컴퓨터의 중앙처리 칩(chip)과 같다. 가끔 프로그램은 명백한 이유 없이 충돌하는 것처럼 보인다. 컴퓨터 전원을 껐다가 켜면 해결되는 경우가 많다. 칩(chip)은 어떤 면에서 뇌와 비슷하다. 확인할 수 있는 손상은 없지만 가끔 소프트웨어가 오작동한다.

대부분 정신건강 장애의 배경 기전은 아직 규명되지 않았지만, 정신질환 치료에 사용하는 대부분의 약물이 뇌의 화학물질의 균형을 바꾸기 때문에 화학적 불균형이 일부 장애의 원인이라는 것을 알고 있다. 일부 장애에서 약물의 영향은 불균형을 바로잡기보다는 과정을 무시하는 것일 수 있지만 어느 쪽이든 뇌의 화학적 균형을 바꾸는 것은 때때로 유익한 결과를 가져오는 치료 전략이다.

많은 종류의 정신건강 약물이 정서와 느낌을 조절하는 뇌 영역에 효과를 발휘하는 것으로 보인다. 이는 대체로 기저핵(basal ganglia)을 중심으로 하는 뇌 깊숙한 영역이다[그림 11-1]. 이 영역의 화학적 균형을 바꾸면 개인의 행복감에 지대한 영향을 미친다.

기저핵(*basal ganglia*)은 자율신경계, 내분비계, 움직임, 온도조절 등의 기본 기능을 제어하는 뇌 깊은 곳에 있는 신경세포 집단이다.

뇌의 화학적 작용에 대해 논할 때 일반적으로 시냅스(synapse)에서 방출된 신경전달물질(neurotransmitter)을 언급한다. 제6장에서 시냅스에 대해 공부하면서 시냅스 틈새(synaptic cleft)라고 하는 인접한 뉴런(neuron) 사이의 작은 틈으로 신경전달물질을 방출해 뉴런끼리 신호를 전달하는 방식을 배웠다. 이러한 신경전달물질은 근처의 신경세포를 자극하거나 억제할 수 있다. 뇌 깊숙이 있는 감정의 중심인 변연계(limbic system)에서는 엄청나게 복잡한 신경전달시스템이 서로 교류하고, 때로 자극하고 때로 억제하며, 화학적 활동이 놀라울 정도로 상호작용을 한다. 여기에서 정신건강 약

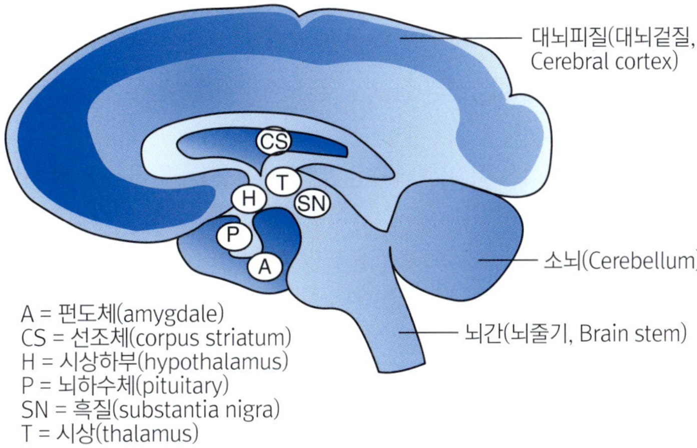

그림 11-1 기저핵(basal ganglia)을 보여주는 인간 뇌단면

물은 자극이나 억제로 치우침을 변경하여 효과를 일으키고 어떻게든 균형을 잡아 덜 불안하고 덜 우울하고 기분 변화가 덜하게 만든다. 화학적 활동의 이러한 변화가 어떻게 기분이나 행동의 변화로 이어지는지는 아직 정확히 밝혀지지 않았다.

> 변연계(*limbic system*)는 여러 기저핵을 포함하며 기분과 감정의 조정에 중요하지만 역할은 아직 잘 모른다.

뇌의 신경전달물질 Neurotransmitters in the brain

뇌에는 다양한 신경전달물질이 있다. 글루타메이트(glutamate)와 아세틸콜린(acetylcholine) 같은 일부 신경전달물질은 인접한 뉴런을 흥분시키는 반면, 감마-아미노부티르산(gamma-aminobutyric acid, GABA), 글리신(glycine) 같은 물질은 억제 작용을 한다. 노르아드레날린(noradrenaline)과 도파민(dopamine), 세로토닌(serotonin)으로 알려진 5-하이드록시트립타민(5-hydroxytryptamine, 5-HT)은 수용체에 따라 인접한 뉴런을 흥분시킬 수도 있고 억제시킬 수도 있다.

따라서 신호를 받는 신경세포는 다양한 신호의 표적이 되며 이 신경세포가 흥분할지 말지는 들어오는 흥분 또는 억제 신호의 균형에 따라 정해진다. 셀 수 없을 정도로 상호 연결된 신경세포에서 이러한 일들이 일어나고 있다는 것을 상상해 보면 뇌가 왜 아직도 미지의 영역인지 이해할 수 있을 것이다.

[요약] 정신질환의 기초 신경생리학

- 정신건강 문제는 뇌의 심부에 있는 감정중추에서 기원하는 것으로 여겨진다.
- 알츠하이머병 같은 퇴행성 신경 질환을 제외하고 대부분 정신건강 문제에 식별가능한 병리적 소견은 없다.
- 정신건강 문제는 아직도 잘 이해되지 않았지만 정신역동 약물은 뇌의 시냅스에서 화학적 균형을 변동시켜 치료 효과를 나타내므로 신경전달물질의 불균형이 원인일 수 있다.
- 신경전달물질은 흥분성 또는 억제성 물질일 수 있다. 개별 뉴런에 도달하는 흥분성 혹은 억제성 신호의 총합에 의해 흥분성인지 또는 억제성인지 결정된다.

11.2 정신건강과 신경계질환 치료 약물의 작용 원리

The principles of drug treatment for mental health and neurological disorders

정신건강에 사용되는 약물은 뇌 깊숙이 있는 시냅스 내부 또는 주변에서 작용한다. 이러한 작용을 자세히 들여다보기 전에 시냅스에서 일어나는 기전을 다시 떠올려보자. [그림 11-2]는 방출되는 신경전달물질에 따라 흥분성 또는 억제성을 나타내는 전형적인 시냅스를 보여준다. 신경자극이 뉴런 말단에 도달하면 과립에서 신경전달물질이 방출된다. 이 신경전달물질은 시냅스 틈새로 확산되어 인접한 뉴런의 시냅스 후 막(postsynaptic membrane)에 있는 수용체와 결합한다. 수용체가 활성화되면 관련된 이온 통로(channel)가 열려서 이온에 따라 인접 세포가 흥분되거나 억제된다. 인접 세포가 신경자극을 생산하기에 충분히 자극되는지 여부는 인접한 뉴런에서 나온 흥분과 억제 신호의 총합에 따라 달라진다.

신경전달물질은 빠르게 수용체에서 분리되어 재흡수 수송체(re-uptake transporter)를 통해 방출된 뉴런 말단에서 재활용되거나 시냅스에서 효소에 의해 비활성화된다. 뉴런 말단의 시냅스 전 수용체(*presynaptic receptor*)는 신경전달물질 방출을 제한하는 역할을 하는 화학물질인 다양한 신경조절물질(neuromodulator)에 반응한다.

뇌의 시냅스에 작용하는 약물은 다양한 방식으로 작용하지만 본질적으로 여러 수단으로 특정 신경전달물질의 작용을 강화(potentiate)하거나 약화(attenuate)시키는 경향이 있다.

> 강화(*potentiate*)는 활동을 증가시키거나 증폭시키는 것이며, 약화(*attenuate*)는 활동을 약화시키는 것이다. 조정(*modulate*)은 단순히 변경하는 것을 의미한다.

신경전달물질이 흥분성이라면 그 작용을 강화하면 시냅스가 훨씬 더 흥분성으로 이동하는 반면, 그 작용을 약화시키면 시냅스가 흥분성에서 억제 쪽으로 이동한다. 신경전달물질이 억제성인 경우 그 작용을 강화하면 시냅스가 억제 쪽으로 훨씬 더 이동하는 반면, 그 작용을 약화시키면 시냅스가 억

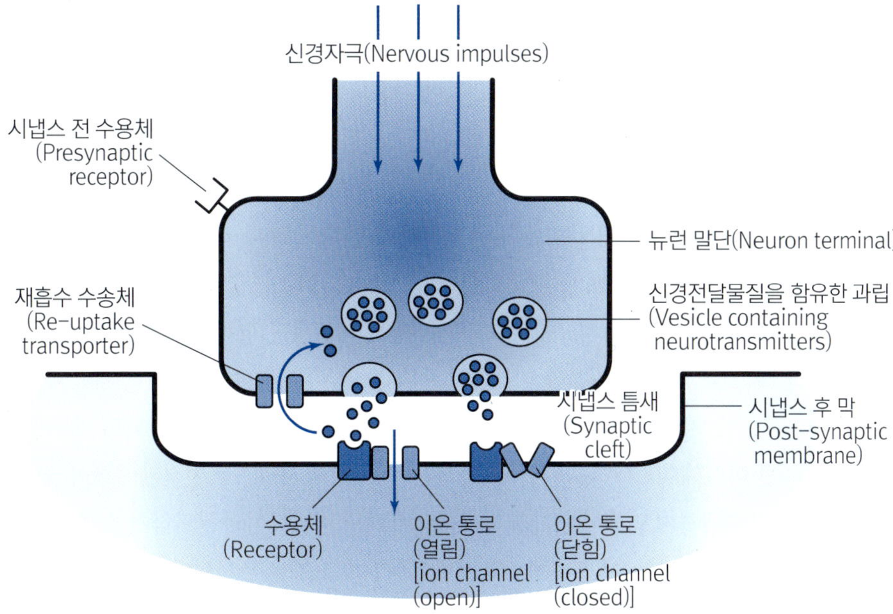

그림 11-2 수용체에 결합하고 이온 통로를 여는 신경전달물질을 보여주는 시냅스

제에서 흥분 쪽으로 이동한다. 이러한 설명이 다소 복잡하게 들린다면, [표 11-1]이 더 잘 설명할 것이다.

[다르게 바라보기]

흥분성 신경전달물질은 자동차의 가속 페달(accelerator pedal)과 같다. 가속장치 작용을 강화하면 차는 더 빨리 달린다. 그러나 그 작용을 약화시키면 차는 느려진다. 이제 억제성 신경전달물질을 차의 제동장치(braking system)에 비교해 보자. 제동장치 작용을 강화하면 차는 느려진다. 그러나 그 작용을 약화시키면 차는 빨라진다.

[중요한 사실]

정신건강에 사용되는 약물은 뇌의 신경전달물질 균형을 변화시켜 활동성을 강화하거나 약화시킨다.

표 11-1 흥분성과 억제성 신경전달물질의 작용을 강화하거나 약화시키는 시냅스의 효과

	흥분성 신경전달물질 (excitatory neurotransmitter)	억제성 신경전달물질 (inhibitory neurotransmitter)
강화된 신경전달물질의 작용(action of neurotransmitter is potentiated)	흥분성 증가	억제성 증가
약화된 신경전달물질의 작용(action of neurotransmitter is attenuated)	흥분성 감소	억제성 감소

다양한 약물의 작용을 설명하기 전에 중심 시냅스가 어떻게 작용하는지 설명하기 위해서 [그림 11-3]을 살펴보자. 이 그림은 정신건강에 사용되는 주요 약물군의 작용 부위를 보여준다. 모든 약물이 시냅스의 작용을 강화하거나 억제하여 어떤 식으로든 시냅스의 작용을 방해한다는 것을 알 수 있다. 뇌의 여러 영역에 많은 종류의 시냅스가 있기 때문에 그림에서 강조된 약물은 모두 정확히 동일한 시냅스에 작용하지는 않는다는 점에 유의해야 한다. 그러나 시냅스가 정신건강 약물에 얼마나 중요한 표적인지 이해하는 데 도움을 줄 것이다.

이제 정신건강 장애 치료에 사용되는 약물의 작용을 설명하는 주요한 문제에 도달했지만 약물이 어떻게 작용하는지 완전하게 이해하지 못한다. 그 이유는 뇌 자체, 특히 개인의 의식적 경험이 어떻게 작동하는지 완전하게 이해하지 못했기 때문이다. 신경과학자들은 뇌의 기능에 대해 많은 발견을 했지만 여전히 미스테리로 남아 있다. 뇌는 수조 개의 시냅스로 연결된 수십억 개의 뉴런으로 구성되어 있어 지금까지 만들어진 가장 복잡한 컴퓨터도 어린아이의 장난감처럼 보인다. (뇌의 신경세포는 약 1,000억 개이고, 이 신경세포의 시냅스는 100조 개로 추산된다. 거기에 신경전달물질은 50개가 넘는다: 역자 주) 우리는 특정한 약이 뇌의 특정한 영역에 있는 특정 신경전달물질의 농도를 증가시키는 것을 알고 있으나, 어떻게 우울감을 경감시키는지는 추측만 하고 있다. 의심할 여지 없이 PET과 CAT 스캔 같은 기술을 사용하면 살아 있는 뇌의 작동을 더 많이 탐구할 수 있다. 그러나 동시에 시냅스에서 약물의 작용과 환자의 심리적 영향 사이에는 이해의 간극이 크다는 것을 받아들여야 한다.

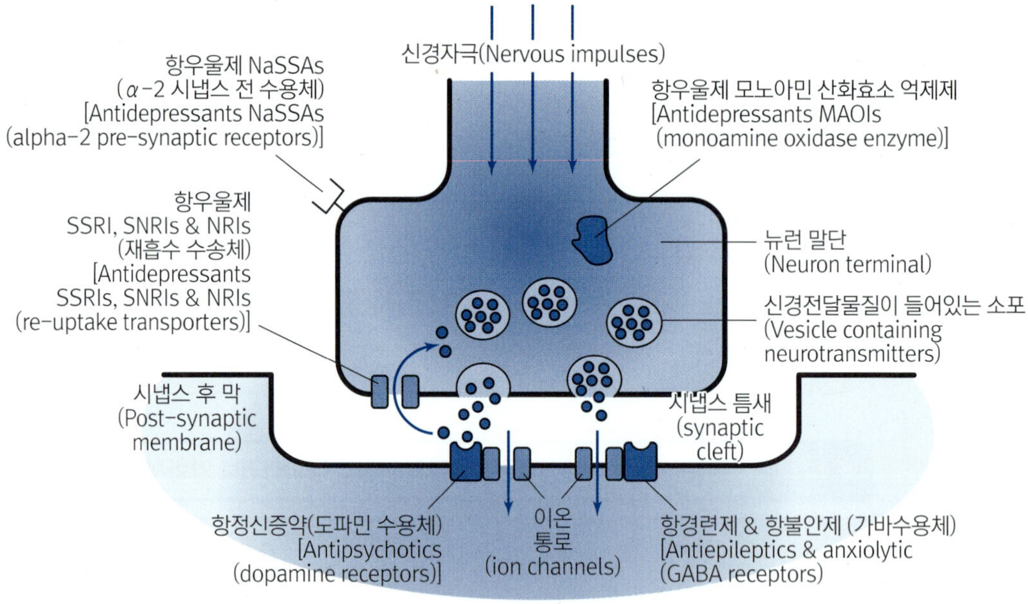

그림 11-3 수용체에 결합하고 이온 통로를 여는 신경전달물질을 보여주는 시냅스

[중요한 사실]

정신건강에 사용되는 약물의 작용에 대한 지식은 결코 완전하지 않으며 대부분 약물이 일으키는 심리적 효과에 대해 추측만 할 수 있다.

PET과 CAT 스캔은 수의사, 강아지, 고양이와 아무런 관련이 없다. PET은 양전자방출단층촬영(Positron Emission Tomography), CAT은 컴퓨터보조단층촬영(Computer Aided Tomography)의 약어다. 이러한 비침습적 첨단기술 영상장치를 통해 신경과 의사는 살아 있는 뇌의 기능을 검사한다.

정신건강 약물과 의존 Mental health drugs and dependence

정신건강에 사용되는 대부분의 약물은 알코올, 니코틴, 코카인 같은 합법적 또는 불법적인 약물에 대한 의존과 여러 측면에서 비슷한 의존(dependence)을 일으킬 수 있다. 치료 약물의 투여는 불법적인 약물처럼 즐거운 효과를 나타내지 않을 수 있다. (그러나 고통스러운 증상을 완화할 수 있기를 바란다) 그러나 많은 불법 약물과 마찬가지로 약물을 중단하면 종종 불편감(discomfort)이나 고통(distress)을 유발한다. 특히 약물을 오랜 기간 복용했을 때 더 그렇다. 의존을 유발하는 기전은 잘 알려져 있지 않다. 의존은 감정, 기분, 보상에 관여하는 뇌의 영역인 변연계(limbic system)와 연관된 생화학적 기반이 분명히 있을 것이며 종종 심리적 요소도 관련이 있다. 특히 항정신병 약물(antipsychotic drug) 같은 일부 약물은 갑자기 중단하면 경련(convulsion)이나 혼돈(confusion) 같은 급성중단증상(acute withdrawal symptom)이 나타날 수 있다. 수면제(hypnotics), 항불안제(anxiolytics), 항우울제(antidepressants)는 모두 의존을 초래할 수 있으며 이러한 문제를 피하기 위해 가능한 한 짧은 기간 동안 사용을 권장한다.

[임상에서]

정신건강 약물은 여러 가지 부작용을 일으킬 가능성이 있으며 의존성을 유발할 수 있다. 일반적인 원칙으로 정신건강 약물은 신중하게 처방해야 하며, 특히 대안으로 비약물적인 치료 방법이 있는 경우에는 약물을 처방해도 가능한 한 짧은 기간만 사용해야 한다. 물론, 조현병 같은 일부 만성 정신건강 문제는 장기간 약물복용이 불가피하다.

[요약] 정신건강 치료 약물의 작용 원리

- 정신건강 장애에 사용되는 거의 모든 약물은 뇌의 감정중추(emotional centres) 깊숙이 있는 심부의 시냅스(synapse)가 표적이다.
- 약물은 시냅스에서 흥분성(excitatory) 또는 억제성(inhibitory) 신경전달물질(neurotransmitter)의 균형을 변화시킨다.
- 시냅스에서 신경전달물질 균형에 영향을 미치는 효과 외에 대부분의 정신역동 약물이 어떻게 심리적 작용을 일으키지 잘 모른다.
- 정신건강 장애에 사용되는 많은 약물이 생리적, 심리적 의존성을 초래할 수 있다.

11.3 정신건강 장애 치료 약물

Drugs used in the treatment of mental health disorders

정신건강 장애 약물군 1: 항불안제 Mental health drug group 1: anxiolytics

불안이 반드시 비정상적인 마음 상태라고 말하기는 어렵다. 취업 면접 같은 스트레스 상황에 놓이면 불안해지는 것은 지극히 정상이다. 이러한 스트레스 상황은 교감신경 활동 증가, 스트레스 호르몬 방출, 각성 증가 등의 생리적, 심리적인 일련의 프로그램된 반응을 초래한다. 이러한 반응은 모든 포유류에게 공통적이며 잠재적 위험에 대한 준비다. 면접은 특별히 위험하지는 않지만 여전히 스트레스를 주고 스트레스 반응을 촉발한다. 그러나 일부 사람은 대부분의 사람에게 스트레스를 주지도 않고 걱정이나 고민의 원인이 되지도 않는 상황에서 초래된 불안으로 고통을 받는다. 이것은 비정상적인 불안이다. 항불안제는 불안을 경감시키고 스트레스 관련 문제가 있는 사람에게 도움을 준다. 그러나 이러한 약물은 우울증의 경우에는 사용하기 적합하지 않다—비록 **트라조돈**(trazodone) 같은 일부 항우울제가 불안 치료에 허가를 받았지만.

벤조디아제핀(benzodiazepines)은 급성 또는 중증 불안 완화에 사용하는 주요 약물군이다. 여기에는 **디아제팜**(diazepam), **알프라졸람**(alprazolam), **염산클로르디아제폭시드**(chlordiazepoxide hydrochloride), **로라제팜**(lorazepam), **옥사제팜**(oxazepam)이 포함된다. 이 약물은 감마-아미노부티르산(gamma-aminobutyric acid, GABA) 수용체의 한 부위에 결합하여 GABA의 억제작용을 강화시킨다. GABA 수용체는 뇌에 널리 분포되어 있기 때문에 작용 부위와 불안을 완화시키는 기전은 잘 알려져 있지 않다. **부스피론**(buspirone)은 벤조디아제핀계가 아닌 항불안제로 5-HT (세로토닌) 수용체의 부분 작용제다. **프로프라놀롤**(propranolol) 같은 베타-차단제(beta-blocker)도 불안에 사용하도록 허가받았지만 그 작용은 심리적이기보다는 주로 생리적이다. 떨림(tremor)이나 심계항진(palpitation; 심장리듬의 장애) 같은 신체적 증상을 감소시키면 환자를 안심시키고 불안을 가라앉히는 도움이 될 수 있다.

항불안제의 부작용은 수면제(hypnotics; 수면유도제)와 유사하게 졸음(drowsiness)이 주요 문제이므로 운전이나 기계조작 시 주의해야 한다.

[기초 뛰어넘기] $GABA_A$ 수용체

감마-아미노부티르산(GABA)은 중추신경계의 주요 억제성 신경전달물질이다. 뇌에서 발현되는 GABA 수용체의 주요 계열은 리간드 의존성 염소 통로(ligand-gated chloride channel – $GABA_A$)다.

세포는 세포 안팎의 나트륨 이온과 칼륨 이온을 조절하여 세포막 전위를 유지한다. 이 두 가지 이온 균형은 세포막 안팎의 전위차를 약 70 mV로 생성한다. 세포 내부는 세포바깥구역에 비해 음전하를 띠므로 휴지기 전위는 -70 mV이다. 신경자극이 시냅스를 지나 전달되려면 시냅스 후막의 탈분극, 즉 막의 극성을(세포 내부를 기준으로) 음에서 양으로 바꾸는 변화가 필요하다. 이러한 탈분극은 주로 칼슘이나 나트륨 같은 양이온의 유입으로 인해 발생한다. 양이온이 들어오면 세포 내부는 더 양전하가 된다.

GABA가 시냅스 후막의 수용체에 결합하면 염소 통로가 열리고 염소이온이 세포 내부로 들어온다. 염소는 음이온이므로 세포 내부가 더 강한 음전하가 된다. 즉, 과분극이 된다. 과분극 상태에서 시냅스 후막은 탈분극을 유도하는 양이온의 자극에 잘 반응하지 않는다. 결과적으로 GABA는 억제성 신경전달물질로 작용한다.

벤조디아제핀계열 항불안제(benzodiazepine-based anxiolytics) 및 **로라제팜(lorazepam)**, **니트라제팜(nitrazepam)** 같은 수면제(hypnotics)는 $GABA_A$ 수용체의 결합 부위에 결합하여 GABA 존재 시 염소 통로의 개방을 강화하여 GABA의 억제성 작용을 증강한다**[그림 11-4]**.

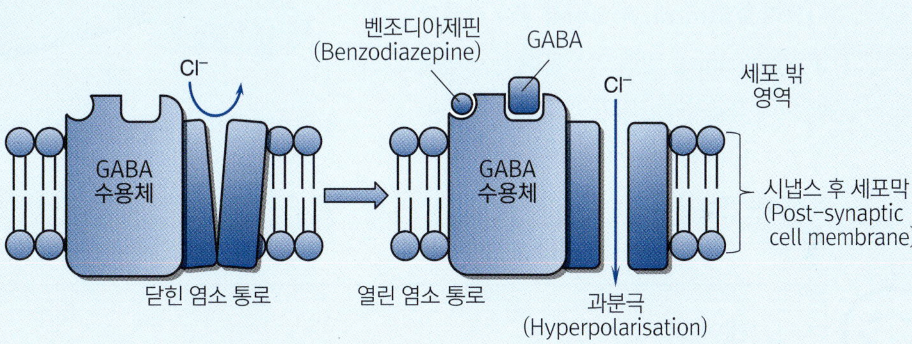

그림 11-4 벤조디아제핀은 시냅스 후 세포막의 염소 통로 열림을 강화시켜 GABA의 억제성 작용을 강화한다.

[알고 있나요?]

프로프라놀롤(propranolol), **아테놀올(atenolol)** 같은 베타-차단제를 복용하면 떨림을 줄여 안정적으로 목표를 겨냥할 수 있다. 선수가 불공정하게 이득을 볼 가능성이 있으므로 양궁이나 사격 같은 스포츠에서는 사용이 금지되어 있다.

정신건강 장애 약물군 2: 수면제 Mental health drug group 2: hypnotics

수면제는 주기적으로 불면증(insomnia)에 시달리는 사람에게 처방된다. 이 범주의 약물은 **니트라제팜**(nitrazepam), **플루라제팜**(flurazepam), **로프라졸람**(loprazolam), **로르메타제팜**(lormetazepam), **테마제팜**(temazepam) 같은 벤조디아제핀계 약물이다. **잘레플론**(zaleplon), **졸피뎀**(zolpidem), **조피클론**(zopiclone) (Z-약물이라고도 한다)은 벤조디아제핀계와 유사한 방식으로 작용하는 밀접하게 연관된 수면제군이다. 불안이 환자의 불면증의 원인이라면 항불안제 벤조디아제핀인 **디아제팜**이 때때로 두 가지 증상을 모두 치료하는 데 사용된다. 수면제 벤조디아제핀의 작용기전은 항불안 작용과 동일하다. 급성알코올 금단 증상에도 사용이 허가된 **클로메티아졸**(clomethiazole)은 노인 환자의 심한 불면증에 사용할 수 있다. 이는 벤조디아제핀과 약리적 효과가 비슷하며 신경전달물질인 GABA의 억제작용을 강화한다.

수면제는 지속적인 불면증이 있는 경우에만 단기 사용을 권장한다. 잠을 유도하는 약물은 예상대로 졸음(drowsiness)이 주요한 부작용 중 하나다. 물론 환자가 잠자리에 들 때는 바람직한 작용이지만 증상이 다음날까지 지속되면 문제가 될 수 있다. **니트라제팜**(nitrazepam)과 **플루라제팜**(flurazepam)은 앞서 언급된 다른 수면제에 비해 작용시간이 길기 때문에 다음날 아침에 운전이나 기계조작을 해야 하는 환자는 피해야 한다.

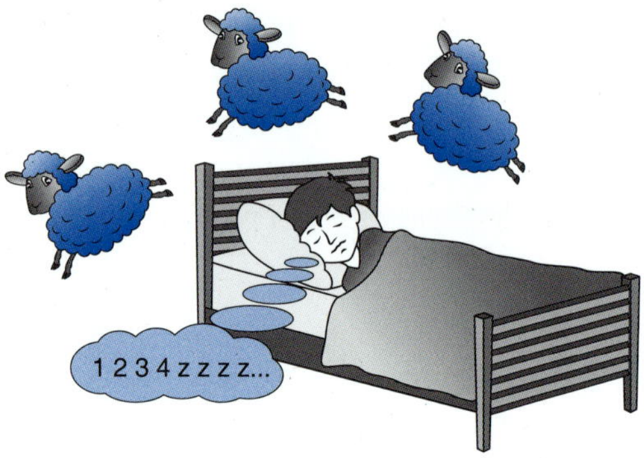

약물에 의존하기 전에 불면증을 대처하는 다른 방법을 시도해야 한다.

[사례연구]

조 씨는 성공적인 사업가이지만 최근에 중요한 계약을 두고 협상 과정에서 스트레스를 받고 있다. 또한 아들이 아파 걱정이 많다. 불안 때문에 밤새 뜬눈으로 지새운다고 내원했다. 어떻게 도울 것인가?

사례연구 해설

아이가 아플 때 불안을 느끼는 것은 매우 정상이고 불면증을 초래할 가능성이 높다. 조 씨의 수면 문제는 스트레스가 많은 직장 생활로 인해 악화될 수 있다. 수면제와 항불안제를 처방하기 전에 가정 상황과 아들의 질병에 대해 알아봐야 한다. 일부 남성은 자신의 문제를 터놓고 말하기를 꺼려하지만 의료진을 믿고 상의하면 불안을 줄이는 데 도움이 된다. 퇴근 후에 긴장을 풀 시간이 있는지 저녁 일과를 알아봐야 한다. 문제가 단기적으로 보인다면 1~2주 동안 수면제 처방을 하면 숙면을 취하는 데 도움이 된다. 낮 동안의 활동을 방해하지 않게 작용시간이 짧은 약물을 선택하는 것이 좋다. 불안은 스트레스 상황에 대한 정상적인 반응으로 병적인 문제가 아니다. 이 단계에서 항불안제를 처방은 삼가야 한다.

정신건강 장애 약물군 3: 항우울제
Mental health drug group 3: antidepressants

우울증(depression)은 우리 사회에서 비교적 흔하며 우리 중 15%는 언젠가 이 문제로 고통받을 것이다. 우울증은 사랑하는 사람이 세상을 떠났을 때 슬퍼하는 것 그 이상이다. 우울증은 개인이 가정, 사회, 재정적 상황에 눈에 띄는 문제가 없는데도 모든 흥미와 목표에서 무감동(apathy), 황폐함(bleakness), 자존감 저하를 유발하는 병적 증후군이다. 심리적 증상은 식욕 저하, 피로감, 소화불량 같은 신체적 증상을 동반할 수 있다. 산후 우울증(postnatal depression)은 신생아를 둔 산모에게서 드문 일이 아니다.

모든 정신건강 문제가 그렇듯이 우울증의 병태생리는 잘 알려지지 않았다. 그러나 많은 사례에서 뇌 화학작용에 대한 약리학적 간섭은 증상을 개선하며 우울증에 걸린 사람이 비교적 정상적인 생활을 가능하게 한다. 항우울제(antidepressant)는 삼환계 항우울제(tricyclic antidepressants, TCA), 선택적 세로토닌 재흡수 억제제(selective serotonin re-uptake inhibitors, SSRIs), 모노아민 산화효소 억제제(monoamine oxidase inhibitors, MAOIs)의 세 가지 주요 약물군이 있다. 또한 최근에 도입되었으나 특정 분류에 들어가지 않는 기타 항우울제도 있다.

처음 언급한 세 가지 약물군의 활동은 뇌의 세로토닌(serotonin; 5-HT)과 노르아드레날린(noradrenaline) 분비 뉴런에 중점을 둔다. 이 두 가지 신경전달물질은 같은 모노아민(monoamine) 화학군에 속하며 동일한 재흡수 수송체(re-uptake transporter)를 공유한다. 이들은 뉴런 말단에서 방출되어 시냅스 후 막의 수용체에 결합하며 해당 세포에서 억제 효과를 발휘한다. 그런 다음 신경전달물질은 수용체에서 분리되어 시냅스 전 말단의 재흡수 수송 단백질(re-uptake transporter protein)을 통해 회수된다. 여기에서 일부 신경전달물질은 뉴런 말단 조절 기전의 일부분으로 모노아민 산화효소(*monoamine oxidase*)에 의해 분해된다[그림 11-5].

삼환계 항우울제(TCAs)는 세로토닌과 노르아드레날린에 대한 재흡수 수송체를 차단해서 신경전달물질이 시냅스 틈새에 남아 있게 하는 비선택적 모노아민 재흡수 억제제다. 다시 말해 시냅스 틈새에서 신경전달물질의 농도가 효과적으로 증가한다. 수용체에 결합하는 신경전달물질 분자가 많을수록 신경전달물질의 효과가 강화된다. **아미트립티린**(amitriptyline), **클로미프라민**(clomipramine), **도수레핀**(dosulepin), **도세핀**(doxepin), **트리미프라민**(trimipramine)은 진정효과가 있어 불안한 환자에게 더 적합하다. TCA인 **노르트립티린**(nortriptyline), 사환계 항우울제(tetracyclic antidepressant)인 **미안세린**(mianserin), 세로토닌 흡수 억제제인 **트라조돈**(trazodone) 또한 진정 작용이 있다. **이미프라민**(imipramine)과 **로페프라민**(lofepramine) 같은 약은 진정효과가 덜하다.

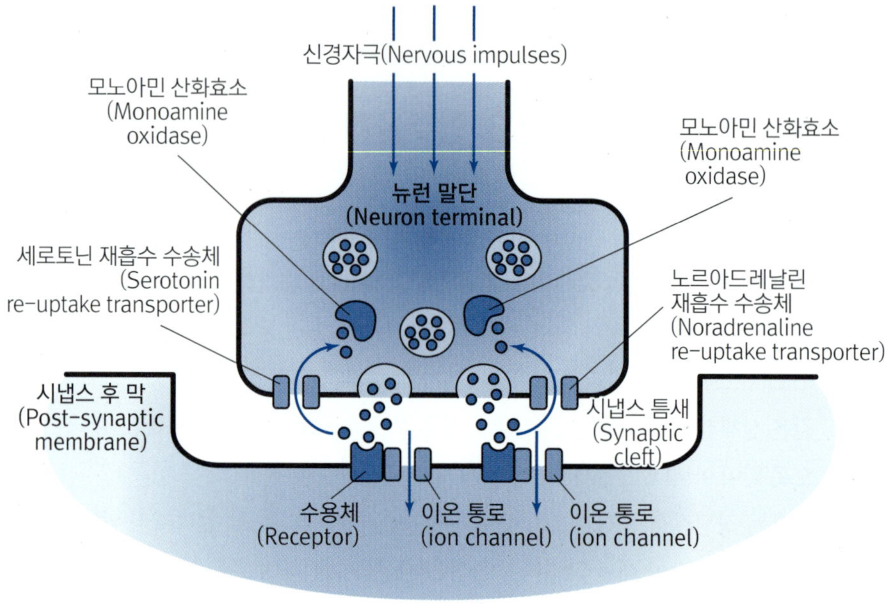

그림 11-5 노르아드레날린(noradrenaline)/세로토닌(serotonin) 방출뉴런의 시냅스

[임상에서]

아미트립티린(amitriptyline)은 우울증 치료에 일반적으로 처방되는 약물이었지만 더 이상 첫 번째 선택약이 아니다. 과다 복용하면 저혈압, 경련, 부정맥을 일으킬 수 있는 위험이 있다. 우울증 환자는 자해 가능성이 높기 때문에 잠재적으로 위험성이 있는 약은 처방하지 않는 것이 현명하다. **도수레핀(dosulepin)**도 같은 이유로 더 이상 권장하지 않는다.

플로옥세틴(fluoxetine), **시탈로프람**(citalopram), **에스시탈로프람**(escitalopram), **플루복사민**(fluvoxamine), **파록세틴**(paroxetine), **세르트랄린**(sertraline) 같은 선택적 세로토닌 재흡수 억제제(SSRIs)는 5-HT 재흡수 수송체에 더 특이적이며 5-HT 시냅스에서 주로 효과를 발휘하는 경향이 있다.

페넬진(phenelzine), **이소카르복사지드**(isocarboxazid), **트라닐시프로민**(tranylcypromine) 같은 모노아민 산화효소 억제제(MAOIs)는 비가역적으로 세포 내 모노아민 산화효소를 억제한다. 이 효소는 노르아드레날린, 도파민, 5-HT 같은 모노아민을 분해하므로 효소를 억제하면 시냅스에서 이런 신경전달물질의 농도가 증가한다. 이 약물군은 잠재적인 부작용과 상호작용 때문에 오늘날 자주 사용하지는 않는다. 이 약물군에 속하는 **모클로베미드**(moclobemide)는 MAO 효소의 가역적 억제제로 부작용이 적다고 알려졌다.

기타 항우울제 Other antidepressant drugs

주요 항우울제 분류에 쉽게 맞지 않는 약물이 있다. 이 약물군에는 **아고멜라틴**(agomelatine), **둘록세틴**(duloxetine), **플루펜틱솔**(flupentixol), **미르타제핀**(mirtazepine), **레복세틴**(reboxetine), **트립토판**(tryptophan), **벤라팍신**(venlafaxine), **볼티옥세틴**(voltioxetine)이 있다.

- **아고멜라틴**(agomelatine)은 비교적 최근에 도입된 약물로 주요 우울증 치료에 사용된다. 멜라토닌 수용체에 대한 작용제 작용과 5-HT 세로토닌 수용체에 대한 길항제 작용이 있다. 멜라토닌은 생체리듬, 기분, 수면 조절을 포함해서 수많은 작용을 한다. 5-HT 세로토닌과 밀접한 관련이 있고 합성 경로의 일부가 동일하다[그림 11-6].
- **둘록세틴**(duloxetine)과 **벤라팍신**(venlfaxine)은 주요 우울증 치료에 사용된다. 두 약물 모두 세로토닌과 노르아드레날린의 재흡수를 억제하므로 세로토닌과 노르아드레날린 재흡수 억제제(serotonin and noradrenaline re-uptake inhibitors, SNRIs)라고 한다.
- **레복세틴**(reboxetine)은 주요 우울증 치료에 사용된다. 이 약물은 노르아드레날린의 재흡수를 선택적으로 억제하기 때문에 노르아드레날린 재흡수 억제제(noradrenaline re-uptake inhibitor, NRI)라고 한다.
- **플루펜틱솔**(flupentixol)은 도파민 수용체 길항제(dopamine receptor antagonist)이며 항정신병 약물(antipsychotic drug)로도 사용된다. 이 약물은 중뇌의 도파민 수용체를 차단하지만 흑질(substantia nigra)에서 운동뉴런의 중계에도 영향을 미칠 수 있다. 이는 일부 환자가 경험하는 파킨슨병과 유사한 근육조절 문제를 설명할 수 있다.
- **미르타제핀**(mirtazepine)은 주요 우울증 치료에 사용된다. α-2 아드레날린성 수용체 길항제(alpha-2 adrenergic receptor antagonist)며 약리학적으로는 노르아드레날린과 선택적 세로토닌 항우울제(noradrenergic and selective serotonin antidepressants, NaSSA)로 분류된다. 이 약물은 정상적으로 노르아드레날린과 세로토닌의 방출을 억제하는 시냅스 전 α-2 아드레날린성 수용체(presynaptic alpha-2 adrenergic receptor)를 차단하여 작용한다고 생각된다. 수용체를 차단하면 시냅스에서 이 두 신경전달물질의 가용성이 높아져 SNRI인 **둘록세틴**(duloxetine), **벤라팍신**(venlafaxine)과 유사한 효과를 나타낸다.

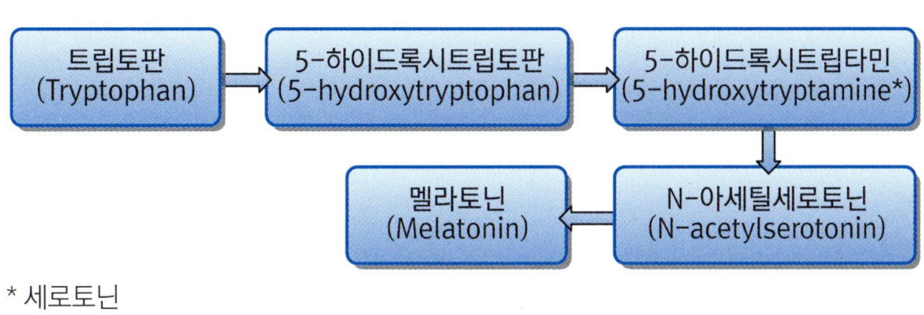

그림 11-6 트립토판(tryptophan)으로부터 5-하이드록시트립타민(5-hydroxytryptamine)과 멜라토닌 합성

- **볼티옥세틴(vortioxetine)**은 세로토닌 조절제(modulator)와 자극제(stimulator)로 분류되는 비교적 최신 약물이다. 시냅스에서 세로토닌(5-HT) 재흡수 수송체를 억제하므로 선택적 세로토닌 재흡수 억제제(selective serotonin reuptake inhibitor, SSRIs)와 유사한 방식으로 작용한다. 또한 5-HT_{1A} 수용체에 작용제와 5-HT_3 수용체에 길항제로 작용하는 세로토닌 수용체에 다중모드(multi-modal) 친화력이 있다. **볼티옥세틴(vortioxetine)**은 이 복잡한 작용으로 항불안제뿐만 아니라 항우울제 작용을 나타낸다.

다소 혼동이 될 수 있는 약어를 다시 살펴보자.

- **SSRI** – 선택적 세로토닌 재흡수 억제제(selective serotonin re-uptake inhibitor)
- **SNRI** – 세로토닌/노르아드레날린 재흡수 억제제(serotonin/noradrenaline re-uptake inhibitor)
- **NRI** – 노르아드레날린 재흡수 억제제(noradrenaline re-uptake inhibitor)
- **NaSSA** – 노르아드레날린과 선택적 세로토닌 항우울제(noradrenergic and selective serotonin antidepressant)

항우울제 부작용 Side-effects of antidepressants

환자마다 부작용이 다르게 나타난다. TCA는 덜 선택적이므로 노르아드레날린과 5-HT 재흡수 수송체에 모두 결합하기 때문에 SSRI보다 부작용 가능성이 큰 경향이 있다. 항무스카린성 부작용에는 구강 건조(dry mouth), 진정(sedation), 시야 흐림(blurred vision), 변비(constipation), 오심(nausea) 등이 있다. 또한 부정맥(arrhythmias), 빈맥(tachycardia), 체위성 저혈압(postural hypotension)을 유발할 가능성이 있다. 부정맥 환자와 최근에 심장마비를 경험한 환자에게는 사용금기다. TCA는 과다 복용시 위험하여 안전상의 이유로 반드시 제한된 양만큼만 처방을 권장한다.

SSRI는 진정 작용이 덜하고, 심혈관 문제를 일으킬 가능성도 적다. 주요 부작용은 위장관계와 관련이 있어 설사, 메스꺼움, 소화불량 등을 일으킨다.

모노아민 산화효소(monoamine oxidase) 억제제는 현기증(dizziness), 특히 노인에게 체위성 저혈압(postural hypotension) 같은 원치 않는 효과를 나타낸다. MAOI의 가장 심각한 문제는 많은 다른 약물 혹은 일부 음식과 상호작용한다는 것이다. 모노아민 산화효소는 몸에 광범위하게 분포되어 있으며 체내에서 음식과 섭취되는 매우 다양한 질소 분자를 분해하는 역할을 한다. MAOI 약물로 모노아민 산화효소를 억제하면 숙성된 치즈, 간장, 꿩 같은 가금류 고기에서 발견되는 티라민(tyramine)이 증가된다. 티라민은 교감신경의 저장소포에서 노르아드레날린을 방출시켜 혈관수축과 빈맥을 유발할 수 있으며, 이는 함께 혈압을 급격하게 상승시키는 이른바 티라민 승압 반응(tyramine pressor response)을 일으킬 수 있다.

플루펜틱솔(flupentixol) 같이 도파민 수용체를 억제하는 약물은 기저핵에서 운동뉴런의 중계와 관련이 있어 운동협응문제를 일으킨다.

약리 효과가 있는 모든 물질처럼 세인트존스워트(서양고추나물, *Hypericum perforatum*)는 부작용과 상호작용이 있다. 이 약초는 간에서 P450 효소를 유도하고 여러 약물의 대사를 증가(따라서 혈장 농도 감소)시킬 수 있다. 예를 들면 **카바마제핀**(carbamazepine)과 같은 항뇌전증제, **디곡신**(digoxin) 같은 심장 배당체(cardiac glycoside), **와파린**(warfarin) 같은 항응고제, 경구피임제(에스트로겐 및 프로게스토겐 둘 다) 외에 많은 약이 해당된다.

정신건강 장애 약물군 4: 항정신병 약물

Mental health drug group 4: antipsychotics

항정신병 약물은 마음을 안정시키고 진정시키는 효과가 있으며 조현병(정신분열증, schizophrenia), 중증 불안, 폭력적이거나 예측 불가능한 충동 행동 같은 심각한 문제에 선택적으로 사용된다. 이 약물을 사용하려면 정신건강 분야에 지식을 갖춘 전문가 처방이 필요하므로 여기서는 간단하게 설명한다. 이 약물은 오래된 1세대와 새로운 2세대 항정신병 약물로 나뉜다.

대부분의 1세대 항정신병 약물은 페노티아진(phenothiazine)계로, **클로르프로마진**(chlorpromazine), **레보메프로마진**(levomepromazine), **페리사이아진**(pericyazine), **퍼페나진**(perphenazine), **프로클로페라진**(prochlorperazine), **트리플루로페라진**(trifluoperazine)이 포함된다. 관련 약물로는 **플루펜틱솔**(flupentixol), **할로페리돌**(haloperidol), **피모지드**(pimozide), **설피라이드**(sulpiride), **주클로펜칙솔**(zuclopenthixol)이 있다. 이 약물은 모두 중추신경계에서 D_2 도파민 수용체를 억제하는 도파민 길항제지만 정확히 이 약물이 어떻게 작용하여 기분과 감정을 안정시키는 효과를 내는지는 잘 알려져 있지 않다. 2세대 비전형 항정신병 약물은 **아미설프리드**(amisulpride), **아리피프라졸**(aripiprazole), **클로자핀**(clozapine), **루라시돈**(lurasidone), **올란자핀**(olanzapine), **쿠에티아핀**(quetiapine), **파리페리돈**(paliperidone), **리스페리돈**(risperidone)이 있다. 이 약물은 최근에 도입된 항정신병 약물로 1세대 약물에 비해 순응도가 높다. 전형적 항정신 약물처럼 시냅스의 도파민 수용체에 결합하여 작용하지만, 흑질(substantia nigra)의 운동뉴런 중계에 친화도가 약하다. 이 때문에 운동 조정과 관련된 부작용은 적게 나타난다. 이 약물 중 일부는 α-2 아드레날린성 수용체뿐만 아니라 세로토닌 수용체에 친화력이 있어 기분에도 영향을 끼친다.

이런 약물은 대부분 정제(tablet) 형태로 사용되지만 천천히 발현하는 제제 중 일부는 데포주사(depot injection)로 투여할 수 있다. **플루펜틱솔 데카노에이트**(flupentixol decanoate), **플루페나진 데카노에이트**(fluphenazine decanoate), **할로페리돌 데카노에이트**(haloperidol decanoate), **올란자핀**(olanzapine), **엠보네이트**(embonate),, **팔리페리돈 팔미테이트**(paliperidone palmitate), **리스페리돈**(risperidone), **주클로펜칙솔 데카노에이트**(zuclopenthixol decanoate) 같은 약물을 2주에서 4주 간격으로 투여하며 경구투여 순응도가 낮은 환자에게 도움이 된다.

데포주사(depot injection)는 순응도(compliance)가 문제가 되는 환자에게 주로 사용된다. 이러한 특수 제제를 사용하면 약물이 주사 부위(보통 엉덩이 부위)에서 몇 주에 걸쳐 천천히 방출된다.

항정신병 약물 부작용 Side-effects of antipsychotics

뇌의 정상적 활동을 방해하는 약물은 모두 심각한 부작용을 일으킬 수 있는데 항정신병 약물도 예외는 아니다. 도파민은 근육 움직임 조절과 관련된 뇌의 흑질 영역에서 중요한 신경전달물질이다. 항정신병 약물로 도파민 작용을 방해하면 흑질의 도파민 뉴런의 퇴화로 운동이상증(dyskinesia), 운동조정능력 상실, 보행 장애, 진전(tremor), 안면표정 상실이 발생하는 파킨슨병(Parkinson's disease)과 유사한 불수의적 움직임과 증상이 나타난다. 이런 약물군에서 많은 부작용이 나타나는 또 다른 이유는 5-HT, 아세틸콜린, 노르아드레날린 수용체에 결합하는 경향이 있어 저혈압, 현기증, 졸림, 두통, 혼돈 같은 문제를 일으킨다. 항정신병 약물은 또한 남성과 여성 모두에서 프로락틴(prolactin) 수치를 상승시켜 무월경이나 성기능장애 같은 원치 않는 효과를 초래한다.

정신건강 장애 약물군 5: 항조증 약물

Mental health drug group 5: anti-manic drugs

조증(mania)은 극도의 흥분, 고양감, 때로는 망상이나 굉장한 신체적 에너지를 동반하는 증상을 경험하는 정신병 상태다. 기분이 조증에서 우울증으로 잘 바뀌는 양극성 장애(bipolar disorder)의 한 측면이 있어서 조울증(manic-depression)이라고도 불렀다.

리튬(lithium)은 조증의 예방과 치료에 사용되는 주요 약물이다. 양극성 장애와 재발성 우울증 예방에도 사용한다. 약의 작용기전은 아직 밝혀지지 않았다. 경련이나 신장 손상을 일으킬 수 있는 독성을 피하기 위해 리튬 수치를 조심스럽게 감시하며 사용해야 한다. **발프로산**(valproic acid)도 조증 치료에 사용한다. 억제성 신경전달물질인 GABA의 활성을 강화하고 중추신경계의 특정 뉴런의 나트륨 통로를 억제하여 항경련 작용을 하는 것으로 보인다. **발프로산**은 태아에게 선천성 결함을 일으킬 수 있어 가임기 여성에게는 권장하지 않는다. **아세나핀**(asenapine)은 2세대 항정신병 약물로 양극성 장애와 관련된 조증 삽화(manic episode)에 허가받았다.

정신건강 장애 약물군 6: 주의력결핍과잉행동장애 약물

Mental health drug group 6: attention deficit

어린아이는 천성적으로 장난기가 많고, 장난이 심하고, 말이 많고, 쉽게 산만해진다. 어린이가 때로는 가만히 있어야 하고, 책상에 앉아 듣고, 읽고, 배우는 것과 같은 특정 작업에 집중할 필요가 있다고 깨닫는 데 몇 년이 걸린다. 그러나 일부 어린이는 이 발달 단계까지 진행하지 못한다. 학업에 집중하기가 불가능하고, 쉽게 산만해지며, 듣지 않는 것처럼 보이고, 새로운 과제를 배우는 데 어려움을 겪는다. 신체적으로 쉴 틈 없이 움직이고, 충동적이며, 부적절한 방해를 하고, 가만히 앉아 있지 못한다. 이로 인해 학교 성적이 좋지 않고 관계 형성에 어려움을 겪을 수 있다. 전문의 진단이 필요하지만 주의력결핍과잉행동장애(attention deficit hyperactivity disorder, ADHD)라고 알려진 증세를 보인다. 약물이 도움이 될 수 있지만 반드시 행동요법을 병행해야 한다.

ADHD 아이는 과흥분되어 보이지만 일차 치료제(drugs of choice)는 교감신경 흥분제다. ADHD는 전전두피질에서 노르아드레날린과 도파민의 활동부족으로 인해 발생한다고 여겨진다. 이 두 신경전달물질은 카테콜아민(catecholamine)이며 **아토목세틴**(atomoxetine), **덱삼페타민**(dexamfetamine), **리스덱삼페타민**(lisdexamfetamine), **메틸페니데이트**(methylphenidate) 같은 대부분의 ADHD 치료약물은 전전두피질 시냅스에서 노르아드레날린과 도파민 수치를 증가시킨다. 암페타민(amphetamine)인 **덱삼페타민**과 그 전구약물인 **리스덱삼페타민**처럼 **아토목세틴**과 **메틸페니데이트**도 노르아드레날린과 도파민 재흡수 수송체를 억제한다. 암페타민은 또한 시냅스 전 뉴런에서 노르아드레날린과 도파민 방출을 촉진한다. **구안파신**(guanfacine)은 전전두피질에서 아드레날린 신호를 조절하는 알파$_{2A}$ 아드레날린 수용체 작용제다.

[요약] 정신건강 치료 약물

- **디아제팜**(diazepam), **로라제팜**(lorazepam) 같은 항불안제는 GABA 수용체 작용을 강화하여 불안을 완화한다.
- 수면제는 잠을 유도하는데, **니트라제팜**(nitrazepam), **테마제팜**(temazepam) 같은 벤조디아제핀계(benzodiazepines) 약물이 해당한다. 항불안제와 밀접한 관련이 있으며 작용기전이 비슷하다.
- 항우울제는 TCAs, SSRIs, MAOIs의 세 가지 주요 약물군으로 나뉜다. 이 약물은 세로토닌과 노르아드레날린의 작용을 강화시켜 우울증을 완화한다.
- 기타 항우울제는 **둘록세틴**(duloxetine), **플루펜틱솔**(flupentixol), **미르타자핀**(mirtazapine), **레복세틴**(reboxetine), **트립토판**(tryptophan), **벤라팍신**(venlafaxine)이 있다. 이 약물은 세로토닌, 노르아드레날린, 도파민 활동에 대해 다양하게 선택적으로 작용한다.
- 항정신병 약물은 전형적 혹은 비전형적 항정신병 약물로 나뉘는데 주로 도파민 차단 작용을 통해 마음에 안정과 진정 효과를 나타낸다. 이런 약물은 다른 수용체를 방해하는 경향이 있으며 부작용이 많다.
- **리튬**(lithium)과 **발프로산**(valproic acid)은 조증의 예방과 치료에 사용되는 주요 약물이다.
- ADHD에서 **메틸페니데이트**(methylphenidate)와 **덱삼페타민**(dexamfetamine) 같은 약물은 전전두피질에서 노르아드레날린과 도파민 신호 전달을 향상시킨다.

11.4 신경계질환 치료 약물

Drugs used in the treatment of neurological disorders

지금까지 정신건강 문제와 관련된 장애와 약물에 대해 알아보고 사람의 기분과 행동에 영향을 미치지만 생리학적 기원은 쉽게 알기 힘든 마음의 문제에 대해 광범위하게 살펴보았다. 이제 마지막으로, 뇌에 영향을 미치고 정신건강 문제의 범주로 포함될 수 있는 심리적 장애를 초래하는 생리학적 병리에 대해 다룬다. 여러 유형의 장애가 뇌에 영향을 미치지만 가장 흔하고 치료와 관련된 약물이 있는 세 가지에 집중한다. 뇌전증(epilepsy, 간질)은 주기적인 발작(seizure)을 일으키는 반면 파킨슨병(Parkinson's disease)과 알츠하이머병(Alzheimer's disease)은 주로 노인에게 영향을 미치는 신경학적 악화의 한 형태다.

뇌전증 조절 약물 Drugs used in the control of epilepsy

뇌전증은 영국에서 거의 50만 명에게 영향을 미치는 신경학적 장애로 재발성 발작(recurrent seizure)을 일으킨다. 뇌전증의 일부 사례는 자동차 사고, 난산, 뇌수막염 같은 감염처럼 식별할 수 있는 원인이 있다. 그러나 대부분의 뇌전증은 원인을 모른다. 실제로 뇌전증은 하나의 질환이 아니며 뇌의 여러 영역에 다양한 방식으로 영향을 주는 복잡한 질환인데, 이 모두가 발작의 형태로 나타난다. 발작은 일반적으로 뇌의 일부에만 영향을 주는 국소(*focal*) 발작 또는 뇌 전체에 영향을 주는 전신(*generalised*) 발작으로 분류되지만 때로는 국소발작이 전신발작으로 발전하기도 한다. 이러한 발작 중 일부는 명백히 경미하게 일시적인 혼돈과 언어장애만 오는 반면, 일부는 의식상실과 경련을 일으킨다. 발작이 명백한 이유 없이 일어나기도 하지만 일부는 섬광 같은 특정 촉발 요소가 있다. 뇌전증 환자는 발작 외에는 다른 증상은 거의 없으며 정상적인 삶을 산다. 간질지속증(*status epilepticus*)은 발작이 장시간 지속되는 상태로 긴급 치료가 필요하다.

[알고 있나요?]

줄리어스 시저(Julius Caesar), 나폴레옹 보나파르트(Napoleon Bonaparte), 레오 톨스토이(Leo Tolstoy), 블라디미르 레닌(Vladimir Lenin), 빈센트 반 고흐(Vincent van Gogh) 등 역사에서 나오는 많은 유명인이 뇌전증 발작으로 고통을 겪었다.

뇌전증은 시상과 대뇌 운동피질을 연결하는 시상-피질(thalamic-cortical) 뉴런의 제어되지 않은 방전으로 발생한다[그림 11-7]. 일반적으로 신경회로의 조절기전이 신경세포 활동을 약화(감쇠)시키고 인접 영역에 국한시켜 뉴런의 흥분을 조절한다. 그러나 뇌전증에서는 이러한 약화가 제대로 작동하지 않는다. 뉴런은 조절되지 않은 방식으로 무작위로 발화되어 시상과 대뇌피질에 영향을 주어 발작, 근육수축, 의식상실을 초래한다.

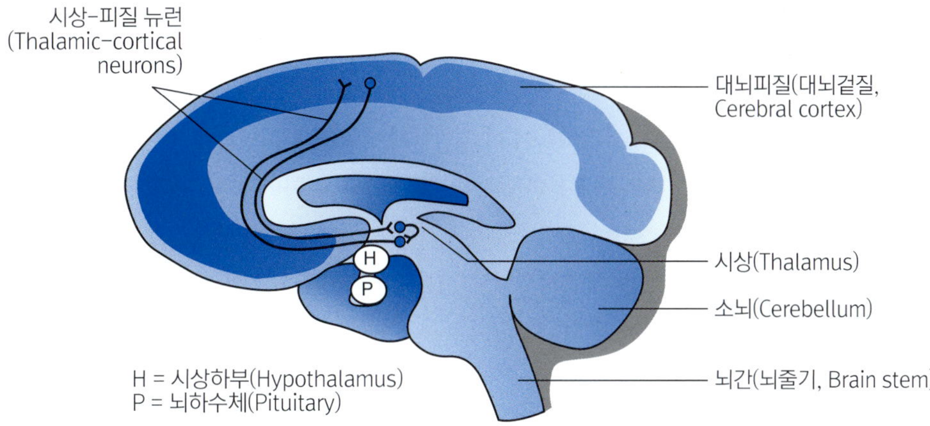

그림 11-7 시상-피질경로(thalamic-cortical pathways)에서 조절되지 않은 방전은 뇌전증과 관련이 있다.

모든 항뇌전증제는 뇌, 특히 시상과 운동피질 사이의 시상-피질 중계(thalamic-cortical relays)에서 과도한 신경 활동을 감소시킨다. [그림 11-8]은 GABA 시냅스에 있는 항뇌전증 약물의 주요 표적을 요약했지만 이 약물 중 다수는 다중모드(multimodal)로 하나 이상의 수용체 또는 이온 통로와 상호작용 한다. P-형 칼슘이온 통로와 그 억제제인 **가바펜틴(gabapentin)**과 **레베티라세탐(levetiracetam)**은 흥분성 글루타메이트 시냅스에서 약물의 표적이 되기 때문에 [그림 11-8]에 표시되지 않았다.

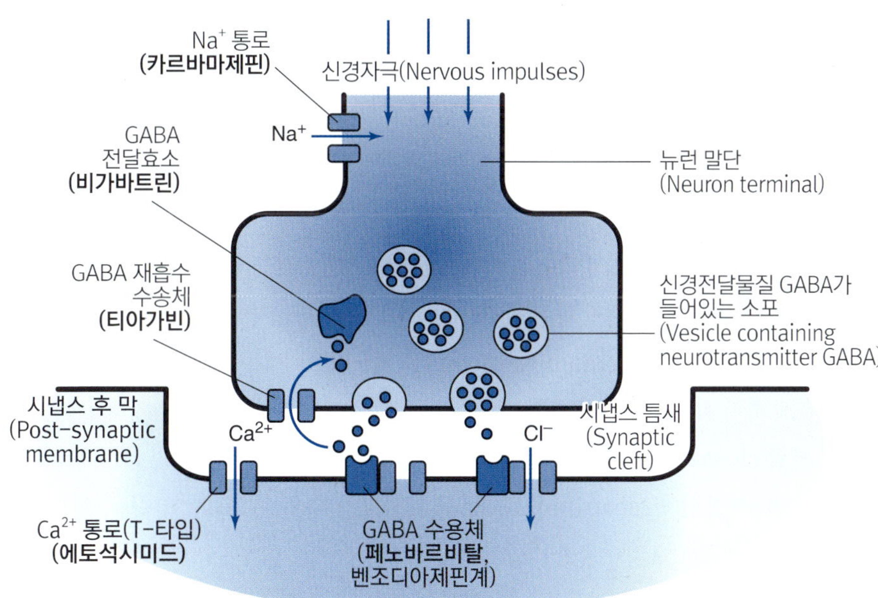

그림 11-8 시상-피질 릴레이의 GABA 시냅스에서 항뇌전증 약물 표적 요약

카르바마제핀(carbamazepine), **라모트리진**(lamotrigine), **옥스칼바제핀**(oxcarbazepine), **페니토인**(phenytoin) 같은 나트륨 채널 차단제는 고주파방전 뉴런에서 나트륨 통로를 차단하여 활동을 억제한다. 이 약물은 사용-의존성(*use-dependent*) 방식으로 나트륨 통로에 작용하는데, 즉 뉴런이 더 자주 활성화될수록 약물이 더 활발하게 결합한다. 뇌전증에서는 시상-피질 중계(thalamic-cortical relay)가 빠르게 흥분하므로 나트륨 이온통로 차단제가 과흥분된 뉴런에 우선적으로 결합한다.

칼슘 통로 차단제는 **에토석시미드**(ethosuximide), **가바펜틴**(gabapentin), **프레가발린**(pregabalin), **레베티라세탐**(levetiracetam)이 있다. 다양한 종류의 뉴런에서 여러 유형의 칼슘 통로에 결합하고 차단한다.

에토석시미드는 시상과 피질 중계에서 뉴런의 시냅스 후 막에 있는 T-형 칼슘이온 통로를 차단한다. 칼슘 이온 유입이 신경활동을 자극하므로 칼슘 이온 통로를 막으면 이 영역에서 과도한 신경 활동이 감소한다.

가바펜틴(gabapentin)과 **프레가발린**(pregabalin)은 이름과 달리 GABA 수용체에 대한 친화력이 상대적으로 낮고 항경련제로서의 작용 기전은 잘 알려져 있지 않다. 이들은 시냅스 전 P-형 칼슘이온 통로 개방을 억제하여 글루타메이트 같은 흥분성 신경전달물질의 방출을 억제한다고 알려져 있다(신경병증성 통증에서 설명). 이런 약물이 GABA 합성을 자극한다는 증거도 어느 정도 있다.

레베티라세탐(levetiracetam)은 시냅스 전 막에서 P-형 칼슘이온 통로를 억제하고 시냅스 소포체 당단백질(*synaptic vesicle glycoprotein 2A*, SV2A)을 차단한다. 후자의 작용이 흥분성 신경전달물질 방출을 억제한다고 알려져 있다.

> 시냅스의 시냅스 후 막에 있는 T-형 칼슘이온 통로가 열리면 세포막 흥분을 촉진하는 칼슘이온이 유입된다. 이 통로를 억제하면 세포막 흥분성이 감소된다.
>
> 시냅스 전 막의 P-형 칼슘이온 통로가 열리면 신경전달물질 방출을 촉진하는 칼슘이온이 유입된다. 이 통로를 억제하면 신경전달물질 방출이 감소된다.

다양한 항뇌전증제의 작용이 시상의 GABA 시냅스로 집중된다. GABA는 억제성 신경전달물질로 작용이 강화되면 인접한 뉴런 억제가 증가하므로 뇌전증처럼 지나친 흥분상태에서는 유리하다.

발프로산나트륨(sodium valproate)과 **페노바르비탈**(phenobarbital)은 GABA 수용체와 상호작용하여 시냅스 후막의 염화 이온 통로 개방을 강화하여 시상에서 억제작용을 증가시킨다. **클로나제팜**(clonazepam)은 GABA 활성을 높이고 T-형 칼슘이온 통로를 억제하는 벤조디아제핀이다.

비가바트린(vigabatrin)은 GABA를 대사하는 효소인 GABA 아미노전이효소(transaminase)를 억제하여, GABA의 이용률을 증가시킨다.

티아가빈(tiagabine)은 GABA 재흡수 수송체를 억제하여 더 많은 GABA가 GABA 수용체에 결합하므로 억제가 증가한다.

토피라메이트(topiramate)는 다중 모드로 작용한다. GABA 수용체와 상호작용하고 나트륨 및 칼슘 통로를 모두 차단한다.

페람페널(perampanel)은 AMPA 글루타메이트 수용체 억제제다. AMPA 수용체를 차단하면 글루타메이트의 흥분성 자극이 감소한다.

조니사마이드(zonisamide)는 기전은 명확하지 않은 다중 모드 약물로 나트륨 및 칼슘 통로와 상호작용하는 것으로 알려져 있다.

> AMPA (*α-amino-3-hydroxy-5-methyl-4-isoxazolepropionic acid*) 글루타메이트 수용체는 NMDA 글루타메이트 수용체와 다른 계열이다. NMDA와 마찬가지로 AMPA는 글루타메이트 수용체를 구별하는 데만 사용되는 실험실 제제다. 수용체 명명의 표준화(및 단순화)에 대한 국제적 합의는 이미 오래전에 이루어졌다.

항뇌전증 약물의 부작용 Side-effects of anti-epileptic drugs

항뇌전증제의 부작용은 예상대로 광범위하다. 오심, 구토, 졸음, 현기증, 변비, 구강 건조 등이 있다. 다른 약과 같이 투여할 때 항뇌전증제는 간의 P450 효소 유도 또는 억제를 통해 상호작용하는 경향이 뚜렷하다. **발프로산나트륨**(sodium valproate)은 태아에게 선천성 이상을 유발할 위험이 있어 확실한 피임법을 사용하지 않는 한 가임기 여성에게 사용이 권고되지 않는다. 많은 종류의 약물이 치료범위(therapeutic window)가 좁기 때문에 처방 시 특별한 주의가 필요하다.

파킨슨병 조절 약물 Drugs used in the control of Parkinson's disease

파킨슨병(Parkinson's disease)은 만성 신경학적 악화(deterioration)의 한 형태로 일반적으로 운동 협응에 역할을 하는 기저핵의 영역인 흑색질이 영향을 받는 노인성 질병이다. 알 수 없는 이유로 이 영역의 도파민 방출 뉴런에 퇴행이 일어나 점진적인 악화가 발생하여 떨림, 강직(stiffness), 느린 움직임(운동완화, bradykinesia) 같은 증상이 나타난다. 또한 표정이 사라지고, 말하기와 쓰기 같은 일상 업무가 어렵게 된다. 파킨슨병 치료에 사용하는 약물은 관련 증상을 완화시키는 데는 도움이 되지만 질병의 진행을 막지는 못한다.

도파민 결핍이 파킨슨병 환자가 겪는 문제의 주요한 원인이기 때문에 많은 약물이 뇌의 도파민 수치를 높이는 것을 목표로 한다. 대부분 증상이 완화되지만 효과는 1~2년 후에는 감소하는 경향이 있다.

도파민 자체는 부작용으로 인해 약으로 사용하기에 부적합하지만 전구물질(precursor)인 **레보도파**(levodopa)는 파킨슨병 치료에 널리 사용된다. 하지만 중추신경계에 도달하기 전에 레보도파는 도파-디카복실라제(*dopa-decarboxylase*) 효소에 의해 도파민으로 빠르게 전환되어 오심과 심혈관계 문제를 포함한 도파민 관련 부작용을 일으킨다[그림 11-9a]. 이런 문제를 극복하기 위해서 **벤제**

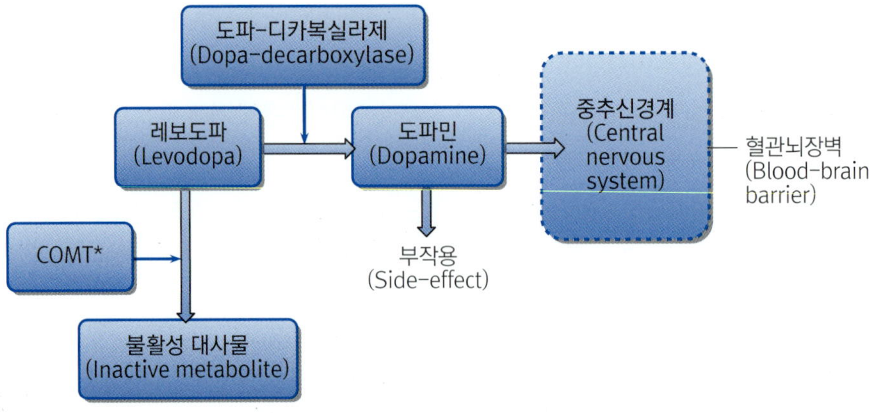

그림 11-9a 중추신경계 밖에서 레보도파(levodopa)는 도파-디카복실라제(dopa-decarboxylase) 효소에 의해 도파민(dopamine)으로 전환되어 도파민 유도성 부작용을 일으킨다. 레보도파는 또한 효소 COMT (카테콜-*O*-메틸치환효소)에 의해 대사산물로 비활성화된다. 화살표는 효소 작용을 나타낸다.

라자이드(benserazide), **카비도파**(carbidopa) 같은 도파-디카복시라제 억제제를 **레보도파**와 병용하면 **레보도파**가 중추신경계로 들어가 최종적으로 도파민으로 전환되어 치료 효과를 나타낸다[그림 11-9b]. **벤제라자이드**나 **카비도파** 자체는 혈관뇌장벽을 통과할 수 없으므로 중추신경계에서 **레보도파**가 도파민으로 전환되는 데 영향을 미치지 않는다. **코-베넬도파**(Co-beneldopa)는 **벤제라자이드**와 **레보도파**의 조합이다. **코-카렐도파**(Co-careldopa)는 **카비도파**와 **레보도파**의 조합이다.

카테콜-*O*-메틸치환효소(catechol-*O*-methyltransferase, COMT)는 중추신경계 외부에서 **레보도파**를 분해시키는 효소다[그림 11-9a]. **엔타카폰**(entacapone), **오피카폰**(opicapone), **톨카폰**(tolcapone)은 COMT의 작용을 억제하여 레보도파를 보존해서 중추신경계에 도달시켜 도파민으로 전환시킨다[그림 11-9b].

도파민 수용체 작용제는 **염산아포모르핀**(apomorphine hydrochloride), **브로모크립틴**(bromocriptine), **카버골린**(cabergoline), **페르골리드**(pergolide), **프라미펙솔**(pramipexole), **로피니롤**(ropinirole), **로티고틴**(rotigotine) 같은 약물이 있다. 이 약물은 중추신경계의 운동중계(motor relays)에서 도파민 작용을 모방하여 도파민성 뉴런 상실이 초래한 기능 일부를 복원한다. 이런 약물은 **레보도파**와 비교했을 때 운동 조정과 관련된 장기적 합병증은 적지만 혼돈(confusion)이나 환각(hallucination) 같은 정신 부작용은 더 많다. 특히 브로모크립틴, 카버골린, 페르골리드 같은 에르고트-유도 약물(*ergot-derived drug*)이 그렇다. 이 약물은 또한 폐와 심장의 섬유화(*fibrosis*)와 관련이 있다. 모든 도파민 수용체 작용제는 폭음이나 도박 같은 충동-조절 장애를 일으킬 가능성이 있다.

또 다른 도파민 수용체 길항제 **아만타딘**(amantadine)은 중추신경계에서 도파민 분비를 증가시킨다.

파킨슨병에서 도파민 감소는 흑색질 근처의 기저핵 영역인 선조체의 아세틸콜린 증가와 관련이

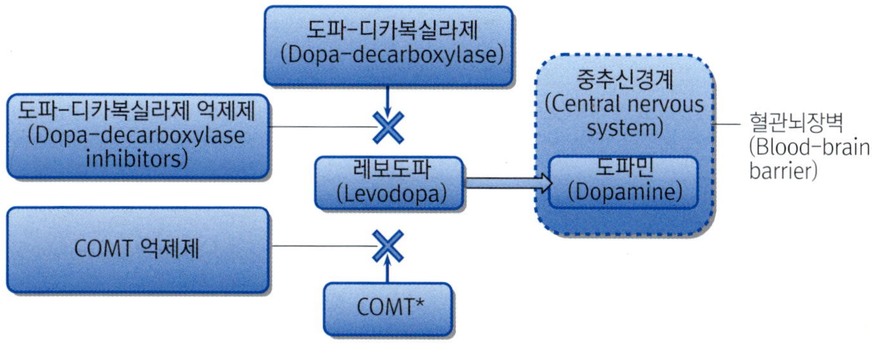

*Catechol-*O*-methyltransferase

그림 11-9b 벤제라자이드(benserazide)나 카비도파(carbidopa) 같은 도파-디카복실라제(dopa-decarboxylase) 억제 약물은 레보도파가 중추신경계로 들어가는 것을 도와 중추신경계에서 도파민으로 전환되도록 한다. 엔타카폰과 톨카폰 같은 COMT 억제 약물은 레보도파가 분해되어 비활성 대사물질로 전환되는 것을 방지한다.

있다. 이 영역에서 아세틸콜린 수치가 올라가면 떨림과 강직이 증가하므로 무스카린성 아세틸콜린 수용체를 억제하는 **올페나드린**(orphenadrine), **프로사이클리딘**(procyclidine), **트리헥시페니딜**(trihexyphenidyl) 등은 이러한 증상에 도움이 된다. 대부분의 항무스카린성 약물과 비슷하게 부작용으로 변비, 구강건조, 메스꺼움이 흔하게 나타난다.

모노아민 산화효소B (monoamine-oxidase-B, MAO-B) 효소는 뇌에서 도파민을 분해한다. **셀레길린**(selegiline), **사피나마이드**(safinamide), **라사길린**(rasagiline) 같은 MAO-B억제제는 도파민 작용을 연장시킨다.

에르고트-유도(*ergot-derived*) 약물은 곡물을 감염시키고 환각성 약물인 LSD를 합성하는 데 사용되는 알칼로이드 에르고타민(alkaloid ergotamine)을 함유한 맥각균(*claviceps*) 곰팡이에서 추출한 약물이다(이로써 부작용을 설명할 수 있다).

알츠하이머병 조절 약물 Drugs used in the control of Alzheimer's disease

알츠하이머병(Alzheimer's disease)은 가장 흔한 형태의 치매(dementia)다. 환자 대부분이 65세 이상이다. 건망증(forgetfulness)과 적절한 단어를 기억하는 데 어려움을 겪는 것으로부터 시작되는 진행성 질환이다. 병이 진행되면서 기분 변화(mood swing)와 혼돈(confusion)을 경험하며 인격과 행동에 중대한 변화가 생기기도 한다. 알츠하이머병의 병태생리는 잘 이해되지 않았지만 특히 대뇌 피질에서 뉴런과 시냅스가 점진적으로 상실되는 것으로 알려져 있다. 뉴런 주변에 비정상적인 단백질이 축적되고 뉴런 내부에 신경섬유매듭(fibril tangle)이 나타난다. 신경전달물질인 아세틸콜린의 생산도 영향을 받는다.

알츠하이머병의 치료법은 없지만, **도네페질**(donepezil), **갈란타민**(galantamine), **메만틴**(memantine), **리바스티그민**(rivastigmine) 같은 약물은 증상의 진행을 늦출 수 있다. **도네페질**(donepezil), **갈란타민**(galantamine), **리바스티그민**(rivastigmine)은 시냅스 아세틸콜린을 분해하는 아세틸콜린에스테라아제(*acetylcholinesterase*) 억제제다. 이 효소를 억제하면 아세틸콜린 분해속도가 감소한다. 따라서 시냅스에서 이 신경전달물질의 농도가 증가하여 감소된 콜린성 활동이 부분적으로 보상된다. **메만틴**은 NMDA (*N-methyl d-aspartate*) 글루타메이트(glutamate) 수용체의 길항제다. 흥분성 신경전달물질의 양이 과도하면 뉴런을 지나치게 자극하는 흥분성 독성(excitotoxicity)이라는 과정이 일어나 세포에 손상을 입히고 세포사(cell death)까지 초래한다고 여겨진다. **메만틴**은 글루타메이트의 영향으로부터 NMDA 수용체를 보호하여 흥분성 독성(excitotoxicity)과 세포사를 감소시킨다. 이러한 약물은 알츠하이머병의 진행을 늦추고 증상을 완화시키지만 지속적인 신경학적 퇴행과 죽음에 이르는 것을 피할 수는 없다.

[알고 있나요?]

치매의 형태는 다양하다. 알츠하이머병은 가장 흔한 형태의 치매다. 대뇌동맥의 혈전이나 죽상경화증으로 인한 혈관성 치매(*vascular dementia*)는 65세 이상에서 두 번째로 흔한 형태다. 다른 흔한 치매인 뇌의 전두엽과 측두엽의 신경세포 퇴행으로 발생하는 전두측두엽 치매(*frontotemporal dementia*)는 주로 65세 미만에서 나타난다. 뇌에 루이소체(Lewy body)라는 비정상적인 단백질이 응집하여 발생하는 루이소체 치매(*dementia with Lewy body*)도 꽤 흔하다. 파킨슨병은 본질적으로 운동성 질환이나 루이소체가 형성되면 치매가 유발된다.

[요약] 신경계질환 치료 약물

- 뇌전증(epilepsy) 치료 약물은 다양한 작용을 한다. 대부분은 시상-피질경로(thalamic-cortical pathway)에서 신경 전달(neural transmission)을 지연시킨다. **카르바마제핀(carbamazepine)**과 **페니토인(phenytoin)**은 고주파 방전 뉴런의 나트륨 통로를 차단한다. **발프로산(valproate)**, **비가바트린(vigabatrin)**, **페르노바비탈(phenobarbital)**, **티아가빈(tiagabine)**은 GABA의 억제 효과를 증가시킨다.
- **아포모르핀(apomorphine)**과 **브롬화크립틴(bromocriptine)**은 파킨슨병을 치료하는 데 사용되는 약물로 기저핵에서 도파민 활성을 높여 운동 조정 일부 기능을 회복시키는 도파민 작용제다.
- **벤제라자이드(benserazide)**와 **카비도파(carbidopa)** 같은 도파-탈탄산효소(dopa-decarboxylase) 억제 약물은 더 많은 **레보도파(levodopa)**를 중추신경계로 이행시켜 도파민으로 전환시킨다.
- **엔타카폰(entacapone)**, **오피카폰(opicapone)**, **톨카폰(tolcapone)** 같은 COMT 억제제는 중추신경계 밖에서 **레보도파** 분해를 방지한다.
- 알츠하이머병(Alzheimer's disease)은 병리가 완전히 알려지지 않은 비가역적인 형태의 치매(dementia)다. **도네페질(donepezil)**, **갈란타민(galantamine)**, **리바스티그민(rivastigmine)** 같은 약물은 뇌에서 아세틸콜린의 활동을 증가시켜 증상을 개선한다. **메만틴(memantine)**은 흥분성 독성(excitotoxicity)으로 인한 손상을 감소시켜 뉴런의 손실을 방지하는 데 도움이 된다.

학습문제

여러분은 이 장을 끝냈다. 이제 얼마나 배우고 기억하는지 확인하기 위해 다음의 질문에 답해 보자.

1. 대부분 정신건강 약물의 표적이 되는 뇌 심부의 신경세포 집단 이름은 무엇인가?
2. GABA는 어떤 용어의 약어인가?
3. GABA, 글라이신(glycine)은 어떤 신경전달물질인가, 억제성인가? 흥분성인가?
4. 재흡수 수송체는 무엇이며 어디에 있는가?
5. 억제성 신경전달물질의 효과가 강화되면 어떻게 되는가?
6. 흥분성 신경전달물질의 효과가 약화되면 어떻게 되는가?
7. 벤조디아제핀계(benzodiazepines) 같은 항불안제의 주요 표적은 어떤 수용체인가?
8. 수면제의 주요 부작용은 무엇인가?
9. 도파민(dopamine) 수용체를 차단하는 약물의 주요 부작용은 무엇인가?
10. TCA가 시냅스 틈새에서 농도를 증가시키는 두 가지 신경전달물질은 무엇인가?
11. 토스트에 바르는 Marmite® (영국인이 주로 빵에 발라 먹는 이스트 추출물로 만든 제품:역자 주)와 같이 먹으면 안 되는 약물군은 무엇인가?
12. 기존 약물과 함께 *Hypericum perforatum*을 복용하는 주요 우려 사항은 무엇인가?
13. 항정신 약물의 주요 수용체는 무엇인가?
14. 리튬(lithium)은 어떤 질환에 처방되는가?
15. 어떤 신경로가 항뇌전증 약물의 표적이 되는가?

12장

암과 항암제

Cancer and anti-cancer drugs

이 장에서는 일반적인 암 세포 기원과 병태생리 그리고 항암제의 약리 작용에 대해 살펴본다.

CONTENTS

제12장은 몇 가지 간단한 사례연구를 제시하고 중요한 이 영역의 생리, 병리, 약리에 대해 이해하였는지 확인할 수 있도록 학습문제로 마무리 짓는다.

개요

Introduction

암은 다른 모든 질병보다 인간이 가장 무서워하는 질병일 것이다. 심지어 20세기 후반에도 암 진단은 조기 사망선고라고 여겼다. 치료를 시도해도 효과가 없거나 질병 자체만큼이나 위험했다. 그러나, 지난 30여 년 동안 상황이 급격하게 바뀌었다. 암 환자가 진정한 희망을 품을 정도로 새로운 검사, 진단, 치료법이 개발되었다. 모든 암이 완치 가능성이 있다고는 못하지만 현재는 치료에 잘 반응하는 암이 많이 있다. 오늘날 암 진단은 45~50년 전처럼 '사망집행 영장'이 결코 아니다.

암은 태초부터 인류와 함께 해온 질병이다. 암과 유사한 질병에 대한 언급은 고대 이집트 상형문자에서 발견되었고, 일부 미라화 된 유해에서 암 성장의 흔적이 발견되었다. '암'이라는 단어는 약 2,400여 년 전에 살았던 그리스 의사인 히포크라테스가 이 질병을 기술한 데서 유래했다. 그는 일부 종양에서 나오는 손가락처럼 생긴 돌기가 게를 연상시키기 때문에 'carcinos'라는 용어를 사용하였다. 이 그리스 용어는 후에 라틴어 'cancer'로 번역되었다.

그 후 2,350년 동안 암에 걸리는 불운한 사람을 도울 길이 없었다. 이 질병의 진단과 치료는 대부분 암이 흑담즙 과잉(excess of black bile)으로 인해 발생한다고 추측한 로마 의사인 Galen의 글에 근거했다. 이 가설은 창의적이지만 많이 빗나갔기 때문에 Galen의 아이디어에 기반한 설사약이나 파스 등의 치료가 효과가 없었다는 사실은 전혀 놀랍지 않다. 19세기 마취제와 무균술의 발달로 종양을 성공적으로 제거한 수술이 몇 번이었지만 일반적으로 긍정적인 결과는 드물었다.

암에 대한 약리학적 치료의 성공은 20세기 중반이 되어서야 비로소 나타났다. 그전에는 안심하고 쓸 수 있는 약이 거의 없었다. 수은과 납 화합물이 사용되었지만 독성이 극도로 심했고 특별히 효과적이지도 않았다. 최초로 성공적인 약물은 제2차 세계대전 종전 직후에 도입되어 오늘날에도 여전히 사용되는 질소 머스타드로 림프종(백혈구의 일종인 림프구의 암)에서 약간의 성공을 거두었다. 그 초기부터 질병에 대한 지속적인 연구와 새로운 약물의 개발로 수많은 효과적인 약학적 무기가 도입되었다.

[시작하기에 앞서]

이 장에서는 암의 원인이 되는 분자와 세포 구조에 대해 알아본다. 익숙한 분야가 아니므로 늘 그렇듯이 여러분의 사전지식을 확인해 보는 간단한 문제로 시작한다.

1. 일부 암은 DNA 돌연변이가 원인이다. DNA는 무엇의 약어인가?

___

2. DNA는 단일나선, 이중나선, 아니면 삼중나선인가?

___

3. 암세포분열은 유사분열인가? 감수분열인가?

___

4. 유전자란 무엇인가?

___

5. 세포자멸사(apoptosis)는 무엇인가?

___

DNA와 유전학은 좀 어렵지만 암이 시작하는 곳이자 항암제가 작용하는 곳이다. 문제가 다소 어렵게 느껴진다면 이 장의 시작 부분에서 시작하여 암의 기원을 설명하는 생명과학 배경지식을 공부해 보자. 이 배경지식을 이해하면 항암제 작용은 비교적 쉽게 이해된다.

12.1 암의 생리학 – 세포분열

The physiology underlying cancer – cell division

암이라는 단독 질병은 없다. 이는 통제 불가능한 세포 증식이라는 공통된 특징을 지닌 질병의 집합이다. 대부분의 항암제는 세포분열을 억제하므로 항암제가 어떻게 작용하는지 이해하려면 세포분열 과정을 이해해야 한다.

건강한 개인에서는 수조 개의 세포가 협력하여 신체 기능을 적절하게 유지한다. 심장세포는 심장세포의 역할을 하고, 신경세포는 신경세포의 역할을 하며, 피부세포는 피부세포로 일을 하고, 면역세포는 면역세포 일을 하는 등이다. 개인이 자신의 부서에서 맡은 일을 하면 조직이 원활하게 작동하는 대기업에 인체를 비유할 수 있다. 수조 개의 '일꾼' 세포가 함께 일하려면 어느 세포가 어디서 어느 정도의 속도로 무슨 일을 하는지 결정하는 어느 정도의 제어가 분명히 필요하다. 이 제어의 대부분은 세포수준에서 인접한 세포끼리 활동을 조절하기 위해 화학 신호를 교환하여 일어난다.

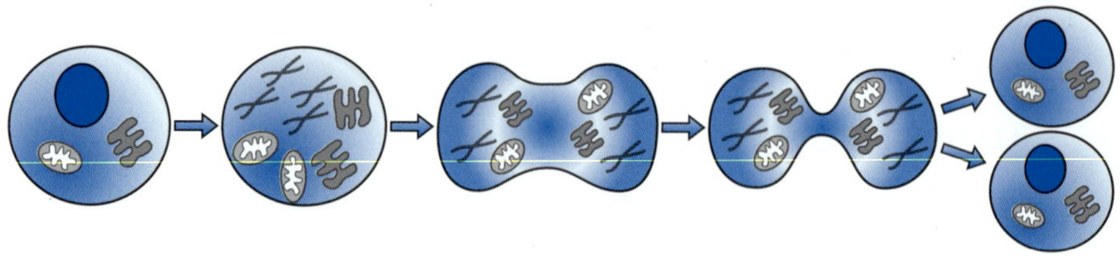

그림 12-1 세포분열; 세포는 DNA와 세포기관을 복제한 후 새로운 두 개의 동일한 세포로 나뉜다.

세포분열에도 역시 제어가 필요하다. 어린아이의 몸은 어른으로 자라면서 새로운 조직이 필요하기 때문에 세포분열이 많이 일어난다. 그러나 성인 신체에서 대부분의 세포는 스스로를 재생할 필요가 없으며 인접한 세포의 신호는 손실, 마모, 손상된 오래된 세포를 대체해야 하는 경우를 제외하고는 더 이상의 세포분열이 불필요하다고 알려주는 신호를 보낸다. 성인이 되어서도 새로운 세포가 끊임없이 생성되는 조직이 있다. 예를 들어, 피부나 소화관 등의 상피조직은 손실되는 오래된 세포를 대체하기 위해 새로운 세포가 지속적으로 생성된다. 혈구는 수명이 다하면 비장에서 재활용되고 골수에서 세포분열에 의해 대체된다.

세포는 세포분열로 증식한다. 세포는 DNA를 복사하고 내부 세포기관을 복제한 다음 가운데가 잘록하게 들어가 최종적으로 두 개의 딸세포로 분열된다[그림 12-1].

정상적인 세포분열은 순환하는 호르몬과 인접한 세포에서 내보내는 화학적 매개체의 엄격한 통제 아래 일어난다. 예를 들어, 표피세포 생성을 살펴보자. 피부 표면에서 끊임없이 떨어져 나가는 오래된 피부세포를 대체하기 위해 표피의 기저부에서 끊임없이 새로운 세포가 생성된다. 생산과 손실이 균형을 이루면 건강한 피부를 갖게 된다. 그러나 새로운 세포가 너무 적게 생산되거나 너무 많이 생성하면 피부는 정상적인 특성을 잃어버리고 너무 얇거나 너무 두꺼워진다. 이는 비교적 간단한 예지만 신체의 세포분열 조절의 필요성을 보여준다. 이제 불량 세포 하나가 모든 통제 신호를 완벽히 무시하고 제어할 수 없는 방법으로 증식하기 시작하면 어떤 일이 일어날지 생각해 보자. 곧 몸에 불량 세포 덩어리가 생기고 신체 다른 부위로 전이된다, 이것이 바로 암에서 일어나는 일이다.

DNA (데옥시리보오스 핵산)과 단백질 합성

DNA (deoxyribose nucleic acid) and protein synthesis

제1장에서 DNA와 단백질 합성에 대해 간단히 살펴봤지만 이제 암이 어떻게 발달하고, 약물이 어떤 방법으로 작용해서 결과적으로 암세포의 성장을 막는지 이해하려면 그 과정을 조금 더 자세히 알 필요가 있다. 인체 각각의 세포에는 신체가 제대로 작동하는 데 필요한 2만여 개의 다른 단백질을 만드는 모든 명령(full set of instruction)이 있다.

각 세포와 조직은 스스로에 필요한 소수의 단백질만 생산하지만 2만 개 단백질 전부에 대한 명령(instruction)이 들어있다. 우리 몸의 단백질 암호는 각 세포 핵에서 발견되는 얇은 리본처럼 생긴 분자인 DNA 안에 있다. DNA는 염색체라고 하는 46개의 분리된 부분으로 나뉜다. 23개의 염색체가 있는 정자와 난자를 제외하고 모든 세포에는 46개의 염색체가 있다. 사람은 염색체가 쌍으로 배열된 이배체(*diploid*)다. 어머니로부터 23개의 염색체 세트를 받고, 매치되는 23개 염색체 세트는 아버지로부터 받는다. 각 염색체는 하나 이상의 아미노산 사슬로 구성되는 수백 개의 단백질에 대한 암호가 있다. 하나의 아미노산 사슬을 암호화하는 DNA 조각을 유전자라고 한다.

[중요한 사실]

인체 단백질에 대한 암호(code)는 각 세포의 DNA에 들어 있다. 한 단백질의 암호가 들어 있는 DNA 조각을 유전자라고 한다.

[알고 있나요?]

인간 유전학은 많은 식물에 비해 상대적으로 간단하다. 귀리는 각 염색체가 6개인 6배체(*hexaploid*)인데 사람은 각 염색체가 두 개인 2배체다. 식물 내 DNA 양 또한 놀랍다. *Lilium davidii* 같은 백합은 24개의 염색체에 사람 DNA의 7배가 들어있다. 그래서 아침 식사용 시리얼과 테이블 위 꽃이 어쩌면 유전적으로 당신보다 흥미로울 수 있다는 점을 잠시 생각해 보자.

DNA (데옥시리보오스 핵산) DNA (deoxyribose nucleic acid)

DNA는 뉴클레오티드 단위의 긴 사슬이다. 뉴클레오티드는 질소성 염기, 리보오스 당, 인산염으로 구성된다. 질소성 염기는 **아데닌**(A), **구아닌**(G), **티민**(T), **사이토신**(C) 네 종류가 있다. DNA 뉴클레오티드에서 발견되는 리보오스 당은 일반 리보오스에서 발견되는 산소원자가 없으므로 데옥시리보오스라고 한다. 네 종류의 염기가 세포에서 만들어지는 2만여 개의 단백질에 대한 지시 암호를 형성한다. 뉴클레오티드는 이중나선으로 배열된 두 개의 긴 리본으로 연결된다[그림 12-2].

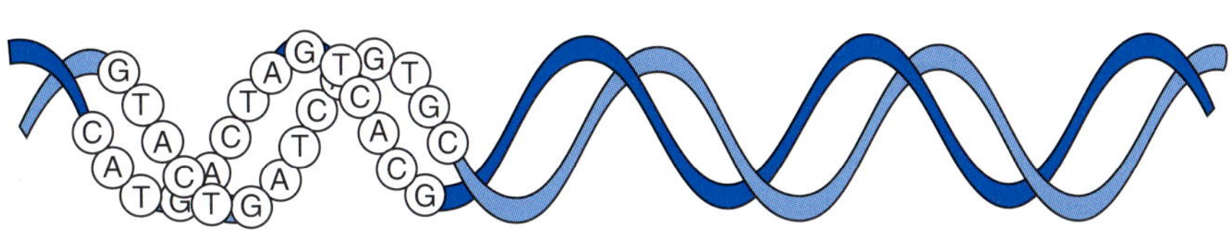

그림 12-2 DNA-이중나선에 배열된 뉴클레오디드의 두 리본

단백질 합성 Protein synthesis

세포가 특정 단백질을 만들 필요가 있을 때 우선 적절한 유전자, 즉 단백질이 암호화된 DNA의 한 부분을 찾는다. 유전자는 전사(*transcription*)라는 과정에서 mRNA(전달자 리보오스 핵산)로 복사되고 mRNA는 번역(*translation*)이라는 과정에서 리보솜에 의해 단백질로 번역된다[그림 12-3]. 단백질은 아미노산의 긴 사슬로 이루어져 있으며 DNA 암호는 본질적으로 단백질로 조립될 아미노산의 순서를 리보솜으로 보내는 명령이다.

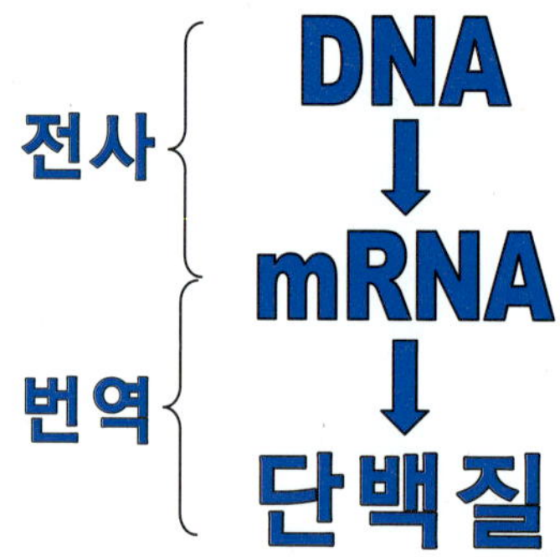

그림 12-3 단백질 DNA 암호는 mRNA으로 전사되고, 리보솜이 단백질을 구성하는 아미노산 사슬로 번역한다.

[알고 있나요?]

DNA의 구조는 1953년 케임브리지의 캐번디시 연구실에서 일하던 Francis Crick과 James Watson이 처음 밝혀냈다. 그들은 Maurice Wilkins와 함께 1962년 노벨화학상을 받았다. Watson과 Crick의 연구에 크게 기여한 Rosalind Franklin도 함께 상을 받아야 했으나 안타깝게도 암으로 1958년 사망하였다. 노벨상은 사후에는 수여되지 않는다.

DNA 복제 DNA replication

세포가 분열될 때 새로운 두 세포는 원래 세포와 동일해야 한다. 각각은 세포 소기관을 완전히 갖추어야 하며 46개의 염색체를 모두 갖춰야 한다. 이는 원래 세포의 DNA가 정확히 46개의 새로운 염색체로 복사되어야 함을 의미한다. 원래 세포에는 이제 92개의 염색체가 있으며 두 개의 새로운 세포로 균등하게 분배되어 각각의 새로운 세포에는 46개의 완전한 염색체가 있다.

복제 중에 DNA 복사는 복제복합체를 형성하는 효소 그룹에 의해 수행된다. 이는 국소이성화효소(topoisomerase)와 헬리케이스(helicase) 효소로 구성되며 이들은 중합효소(polymerase)가 원래의 DNA에 새로운 DNA 가닥을 조립할 수 있도록 한다[그림 12-4]. 이 효소 중 일부는 항암제의 표적이 되므로 이들에 대해 알아야 한다.

[다르게 바라보기]

꼬인 섬유 가닥으로 만든 두꺼운 밧줄을 상상해 보자. 이제 그 가닥을 잡아당긴다고 상상해 보자 – 매듭 끝부분이 엉켜버릴 것이다. 헬리케이스 효소와 국소이성화효소의 작용이 없다면 DNA가 복제될 때 이러한 일이 일어난다. 이 똑똑한 효소는 DNA를 분리하여 꼬인 두 가닥을 풀어준다.

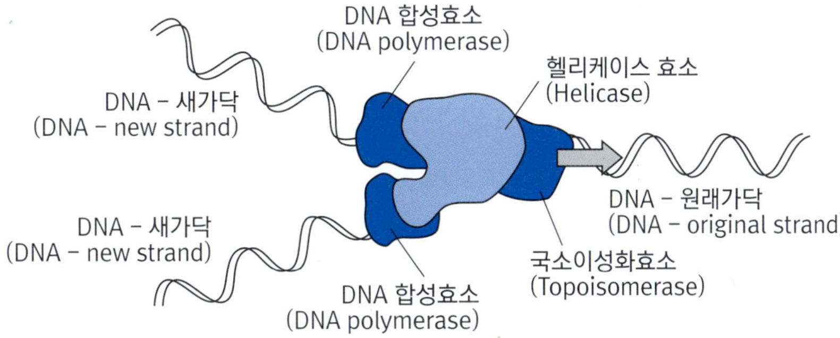

그림 12-4 세포분열에서 복제복합체는 DNA의 원래 가닥을 복사하여 두 개의 동일한 복사본을 생성한다. 헬리케이스와 국소이성화효소는 원래 DNA의 가닥에 DNA 합성효소가 새로운 DNA 가닥을 구성하도록 한다.

세포주기 The cell cycle

일반적으로 신체 대부분의 세포는 휴지기에 있지만 자극을 받으면 세포주기로 이동한다. 세포분열의 제어는 복잡한데, 수많은 내부 제어 단백질과 인접한 세포의 신호 매개체가 관여한다. 세포주기 제어가 실패하면 세포증식이 통제되지 않은 채로 일어나 결과적으로 암 조직 성장을 초래한다.

세포주기는 크게 두 부분, 간기와 유사분열로 나눈다[그림 12-5]. 간기는 세포가 분열을 준비하는 시기고 유사분열은 실제로 분열이 일어나는 시기다. 간기에는 염색체가 두 배로 증가하여 세포가 분열될 때 각각의 새로운 세포는 완전한 염색체를 갖춘다. 유사분열 동안(두 배가 된) 염색체의 절반은 각각의 새로운 세포로 이동한다. 유사분열이 끝나면 세포는 세포질 분열(*cytokinesis*)을 통해 새로운 두 개의 딸세포로 나뉜다. 이 단계에 걸리는 시간은 다를 수 있지만 평균 대략 24시간 정도 걸린다.

세포주기는 여러 단계로 나뉜다.

- G_0 단계 - 세포 휴지기
- G_1 단계 - 세포가 성장하고 분열을 준비한다.
- S 단계 - 세포가 새로운 DNA를 합성한다.
- G_2 단계 - 유사분열 이전에 추가로 성장한다.
- M 단계 - 염색체가 새로운 세포로 이동하는 유사분열기

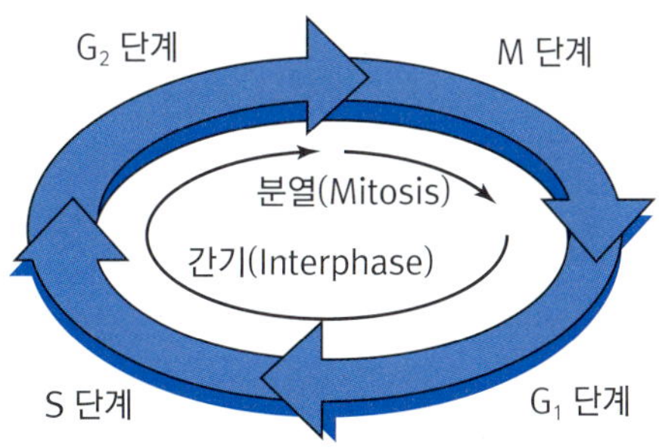

그림 12-5 분열하는 세포의 세포주기 단계

[요약] 암의 생리학

- 암은 통제되지 않는 세포분열이다.
- 세포분열은 특정 조직에서는 정상이다—피부, 소화관, 골수 등
- 세포분열은 우선 세포 DNA 복제가 필요하다.
- DNA는 신체의 2만여 개 단백질을 암호화한다.
- 한 단백질을 암호화하는 DNA 길이를 유전자라고 한다.
- DNA 복사는 복잡하며 헬리케이스와 국소이성화효소가 참여한다.
- 세포분열에서 세포는 세포주기라고 불리는 일련의 단계를 거친다.

12.2 암의 병태생리학

The pathophysiology of cancer

암의 역학 The epidemiology of cancer

지난 수년간 암 치료가 크게 발전했지만 암은 여전히 가장 흔한 사망 원인(한국은 1983년 통계 작성 이래 사망원인 1위: 역자 주)이다.

그러나 일부 암은 발생률과 사망률에 상당한 차이가 있다. 예를 들어, 남성의 경우 전립선암은 분명 가장 흔한 유형의 암이지만 치료하면 진행이 상당히 느려진다. 실제로 많은 남성은 전립선암 때문에 사망하기보다는 전립선암과 함께 천수를 다한다. 폐암은 전립선암보다 발병률이 낮지만 치료에 잘 반응하지 않아 사망률이 높다. 여성은 유방암이 가장 흔한 암이지만 폐암보다 치료는 잘 된다.

일부 암은 사회 계층에 따라 발생률에 차이가 있다. 영국 통계청(UK ONS)에 의하면, 육체노동자가 전문직 종사자보다 폐암에 걸릴 확률이 두 배 높다. 이러한 위험 차이는 순환기계 질환과 호흡기 질환에서도 비슷하다. 그 이유는 주로 생활 방식과 환경 때문이다. 영국 통계청 데이터에 따르면 전문직 종사자는 육체노동자보다 흡연할 가능성이 훨씬 적은데 폐암 환자의 80% 이상은 담배가 원인이다.

비만, 붉은색 육류와 가공육이 많이 포함된 식단, 과도한 알코올 섭취, 강한 햇빛에 장기간 노출 등도 역시 암 위험을 증가시킬 수 있는 생활 방식과 환경 요인이다.

모든 암이 환경 혹은 생활 방식에서 비롯되지는 않는다. 예를 들어, 유방암 발병률은 몇 년간 꾸준히 증가하고 있는데 비만과 흡연이 위험을 증가시키지만 일부는 여성의 낮은 출산율과 관계가 있다. 유방암은 유전적인 요소가 있는 암으로 부모의 암에 대한 감수성이 딸에게 전달될 수 있다. 전립선암도 증가하고 있는데 이는 검진과 조기 발견의 결과이기도 하다.

표 12-1 성별에 따른 일부 일반적인 암의 사망률*, England and Wales by gender 2016**

	폐(Lung) (%)	유방(Breast) (%)	결장(Colorectal) (%)	전립선(Prostate) (%)
여성	20	10	10	0
남성	21	<1	10	13
	식도(Esophagus) (%)	**췌장(Pancreas) (%)**	**신장(Renal) (%)**	**부인과(Gynaecological) (%)**
여성	6	6	4	4
남성	3	7	8	0

*As a percentage of total cancer deaths for each gender
**UK Office for National Statistics (2018)

[사례연구]

32세 서 씨는 '가족 계획'에 대해 상담하기 위해 방문하였다. 사귀는 남자친구가 있지만 가정을 꾸릴 준비가 될 때까지 복합 경구피임제를 계속 복용하기를 원했다. 그녀는 확실한 과체중이었고 옷에서 담배 냄새가 났다. 서 씨의 어머니는 최근에 유방암 치료를 받았다. 그녀가 유방암에 걸릴 위험을 어떻게 평가할 것인가?

사례연구 해설

서 씨가 유방암에 걸릴 위험성은 평균보다 높다. 담배를 피우고 비만이면 규칙적으로 운동을 할 가능성은 거의 없다. 이들은 모두 알려진 위험 요소다. 아이가 없고, 복합 경구피임제 장기복용도 위험요소다. 어머니가 유방암에 걸렸었다는 사실은 유방암에 유전적 소인이 있을 가능성을 암시한다. 호르몬을 사용하지 않는 피임법을 추천하고 위험성을 낮추도록 생활 방식을 바꿔야 하고 스스로 이 위험 요소에 대해 자각이 필요하다. 유방암의 조기 징후를 발견하는 데 도움이 되는 유방자가검진에 대해 조언해야 한다.

암의 발생 The development of cancer

다른 세포와 조화를 이루며 살아가는 정상세포를 숙주를 죽일 정도까지 분열하려는 것처럼 보이는 불량 세포로 바꾸는 것은 무엇일까? 이에 답하려면 몸이 세포분열을 어떻게 조절하는지 살펴볼 필요가 있다.

이 장의 앞부분에서 세포가 DNA 암호를 이용하여 단백질을 생성하는 방법을 알아보았다. 암호가 정확하다면 암호에서 생성된 단백질은 정상적으로 기능한다. 그러나 DNA에 변이가 일어나서 암호에 오류가 발생하면 어떻게 될까? 완성된 단백질에 어떤 영향을 미칠까? 완성된 단백질에 대한 작은 돌연변이의 결과는 미미하거나 매우 심각하여 단백질이 오작동할 수 있다. 변이가 단백질의 기능적인 부분에 영향을 미치는지 비기능적인 부분에 영향을 미치는지에 따라 다르다.

[다르게 바라보기]

DNA를 오류가 하나 있는 뜨개질 패턴으로 상상해 보자. 완성된 스웨터에 어떤 영향이 있을까? 어떤 오류인지에 따라 다르다. 완성된 스웨터는 아무도 눈치채지 못하는 등판의 작은 흠을 빼곤 괜찮을 수 있다. 어쩌면 소매 한쪽이 약간 짧을 수도 있지만 스웨터는 여전히 입을 만 할 것이다. 심하게는 치명적인 오류로 양 소매가 떨어질 수도 있다.

돌연변이는 환경의 발암물질에 노출된 결과로 DNA에 주기적으로 발생한다. 명백한 발암물질은 다양한 방법으로 DNA를 손상시킨다고 알려진 석면, 이온화 방사선, 담배, 일부 살충제가 포함된다. 덜 명백한 발암물질로는 B형, C형 간염 바이러스와 인유두종바이러스(human papillomavirus, HPV)가 있다. HPV는 생식기 암과 관련이 있다. 햇빛은 피부세포의 DNA를 손상시켜 흑색종을 유발할 수 있다. 붉은색 육류, 가공육, 바비큐는 대장암과 관련이 있다. 반대로, 일부 식품은 항암작용이 있다. 발암물질 의해 생성되는 독성 대사물질을 중화시키는 항산화 비타민을 포함하고 있기 때문에 지속적으로 충분한 양의 과일과 채소의 섭취를 권장한다.

원인이 무엇이든 돌연변이는 DNA에서 주기적으로 발생하나 대부분은 문제를 일으키지 않거나 세포의 수복(repair) 기전에 의해 수정되기 때문에 중요하지 않다. 돌연변이 하나로는 암이 되지 않지만 변이가 누적되면 암이 될 수 있다. 이는 대부분 암 발병률이 나이가 들수록 증가한다는 사실로 증명된다. 신체 세포가 노화됨에 따라 더 많은 돌연변이가 발생하고 결국 암의 근원이 되는 세포로 발전할 수 있다.

왜 일부 세포는 암이 되고 나머지는 그렇지 않은지 완전히 이해되지 않았지만 암세포는 정상세포와는 다른 특징을 보인다는 것은 알고 있다.

- 암세포는 인접한 세포의 정지 신호를 무시하고 분열한다.
- 암세포는 인접 조직을 침범한다.
- 암세포는 자기 파괴 신호에 반응하지 않는다.
- 암세포는 새로운 혈관 성장을 촉진시키는 화학신호물질을 분비한다.
- 암세포는 죽지 않는다(정상세포는 50회 분열주기 이후 분열을 멈춘다).
- 암세포는 혈액과 림프를 통해 몸의 다른 부위로 확산된다(전이).

정상세포에는 세포분열을 조절하는 단백질 그룹 유전자가 있다. 이는 세포분열을 억제하는 종양억제유전자(*tumor suppressor gene*)와 세포분열을 촉진하는 원형암유전자(*proto-oncogene*)의 두 가지 범주로 나뉜다. 이러한 유전자에 돌연변이가 일어나면 생성된 단백질이 오작동하여 세포분열이 통제되지 않을 수 있다. 종양억제 단백질이 오작동하면 세포분열에 대한 제한이 없어진다. 반대로 원형암유전자가 종양유전자로 변이되어 생성된 단백질이 과활성되면 아마도 세포를 통제되지 않는 세포분열로 밀어 넣을 것이다.

[다르게 바라보기]

종양억제 단백질이 자동차 브레이크이고 원형암유전자 단백질이 자동차의 엑셀이라고 상상해 보자. 브레이크가 망가진다면 차는 멈추지 않는다. 가속기를 최대로 밟아도 비슷한 운명이 닥친다. 어느 쪽이든 너무 빠르게 달리는 제어불능인 차로 인해 위험에 빠진다. 브레이크가 풀리지 않거나 가속기 케이블이 부러져도 재수없는 일이다(하지만 덜 위험하다).

세포 DNA가 너무 손상되어 세포가 비정상이 되면 세포는 세포자멸사(*apoptosis*)라고 불리는 프로그램된 자살을 한다. 세포가 죽으면 문제는 거의 해결되지만 암세포는 이러한 신호를 무시하고 자기 파괴를 거부한다.

모든 세포는 산소와 영양분을 공급받으려면 충분한 혈액 공급이 필요하다. 암세포의 성장은 빠르게 혈액 공급을 능가한다. 암세포는 혈관내피성장인자(*vascular endothelial growth factor*, VEGF) 같은 신호분자를 분비해 새로운 혈관 성장을 촉진하여 이 문제를 해결한다. 이 과정을 혈관신생(angiogenensis)이라고 한다.

상피세포 같이 증식에 익숙한 세포에는 50여 회 이상의 복제주기를 방지하는 제한 메커니즘이 내장되어있다. 암세포는 이 문제를 우회하는 방법을 찾아내서 불멸의 존재가 되고 무한정 분열한다.

[알고 있나요?]

불멸의 암세포는 무한정 살아 있기 때문에 실험실에서 매우 유용하다. 가장 오래된 세포주는 미국의 메릴랜드에서 1951년 암으로 사망한 Henrietta Lacks의 이름을 따라 HeLa라고 명명되었다. 이 세포주는 반세기 넘게 생물의학적 연구에 사용되었다. Henrietta는 사용 허가에 동의하기 전에 사망했으며 당시 의학 윤리는 환자의 동의가 필요하지 않았다.

분열하고 자라지만 원래 위치에 남아 있는 종양은 양성이고 대부분 수술로 제거할 수 있다. 불행하게도 많은 암은 전이(metastasis)라고 하는 과정으로 신체의 다른 부위로 이동한다. 암세포는 림프계를 통하여 이동하여 신체 다른 조직으로 퍼져 새로운 이웃 세포의 신호를 무시하고 계속해서 자라 이차 종양을 형성한다.

[요약] 암의 병태생리학

- 암은 가장 흔한 사망원인이다.
- 여성의 유방암과 남성의 전립선암이 가장 흔한 암이다.
- 폐암은 여성과 남성 모두에게 가장 사망률이 높은 암이다.
- 환경적, 유전적 요인은 암의 발병에 영향을 준다.
- 암은 단일 세포의 DNA에 누적된 돌연변이로 시작된다.

- 암세포는 인접 세포의 정지신호를 무시하고 인접한 조직을 침범한다.
- 암세포는 자멸 신호를 무시하고 불멸의 존재가 된다.
- 암은 신체 다른 부위로 퍼지는데 이 과정을 전이라고 한다.

12.3 항암제-화학요법

Anti-cancer drugs - chemotherapy

암은 하나의 질병이 아니라 100가지가 넘는 유사한 질병을 통칭하는 말이다. 각 암은 유전적 및 세포적 기원이 다르기 때문에 보편적인 '암 치료법'이 존재하기 힘들다.

항암화학요법의 일반적 원칙 General principles of anti-cancer chemotherapy

암에 사용하는 세 가지 치료 전략은 수술, 방사선 치료, 약물요법이다. 약물요법에는 화학요법과 유전자 조작 단백질을 이용하는 표적생물요법이 있다. 수술과 방사선 치료는 암 치료에 중요한 역할을 하지만 이 책은 약리학 책이므로 화학요법과 표적치료제만 다룬다.

이상적인 항암제는 정상적이고 건강한 세포는 그대로 두고 모든 암세포를 죽이겠지만 암세포와 다른 체세포의 차이가 작기 때문에 암세포만 표적으로 하기는 어렵다. 암세포는 정상세포와 아주 다르게 행동하지만 약물의 일반적인 표적이 되는 단백질—수용체, 효소, 이온 통로 등—은 정상세포와 암세포가 거의 동일하다.

암세포와 정상세포의 가장 큰 차이는 암세포의 급격한 분열이므로 대부분의 항암제는 세포분열과 관련된 과정과 구조를 표적으로 삼는다.

분율제거 가설 Fraction-kill hypothesis

이상적인 항암제는 한 번의 치료로 모든 암세포를 표적으로 삼아 죽일 것이다. 그러나, 일부 종양은 혈액 공급이 원활하지 않고 약물이 모든 세포에 도달하지는 못하므로 일부 암세포만 죽는다. 두 번째 치료에서도 암세포가 같은 비율로 죽을 것이고 이후에도 동일할 것이다. 예를 들어, 종양에 10억 개의 암세포가 존재하고 약물이 90%를 죽였다면 1차 치료 이후에 1억 개가 남아 있다. 2차 치료가 남은 세포의 90%를 더 죽이겠지만 여전히 1천만 개의 세포를 남긴다. 결국, 약 6회 투여 이후 종양에 있는 거의 모든 세포가 죽고 나머지 암세포는 인체 면역계가 처리한다.

병용요법 Combination therapy

많은 항암제가 세포주기의 특정 단계에서만 효과적이다. 한 종류의 약물만 사용하면 세포주기 특정 단계에 있는 세포는 대부분 죽겠지만 다른 단계의 세포나 G_0 단계에 남아 있는 암세포는 어떻게 할 것인가? 이러한 문제를 해결하기 위해 세포주기에 특이적인 약물을 병용투여한다. 예로는 비호지킨림프종에 사용된 R-CHOP 요법이 있다. 이는 **리툭시맙**(rituximab), **시클로포스파미드**(cyclophosphamide), **하이드록시다우노루비신**(hydroxydaunorubicin, doxorubicin), 온코빈(oncovin®)(vincristin), **프레드니솔론**(prednisolone)의 5개의 약물의 조합이다. 각각의 약물은 분열 주기의 특정 단계를 표적으로 삼아 치료의 각 단계에서 암세포가 최대한 죽게 한다. **프레드니솔론**은 항암제가 아니지만 휴지기인 G_0단계에 있는 암세포를 활발한 분열 주기인 G_1단계로 이행시켜 R-CHOP 요법의 다른 약물의 표적이 되게 만든다.

항암제의 부작용 Side-effects of anti-cancer drugs

누구도 항암제가 부작용이 없다고 생각하지 않는다. 항암제에는 약전에 나오는 가장 심한 부작용이 있다는 사실은 잘 알려져 있다. 왜 그렇게 심한 부작용이 있는 약을 복용하는지 궁금할 수 있지만 많은 암환자에게 항암제 외 대안은 암의 진행, 증상 악화 또는 심지어 죽음일 것이다.

항암제는 급격하게 분열하는 세포를 표적으로 삼아 세포분열을 멈추거나 스스로 죽게 하거나 인체 면역세포에 의해 파괴될 정도로 세포에 손상을 입힌다. 불행히도, 세포분열은 암세포에만 한정되지 않는다. 피부, 소화관, 혈액, 머리카락, 정자는 모두 정상적으로 빠르게 분열하므로 암세포 세포분열을 막는 항암제는 이러한 조직과 세포에 영향을 미친다.

소화관에서는 끊임없이 소화 과정에서 떨어져 나간 세포를 대체한다. 항암제는 소화관 상피세포의 교체를 억제하여 흡수 장애와 다른 소화불량을 야기한다. 정자 생성은 심각하게 영향을 받을 수 있으며, 일부 약물은 영구적인 불임을 초래할 수도 있다. 생식가능 연령의 남성은 종종 치료 이후에 사용할 정자를 미리 보관하도록 권장된다. 탈모증(머리카락 손실)은 흔한 부작용이지만 치료가 끝나면 대개 다시 복구된다.

대부분의 항암제는 골수억제(*myelosuppression*)—대부분의 혈액 세포가 만들어지는 골수 활동 억제—를 유발한다. 이는 적혈구, 호중구, 혈소판 수를 감소시킨다. 빈혈, 감염, 출혈 위험이 증가하고 종종 혈구 수가 저하되어 투약이 제한된다. 주기적으로 혈액을 채취하여 혈구수를 감시해야 한다.

아마 가장 흔하고 기분 나쁜 부작용은 오심과 구토일 것이다. **시스플라틴**(cisplatin) 같은 일부 약물은 오심과 구토가 특히 심한 반면 다른 약물은 덜하긴 하지만 오심과 구토에 대한 감수성은 환자마다 다르다. **돔페리돈**(domperidone)이나 **메토클로프라미드**(metoclopramide) 같은 항구토제를 미리 복용하면 도움이 될 수 있다. 세포독성 요법으로 인한 메스꺼움과 구토를 예방하는 데 쓰이는 다른 약물에는 **그라니세트론**(granisetron), **온단세트론**(ondansetron), **팔로노세트론**(palonosetron) 같은 5-HT_3 (세로토닌) 수용체 길항제가 있다. 코르티코스테로이드(corticosteroid)인 **덱사메타손**(dexamethasone)은 완화치료에 보조제로 쓰인다. 비교적 최근의 두 약물은 뉴로키닌-1 수용체 길항제인 **아프레피턴트**(aprepitant)와 주사제 형태의 전구약물인 **포스아프레피턴트**(fosaprepitant)가 있다.

[임상에서]

정맥 내 약물이 삽관된 부위 주변 조직으로 누출되는 **혈관외유출(extravasation)**은 특히 항암화학요법 중에 팔다리의 순환장애로 정맥 흐름이 감소하여 IV약물이 삽관 위치 근처에 고여서 누출되는 경우 심각한 문제를 발생할 수 있다. 대부분의 항암제는 세포독성이 있어 혈관에서 누출되면 삽관 주변 조직의 괴사를 일으킬 수 있다. 독소루비신 같은 약물은 특히 조직 괴사를 일으킬 가능성이 있다. 아이들은 피부가 미성숙해서 위험하고 피부가 연약한 노인 환자도 문제가 발생한다. 약물을 확실히 혈류로 전달시키기 위해 가끔 중심 정맥으로 삽관한다. 세포독성약물은 위험하므로 적절한 교육을 받은 의료진만 준비하고 투여한다.

임신 중 항암제 복용 Anti-cancer drugs during pregnancy

원론적으로 태아 발달에 해를 끼칠 위험이 있으므로 임신 중에는 어떤 약물도 복용해서는 안 된다. 태아 기형을 유발하는 약물을 기형유발물질이라고 하며 임신 중이면 특히 임신 첫3개월 동안에는 사용하면 안 된다. 항암제는 세포를 손상시키고 자궁 내 태아가 정상적으로 성장하는 데 필수적인 세포분열을 억제한다. 그래서 임신 중에 항암제를 투여하면 안 된다. 가임기 여성은 보통 치료 시작 전에 상담을 받고 피임에 대한 조언을 받는다. 암에 걸린 여성이 임신하면 의사는 치료 시 딜레마에 빠지고 치료 방법이 제한된다. 항암제는 정자를 손상시킬 수 있으므로 암치료를 받는 남성은 콘돔을 사용하는 것이 좋다. 이는 또한 정액에 존재하는 약물 잔류물로부터 파트너를 보호한다.

[사례연구]

전 씨는 임신 4개월이다. 검사 결과 자궁경부암 초기로 진단받았다. 가장 좋은 조치는 무엇인가?

사례연구 해설

이게 딜레마다. 전 씨는 암 치료가 필요하지만 항암제는 아기에게 심각한 해를 끼칠 수 있다. 그녀가 임신 2분기지만 위험이 전혀 없는 수술이나 약물은 없다. 아마도 아이가 태어나기 전까지는 치료를 보류하라고 추천할 것이다. 이 경우 전 씨의 암 치료를 최대한 빠르게 시작할 수 있도록 제왕절개 수술로 출산을 앞당긴다.

주요 항암제의 약리학 Pharmacology of anti-cancer drug groups

항암제의 사용원리를 간단하게 설명했으므로 이제 주요 항암제를 자세하게 살펴보고 작용기전을 알아본다.

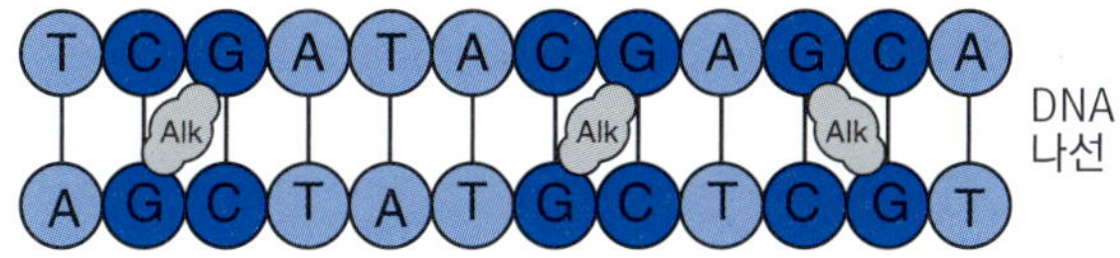

그림 12-6 시클로포스파미드 같은 알킬화제는 구아닌 염기와 교차결합하여 DNA 복제를 지연시킨다.

알킬화제 Alkylating agents

이 약물군에는 질소 머스타드—**벤다무스틴**(bendamustine), **클로람부실**(chlorambucil), **시클로포스파미드**(cyclophosphamide), **에스트라무스틴**(estramustine), **아이포스파마이드**(ifosfamide)와 **멜파란**(melphalan) 그리고 니트로소우레아—**카르무스틴**(carmustine), **로무스틴**(lomustine)이 있다. **부설판**(busulfan)과 **티오테파**(thiotepa), **트레오설판**(treosulfan) 역시 알킬화제이다. 이 약물은 다양한 종류의 암, 특히 백혈병과 림프종 치료에 쓴다. **시클로포스파미드** 또한 일부 고형 종양을 치료하는 데 사용한다. **씨스플라틴**(cisplatin), **카르보플라틴**(carboplatin), **옥살리플라틴**(oxaliplatin) 같은 백금계열 약물은 다양한 암을 치료하며 알킬화제와 작용 기전이 유사하다.

알킬화의 생화학에 대한 탐구는 생략한다. 근본적으로 이들 약물은 인접한 구아닌 염기와 결합한다[그림 12-6]. 이는 인접한 두 개의 DNA 가닥을 붙이는 효과를 내어 복제 복합체가 새로운 DNA를 복제하고 합성하는 것을 어렵게 한다. 이로 인한 손상으로 세포자멸사(apoptosis)를 일으킨다.

[다르게 바라보기]

보풀이나 천이 끼어 지퍼가 움직이지 않은 적이 있는가? 세게 끌어당겨도 지퍼의 두 가닥을 분리할 수 없었을 것이다. 알킬화제는 DNA 나선에 있는 보풀 같은 존재로 전사 과정에서 두 가닥이 분리되는 것을 막는다.

항대사물질(대사길항물질) Anti-metabolites

이 약물 집단에는 **메토트렉사트**(methotrexate), **플루오로우라실**(fluorouracil), **아자씨티딘**(azacitidine), **카페시타빈**(carpecitabine), **클라드리빈**(cladribine), **클로파라빈**(clofarabine), **시타라빈**(cytarabine), **플루다라빈**(fludarabine), **젬시타빈**(gemcitabine), **메르캅토퓨린**(mercaptopurine), **넬아라빈**(nelarabine), **페메트레씨드**(pemetrexed), **랄티트레씨드**(raltitrexed), **테가푸르**(tegafur)(우라실과 함께), **티오구아닌**(tioguanine)이 있다. 빠르게 분열하는 세포는 새로운 DNA를 합성해야 하므로 질소염기—아데닌, 구아닌, 티민, 사이토신—가 충분하게 공급되어야 한다. 이러한 염기는 아미노산을 원료로 하여 분열하는 세포에서 합성된다. 일부 항대사 약물은 생합성 과정에서 주요 효소를 억제하여 세포가 새로운 염기와 DNA를 만들지 못하게 한다.

클라드리빈과 **젬시타빈** 같은 약물은 분자 구조가 질소염기와 너무 유사해서 복제하는 동안 실수로 새로운 DNA 가닥에 삽입된다. 이러한 합성 유사물질이 삽입되면 DNA 조립의 오작동을 야기한다 [그림 12-7]. 세포주기는 S(합성) 단계에서 중단되며 ([그림 12-5] 참고) 세포자멸사를 유발할 가능성이 있다. 암세포는 새로운 질소염기를 유난히 많이 필요로 하기에 항대사약물에 특히 취약하다.

DNA염기는 두 개의 화학적으로 유사한 그룹으로 나뉜다. 아데닌과 구아닌은 퓨린 그룹에 속하고 사이토신과 티민은 피리미딘 그룹에 속한다. RNA에서만 발견되는 질소염기인 우라실도 피리미딘이다. 퓨린 유사체는 **클라드리빈**(cladribine), **플루다라빈**(fludarabine), **메르캅토퓨린**, **넬라라빈**(nelarabine), **클로파라빈**, **아자씨티딘**(azacitidine) 등이 있다. 피리미딘 유사체에는 **젬시타빈**과 **티오구아닌**이 있다. **씨타라빈**(cytarabine)은 뉴클레오티드를 조립하는 효소인 DNA 중합효소를 곧바로 억제한다.

클라드리빈과 **플루다라빈**은 모두 강력한 면역억제제이며 이 약물을 투여받은 환자는 세균에 의한 기회감염 위험이 있다.

mRNA에서 발견되는 질소염기인 우라실은 티미달산 합성효소(*thimidylate synthase*)를 통해 DNA 질소염기인 티민으로 전환된다. 엽산(비타민 B9) 또는 엽산염은 티민 합성에 필수적이고 디히드로엽산환원효소(*dihydrofolate reductase*)가 이 경로의 핵심 효소다. 플루오로피리미딘(fluoropyrimidine)은 **플루오로우라실**(fluorouracil), **카페시타빈**(capecitabine), **테가푸르**(tegafur)를 포함하며, 모두 티미딜산 합성효소 억제제다. **메토트렉세이트**(methotrexate), **페메트레씨드**(pemetrexed), **랄티트레씨드**(raltitrexed)는 디히드로엽산환원효소를 억제한다. 두 효소를 억제하면 우라실이 티민으로 전환되는 것을 방해해 질소염기 합성에 의존하는 DNA복제 과정을 방해한다. **폴리닌산**(folinic acid)과 **레보폴리닌산**(levofolinic acid)은 **메토트렉세이트**-유도 골수억제(methotrexate-induced myelosuppression, 골수에서 혈구 생성 억제)를 예방하는 데 사용한다. 이 약물은 엽산(비타민 B9)과 구조와 기능이 유사하지만 메토트렉세이트의 디히드로엽산환원효소 억제로 인한 영향을 받지 않는다. 이는 골수에서 백혈구와 적혈구 생산이 계속되도록 돕는다.

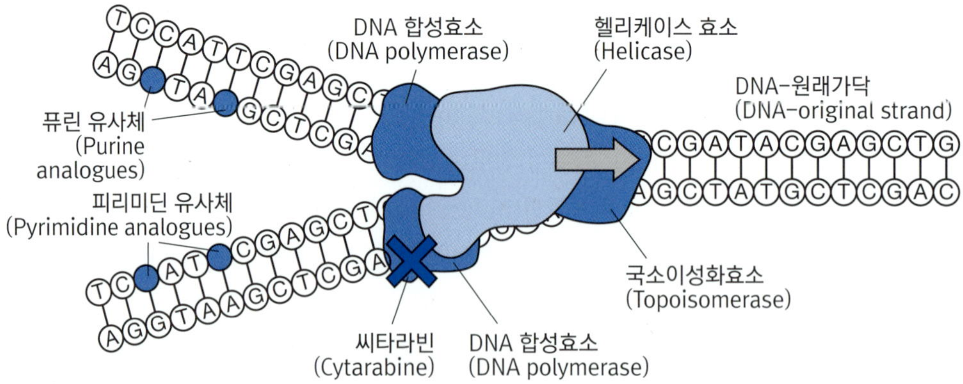

그림 12-7 클라드리빈, 젬시타민 같은 퓨린 유사체와 피리미딘 유사체는 새로 합성된 DNA에서 진짜 질소염기를 대체하여 DNA가 오작동하게 한다. **시타라빈**은 DNA 합성효소를 억제한다.

[기초 뛰어넘기] 항대사물질

DNA의 염기 티민은 RNA 염기 우라실을 대체한다. 우라실을 포함한 뉴클레오티드는 데옥시유리딘 1인산염(deoxyuridine monophosphate, dUMP)으로, 티미딜산 합성효소에 의해 티민을 포함하는 뉴클레오티드인 데옥시티미딘 1인산염(deoxythymidine monophosphate, dTMP)으로 전환된다. 이 효소는 엽산 회로의 중간물인 5,10-메틸렌 테트라하이드로엽산로부터 얻은 dUMP를 메틸화(메틸기가 첨가)한다[그림 12-8]. 플루오로피리미딘 플루오로우라실(fluorouracil)은 티미딜산 합성효소의 억제제로 뉴클레오티드 데옥시티미딘 1인산염의 형성을 막는다. 이 회로에서 또 다른 핵심 효소는 디히드로엽산환원효소다. **메토트렉세이트(methotrexate)**는 이 효소를 억제하여, dUMP에서 dTMP로의 전환을 위해 필요한 메틸기를 제공하는 5,10-메틸렌 테트라하이드로엽산과 테트라하이드로엽산의 형성을 억제한다. dTMP 뉴클레오티드가 없으면 빠르게 분열하는 암세포는 더 이상 DNA를 복제할 수 없다.

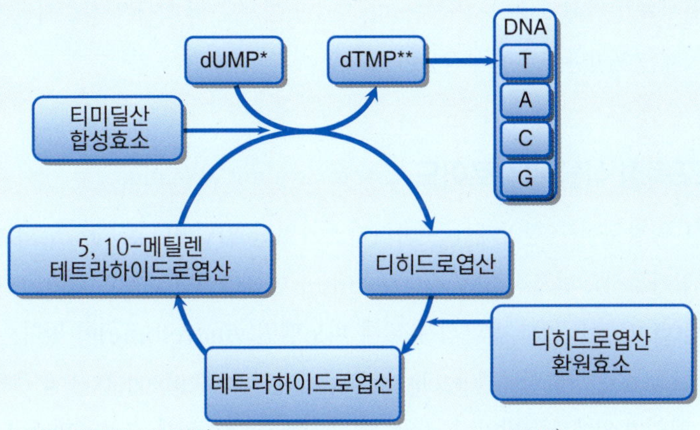

*데옥시유리딘 1인산염(deoxyuridine monophosphate, dUMP)
**데옥시티미딘 1인산염(deoxythymidine monophosphate, dTMP)

그림 12-8 DNA 복제에 필수적인 뉴클레오티드 디옥시티미딘 1인산염을 생성하는 엽산 경로

[알고 있나요?]

엽산(비타민 B9)이 DNA 합성과 세포 및 조직의 정상적인 발달에 필수적이다. 엽산이 부족하면 이분척주증(spina bifida) 같은 선천적인 문제가 있는 아기가 태어날 수 있다. **메토트렉세이트(methotrexate)** 같은 엽산 길항제는 임신 중에는 금기이다.

세포독성 항생제 Cytotoxic antibiotics

이 항암제 군에는 안트라시클린(anthracycline) 항생제인 **다우노루비신(daunorubicin)**, **독소루비신(doxorubicin)**, **에피루비신(epirubicin)**, **아이다루비신(idarubicin)**이 포함된다. **미톡산트론(mitoxantrone)**과 **픽산트론(pixantrone)**은 안트라시클린 유도체이다. 다른 세포독성 항생제에는

블레오마이신(bleomycin), **닥티노마이신**(dactinomycin), **마이토마이신**(mitomycin)이 있다. 이 약물군은 유방암, 백혈병, 림프종 등 다양한 암을 치료하는 데 사용한다.

세포독성 항생제는 주로 그람-양성 토양균 속인 스트렙토미세스(*Streptomyces*)에 의해 생성된다. 이 유기체는 다른 토양 유기체와 경쟁을 억제하는 대사산물을 생성하며 이 대사산물이 항생제 특징이 있다. 항생제로 사용하기에는 독성이 지나치지만 세포 독성으로 인해 암치료에 매우 유용하다.

이 약물군의 작용기전은 다양하지만 대부분은 DNA와 결합하여 세포분열 중 mRNA로 전사와 복제를 막는다. **독소루비신**과 **블레오마이신** 또한 복제 복합체 속의 효소인 국소이성화효소Ⅱ의 작용을 억제하는 것으로 보인다[그림 12-7]. 폐암 치료에 사용하는 **블레오마이신**은 또한 DNA를 파괴하는 자유 라디칼을 생성한다.

독소루비신 같은 안트라시클린 항생제는 심근증을 유발할 가능성이 있는 것으로 유명하며 이 약물을 사용하면 심부전을 일으킬 수도 있다. **데쓰라조산**(dexrazoxane)은 독소루비신에 의한 심근증을 중화시키기 위해 사용하는 약물이다. 모순적이게도 이 약물은 상습적인 오심과 구토뿐만 아니라 골수억제를 포함한 고유한 부작용이 있다.

세포독성 식물 알칼로이드 Cytotoxic plant alkaloids

식물 알칼로이드 항암제에는 마다가스카르산 일일초(*Catharanthus roseus*)의 추출물(이전의 빙카로사), **빈크리스틴**(vincrestine), **빈블라스틴**(vinblastine), **빈데신**(vindesine), **빈플루닌**(vinflunine)과 반합성 유도체 **비노렐빈**(vinorelbine)이 있다. 주목나무에서는 **도세탁셀**(docetaxel), **파클리탁셀**(paclitaxel)과 **카바지탁셀**(cabazitaxel)을 추출한다. 이러한 약물은 림프종, 백혈병 외에도 유방암, 난소암, 폐암과 육종 같은 일부 고형 종양 등 다양한 암에 사용한다. **파클리탁셀**(paclitaxel)은 이 계열의 첫 번째로 나온 약물로 태평양 주목나무인 *Taxus brevifolia*에서 추출하였으나 이 공급원의 환경 지속 문제가 제기되면서 이제는 유럽 주목나무인 *Taxus baccata*에서 추출한다.

식물 알칼로이드는 세포분열에 필수적인 미세소관(microtubule)의 활성을 억제한다. 이 장의 앞부분에서 유사분열 동안 (복제된) 염색체의 절반이 각각의 새로운 세포로 이동한다고 배웠다. 이는 46개의 염색체 전체 세트가 분열되는 세포의 한쪽 끝으로 이동해야 하며 상응하는 46개의 염색체 세트가 반대쪽 끝으로 이동해야 함을 의미한다. 이것이 발생하는 기전은 상당히 기발하다. 각 염색세가 복제되면 동일한 염색체와 쌍으로 붙어있다. 각 염색체에 붙어 있는 미세소관은 얇은 실 같은 가닥으로 새로 형성되는 각 세포의 맨 끝에 위치한 중심체라는 구조에 고정되어 있다. 분열이 진행됨에 따라 미세소관은 수축하여 염색체 쌍을 잡아당겨 분리시켜 각 새로운 세포는 염색체 쌍 하나씩을 받는다[그림 12-9]. 미세소관의 작용을 억제함으로써 체세포분열은 중단되고 분열 중인 세포에 세포자멸사를 야기한다. 일일초 알칼로이드(vinca alkaloids)는 미세소관이 모이는 것을 억제하고 탁센(taxane)은 미세소관이 수축해 염색체가 분리되는 과정을 막는다.

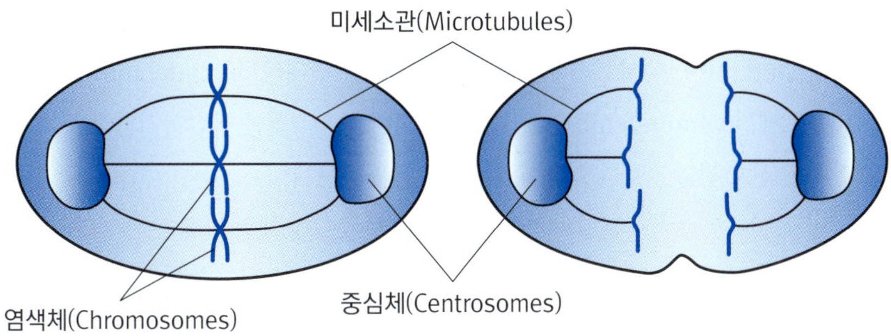

그림 12-9 체세포분열 시, 염색체는 미세소관이 짧아지면서 짝으로부터 분리된다. **파클리탁셀**과 **빈크리스틴** 같은 약물은 미세소관을 무력화시켜 체세포분열을 억제한다.

국소이성화효소 억제제 Topoisomerase inhibitors

DNA 복제 동안, 복제복합체의 국소이성화효소는 DNA 가닥이 돌이킬 수 없게 꼬이고 얽히는 것을 방지한다([그림 12-7] 참고). 다양한 약물이 국소이성화효소를 억제하여 빠르게 분열하는 암세포에서 DNA 복제를 중단시킨다. 국소이성화효소 I 억제제는 **이리노테칸**(irinotecan)과 **토포테칸**(topotecan)이 있다. 만드라고라 사탕수수(멘드레이크) 뿌리에서 추출된 **에토포시드**(etoposide)는 국소이성화효소 II 억제제이며, '세포독성 항생제' 부분에서 나온 **독소루비신**(doxorubicin)과 **블레오마이신**(bleomycin)도 마찬가지다.

> **[알고 있나요?]**
>
> 중세에는 멘드레이크 식물을 뽑는 사람은 즉시 죽는다는 미신이 있었다. 이 문제를 해결하기 위해 개를 멘드레이크에 묶어 끌어 식물을 뽑았다(그리고 아마도 대신 죽을 것이다). 개가 죽지 않았을 가능성이 매우 높기 때문에(식물을 먹지 않는 한) 이 미신이 오랜 세월 동안 지속되었다는 것이 놀랍다.

단백질인산화효소 억제제 Protein kinase inhibitors

비교적 최근에 사용되는 대규모 항암제 군으로 골수성 백혈병, 췌장암, 폐암, 신장암, 전이성 유방암, 결장직장암 등 다양한 종류의 암을 치료하는 데 쓰인다. 여기에 해당하는 약물로는 **아파티닙**(afatinib), **악시티닙**(axitinib), **보수티닙**(bosutinib), **카보잔티닙**(cabozantinib), **써리티닙**(ceritinib), **코비멧티닙**(cobimetinib), **다브라페닙**(dabrafenib), **다사티닙**(dasatinib), **에를로티닙**(erlotinib), **에베로리무스**(everolimus), **제피티닙**(gefitinib), **이브루티닙**(ibrutinib), **이델라리시브**(idelalisib), **이메티닙**(imatinib), **라파티닙**(lapatinib), **렌바티닙**(lenvatinib), **닐로티닙**

(nilotinib), **오시메르티닙**(osimertinib), **팔보시클립**(palbocilib), **파조파닙**(pazopanib), **포나페닙**(ponapenib), **레고라페닙**(regorapenib), **룩소리티닙**(ruxolitinib), **소라페닙**(sorafenib), **서니티닙**(sunitinib), **템시로리무스**(temsirolimus), **벤데타닙**(vandetanib), **트라메티닙**(trametinib), **베무르페닙**(vemurafenib)이 있다. 이 약물의 작용기전은 복잡하지만 본질적으로 암 세포분열을 촉진하는 신호 전달 경로를 억제하여 세포분열을 막는다.

일부 암에서는 세포분열 촉진에 관여하는 특정 수용체 과발현이 나타난다. 예를 들어, 비소세포성 폐암에서 상피성장인자(*epidermal growth factor*, EGF)의 수용체가 과발현된다. **제피티닙**은 수용체의 인산화효소 영역과 결합하여 정상 신호전달경로를 막고 폐에서 암세포의 성장을 억제한다.

[기초 뛰어넘기] 단백질 인산화효소 억제제

단백질 인산화효소는 RAS-MAP 경로 같은 세포 내 신호전달체계에 관여하는 효소다. 이 경로는 상피성장인자(epidermal growth factor, EGF)가 EGF 수용체에 결합하여 세포분열을 촉진하는 세포 내 연쇄적인 신호를 유발하여 시작한다. 이 EGF 수용체의 세포 내 영역이 세포 내 신호 단백질인 RAS를 인산화하여 활성화하는 타이로신 인산화효소이다. RAS는 다음 인산화효소인 RAF를 활성화하고 이는 MEK를 활성화하여 최종적으로 전사인자인 MAPK가 활성화된다. MAPK는 세포분열을 촉진하는 단백질이 암호화된 유전자의 전사를 시작한다. **[그림 12-10]**은 신호전달체계를 간략하게 묘사한 것이다. 단백질 인산화효소 억제제와 티로신 인산화효소 억제제는 이 경로를 표적으로 하여 유전자 전사를 막고 세포분열을 억제한다. 이 계열 약물은 다양한 인산화효소를 표적으로 한다: **이마티닙(imatinib)**은 직접적으로 타이로신 인산화효소를 억제하고, **소라페닙(sorafenib)**은 우선적으로 RAF 인산화효소에 결합하며 **코비메티니비스(cobimetinibis)**는 MEK 억제제이다.

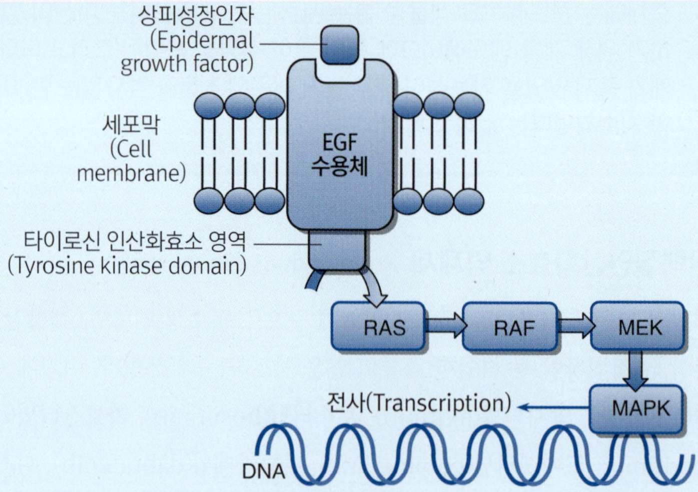

그림 12-10 RAS-MAP 신호전달체계의 간단한 묘사

항호르몬제(호르몬 길항제) Hormone antagonists

아로마타제억제제 Aromatase Inhibitors

에스트로겐(estrogen)에 장시간 노출되면 유방암에 걸릴 가능성이 높아진다. 이는 서구사회에서 여성이 아이를 적게 출산하고 따라서 에스트로겐에 노출이 연장되어 유방암 발병률 증가에 기여하는 요인이다. 폐경 전 에스트로겐은 난소에서 생성되지만 폐경 후에는 아로마타제(aromatase) 효소에 의해 테스토스테론 같은 부신성 안드로겐에서 전환되어 생성된다. **아나스트로졸**(anastrozole), **엑세메스테인**(exemestane), **레트로졸**(letrozole) 같은 아로마타아제 억제제는 아로마타아제를 억제하여 에스트로겐의 생성을 줄인다. 이러한 약물은 에스트로겐 수용체 양성 유방암에만 사용한다. 에스트로겐의 감소는 시상하부를 자극하여 에스트로겐 분비를 촉진하는 호르몬을 분비하므로 문제를 더 키운다. 이런 약물은 폐경 전 여성에겐 적합하지 않다.

선택적 에스트로겐 수용체 조절제 Selective estrogen receptor modulators, SERMs

이 약물에는 **타목시펜**(tamoxifen)과 **토레미페네**(toremifene)가 있다. 에스트로겐 수용체 양성 유방암 환자에게 사용한다. 유방조직 수용체만 에스트로겐의 영향으로부터 차단하고 뼈 같은 조직의 수용체는 보존한다. 에스트로겐은 뼈의 온전함을 유지하고 골다공증을 예방하는 유익한 기능이 있다.

안드로겐 수용체 길항제 Androgen receptor antagonists

비칼루타미드(bicalutamide), **시프로테론**(cyproterone), **플루타미드**(fllutamide)는 남성에게 사용되며 안드로겐 수용체를 차단하여 전립선암에서 테스토스테론의 자극 효과를 감소시킨다. 테스토스테론을 억제하므로 여성형유방과 같은 남성 신체에 여성화 작용을 할 수 있다.

헷지호그경로 억제제 Hedgehog pathway inhibitors

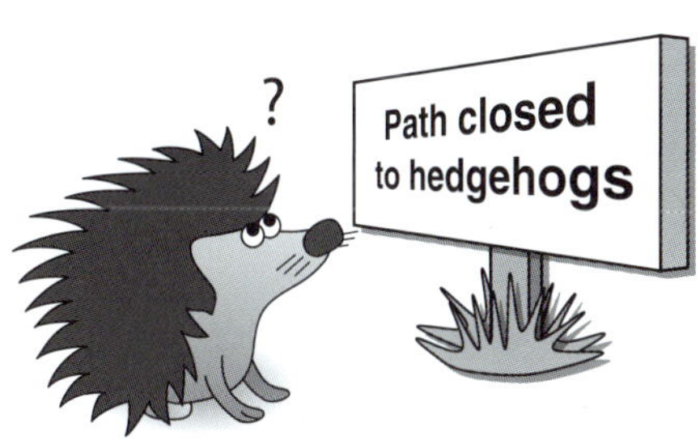

의생명과학 연구원도 유머감각이 있다. 그들의 발견에 고슴도치 경로 같은 믿기 어려울 정도로 유머러스한 이름을 짓곤 한다. 고슴도치 경로(hedgehog pathway)는 세포분화를 촉진하는 세포 내 신호전달 경로이며, 이 경로의 수용체에 대한 리간드 이름은 소닉 고슴도치다(*sonic hedgehog*). 이 경로는 태아기 발달에 중요하며 노년기의 경로 돌연변이는 기저세포암(basal cell carcinoma)을 유발할 수 있다. **비스모데깁**(vismodegib)은 최근에 도입된 기저세포암 치료제로 핵심 수용체에 결합하여 경로 활성화를 억제한다.

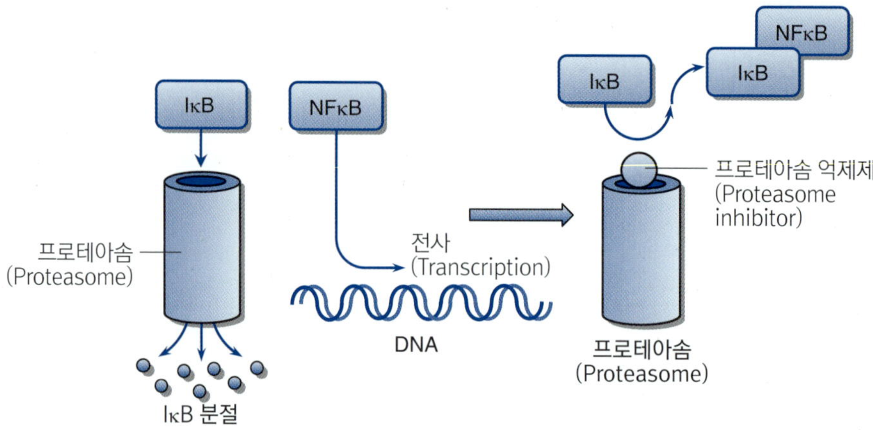

그림 12-11 프로테아솜은 NFκB(nuclear factor kappa-B)에 억제 효과가 있는 IκB를 분해한다. 프로테아솜을 억제하면 IκB가 NFκB를 억제하여 결국에는 세포분열을 촉진하는 단백질 유전자 암호 전사를 방해한다.

프로테아솜 억제제 Proteasome inhibitors

볼테조밉(bortezomib)과 더 최근에 소개된 약물인 **칼필조밉**(carfilzomib), **익사조밉**(ixazomib)은 다른 약물에 반응하지 않는 다발성골수종(multiple myeloma) 치료에 사용한다. 프로테아솜 억제제는 작용기전이 다중 모드로 보이며 세포자멸사(프로그램된 세포의 죽음)를 유도하고 세포분열을 촉진하는 단백질에 대한 유전자 전사를 억제한다. 프로테아솜은 세포 내의 단백질을 분해하는 작은 통 모양의 구조다[그림 12-11]. 여기서 관심있는 단백질은 IκB (I-kappa-B)다. 이는 세포분열을 촉진하는 단백질을 생성하는 유전자의 전사를 개시하는 전사 인자인 NFκB (nuclear factor kappa-B)에 억제 효과가 있는 작은 조절 분자다. 프로테아솜 억제제는 IκB의 분해를 차단하여 세포 내 IκB 수치를 올려 NFκB에 대한 억제 효과를 증가시킨다. 그 결과 세포분열을 촉진하는 단백질 생산이 감소한다. 프로테아솜 억제는 또한 세포자멸사를 유도하는 단백질과 폴리펩티드의 축적을 초래한다.

표적치료요법-단일클론항체 Targeted biotherapy - monoclonal antibodies

항체(면역 글로불린 항체)는 B림프구에서 생성되는 작은 면역단백질이다. B림프구는 미생물 감염에 반응하여 혈류에 수백만 개의 항체를 방출한다. 항체는 미생물과 단단히 결합하여 대식세포 같은 다른 면역 세포가 침입자를 파괴하게 촉진한다. 항체의 핵심적인 특징은 B 세포의 하나의 그룹 혹은 클론에서 생성된다는 것—이런 이유로 용어가 '단일클론항체'—이다. 또한 주로 감염을 유발하는 미생물에 존재하는 하나의 단백질에 특이적이다. 이 특이성은 항체가 박테리아가 아니라 암세포 단백질에 반응하도록 유전공학적으로 설계하는 데 매우 유용하다.

트라스트주맙(trastzumab)과 **퍼투주맙**(pertuzumab)은 초기 및 전이성 유방암 치료에 사용한다. 이 약물은 유방암 세포의 HER2/ERBB2 수용체에 결합하여 (현재는 밝혀지지 않음)내인성 리간드로로부터 차단하여 암성 유방조직의 증식 속도를 감소시킨다. HER2/ERBB2 수용체로부터 세포 내 경로는 [그림 12-10]에 나타난 RAS-MAP 신호전달체계와 유사하다. RAS-MAP 신호전달체계를 표적으로 하는 다른 단일클론항체 약물로는 **니투무맙**(panitumumab), **베바시주맙**(bevacizumab), **세툭시맙**(cetuximab)이 있다. 이들 약물은 전이성 결장암에 사용하며 EGFR(epidermal growth factor receptor)에 결합하여 자연 리간드인 EGF와 결합을 차단한다.

리툭시맙(rituximab)과 **오파투무맙**(ofatumumab)은 인공 항체다. **리툭시맙**은 B 세포 림프종 치료에 사용하고 **오파투무맙**은 만성 림프구성 백혈병 치료에 쓴다. B 림프구는 세포 표면에 CD20 단백질이 있으며 이 약물은 이 단백질에 특이적으로 결합하여 B 세포의 증식을 막는다. **알렘투주맵**(alemtuzumab)은 림프구성 백혈병의 B와 T 세포에서 발견되는 CD52 단백질을 표적으로 삼는다. 이 세포에 결합하는 항체는 항체-의존성 세포매개 세포독성을 유발하여 자연살해(NK) 림프구에 의해 파괴되도록 표시한다.

이필리무맙(ipilimumab), **니볼루맙**(nivolumab), **펨브롤리주맙**(pembrolizumab)은 T 림프구가 진행성 전이성 흑색종(피부암)에서 암세포를 공격하도록 자극하는 조작된 항체다. **이필리무맙**(ipilimumab)은 T 림프구의 CTLA4 (CD152)수용체를 표적으로 삼아 차단한다. 이 수용체는 항원제시세포와 상호작용하여 T 세포 활동을 억제한다. **이필리무맙**(ipilimumab)으로 CTLA4를 차단하면 T 세포가 암세포를 공격하고 파괴하도록 자극한다. **니볼루맙**(nivolumab)과 **펨브롤리주맙**(pembrolizumab)은 T 세포 활성을 억제하는 PD-1 (programmed death-1) (CD279) 수용체를 차단한다. PD-1 수용체에 대한 자연 리간드는 PD-L1으로 T림프구로 인한 파괴를 막기 위해 일부 암 세포가 이 리간드를 생성한다. PD-1 수용체를 차단하면 T 세포가 암세포를 공격하고 파괴하는 것을 자극한다.

단일클론항체의 정교한 특이성은 신약 개발에 가장 흥미로운 기회를 제공한다. 몇 개의 단일클론항체는 현재 암세포에만 항암제를 전달하는 임상시험이 진행 중이다. 세포독성 항생제나 방사성동위원소 같이 전신적으로 전달되기에는 너무 독성이 강한 물질이 항체에 부착되어 다른 조직에는 손상을 유발하지 않고 암세포만 직접 공격할 수 있다. **트라스트주맙 엠탄신**(trastzumab emtansine)이 하나의 예로 HER-2 양성 유방암 치료에 쓰이는 항체-약물 결합체다. **트라스트주맙**(trastuzumab)은 HER2 수용체에 결합하여 위에서 설명한 RAS-MAP 신호전달 경로를 억제한다. **엠탄신**(emtansine)은 암세포에만 직접 전달되며 **빈크리스틴**(vincristine)이나 **파클리탁셀**(paclitaxel) 같은 식물 알칼로이드와 유사하게 미세관을 차단하여 세포분열을 억제한다.

[알고 있나요?]

단일클론항체 이름의 마지막 부분이 기원에 대한 단서를 제공한다. **트라스트주맙(trastuzumab)**과 같이 '우맙(umab)'으로 끝나는 약물은 완전한 인간화 항체이고, **세툭시맙(cetuximab)**과 같이 '시맙(ximab)'으로 끝나는 약물은 키메라, 즉 반은 인간이고, 반은 마우스다.

[요약] 암 치료에 사용되는 약물

- 알킬화제에는 **시클로포스파미드**(cyclophosphamide)와 니트로소우레아 같은 질소 머스타드, 그리고 **시스플라틴**(cisplatin) 같은 백금계열 약물이 있다. 모두 DNA에 교차결합하여 암세포 DNA의 복제를 방해한다.
- **메토트렉세이트**(methotrexate)와 **5-플루오로우라실**(5-fluorouracil) 같은 대사길항물질은 DNA 합성과정을 방해한다. 세포에 새로운 DNA를 만드는 구성요소가 없으면 복제를 할 수 없다.
- 식물 알칼로이드인 **빈크리스틴**(vincristine)과 **파클리탁셀**(paclitaxel)은 미세소관을 무력화시키는 약물이다. 염색체가 제대로 분리되지 않으면 세포는 복제될 수 없다.
- **타목시펜**(tamoxifen) 같은 약물은 세포 복제 자극을 억제하는 성장촉진 매개체에 대한 수용체를 차단한다.
- **독소루비신**(doxorubicin), **이리노테칸**(irinotecan), **에토포시드**(etoposide) 같은 국소이성질화효소 억제제는 복제 과정에서 DNA 가닥이 돌이킬 수 없게 꼬이고 얽히는 것을 막는 효소를 억제한다.
- **제피티닙**(gefitinib) 같은 단백질 인산화효소 억제제는 세포분열 중에 신호전달 경로를 억제한다.
- **아나스트로졸**(anastrazole), **레트로졸**(letrozole) 같은 아로마타아제 억제제는 아로마타아제 효소를 억제하여 폐경 후 여성에서 에스트로겐 생성을 감소시킨다.
- **리툭시맙**(rituximab), **트라스투주맙**(trastuzumab) 같은 단일클론항체는 암세포에 매우 특이적인 인공 면역글로불린항체이다.

학습문제

여러분은 이 장을 끝냈다. 이제 얼마나 배우고 기억하는지 다음의 질문에 답해 확인해 보자. 암은 매우 흔한 질환이므로 다양한 항암제 작용에 대해 이해하는 것은 중요하다.

1. 성인이 되어서도 세포분열이 계속 진행되는 조직 세 개는 무엇인가?
2. DNA에서 발견되는 질소성 염기 네 가지는 무엇인가?
3. 성인 세포에서 얼마나 많은 염색체를 발견할 수 있는가?
4. DNA 복제 과정에서 국소이성질화효소와 헬리케이스의 대략적인 기능을 설명하시오.
5. 세포주기에서 주된 두 단계는 무엇인가?
6. G_0기의 세포에서는 무슨 일이 일어나는가?
7. 병용요법이란 무엇인가?
8. 많은 항암제의 공통적인 부작용 다섯 개는 무엇인가?
9. **시클로포스파마이드(cyclophosphamide)** 같은 알킬화제는 어떻게 DNA 복제를 방해하는가?
10. **플루다라빈(fludarabine)**과 **젬시타빈(gemcitabine)** 같은 약물은 질소염기의 합성 유사체다. 이 약물이 어떻게 DNA 복제를 방해하는가?
11. **플루오로우라실(fluorouracil)**에 의한 티미딜염 합성효소 억제는 어떻게 DNA 복제를 억제하는가?
12. **독소루비신(doxorubicin)**의 흔하지만 심각한 부작용은 무엇인가?
13. 빙카 알킬로이드와 탁센이 어떻게 체세포분열을 억제하는가?
14. 신호 전달에 관여하는 효소를 억제하는 항암제 군은 무엇인가?
15. 아로마타아제 억제제가 폐경 전 여성에게 처방되지 않는 이유는 무엇인가?

참고자료: 참고문헌 & 웹사이트

참고문헌

이 문헌들 중 일부는 약리학적 기전보다는 임상현장에서 약물을 사용하고 투여하는 방법에 주로 초점을 두었지만, 모든 문헌들은 약리학에 대한 이해를 도울 것이며 언급할 만한 가치가 있다.

Adams, M.P. *et al.* (2013) *Pharmacology for Nurses – A Pathophysiologic Approach* (4th edn). Pearson.

Coleman, M. (2010) *Drug Metabolism* (2nd edn). Wiley—Blackwell.

Galbraith, A. *et al.* (2007) *Fundamentals of Pharmacology* (2nd edn). Pearson Education.

Golan, D.E. *et al.* (2016) *Principles of Pharmacology* (4th edn). Lippincott, Williams & Wilkins.

Greenstein, B. and Gould, D. (2009) *Trounce's Clinical Pharmacology* (18th edn). Churchill Livingstone.

McGavock, H. (2015) *How Drugs Work* (4th edn). Radcliffe Publishing Ltd.

Rang, H.P. et al. (2015) *Rang and Dale's Pharmacology* (8th edn). Churchill Livingstone.

웹사이트

웹상에는 수많은 정보들이 있지만 모든 정보들이 신뢰할 만하지는 않다. 다음은 명성 있는 기관에서 운영하고 무료로 이용할 수 있는 몇몇 유용한 웹사이트이다.

NHS Choices – 이 사이트에는 다양한 질병의 증상, 원인, 진단 및 치료에 대한 유용한 정보가 포함되어 있다. – https://www.nhs.uk/pages/home.aspx

Bandolier — 약물치료와 다른 치료를 수행하기 위한 증거 기반을 평가하는 영국의 웹사이트이다. – http://www.medicine.ox.ac.uk/bandolier/

The Cochrane Collaboration — 약물치료와 다른 치료에 관한 임상시험을 평가하고 체계적 고찰을 발행하는 독립적인, 비영리조직이다. – http://www.cochrane.org/

Medscape — 광범위한 질병의 특성과 치료에 대한 광범위한 정보를 제공하는 미국 기반의 개방형 웹사이트이다. 건강 전문가가 작성한 정보는 증거 기반이지만 정보가 영국 임상 프로토콜과 일치하지 않을 수 있다. – http://emedicine.medscape.com/

RxList — 치료약물에 관한 포괄적인 정보를 제공하는 미국의 자유열람 웹사이트이다. 일반명에 관한 정보는 실무자들에게 유용하겠지만 미국의 프로토콜에 따라 처방된 약물용량이고 상품명이 우리나라와는 다를 수 있다는 사실에 주의해야 한다. – http://www.rxlist.com/

Merck manuals — online medical library는 미국의 제약회사(Merck & Co. Inc.)에서 운영하는 곳이다. 광범위한 질병과 치료에 관한 자세한 정보를 제공하는 포괄적인 데이터베이스이다. 정보들이 우리나라와의 임상 프로토콜과 일치하지 않을 수도 있다는 점에 주의해야 한다. – http://www.merck.com/mmpe/index.html

[시작하기에 앞서] & [학습문제] 정답

[시작하기에 앞서] 정답

4장

1. 둘 다 아니다. 가슴 가운데 있다.
2. 심장에서 나오는 혈액을 운반한다.
3. 4개의 방 – 2개의 심방과 2개의 심실
4. 동맥, 모세혈관, 정맥
5. 관상 동맥(coronary arteries)

5장

1. 대동맥(aorta)
2. 오른쪽(right)
3. 심방(atria)
4. 수축기(systole)
5. 산소화된(oxygenated)
6. 정맥(vein)

6장

1. 말초신경계(peripheral nervous system)
2. 구심성 뉴런은 중추신경계로 정보를 전달한다.
3. 뉴런은 단일 신경세포인 반면에, 신경은 결합조직막으로 보호되는 뉴런의 집합체이다.
4. 교감신경과 부교감신경(Sympathetic and parasympathetic)
5. 운동 뉴런은 근육을 통제한다.

7장

1. 식도(The esophagus)
2. 췌장(The pancreas)
3. 간(The liver)
4. 아미노산(Amino acids)
5. 소장(The small intestine)

8장

1. 곰팡이(단세포 효모)
2. 메티실린 내성 황색 포도구균(Meticillin-resistant Staphylococcus aureus)
3. 세균
4. 바이러스
5. 아니오 – 감기는 바이러스에 의해 유발되며 페니실린은 박테리아에 대해서만 효과적이다.

9장

1. 기관(The trachea)
2. 산소
3. 공기가 폐로 들어간다.
4. 폐포(The alveoli)
5. 흉막(The pleural membranes)

10장

1. 췌장(The pancreas)
2. 혈당 수치를 낮춘다.
3. 에스트로겐과 프로게스테론(estrogen and progesterone)
4. 대사를 증가시킨다.(Increases metabolism)
5. 난포 자극 호르몬(Follicle-stimulating hormone)

11장

1. 대뇌 피질(The cerebral cortex)
2. 뇌의 안쪽 부분
3. 신경전달물질(정확히 말하면 카테콜아민)
4. 세로토닌
5. 시냅스

12장

1. DNA는 디옥시리보스 핵산(deoxyribose nucleic acid)의 약자다.
2. DNA는 이중 나선(double helix)이다.
3. 암 세포 분열은 유사 분열(mitosis)이다.
4. 유전자(Gene)는 단백질을 암호화하는 DNA 부분(sections of DNA)이다.
5. 세포자멸사(Apoptosis)는 세포의 프로그램된 자기 파괴다.

[학습문제] 정답

1장

1. (a) 핵(nucleus) - 단백질을 암호화하는 DNA를 가지고 있다.
   (b) 리보솜(ribosome) - 아미노산을 단백질로 조립한다.
   (c) 미토콘드리아(mitochondria) - ATP를 생산한다.
   (d) 세포막(cell membrane) - 물질의 통로를 세포의 안과 밖으로 제어한다.
2. 지질(lipid)
3. 수용체(receptor), 이온 통로(ion channel), 효소(enzyme), 운반단백질(carrier protein)
4. A 유전자(A gene)
5. 아미노산(amino acids)
6. 기름(oil)은 실온에서 액체인 반면에 지방(fat)은 고체이다.
7. 콜레스테롤(cholesterol)
8. 녹말(starch)
9. 연료(fuel) [포도당(glucose) 또는 지질(lipids)]와 산소(oxygen)
10. 혈액 내에서 이산화탄소는 세포(cells)에서부터 숨을 내뱉는 폐로 운반된다.

2장

1. 20,000
2. (1) 다양한 종류의 단백질이 있다.
   (2) 단백질은 생리학적 과정(physiological processes)에서 중요한 역할을 한다.
   (3) 각 기관과 조직은 각각 고유한 단백질을 가지고 있다.
3. 호르몬(hormone), 신경전달물질(neurotransmitter), 매개체(mediator)
4. 자연 화학전령은 그들의 모양에 맞는 수용체(receptor)와 결합한다(자물쇠에 딱 맞는 열쇠처럼).
5. 아드레날린(adrenaline)과 유사한 모양/분자 구조이다.

6. 작용제 약물(agonist drug)은 수용체(receptor)와 결합하고, 그 수용체와 결합하는 자연 화학전령(natural chemical messenger)과 동일한 효과를 나타낸다. 길항제 약물(antagonist drug)은 수용체와 결합하여, 그 자연 화학전령과 수용체가 결합하지 못하도록 차단한다.

7. 교감신경 흥분제(sympathomimetic)는 아드레날린 작용(adrenergic effect)을 한다. 즉, 교감신경계(sympathetic nervous system)에 의한 자극과 동일한 효과를 낸다.

8. 아세틸콜린(acetylcholine)

9. 양이온(cation)은 양전하를 띤 이온이다.

10. 전압-작동 이온 통로(voltage-controlled ion channel)

11. 통증뉴런(pain neurons)을 따라 신경충동(활동전위) 전달을 멈춘다.

12. 효소(enzymes)의 활성부위(active site)

13. (간에서의) 콜레스테롤(cholesterol) 합성경로

14. 운반단백질은 세포막을 가로질러 이온(및 기타 분자)을 운반하기 위해 ATP 형태의 에너지를 필요로 한다. 이온 채널은 확산에 의해 이온의 이동을 용이하게 한다.

3장

1. 저혈압(hypotension)을 유발하는 항고혈압제(antihypertensices), 출혈(haemorrhage)을 유발할 수 있는 와파린(warfarin)과 헤파린(heparin)과 같은 항응고제, 설사를 유발할 수 있는 배변완하제(laxatives) 등

2. 심박수를 높인다.

3. **살부타몰(salbutamol)**은 세기관지(bronchioles)에 있는 β_2 수용체를 표적으로 하지만, 또한 심장에 있는 β_1 수용체와도 결합할 수 있어서 아드레날린(adrenaline)과 동일한 효과로 빈맥(tachcardia)이 나타나게 된다.

4. 키닌분해효소는 브라디키닌을 분해하지만, 키닌분해효소의 작용이 차단되면 브라디키닌 농두는 점점 올라가고 폐의 내벽을 자극하게 된다.

5. 칼슘 통로 차단제는 소화관 벽에서 볼 수 있는 평활근(smooth muscle)의 수축을 억제한다. 연동운동(peristalsis)의 감소는 변비(constipation)를 유발할 수 있다.

6. 장관 투여(enteral), 비경구 투여(parenteral), 국소적 투여(topical)

7. 약물은 소화관(gut)에서 간문맥(hepatic portal vein)으로 이동하고 간정맥(hepatic vein)을 통해 순환계로 방출된다.

8. 인슐린(insulin)은 단백질로 소화 효소(preteases, 프로테아제)에 의해 분해된다.

9. GTN은 간을 통해 처음 통과하는 동안에 거의 완전하게 대사되며 치료 가치가 있을 만큼 충분히 혈액으로 나오지 않는다.

10. 간을 통해 약물이 통과할 때 구강으로 섭취된 약물의 처음으로 일어나는 대사

11. P450 효소는 일반적으로 약물을 불활성화시켜 약물의 불활성화 속도를 늦추고, 따라서 생체이용성을 증가시킨다.

12. 비타민 K의 증가는 **와파린(warfarin)**과 경쟁하고 응고를 촉진한다.

13. 최소 유효 농도보다 더 크지만 최대 안전 농도보다는 낮은 약물의 혈중 농도

14. 약물의 혈중 농도가 100%에서 절반인 50% 농도로 떨어지는 데 걸리는 시간

15. 간 및 신부전은 신진 대사와 약물 및 대사 산물의 제거를 지연시킬 수 있다.

4장

1. 영양소(nutrients), 가스(gasses), 노폐물(wastes), 대사산물(metabolites), 호르몬(hormones)의 운반, 회복, 체온조절(thermoregulation)과 면역력(immunity)

2. 모세혈관(capillaries)

3. 관상동맥(coronary arteries)

4. 콜레스테롤(cholesterol)

5. 혈액공급이 감소하여 심근세포(heart muscle

cells)에 충분한 산소가 공급되지 않는다. 이 세포들은 젖산(lactic)을 생성하기 시작하고 통증수용체(pain receptor)를 자극한다.

6. 더 많은 혈액과 산소는 심근세포로 공급되어 젖산을 생성하지 않는다.
7. 혈전형성(thrombus forming), 아마 심장마비로 이어질 것이다.
8. 느린 심박수는 심장의 부담을 줄여 협심증 통증을 줄인다.
9. 저밀도지질단백질(low-density lipoprotein, LDL)
10. 간세포(hepatocyte)는 부족한 양을 채우기 위해서 콜레스테롤을 합성한다.
11. HMG CoA 환원효소는 간에서 콜레스테롤의 생산에 관여하는 효소이다. HMG CoA를 억제하는 것은 콜레스테롤 생산을 감소시켜서, 간은 혈액에서 저밀도지질단백질(LDL) 콜레스테롤을 끌어당긴다. 따라서 순환하는 저밀도지질단백질(LDL) 콜레스테롤의 수치가 낮아진다.
12. 혈소판(platelets), 섬유소(fibrin), 적혈구(red blood cell)
13. **아스피린(aspirin)**은 혈소판에 있는 효소 시클로옥시게나아제 1(COX-1)을 억제하여 당단백 Ⅱb/Ⅲa 수용체(GPIIb/IIIa receptors)의 발현을 증가시키는 매개체인 트롬복산-A2 생산을 감소시킨다. 이 수용체는 혈전을 이루는 그물망 같은 구조를 형성하기 위해서 섬유소와 결합한다.
14. **와파린(warfarin)**은 응고연쇄반응(clotting cascade)에 관여하는 단백질 생산과정을 억제한다. 헤파린은 응고연쇄반응 자체를 차단한다.
15. 관상동맥에 형성된 혈전(clot)을 분해하여 심장마비(heart attack)를 유발한다.

5장

1. 심장박동수와 맥박은 동일하다.
2. 수축기혈압은 더 높다.
3. 혈압은 떨어진다.
4. 안지오텐신-Ⅱ(angiotensin-Ⅱ), 항이뇨호르몬-바소프레신(ADH-vasopressin), 아드레날린(adrenaline)
5. 노르아드레날린(noradrenaline)
6. 심장박동수는 압력수용체(baroreceptor) 반응을 통해서 증가할 것이다.
7. 전신혈관저항(SVR)이 감소하면 혈압(BP)도 감소한다.
8. 혈관수축(Vasoconstriction), 항이뇨호르몬(ADH)-바소프레신 분비 자극, 혈중 나트륨 농도 증가(그리고 전체 혈액량과 1회 박출량이 증가한다.)
9. 알도스테론(aldosterone) 수치가 낮을수록 신장은 더 적은 나트륨을 보유한다. 그래서 혈중 나트륨 수치가 떨어진다. 이는 전체 혈액량, 1회 박출량, 심박출량을 감소시켜 혈압도 낮아지게 된다.
10. 이뇨제(diuretics)는 재흡수되는 수분을 감소시켜 더 많은 소변이 생성한다.
11. 저나트륨혈증(hyponatraemia) - 더 많은 나트륨이 소변을 통해 배출된다.
12. 평활근(smooth muscle) 수축은 감소하고, 이는 소동맥 혈관확장을 야기한다.
13. 칼슘 통로 차단제(CCBs)도 소화관 내벽의 평활근(smooth muscle)에 있는 칼슘 통로를 차단하여 평활근 수축을 억제하여 보통 연동운동을 감소시킨다.
14. 심박수를 줄이고 말초 혈관 확장을 증가시키며 교감신경 자극을 줄인다. 레닌분비를 감소시키면, 레닌-안지오텐신체계(renin-angiotensin system)는 억제될 것이다.
15. 베타-차단제(beta-blocker)는 살부타몰과 같은 기관지 확장제의 표적인 폐의 β_2 수용체를 차단할 수 있다.

6장

1. '통증은 환자 자신이 경험하고 있다고 보고하는 모든 것이다.'
2. 신경병성(neuropathic)
3. 만성(chronic)

4. 열, 기계적 압력 및 화학적 자극과 같은 통증자극
5. 외상성수용체에 의해 감지된 통증자극과 신경자극은 외상성뉴런을 따라 팔에서 척수로 전달된다. 자극은 배각(dorsal horn)을 통해 도착하여 시상의 피질시상뉴런(corticothalamic neuron)과 만나는 상행성뉴런에 시냅스로 만난다. 여기에서부터 자극은 대뇌피질(cerebral cortex)로 이동한다.
6. 아편유사펩티드(opioid-like peptides)는 손상 시 분비되며 침해성뉴런 사이의 전달을 차단하여 통증을 느끼지 않도록 억제한다.
7. 염증(inflammation)은 발적, 발열, 부종, 통증 및 기능의 변화와 같은 증상으로 나타난다.
8. 인지질(phospholipid) - 아라키돈산(arachidonic anid) - 고리형 엔도페르옥시드(cyclic endoperoxide) - 프로스타글란딘(prostaglandins)과 트롬복산(thromboxanes)
9. 시클로옥시게나아제-2(cyclo-oxygenase 2, COX-2)
10. PGE_2는 혈관확장(vasodilation)을 유발하고 (히스타민과 함께) 작은 혈관의 투과성을 증가시켜 부종과 통증을 유발한다. PGE_2는 또한 침해성 뉴런을 브래디키닌의 통증 자극에 민감하게 한다.
11. NSAIDs는 염증 시 생산되는 COX-2를 표적으로 하지만, 위 점막(위의 내벽)을 유지하고 보호하는 비염증프로스타글란딘 합성에 관여하는 효소 COX-1과도 결합하여 억제시킨다.
12. 표준량의 2~3배만 복용해도 간에 손상을 줄 수 있기 때문이다.
13. 오심(nausea), 구토(vomiting), 호흡기 억제(respiratory depression), 기면(drowsiness) 및 변비(constipation)
14. 국소마취제(local anesthesia)는 신경자극 전달에 관여하는 통각수용뉴런(nociceptive neuron)에서 나트륨이온통로를 차단한다. 뇌로 전달되는 신경자극이 차단된다면, 시술로 인한 통증을 느낄 수 없을 것이다.
15. 정맥마취제와 흡입마취제

7장

1. '십이지장(duodenum), 공장(jejunum), 회장(ileum)
2. 아미노산(amino acids)
3. 아밀라아제(amylase)
4. 위-식도괄약근(분문괄약근)(gastro-esophageal), 유문괄약근(pyloric sphincters)
5. 펩신(pepsin)
6. 아세틸콜린(acetylcholine), 히스타민(histamine), 가스트린(gastrin)
7. 췌장(pancreas)
8. 위-식도역류질환(gastro-esophageal reflux disease, GERD)
9. 헬리코박터 파일로리(*Helicobacter pylori*)
10. 변비(constipation) - 대변이 통과하는 시간이 길어지면 수분이 재흡수 되는 시간도 길어진다.
11. 알긴산은 산성의 위장 내용물 위를 떠다니는 뗏목을 형성하며, 식도를 보호한다.
12. 히스타민 H_2 수용체
13. 양성자펌프억제제(PPIs)는 위 내강으로 가는 H^+(수소이온, 양성자)의 펌프작용을 차단한다. 위 내강에서 H^+(수소이온)은 염산을 형성하기 위해서 보통 Cl^-(염소이온)과 결합한다.
14. 아편제(마약제)(opiates)
15. 삼투성 완하제는 삼투에 의해 대장으로 물을 끌어당겨 변을 부드럽게 하고 배변을 더 수월하게 한다.

8장

1. 세균(bacteria), 바이러스(viruses), 진균(fungi), 원생동물(protozoa)
2. 세균(bacteria)
3. 세균(bacteria)은 원핵생물(prokaryotes)로, 진짜 핵을 가지고 있지 않음을 의미한다. 식물, 동물, 진균 같은 모든 다른 유기체는 진짜 핵을 가지고 있는 진핵생물(eukaryotic)이다.

4. 세포벽(cell wall), 모양(shape), 산소 요구(oxygen requirement)
5. 펩티도글리칸(peptidoglycan)
6. 그들은 펩티도글리칸을 생성하는 펩티드전이효소(enzyme transpeptidase)를 억제한다. 이것은 세포벽을 약화시키고 유기체를 용해시킨다.
7. 그들은 약물을 공격하고 변성시키는 베타-락탐아제 효소(beta-lactamese enzymes)를 생산한다.
8. 베타-락탐아제(beta-lactamase)의 기질로 작용하여 그 작용을 차단하여 항균제(antibacterial drugs)가 세균(bacteria)을 죽일 수 있도록 한다.
9. 살균제(bactericidal drug)는 세균을 죽이는 반면 정균제(bacteriostatic drug)는 세균이 분열하는 것을 방지한다.
10. 세균 리보솜(bacterial ribosomes)
11. 칼슘과 결합하여 성장하는 태아에 대한 칼슘 공급을 방해할 수 있다.
12. 에르고스테롤(ergosterol), 진균 세포막(fungal cell membrane)에서 발견되는 스테롤(sterol)
13. 그들은 인체 세포 내부를 표적으로 삼고 번식하는 구조상 약물이 도달하기 어려운 구조를 갖고 있다.
14. 예방접종(vaccination)
15. **메트로니다졸(metronidazole)**의 적응증은 트리코모나스증(trichomoniasis)과 무산소성세균감염(anaerobic bacterial infections)입니다.

9장

1. 구강(mouth), 기관(trachea), 기관지(bronchi), 세기관지(bronchioles), 폐포(alveoli)
2. 약 80m^2 또는 테니스 코트 절반 크기
3. 호흡의 속도와 깊이가 증가한다.
4. 뇌간(brain stem)에 있는 속질(medulla)에서.
5. 비만세포(mast cell)
6. 점액(mucus)은 세균(bacteria)과 이물질(detritus)을 가두고, 그들을 폐 밖으로 내보낸다.
7. 집먼지진드기(dust mite), 애완동물 털(pet hair), 꽃가루(pollen), 운동(exercise), 추운 날씨
8. 숨가쁨(shortness of breath)
9. 폐기종(emphysema)에서 폐포의 벽은 분해하고, 기관지염(bronchitis)에서 폐에 정체된 과도한 점액(mucus)은 흉부감염을 유발한다.
10. 흡연(smoking)
11. 세기관지(bronchioles)를 둘러싼 평활근세포(smooth muscle cells)
12. 아세틸콜린 무스카린 수용체(acetylcholine muscarinic receptor)
13. 코르티코스테로이드(corticosteroid)는 기관지 상피를 손상시키는 염증 매개체와 호산구를 방출하는 비만세포의 활동을 억제한다.
14. 코르티코스테로이드는 단백질 합성을 억제하여 성장을 방해한다.
15. 변비(constipation)

10장

1. 펩티드호르몬은 세포표면에 있는 수용체와 결합하여 자극한다.
2. 스테로이드호르몬(steroid hormone)
3. 글리코겐(glycogen), 즉 포도당중합체(polymer of glucose)
4. 간(liver)을 자극하여 글리코겐을 포도당으로 분해하여, 혈류로 방출한다.
5. 제1형 당뇨병(Type 1 diabetes)은 췌장의 베타세포를 파괴하여 인슐린(insulin)을 생산하지 못하는 자가면역질환이다. 제2형 당뇨병은 대개 살아가면서 생기는 병으로 몸의 세포들이 인슐린(insulin)에 대한 민감성이 낮아져서, 당의 섭취가 감소되는 질환이다. 시간이 지나면 인슐린 생산도 영향을 받게 될 수 있다.
6. 당뇨병은 인슐린(insulin)이 부족하거나 혈액으로부터 세포의 당 섭취 불능으로 인해 유발되는 질병이다. 이는 세포내 당 농도는 비정상적으로 낮아지는 반면에, 혈당농도가 비정상적으로 올라가는 것을 의미한다. 이는 세포가 지질을 연료로 전환하도록 하며 그 대사물로서 케톤산(ketones)이 생산될 수 있다.

7. 이러한 약물들은 잔여의 인슐린 생산력을 가지고 있는 췌장의 베타 세포에 의존한다. 제1형 당뇨병(Type 1 diabetes)에서는 베타 세포들이 파괴되어, 어떠한 인슐린(insulin)도 생산할 수가 없다(그래서 환자들은 인슐린 주사에 의존).
8. 에스트로겐(oestrogen)은 난포기에서, 프로게스테론(progesterone)은 황체기에서 지배적인 난소 호르몬(ovarian hormone)이다.
9. 안면홍조(hot flushes), 질 건조(vaginal dryness), 성욕감퇴(loss of sexual drive), 기분변화(mood swing)
10. 파골세포의 과도한 활동은 골재흡수를 증가시키고, 조골세포의 저하된 활동은 뼈의 재형성을 감소시킨다. 이는 골재흡수를 하면서 뼈를 그물모양으로 만들며 더욱 약화시킨다.
11. 비스포스포네이트(bisphosphonates)는 뼈를 재흡수 할 때 파골세포에 의해 옮겨진 곳인 뼈 바탕질에 함유되어 있다. 비스포스포네이트는 파골세포에서 세포괴사(예정된 세포죽음)를 유발하여 골형성에 치우쳐져 있는 균형의 방향을 바꾸어 버린다.
12. 혼합경구피임제는 배란을 억제하는 임신 시 호르몬 환경을 모방한 것이다.
13. 혼합경구피임제는 수유에 지장을 주기 때문에 모유수유 시에는 부적합하다.
14. 일부 항균제는 혼합 경구피임제와 상호작용해서 혈중 농도를 감소시키고 결과적으로 효과가 감소된다.
15. 갑상선종(goitre)(갑상선이 부어오른 것), 안구돌출증(exophthalmus) (안구가 돌출됨), 신경과민(nervousness), 체중 감소(loss of weight).

11장

1. 기저핵(basal ganglia)
2. 감마-아미노뷰티르(gammaaminobutyric acid, GABA)
3. 모든 억제성 신경전달물질(inhibitory neuro-transmitters)
4. 재흡수운반체(re-uptake transporters)는 시냅스전 막(presynaptic membrane)에 위치한다. 이들은 시냅스간극(synaptic cleft)에서 신경전달물질(neurotransmitters)을 제거하는 역할을 담당한다.
5. 대 억제(greater inhibition)
6. 덜 흥분(less excitation)
7. 감마-아미노부티르산(gamma-aminobutyric acid, GABA) 수용체
8. 졸림(drowsiness)
9. 운동조정능력(motor coordination)에 문제, 즉 파킨슨병(parkinson) 같은 증상
10. 노르아드레날린(noradrenaline)과 5-하이드록시트립타민, 하이드록세로토닌(5-HT)
11. 모노아민산화효소억제제(Monoamine oxidase inhibitors, MAOIs), MAO 억제제
12. 서양고추나물(*Hypericum perforatum*)은 혈청 농도를 낮추기 위해서 **와파린(warfarin)**과 같은 전통적인 약물과 상호작용할 수 있다.
13. 도파민 수용체(dopamine receptors, 특히 D2 receptors)
14. 조증(mania)과 양극성 장애(bipolar disorder)
15. 시상-피질경로(thalamic-cortical pathways)

12장

1. 골수(혈구), 피부, 소화기계와 머리카락
2. 아데닌(A), 구아닌(G), 티민(T), 사이토신(C)
3. 46개(정자로부터 23개, 난자로부터 23개)
4. 국소이성질화효소와 헬리케이스가 복제과정에서의 얽힘을 방지한다.
5. 간기와 분열기
6. G_0기에서는 세포가 분열하지 않고 쉬고 있다.
7. 세포주기의 모든 단계에 있는 세포들을 표적으로 삼기 위해 몇 개의 약을 동시에 투여하는 것을 의미한다.
8. 골수 억제, 메스꺼움과 동반된 구토증세, 영양실조와 탈모
9. 알킬화제는 DNA가닥에 결합하여 복제단계에서 복제를 억제한다.

10. 질소성 염기의 합성 유사체는 DNA 합성 과정에 끼어 들어가 복제에 간섭을 일으킨다.

11. 티미딜염 합성효소는 우라실의 티민 전환에 필수적이다.

12. 심근증을 유발한다.

13. 빙카 알칼로이드와 택새인은 미세소관을 억제한다.

14. 단백질 인산화효소 억제제

15. 아로마티제 억제제가 폐경기의 여성에게 에스트로겐 생성을 유도할 수 있기 때문이다.

찾아보기

ㅂ

ㅇ

ㅈ

D

E

F

G

H

I

K

L

M

N

O

P

Q

R

S

T

U

V

W

번호